Yoga Dipika

3e druk 1994

B.K.S. Iyengar, *Light on Yoga*

Vertaling: Marten de Jong
met medewerking van Clé Souren en Nanda Peek

Uitgeverij Karnak, postbus 1744, 1000 BS Amsterdam
Omslag en typografie: Ger Uyting
Zetterij: Euroset bv, Amsterdam
Druk: Haasbeek, Alphen a/d Rijn

ISBN 90 6350 028 9

B.K.S. IYENGAR

Yoga Dipika

(Licht op Yoga)

voorwoord Yehudi Menuhin

karnak

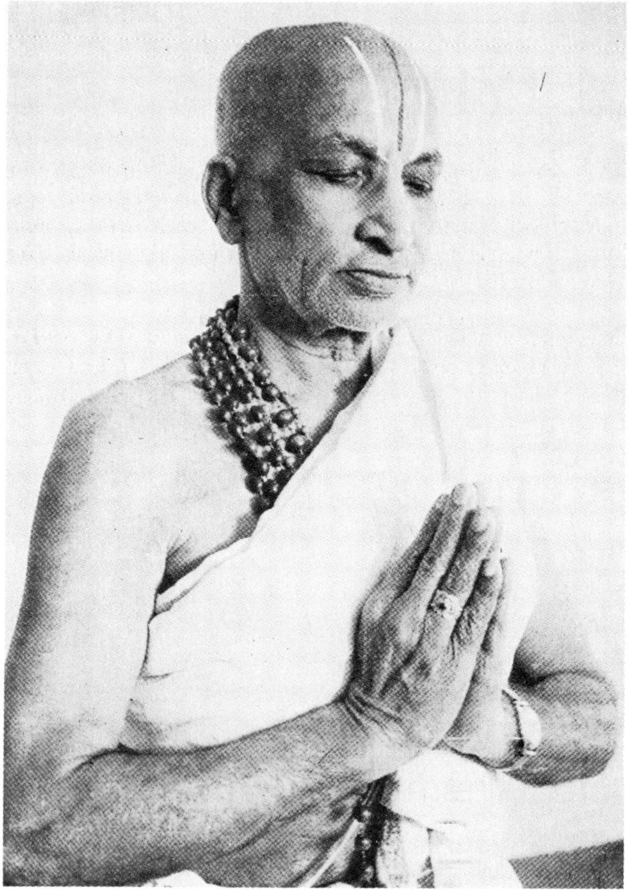

Opgedragen aan mijn Vereerde Gurujī

Sāmkya-yoga-Śikhāmani; Veda-kesari; Vedāntavāgīśa; Nyāyāchārya; Mīmāmsa-ratna; Mīmāmsa-thīrtha

Professor, Śrīmān, T. Krishnamāchārya van Mysore (Zuid-India), India

GEBED

‘Ik kniel voor de edelste van alle wijzen, Patañjāli, die geestelijke rust tot stand bracht door zijn werk over yoga, helderheid van taalgebruik door zijn werk over spraakkunst en zuiverheid van lichaam door zijn werk over geneeskunde.’

‘Met eerbied groet ik Ādīśvara (de Oerkracht Śiva) die het eerst de wetenschap van Haṭha Yoga heeft geleerd - een wetenschap die een ladder vormt voor degenen die de hoogten van Rāja Yoga willen beklimmen.’

Inhoud

VOORWOORD DOOR YEHUDI MENUHIN 9

INLEIDING 11

DEEL I INTRODUKTIE
Wat is Yoga? 15

DEEL II YOGĀSANA'S, BANDHA EN KRIYĀ
Yogāsana's 53
Bandha en Kriyā 346

DEEL III PRĀṆĀYĀMA
Wenken en Waarschuwingen 351
Uitvoering en uitwerking van Prāṇāyāma 360
Prāṇāyāma's 367

Appendix I: Āsana-kursussen 379

Appendix II: Āsana's geschikt voor de genezing
van verschillende kwalen 396

Overzicht van Āsana's met daarbij behorende afbeeldingen 410

Verklarende woordenlijst 415

Index van de Āsana's 428

Voorwoord door Yehudi Menuhin

De beoefening van Yoga ontwikkelt een fundamenteel gevoel voor maat en verhouding. We worden teruggeworpen op ons eigen lichaam, ons eerste instrument, en leren het op zodanige wijze te bespelen dat we er een maximum aan weerklank en harmonie aan ontlokken. Met niet aflatend geduld verfijnen en bezielen we elke cel wanneer we steeds opnieuw in de dagelijkse oefening vermogens, die anders tot frustratie en afsterven veroordeeld zijn, vrij maken. Ieder niet in kaart gebracht gebied van weefsels en zenuwen, van hersenen of longen, vormt een uitdaging voor onze wil en integriteit, of anders wordt het een bron van frustratie en dood.

Wie ooit het voorrecht heeft genoten om aandacht van Mr Iyengar te krijgen, of de nauwgezetheid, verfijning en schoonheid van zijn kunst heeft mogen aanschouwen, heeft toegang gekregen tot dat visioen van volmaaktheid en onschuld dat de eerst geschapen mens - ongewapend, zonder schaamte, zoon van God, heer van de schepping - in de Tuin van Eden voorstelt. De boom der kennis heeft vele vruchten van grote verscheidenheid opgeleverd, zoet, giftig, bitter, gezond, al naar gelang ons gebruik van de boom. Maar is het niet meer dan ooit noodzakelijk dat we de boom veredelen, dat we zijn wortels voeden? Bovendien is deze kennis zeer gevaarlijk voor degenen die, omdat ze zich met zichzelf slecht op hun gemak voelen, deze liever hanteren om andere mensen en dingen te manipuleren dan om hun eigen persoonlijkheid te verbeteren.

Vijftien jaar Yoga-beoefening hebben me ervan overtuigd dat de meeste van onze fundamentele opvattingen over en houdingen tegenover het leven hun fysieke overeenkomst in het lichaam hebben. Dus vergelijken en kritiseren moeten beginnen met onze eigen linker- en rechterzijde op elkaar af te stellen, en wel in dergelijke mate dat zelfs fijnere vormen van aanpassing mogelijk zijn. Als we een sterke wil verlangen, moeten we beginnen met onze lichamen van de tenen tot de kruin uit te strekken, tegen de zwaartekracht in. Ambities kan men beginnen na te streven als we het gewicht en de snelheid van soepel beweeglijke ledematen aanvoelen, en niet voortdurend de onzekerheid ervaren, die gepaard gaat met pogingen om de bewegingen van voeten en handen te reguleren. Uithoudingsvermogen wordt verworven door verschillende Yoga-houdingen minutenlang vol te houden, kalmte door rustige, konsekwente ademhaling en uitzetting van de longen. Gevoel voor samenhang en voor universaliteit vloeien voort uit de kennis van de onvermijdelijke afwisseling van spanning en ontspanning in eeuwige ritmische patronen; elke inademing en uitademing vormt één cyklus, golf of vibratie temidden van de talloos vele cykli, golven en trillingen waardoor het universum gevormd wordt.

Wat is het alternatief? Verwarde, vervormde mensen die de orde der dingen veroordelen, het tragische spektakel van mensen die hun eigen onevenwichtigheid en frustraties op anderen projekteren.

Yoga op de wijze zoals die door Mr Iyengar wordt beoefend, houdt de toegewijde gelofte in van een persoon die zichzelf naar het altaar voert, alleen, met een zuiver lichaam en een zuivere geest, met gekoncentreerde aandacht en wil, en die in alle eenvoud en onschuld niet een brandoffer brengt, maar zichzelf verheft tot zijn hoogste mogelijkheden.

Het is een techniek die bijzonder geschikt is om fysieke en mentale kwalen te voorkomen en om het lichaam in algemene zin te beschermen; hierbij worden onvermijdelijk ook zelfvertrouwen en zelfverzekerdheid ontwikkeld. De techniek is door zijn aard onlosmakelijk verbonden met universele wetten: want eerbied voor het leven, waarheidslievendheid en geduld zijn alle onmisbare faktoren bij het laten ontstaan van een rustige ademhaling, gemoedsrust en een sterke wil.

Hierin schuilen de morele waarden van Yoga. Om deze redenen vereist Yoga een volledige en totale krachtsinspanning, die de hele mens omvat en vormt. Nergens gaat het om mechanische herhaling, en ook niet om lippendienst zoals bij goede voornemens of formele gebeden. Steeds hebben we te maken met een bezielde handeling.

Ik hoop dat *Yoga Dīpikā* van Mr Iyengar velen in staat zal stellen om zijn voorbeeld te volgen en de leraren te worden die de mensheid zo bitter hard nodig heeft. Als dit boek ertoe leidt dat deze fundamentele kunst wordt verspreid en dat deze op het hoogste niveau beoefend wordt, zal ik me meer dan ooit dankbaar voelen dat ik er een kleine bijdrage aan heb geleverd.

Londen, 1964

Inleiding

Het is alleen te danken aan de voortdurende aanmoediging van mijn toegewijde vrienden en leerlingen dat dit boek voltooid is - zonder hun krachtige steun zou ik de moed hebben verloren.

Yoga is een tijdloze praktische wetenschap, die zich gedurende duizenden jaren ontwikkeld heeft en zich bezighoudt met het fysieke, morele, mentale en spirituele welzijn van de mens als geheel.

Het eerste boek waarin deze praktijk gesystematiseerd wordt, is het klassieke werk *Yoga Sutra's* (ofwel Yoga-Aforismen) van Patañjali, dat van 200 jaar v.Chr. stamt. Ongelukkigerwijs zijn de meeste boeken over Yoga die in onze tijd gepubliceerd zijn zowel onder de maat van het onderwerp als van zijn eerste grote vertolker Patañjali. Ze zijn meestal oppervlakkig, populair en soms zelfs misleidend. Door lezers van deze boeken is mij zelfs gevraagd of ik zoutzuur kan drinken, glas opeten, door vuur lopen, mijzelf onzichtbaar maken of andere magische kunsten kan vertonen. Deskundige en betrouwbare uiteenzettingen van de religieuze en filosofische achtergronden bestaan in de meeste talen, maar het is moeilijker om de beoefening van een kunst over te dragen dan een zuiver literair of filosofisch koncept.

De titel van dit boek is Yoga Dīpikā (Sanskriet voor Licht op Yoga en in de oorspronkelijke Engelse uitgave: Light on Yoga). Mijn doel is namelijk om de āsana's (houdingen) en prāṇāyāma's (ademhalingsoefeningen) zo eenvoudig mogelijk te beschrijven in het licht van de speciale kennis en vereisten van ons eigen tijdperk. Ik heb daarom zeer gedetailleerde instrukties met betrekking tot āsana en prāṇāyāma gegeven, gebaseerd op mijn toendertijd meer dan zeven-en-twintigjarige ervaring in vele delen van de wereld. Het boek bevat een volledige beschrijving van de uitvoering van 200 āsana's met daarbij 592 foto's, met behulp waarvan men de āsanā's kan leren. Verder worden bandha, kriya en prāṇāyāma behandeld, met daarbij nog 5 foto's.

De westerse lezer verbaast zich misschien over de herhaalde verwijzing naar de Universele Geest, naar mythologische en zelfs filosofische en morele beginselen. Hij moet echter niet vergeten dat in oude tijden alle grote prestaties van de mens op de gebieden van kennis, kunst en politiek, deel uitmaakten van de religie en aan God en Zijn priesterlijke dienaars op aarde werden toegeschreven. De Rooms-Katholieke Paus is één van de laatst overgebleven belichamingen van goddelijke kennis en macht in het westen. Maar vroeger werden ook in het westen aktiviteiten op de gebieden van muziek, schilderkunst, architektuur, filosofie, geneeskunde en oorlogsvoering altijd in dienst van God bedreven. Pas zeer kort geleden zijn we in India begonnen met het losmaken van de band tussen deze kunsten en wetenschappen en het Goddelijke - maar met alle respekt voor de onafhankelijke ontwikkeling van de menselijke wil blijven we in India waarde hechten aan de zuiverheid van doelstelling, de nederigheid en de onzelfzuchtigheid, die de neerslag vormen van onze langdurige gebondenheid aan het Goddelijke. Ik vind het verder van belang dat de lezer de oorsprong van de āsana's kent; daarom heb ik legenden opgenomen die overgeleverd zijn door praktizerende yogi's en wijzen.

Alle oude kommentaren leggen er nadruk op dat het noodzakelijk is om onder leiding van een GURU (Meester) te werken; hoewel ik uit ervaring de wijsheid van deze stelregel moet onderschrijven, heb ik in alle nederigheid getracht met dit boek aan de lezer - zowel leraar als leerling - een juiste en veilige methode aan te bieden om deze āsana's en prāṇāyāma's te leren beheersen.

In Appendix I heb ik een cursus van 300 weken geïntroduceerd, die voor mensen die zeer intensief oefenen bedoeld is; ik heb de āsana's in stadia gegroepeerd, in overeenstemming met hun opbouw. In Appendix II heb ik groepen āsana's weergegeven met het oog op hun therapeutische en helende waarde. Bestudeer de wenken en waarschuwingen zeer goed, alvorens te beginnen met de uitvoering van de āsana's en prāṇāyāma's.

Ik ben mijn dierbare vriend en leerling Mr Yehudi Menuhin oprecht dankbaar voor zijn voorwoord en immense steun. Ik ben mijn leerling Mr B.I. Taraporewala dank verschuldigd voor zijn medewerking aan de voorbereiding van het boek. Ik dank Messrs Allen and Unwin voor hun geste om dit rijkelijk geïllustreerde boek te publiceren en aan publiek over de hele wereld te presenteren. (London 1966, eerste druk).

Ik geef uitdrukking aan mijn oprechte dankbaarheid jegens Messrs G.G. Welling uit Poona (India) voor hun persoonlijke toezicht op en belangstelling voor de vervaardiging van talloze foto's en het ter beschikking stellen van de hulpmiddelen uit hun studio.

De schrijver wenst zijn dankbaarheid te tonen aan Mr Gerald Yorke voor de zorg, waarmee hij het typescript heeft geredigeerd en de drukproeven gekorrigeerd.

B.K.S. IYENGAR

Deel I

Introduktie

Wat is Yoga?

Het woord Yoga is afgeleid van de Sanskriet-wortel yuj, die de volgende betekenissen heeft: verbinden, samenvoegen, vastmaken, het juk opleggen bij trekdieren, het richten en koncentreren van de aandacht, gebruiken, toepassen. De betekenissen hebben te maken met eenheid, gerichtheid en oefening. Het woord kan het best worden vertaald als vereniging of gemeenschap. Het is de ware vereniging van onze wil met de wil van God. Mahadev Desai schrijft in zijn inleiding tot *The Gita according to Gandhi* (De Bhagavad-Gītā volgens Gandhi): 'Yoga betekent het onderwerpen van alle krachten van lichaam, ziel en geest aan God; het uitgangspunt van Yoga is het disciplineren van het intellekt, het verstand, de emoties, de wil; Yoga betekent een vorm van zielerust, waardoor men in staat is alle aspekten van het bestaan op evenwichtige wijze te benaderen.'

Yoga is een van de zes orthodoxe systemen van de Indiase filosofie. Het klassieke werk over Yoga is de *Yoga Sutra's* van Patañjāli, dat uit 185 korte en bondige aforismen bestaat. Patañjāli verzamelde teksten, deed vergelijkend onderzoek, bracht samenhang in het bestaande materiaal. Volgens het Indiase denken is de Hoogste Universele Geest (Paramātmā of God) in alle dingen aanwezig; de individuele menselijke geest (jīvātmā) is een deeltje van deze Universele Geest. De term Yoga is gekozen, omdat dit systeem leert op welke wijze de jīvātmā verenigd of in gemeenschap gebracht kan worden met de Paramātmā, en hierdoor bevrijding (mokṣa) kan bereiken.

Iemand die het pad van Yoga volgt wordt een yogi (of yogin) genoemd.

In het zesde hoofdstuk van de Bhagavad Gītā, het meest gezaghebbende boek op het gebied van de Yoga-filosofie, legt Śri Krishna aan Arjuna uit dat Yoga de bevrijding betekent van alle pijn en leed. Dit is de tekst:
'Als een mens zijn zinnen, intellekt en zelf (ahaṁkāra) beheerst, als hij ze vrij maakt van het rusteloos verlangen, zodat ze tot rust komen in de innerlijke geest, wordt hij een Yukta – iemand die gemeenschap heeft met God. Een vlam flakkert niet op een plaats waar de wind niet waait; hetzelfde is het geval met een yogi die zijn zinnen, intellekt en ego beheerst, en helemaal opgaat in de innerlijke geest (zijn eigenlijk Zelf). Als de rusteloosheid van zinnen, intellekt en ego door middel van het beoefenen van Yoga tot bedaren is gebracht, komt de yogi door de genade van de Geest binnen hemzelf tot vervulling. Dan kent hij de eeuwige vreugde die niet voor de zinnen en het verstand bereikbaar is. Hij vestigt zich blijvend in deze werkelijkheid. Hij heeft de kostbaarste schat gevonden. Niets kan hoger zijn dan deze werkelijkheid. Degene die dit bereikt heeft, blijft onberoerd door het zwaarste leed. Dit is de werkelijke betekenis van Yoga – bevrijding van alle pijn en leed.'

Zoals een goed geslepen diamant vele facetten heeft, die elk een andere kleur van het lichtspektrum weerspiegelen, heeft ook het woord yoga vele facetten. Elk facet van deze term geeft een andere betekenisnuance weer, en duidt op andere aspekten van het menselijk streven naar innerlijke vrede en geluk.

De *Bhagavad Gītā* geeft ook andere verklaringen van de term Yoga en legt nadruk op Karma Yoga (Yoga door middel van het handelen). In de tekst staat: 'Je hebt alleen het voorrecht van werken, nooit van de vruchten van dat werk. Laat je nooit bewegen door de vruchten van je aktiviteit, en houdt nooit op met werken. Werk in de naam van de Heer, en geef alle zelfzuchtige verlangens op. Laat je niet beroeren door sukses of falen. Dit evenwicht wordt Yoga genoemd.'

Yoga wordt ook omschreven als wijsheid bij het werken of op 'vaardige' wijze leven door een juiste kombinatie van aktiviteiten, harmonie en matigheid. Yoga is niet voor degene die zwelgt, noch voor degene die zichzelf uithongert. Yoga is niet voor degene die te veel slaapt, noch voor degene die wakker blijft. Door matigheid bij het eten en het rusten, door regelmaat bij het werken en door evenwicht tussen slapen en waken vernietigt Yoga alle pijn en leed.

In de *Kaṭhopanishad* wordt Yoga op de volgende manier omschreven: 'Als de zinnen tot bedaren zijn gebracht, als het gemoed rustig is, als het intellekt niet heen en weer wordt geslingerd - dan is, volgens de wijzen, de hoogste staat bereikt. Deze blijvende beheersing van de zinnen en het gemoed wordt aangeduid als Yoga. Degene die dit bereikt, is vrij van alle begoocheling.'

In de tweede spreuk uit het eerste hoofdstuk van de *Yoga Sutra's* omschrijft Patañjāli Yoga als 'chitta vṛtti nirodhah'. Dit kan vertaald worden als het beteugelen (nirodhah) van mentale (chitta) veranderingen (vṛtti) ofwel het onderdrukken (nirodhah) van de schommelingen (vṛtti) van het bewustzijn (chitta). Het woord chitta* duidt op de geest als een geheel, die samengesteld is uit drie kategorieën: (a) manas, het individuele orgaan van waarnemen en kennen, soms de 'denker' genoemd, dat de mogelijkheid van aandacht heeft, met daarbij aansluitend een proces van selektie en verwerping; het is een orgaan of instrument dat moeilijk tot besluiten komt en steeds heen en weer wordt geslingerd tussen keuzen; (b) intelligentie of rede (buddhi, dat wil zeggen een toestand van besluitvaardigheid die het onderscheid tussen dingen bepaalt; en (c) ego (ahaṁkāra, letterlijk: de ik-maker, de toestand waarin wordt vastgesteld dat 'ik weet').

Het woord vṛtti is afgeleid van de Sanskriet-wortel vṛt, die 'draaien, wentelen, voortrollen' betekent. Het woord heeft dus betrekking op een gedragslijn, gedrag in het algemeen, een zijnswijze, een (mentale) gesteld

*(Als we het Sanskrietwoord 'chitta' met 'geest' vertalen, doelen we op het totaal van mentale ervaringen en aktiviteiten, dat ook als 'psyche' zou kunnen worden omschreven. Dit moet niet verward worden met de 'innerlijke geest', het eigenlijke Zelf, waarmee een diepere laag wordt aangeduid. 'Manas' maakt deel uit van 'chitta', en wordt in dit verband meestal vertaald als 'het waarnemende en kennende element', 'zinnen en gemoed', of op een andere wijze als de kontekst dit vereist. 'Chitta' en 'manas' worden in het Engels vaak beide met 'mind' vertaald, een woord met grote flexibiliteit, dat ons in het Nederlands niet ter beschikking staat).

heid. Met behulp van Yoga kan de rusteloze geest tot rust worden gebracht, en de energie op konstruktieve wijze gebruikt. Een machtige rivier die op de juiste wijze in toom gehouden wordt door middel van dammen en kanalen levert een groot, bruikbaar waterreservoir op, waarmee hongersnood voorkomen kan worden en de industrie voorzien wordt van een welkome krachtbron. Zo is het ook met de geest gesteld: als deze beheerst wordt levert hij een 'vredesreservoir' op, en tevens een grote hoeveelheid energie om de mens op hoger peil te brengen.

Het is niet eenvoudig om het probleem van de beheersing van de geest op te lossen; dit blijkt ook uit de volgende dialoog uit het zesde hoofdstuk van de *Bhagavad Gītā*. Arjuna vraagt aan Krishna:
'Krishna, je hebt me verteld dat Yoga gemeenschap met Brahman (de Universele Geest) betekent, en dat Brahman altijd één is. Maar hoe kan deze toestand blijvend zijn, terwijl de geest zo rusteloos is, en zich zo inkonsekwent gedraagt? De geest is onstuimig en halsstarrig, sterk en vasthoudend, en even moeilijk in toom te houden als de wind.'
Sri Krishna antwoordt: 'Het lijdt geen twijfel dat de geest rusteloos is en moeilijk beheerst kan worden. Maar hij kan getraind worden door konstante oefening (abhyāsa) en door zich vrij te maken van begeerten (vairagya). Een mens die zijn geest niet kan beheersen, zal het moeilijk vinden om tot deze gemeenschap met het goddelijke te komen; maar de mens die zichzelf beheerst kan deze gemeenschap bereiken, als hij er onvermoeid naar streeft en zijn energie met behulp van de juiste middelen richting geeft.'

De Stadia van Yoga

De juiste middelen zijn even belangrijk als het doel dat men op het oog heeft. Patañjāli noemt deze middelen de acht leden of stadia van Yoga voor het zoeken naar de ziel. Het zijn achtereenvolgens:

1. Yama (universele morele geboden, zelfbeheersing met betrekking tot de buitenwereld); 2. Niyama (zuivering van het zelf door middel van discipline, zelfbeheersing met betrekking tot de eigen persoon); 3. Āsana (houding); 4. Prāṇāyāma (ritmische beheersing van de adem; 5. Pratyāhāra (het vrijmaken van de geest van de beheersing door de zintuigen en uiterlijke voorwerpen); 6. Dhāraṇa (koncentratie); 7. Dhyāna (meditatie) en 8. Samādhi (een toestand van supra- of boven-bewustzijn die door middel van diepe meditatie bereikt wordt; in deze toestand wordt de individuele leerling, degene die naar het doel streeft, (sādhaka) één met het voorwerp van zijn meditatie - Paramātmā of de Universele Geest).

Met Yama en Niyama beheerst de yogi zijn driften en emoties en blijft hij in harmonie met zijn medemens. Āsana's houden het lichaam gezond en sterk en in harmonie met de natuur. Tenslotte bevrijdt de yogi zich van het lichaamsbewustzijn. Hij onderwerpt het lichaam, wordt er meester over, en maakt het tot een passend voertuig voor de ziel. De eerste drie stadia vormen het naar buiten gericht zoeken (bahiranga sādhanā).

De volgende twee stadia, Prāṇāyāma en Pratyāhāra, leren de aspirant zijn ademhaling te reguleren, en daarmee zijn geest te beheersen. Dit helpt hem om de zintuigen te bevrijden uit de slavernij van de voorwerpen van begeerte. Deze twee stadia van Yoga staan bekend als het naar binnen gericht zoeken (antaranga sādhanā).

Dhāranā, Dhyāna en Samādhi voeren de yogi naar de innerlijkste, meest verborgen schuilhoeken van zijn ziel. De yogi kijkt niet naar de hemel om God te vinden. Hij weet dat HIJ binnen in hemzelf is, in zijn innerlijk verblijft, en bekend staat als Antarātmā (het Innerlijk Zelf). De laatste drie stadia brengen en houden hem in harmonie met zichzelf en zijn Maker. Deze stadia worden antarātmā sādhanā, het zoeken naar de ziel, genoemd.

Door middel van diepe meditatie worden de kenner, de kennis en het gekende tot eenheid gebracht. Degene die ziet, het zien en dat wat gezien wordt bestaan niet afzonderlijk van elkaar. We kunnen het vergelijken met een grote musikus, die één wordt met zijn instrument en met de muziek die erdoor voortgebracht wordt. Als het zover is, is de yogi in zijn eigen natuur gevestigd en realiseert hij zijn zelf (Ātman), het deel van de Hoogste Ziel dat zich binnen in hem bevindt.

Een mens kan langs verschillende paden (mārga's) naar zijn Schepper reizen. De aktieve, handelende mens verwerkelijkt zichzelf door middel van Karma Mārga; hierbij realiseert een mens zijn eigen goddelijkheid door middel van werk en plichtsvervulling. De emotionele mens realiseert zichzelf door middel van Bhakti Mārga, met andere woorden toewijding aan en liefde voor een persoonlijke God. De intellektuele mens volgt Jñāna Mārga, dat wil zeggen realisatie door middel van kennis. De meditatieve of reflexieve (bespiegelende) mens volgt Yoga Mārga,; en realiseert zijn eigen goddelijkheid door middel van beheersing van de geest.

Gelukkig is de mens die het werkelijke van het onwerkelijke, het eeuwige van het vergankelijke en het goede van het aangename kan onderscheiden op grond van zijn oordeelsvermogen en wijsheid. Twee maal gezegend is hij die ware liefde kent en in staat is om alle schepselen Gods lief te hebben. Hij die onzelfzuchtig voor het welzijn van anderen werkt, met liefde in zijn hart, is drie maal gezegend. Maar de mens die binnen zijn sterfelijk omhulsel kennis, liefde en onzelfzuchtige dienstbaarheid met elkaar verenigt is heilig, en wordt een bedevaartsoord, zoals de plaats van samenvloeiing van de rivieren Gangā, Saraswatī en Jamunā. Een ontmoeting met hem leidt tot kalmte en zuivering.

De geest is de koning van de zintuigen. Iemand die zijn geest, zijn zinnen, hartstochten, gedachten en rede heeft bedwongen, is een koning onder de mensen. Hij is rijp voor Rāja Yoga, de koninklijke vereniging met de Universele Geest. Hij bezit het Innerlijk Licht.

Hij die zijn geest bedwongen heeft is een Rāja Yogi. Het woord rāja betekent: een koning. De term Rāja Yoga houdt complete heerschappij over het zelf in. Weliswaar geeft Patañjāli de middelen aan om de geest te beheersen, maar hij noemt in zijn spreuken deze wetenschap nergens Rāja Yoga; hij spreekt over Aṣṭāṅga Yoga of de acht stadia (ledematen) van Yoga. Omdat het ook hier gaat om volledige heerschappij over het zelf, is de term Rāja Yoga ook bruikbaar.

Swātmārāma, de schrijver van de *Haṭha Yoga Pradīpikā* (haṭha = kracht of gerichte inspanning) noemde hetzelfde pad Haṭha Yoga, omdat het strenge discipline vereiste.

Over het algemeen gaat men ervan uit dat Rāja Yoga en Haṭha Yoga geheel verschillende dingen zijn, zelfs tegengesteld aan elkaar, dat de *Yoga Sutra's* van Patañjāli zich met Spirituele discipline bezighouden en dat de *Haṭha Yoga Pradīpikā* van Swātmārāma alleen over lichamelijke discipline gaat. Deze opvatting is niet juist; Haṭha Yoga en Rāja Yoga vullen elkaar aan en vormen samen één enkele benadering van het proces van Bevrijding. Zoals een bergbeklimmer ladders, touwen en haken nodig heeft, en lichamelijk fit en gedisciplineerd moet zijn om de ijzige toppen van de Himālaya te kunnen bereiken, zo heeft de beoefenaar van Yoga de kennis en discipline van de Haṭha Yoga van Swātmārāma nodig om tot de hoogten van Rāja Yoga op te stijgen waarover Patañjāli spreekt.

Dit pad van Yoga ligt ten grondslag aan de andere drie paden. Het brengt kalmte en evenwicht en bereidt de geest voor op absolute, onvoorwaardelijke zelf-overgave aan God; hierbij smelten de vier paden samen tot één.

Chitta Vṛtti (Oorzaken van de veranderingen van de geest)

In zijn *Yoga Sutras* somt Patañjāli vijf soorten chitta vṛtti op, die plezier en pijn veroorzaken. Deze zijn:

1. Pramāṇa (een norm of ideaal), middelen om dingen of waarden te beoordelen of te kennen; er zijn drie mogelijkheden: (a) rechtstreekse kennis door middel van waarneming (pratyakṣa), (b) gevolgtrekking (anumana) en (c) getuigenis, schriftelijke overlevering, woorden uit een gezaghebbende bron die betrouwbaar is bevonden (āgama).
2. Viparyaya (een opvatting die na nauwgezet onderzoek foutief blijkt te zijn). Voorbeelden van viparyaya zijn: een onjuiste medische diagnose, die gebaseerd is op verkeerde veronderstellingen, en de vroegere astronomische theorie dat de zon rond de aarde draait.
3. Vikalpa (fantasie of inbeelding, die louter berust op woorden en geen basis in de werkelijkheid heeft). Een bedelaar kan zich gelukkig voelen als hij zich verbeeldt dat hij miljoenen guldens uitgeeft. Een rijke vrek daarentegen kan zichzelf uithongeren als hij zich inbeeldt dat hij arm is.
4. Nidrā (slaap), een toestand waarin geen ideeën en ervaringen aanwezig zijn. Als een mens vast slaapt, herinnert hij zich niet zijn naam en zijn positie in het bestaan, hij weet niets meer van zijn gezin of van de kennis die hij bezit, hij vergeet zelfs zijn eigen bestaan. Als een mens zichzelf vergeet in de slaap, komt hij tot rust en wordt fris wakker. Als hij bij het inslapen door verontrustende gedachten wordt gestoord, komt hij niet echt tot rust.
5. Smṛti (geheugen, herinnering, het vasthouden van indrukken die men eens heeft ondergaan). Er zijn mensen die helemaal in hun verleden leven, in de dingen die ze vroeger ervaren hebben, hoewel dit verleden onherroepelijk voorbij is. Door hun droevige of gelukkige herinneringen zijn ze gebonden aan het verleden en ze zijn niet in staat hun boeien te verbreken.

Patañjāli somt vijf oorzaken op van chitta vṛtti die pijn (kleśa) tot gevolg hebben. Deze zijn:

(1) Avidyā (onwetendheid); (2) asmitā (het besef van individualiteit dat tot begrenzing en beperking van de persoonlijkheid leidt en hem van een groep onderscheidt; het kan lichamelijk, mentaal, intellektueel of emotioneel van aard zijn); (3) rāga (gehechtheid of hartstocht); (4) dveśa (afkeer of weerzin) en (-) abhiniveśa (liefde voor, wil tot, dorst naar leven, de instinktieve gehechtheid aan het leven op aarde en aan lichamelijke genietingen; ook de angst dat men dit alles misschien verliest door het sterven). Deze oorzaken van lijden zijn steeds in het onderbewuste van de sādhaka (de leerling of zoeker) aanwezig. Ze kunnen vergeleken worden met ijsbergen waarvan nauwelijks een topje boven water komt. Zolang ze niet doelgericht worden beheerst, kan er geen sprake van vrede zijn. De yogi leert het verleden te vergeten en maakt zich geen zorgen over de toekomst. Hij leeft in het eeuwige nu.

Zoals de wind het oppervlak van een meer in beweging brengt en de beelden die daarin weerspiegeld worden vervormt, zo verstoren de chitta vṛtti onze gemoedsrust. (dit wordt opgevat als vrede van de geest, een toestand die ook met kracht te maken heeft, en dus niet een passieve mentale gesteldheid is). Als het water van een meer stil en helder is, weerspiegelt het alle schoonheid rondom het meer. Als de geest stil is, ziet men de schoonheid van het Zelf erin weerspiegeld. De yogi maakt zijn geest stil en helder door voortdurend onderzoek en door zichzelf van begeerten te bevrijden. De acht stadia van Yoga begeleiden hem op deze weg.

Chitta Vikṣepa (Afleidingen en belemmeringen)

De afleidingen en belemmeringen die de leerling parten spelen bij zijn beoefening van Yoga zijn:

1. Vyādhi - ziekte die het fysieke evenwicht verstoort
2. Styāna - slapte, verkeerde mentale instelling
3. Saṁśaya - twijfel of besluiteloosheid
4. Pramāda - onverschilligheid of ongevoeligheid
5. Ālasya - luiheid
6. Avirati - genotzucht, het verschijnsel dat zintuiglijke objekten begeerten opwekken en het denken in beslag nemen
7. Bhrānti Darśana - foutieve of nutteloze kennis, of zinsbegoocheling
8. Alabha Bhūmikatva - niet in staat zijn om langere tijd gekoncentreerd bezig te zijn, geen vaste lijn in het denken hebben zodat de werkelijkheid versluierd wordt
9. Anavasthitattva - niet in staat zijn om na langdurige oefening verworven vaardigheden blijvend in praktijk te brengen, gebrek aan stabiliteit.

Hieraan kunnen nog vier belemmeringen toegevoegd worden: (1) duḥkha - pijn of verdriet, (2) daurmansya - wanhoop, (3) aṅgamejayatva - onvastheid (onbeheerste beweging of trilling) van het lichaam en (4) śvāsa-praśvāsa - onregelmatige ademhaling.
Een generaal die een strijd wil winnen inspekteert het terrein en beraamt tegenmaatregelen. Op overeenkomstige wijze beraamt de Yogi de verovering van het Zelf.

Vyādhi: De allereerste belemmering die genoemd wordt is slechte gezondheid of ziekte. Voor de yogi vormt het lichaam het voornaamste middel om zijn doel te bereiken. De reiziger komt niet erg ver als zijn voertuig het begeeft. De leerling bereikt weinig als zijn lichaam in een slechte konditie verkeert. Fysieke gezondheid is een belangrijke voorwaarde voor mentale ontwikkeling, omdat de geest zich normaal gesproken uitdrukt door middel van het zenuwstelsel. Als het lichaam ziek is of als het zenuwstelsel in de war is, wordt de geest rusteloos of loom en traag; en koncentratie of meditatie worden onmogelijk.

Styāna: Een persoon die slap of loom is heeft geen doel, geen weg om te volgen, kan geen enthousiasme opbrengen. Zijn verstand en rede werken traag, hij is geestelijk passief, zijn mentale vermogens slijten af. Een bergstroom blijft helder omdat hij konstant in beweging is, maar water in een sloot kan niet doorstromen en vervuilt. Een lusteloze persoon is een levend lijk: hij kan zich nergens op koncentreren.

Samśaya: De onverstandige, degene die geen vertrouwen heeft, de twijfelaar, zij vernietigen zichzelf. Hoe kunnen zij van deze of van de volgende wereld genieten, of ook maar enig gevoel van geluk ondervinden? De zoeker moet vertrouwen in zichzelf en in zijn leraar hebben. Hij moet erop vertrouwen dat God altijd aan zijn kant staat en dat hij door geen enkel kwaad kan worden aangetast. Als het vertrouwen, het geloof eenmaal opgeweld is in het hart, worden begeerte, kwaadwilligheid, mentale slapte, spirituele trots en twijfel uitgebannen; het hart dat van deze obstakels bevrijd is, wordt helder en rustig.

Pramāda: Een persoon die aan pramāda lijdt kent zichzelf veel belang toe, ontbeert elke vorm van nederigheid en meent dat hij de wijsheid in pacht heeft. Ongetwijfeld weet hij wat goed of verkeerd is, maar hij blijft onverschillig voor wat goed is en doet alleen maar wat hij prettig vindt. Hij is in staat om iedereen die de bevrediging van zijn zelfzuchtige begeerten en zijn dromen van persoonlijke glorie frustreert, zonder enige skrupule uit te schakelen. Zo iemand is blind voor de Goddelijke heerlijkheid en doof voor de Goddelijke woorden.

Ālasya: Om luiheid tegen te gaan is onverflauwd enthousiasme (vīrya) noodzakelijk. De houding van de leerling is als die van een minnaar die er steeds naar verlangt om de geliefde te ontmoeten, maar nooit toegeeft aan wanhoop. Hoop vormt zijn schild, moed is zijn zwaard. Hij dient vrij te zijn van haat en verdriet. Vol vertrouwen en enthousiasme moet hij de traagheid van lichaam en verstand overwinnen.

Avirati: Dit is hevige begeerte naar voorwerpen van de zintuiglijke waarneming, nadat er bewust afstand van is gedaan, is de verleiding van het zinnelijke het grootst. De yogi leert te genieten van de voorwerpen van de zintuiglijke waarneming zonder eraan gehecht te raken; dit komt omdat hij zijn zintuigen volledig beheerst. Door de beoefening van pratyāhāra wordt hij vrij van gehechtheid, gaat hij zijn verlangens beheersen en wordt hij tevreden en rustig.

Bhrānti Darśana: Een persoon die verkeerde kennis heeft opgedaan, lijdt aan zinsbegoocheling en meent dat hij de enige is die het ware Licht heeft gezien. Hij is zeer intelligent, maar mist nederigheid en maakt van wijsheid een showvoorstelling. Om doelgericht het juiste pad te kunnen bewandelen moet hij zich in het gezelschap van grote zielen begeven; hun richtlijnen stellen hem in staat om zijn zwakten te overwinnen.

Alabdha Bhūmikatva: Zoals een bergbeklimmer door gebrek aan uithoudingsvermogen de top niet kan bereiken, is een persoon die zich niet kan koncentreren niet in staat om de werkelijkheid te zien. Hij kan er wel flitsen van opvangen, maar zijn blik wordt nooit helder. Hij lijkt op een musikus, die in een droom goddelijke muziek heeft gehoord, maar zich daar bij het ontwaken niets meer van kan herinneren; de droom herhaalt zich ook niet meer.

Anavasthitattva: Iemand die gebukt gaat onder anavasthitattva heeft hard gewerkt om de werkelijkheid in zicht te krijgen. Omdat hij trots is op zijn prestaties gaat hij zijn oefeningen (sādhana) verwaarlozen. Hij heeft zuiverheid verworven, kan zich zeer goed koncentreren, en staat voor de laatste beslissende tweesprong op het pad dat hij gekozen heeft. Maar zelfs (of juist) in dit laatste stadium is konstante inspanning van eminent belang; de zoeker moet zijn weg met oneindig geduld en grote vastberadenheid vervolgen en nimmer toegeven aan verslapping, waardoor de Godsverwerkelijking voorlopig weer buiten zijn bereik komt. Hij moet wachten totdat de goddelijke genade zich aan hem meedeelt. In de *Kaṭhopanishad* staat: 'Het Zelf wordt niet gerealiseerd door middel van studie en onderricht, niet door subtiele intellektuele aktiviteiten, niet door grote geleerdheid, maar slechts door degene die verlangend naar Hem uitziet, door degene die door Hem uitverkoren wordt. Waarlijk, aan zo iemand onthult het Zelf Zijn ware wezen.'

Patañjāli bood verschillene remedies aan om de moeilijkheden te overwinnen en zuiver geluk te bereiken. De viervoudige remedie van Maitri (vriendelijkheid). Karuṇa (mededogen), Muditā (vreugde) en Upekṣā (onverschilligheid, maar anders dan Pramāda) wordt als beste aanbevolen.

Maitri is niet alleen vriendelijkheid, maar ook een gevoel van eenheid met het voorwerp van de vriendelijkheid (ātmīyatā). Een moeder beleeft intens geluk als haar kinderen sukses hebben vanwege ātmīyatā, het gevoel van eenheid met haar kinderen. Patañjāli beveelt maitri aan om sukha (geluk vreugde) te verkrijgen. De yogi beoefent maitri en ātmīyatā omdat hij het goede nastreeft, vijanden in vrienden wil veranderen en niemand een kwaad hart toedraagt.

Karuṇa is niet alleen maar vertoon van medelijden of mededogen, tranen storten bij de ellende (duḥkha) van anderen. Het is een vorm van mededogen die gepaard gaat met toegewijde aktiviteit om het verdriet, het lijden van anderen te verlichten. De yogi past alle hulpmiddelen waarover hij beschikt - lichamelijke, ekonomische, mentale of morele - toe om de pijn van anderen te verzachten. Hij deelt zijn kracht met de zwakken totdat ze sterk worden. Hij deelt zijn moed met degenen die schuchter zijn, totdat ook zij door zijn voorbeeld moedig worden. Hij gaat niet uit van de 'survival of the fittest', maar zorgt ervoor dat de zwakken sterk genoeg worden om te overleven. Hij biedt iedereen beschutting.

Muditā is een gevoel van vreugde over het goede (punya) dat een ander heeft verricht, ook al is die ander een rivaal. Door middel van muditā weet de yogi zijn gevoelens van kwaadheid, haat of jaloezie in toom te houden jegens degene die bereikt heeft wat hij op dit ogenblik niet kan bereiken.

Upekṣā: niet een gevoel van minachting voor degene die het slechte (apuṇya) doet, ook niet alleen onverschilligheid of gevoelens van superioriteit jegens hem. Het is een diepgaand zelfonderzoek om erachter te komen hoe je jezelf zou hebben gedragen onder invloed van dezelfde verleidingen. Dit onderzoek strekt zich ook uit tot de vraag in hoeverre je zelf verantwoordelijk bent voor de toestand waarin de ander zich bevindt; daarna moet de poging volgen om hem op het juiste pad te brengen. De yogi begrijpt de fouten van anderen door ze eerst in zichzelf te onderkennen en te onderzoeken. Dit zelfonderzoek leidt hem tot mildheid jegens alle wezens.

De diepere betekenis van het viervoudig middel van maitri, karuṇa, muditā en upekṣā kan niet gepeild worden door iemand met een onrustige geest. Mijn ervaringen hebben tot de konklusie geleid dat de beste manier voor gewone mannen en vrouwen, waar dan ook op de wereld, om gemoedsrust te bereiken de doelgerichte beoefening van twee van de acht stadia of leden van Yoga is die door Patañjāli genoemd worden, namelijk āsana en prāṇāyāma.

De mentale aktiviteit (manas)en de adem (prāṇa) zijn nauw met elkaar verbonden en de werkzaamheid of het stoppen van de werkzaamheid van de een beïnvloedt de ander. Dit is de reden waarom Patañjāli prāṇāyāma (ritmische beheersing van de ademhaling) als middel voor het bereiken van innerlijke vrede en mentale evenwichtigheid heeft aanbevolen.

Śiṣya en Guru (leerling en meester)

De *Śiva Samhitā* verdeelt sādhaka's (leerlingen, zoekers) in vier klassen. Dit zijn: (1) mṛdu (zwak), (2) madhyama (gemiddeld), (3) adhimātra (superieur) en (4) adhimātratama (de hoogste). Alleen de laatste, de hoogste, is in staat om de oceaan van de manifeste wereld over te steken.

De zwakke zoekers zijn degenen die niet enthousiast zijn, die kritiek leveren op hun leraren, die roofzuchtig zijn, geneigd tot slecht gedrag, die veel eten, overheerst worden door vrouwen, onstabiel, laf, ziek, afhankelijk, die ruwe taal uitslaan, zwak van karakter zijn, geen kracht ten toon spreiden. De Guru (Leraar of Meester) leidt dergelijke mensen alleen maar op het pad van Mantra Yoga. Met zeer veel inspanning kan de sādhaka in twaalf jaar verlichting bereiken. (Het woord mantra is afgeleid van de wortel 'man', en deze wortel betekent 'denken'. Mantra betekent dus een geheiligde gedachte of een intens gebed, dat herhaald moet worden terwijl de betekenis steeds in gedachten blijft. Het duurt lang, misschien wel jaren, voordat een mantra echt wortel heeft geschoten in de geest van een zwakke sādhaka, en het duurt nog langer voordat de mantra resultaten oplevert).

De gemiddelde zoeker is evenwichtig, in staat om moeilijkheden te verdragen, hij wil het werk vervolmaken, hij spreekt op vriendelijke wijze, hij gedraagt zich onder alle omstandigheden gematigd. De Guru onderkent deze hoedanigheden, en leert de gemiddelde zoeker Laya Yoga, waarvan de beoefening tot bevrijding leidt. (Laya betekent toewijding, oplossing of ontbinding).

De superieure zoeker vertoont grote gemoedsrust, is in staat om Laya Yoga te beoefenen, is krachtig, onafhankelijk, mededogend, waarheidslievend, geneigd om te vergeven, moedig, heeft eerbied voor zijn leraar, is doelgericht met Yoga bezig. Na zes jaren oefening kan hij de verlichting bereiken. De Guru onderwijst aan een dergelijke persoon Haṭha Yoga.

De hoogste zoeker is zeer krachtig en enthousiast, moedig, zeer goed thuis in de heilige geschriften, een ijverige student, evenwichtig, niet melancholiek, hij behoudt een jong uiterlijk, heeft geregelde voedingsgewoonten, beheerst zijn zintuigen, heeft geen angst, is schoon, edelmoedig, behulpzaam jegens iedereen, vastberaden, intelligent, onafhankelijk, vergevingsgezind, spreekt op milde wijze, heeft eerbied voor zijn Guru. Hij is in staat om alle vormen van Yoga te beoefenen. Hij kan binnen drie jaar verlichting bereiken.

Hoewel in de *Śiva Samhitā* en in de *Haṭha Yoga Pradīpikā* melding wordt gemaakt van de tijdsperiode waarbinnen goede resultaten behaald kunnen worden, legt Patañjāli nergens vast hoe lang het duurt voordat de individuele ziel zich met de Goddelijke Universele Ziel kan verenigen. Volgens hem leiden abhyāsa (konstante en vastberaden oefening) en vairāgya (vrij zijn van begeerten) tot grote gemoedsrust. Hij omschrijft abhyāsa als krachtsinspanning op lange termijn, zonder onderbrekingen, als toegewijde aktiviteit die een vaste grondslag oplevert.

De Yoga-studie kan niet vergeleken worden met werk voor een diploma of een akademische graad, waarbij binnen een vastgestelde periode vastgelegde resultaten verwacht worden.

De belemmeringen en beproevingen op het Yoga pad kunnen in grote mate opgevangen worden met hulp van een Guru. (De lettergreep gu betekent duisternis en ru betekent licht. Hij alleen is een Guru die duisternis verdrijft en verlichting brengt). Het begrip Guru heeft een diepe en omvattende betekenis. Hij is geen gewone leidsman. Hij is een geestelijk leraar, die een wijze van leven overdraagt, en niet alleen maar een manier om in leven te blijven. Hij draagt kennis van de Geest over, en iemand die dergelijke kennis ontvangt is een śiṣya, een leerling.

De relatie tussen een Guru en een śiṣya is van zeer bijzondere aard, en gaat verder dan die tussen ouder en kind, man en vrouw, of tussen vrienden. Een Guru is vrij van egoïstische neigingen. Op toegewijde wijze leidt hij zijn śiṣya op weg naar het hoogste doel, zonder zich daarbij te bekommeren over naam of faam. Hij laat zien wat het Goddelijk pad is, en waakt over de vooruitgang van zijn leerling. Hij stimuleert in de leerling eigenschappen als zelfvertrouwen, toewijding, discipline, diepgaand inzicht, verlichting door middel van liefde. De Guru heeft vooral ook vertrouwen in zijn leerling, en hecht er zeer veel belang aan dat zijn onderwijs op de juiste wijze verwerkt wordt. Hij moedigt de leerling aan om vragen te stellen en de waarheid te leren kennen door middel van analytische vraagstelling.

Een śiṣya moet beschikken over de noodzakelijke hoedanigheden om te komen tot hogere zelfverwerkelijking en ontwikkeling. Hij moet zijn Guru met vertrouwen, toewijding en liefde tegemoet treden. Volmaakte voorbeelden van de relatie tussen een Guru en een śiṣya zijn de verhoudingen tussen Yama (de God van de Dood) en Nachiketā in de *Kaṭhopaniṣad* en die tussen Śri Krishna en Arjuna in de *Bhagavad Gītā*. Nachiketā en Arjuna kwamen tot verlichting door hun doelgerichtheid, hun enthousiasme en hun onderzoekende geest. De śiṣya behoort letterlijk te hongeren naar kennis, en verder in een geest van nederigheid, volharding en doelgerichtheid te handelen. Hij moet vooral niet alleen maar uit nieuwsgierigheid de Guru opzoeken. Hij dient over śraddhā (dynamisch geloof) te beschikken, en moet niet ontmoedigd worden als hij zijn doel niet binnen de verwachte tijd bereikt. Er is nu eenmaal uitzonderlijk veel geduld nodig om de rusteloze geest tot bedaren te brengen; deze is immers beïnvloed door ontelbare ervaringen uit het verleden en door saṁskāra (de opgehoopte neerslag van gedachten en handelingen uit het verleden).

Het is voor de śiṣya niet genoeg om alleen maar naar de woorden van de Guru te luisteren. Dit wordt aangetoond door de geschiedenis van Indra en Virochana. Indra, de koning der Goden, en Virochana, een demonenvorst, begaven zich tezamen naar hun spirituele leidsman Brahmā om kennis van het Hoogste Zelf te verwerven. Beiden luisterden naar dezelfde woorden van hun beider Guru. Indra verkreeg verlichting, Virochana niet. Het geheugen van Indra was ontwikkeld door zijn toewijding met betrekking tot het onderwerp dat onderwezen werd, en door de liefde en het vertrouwen die hij jegens zijn leraar koesterde. Hij voelde zich één met zijn Guru. Dit waren de achtergronden van zijn sukses. Het geheugen van Virochana was alleen maar op intellektuele wijze ontwikkeld. Hij had geen gevoelens van toewijding voor het onderwerp, en ook niet ten opzichte van de leermeester. Hij bleef dezelfde die hij altijd was, een intellektuele reus. Hij bleef een twijfelaar. Indra spreidde intellektuele nederigheid ten toon, Virochana alleen maar intellektuele trots; Virochana vond eigenlijk dat Brahmā het als een eer mocht beschouwen dat hij, Virochana, naar hem wilde luisteren. Indra handelde in een geest van devotie, terwijl Virochana alleen maar praktisch ingesteld was. Virochana werd gemotiveerd door nieuwsgierigheid, en verlangde naar het soort praktische kennis waarmee hij later misschien macht kon verkrijgen.

De śiṣya moet boven alles waarde hechten aan liefde, gematigdheid en nederigheid. Liefde leidt tot moed, gematigdheid tot welvaart en nederigheid tot macht. Moed zonder liefde is onzinnig. Welvaart zonder gematigdheid leidt tot onmatigheid en verval. Macht zonder nederigheid levert hoogmoed en tirannie op. De ware śiṣya leert van zijn Guru dat er een macht of kracht is die hem nimmer teleur zal stellen of verlaten: hiervoor dient hij terug te keren tot zijn Oorsprong, de Bron van zijn Wezen.

Sādhanā (een sleutel tot vrijheid)

In alle belangrijke teksten over Yoga wordt grote nadruk gelegd op sādhanā of abhyāsa (konstante oefening). Sādhanā is niet alleen een theoretische studie van Yoga-teksten. Het is een spirituele onderneming. Oliezaden moeten uitgeperst worden om olie op te leveren. Hout moet verhit worden om het te laten branden en het verborgen vuur naar buiten te brengen. Op dezelfde wijze moet de sādhaka door konstante oefening de goddelijke vlam binnen zichzelf doen oplaaien.

Jongeren, ouderen, zeer bejaarden, zelfs zieken en gebrekkigen verwerven volmaaktheid in Yoga door konstante oefening. Het sukses valt degene toe die oefent, niet degene die niet oefent. Sukses in Yoga wordt niet bereikt door alleen maar heilige teksten te bestuderen. Sukses wordt niet bereikt door het gewaad van een yogi of een sanyāsi (een kluizenaar) te dragen, noch door alleen maar over Yoga te praten. Alleen konstante oefening leidt tot sukses. Waarlijk, hieraan kan geen twijfel bestaan. (*Haṭha Yoga Pradīpikā,* hoofdstuk I, verzen 64-6).

'Zoals men door eerst het alfabet te leren uiteindelijk, na oefening, alle wetenschappen kan leren beheersen, kan men door eerst grondig het lichaam te trainen de kennis van Waarheid (Tattva Jnāna) verwerven; dat wil zeggen, men leert de ware aard van de menselijke ziel kennen als identiek met de Hoogste Geest die het Universum doordringt.' - (*Gheraṇḍa Saṁhitā,* hoofdstuk I, vers 5).

Door middel van gekoördineerde en gekoncentreerde inspanning van lichaam, zintuigen, verstand, rede en Zelf verkrijgt de mens de prijs van innerlijke vrede en volbrengt de speurtocht van zijn ziel naar zijn Schepper. Het meest verheven avontuur in het leven van een mens is de reis terug naar zijn Schepper. Om dit doel te bereiken moeten zijn lichaam, zintuigen, verstand, rede en Zelf op gekoördineerde en vruchtbare wijze funktioneren. Als de inspanningen ongekoördineerd zijn, leidt het avontuur niet tot het beoogde doel. In de derde valli (hoofdstuk) van het eerste deel van de *Kaṭhopaniṣad,* legt Yama (de God van de Dood) deze Yoga uit aan de zoeker Nachiketā, en hij gebruikt hiervoor de parabel van het individu in een zegekar.

'Beschouw het Ātman (Zelf) als de Heer in een zegewagen, de rede als de wagenmenner en het verstand als de teugels. De zintuigen worden als de paarden beschouwd, en de voorwerpen waarnaar ze verlangen zijn grazige weiden. De wijzen noemen het Zelf, wanneer dit verenigd is met de zintuigen en het verstand, de Genieter (Bhoktṛ). Iemand zonder onderscheidingsvermogen kan zijn denken en voelen nooit beteugelen; zijn zintuigen zijn als nukkige paarden. Iemand met onderscheidingsvermogen beheerst altijd zijn denken en voelen; zijn zintuigen zijn als gedisciplineerde paarden. Degene zonder onderscheidingsvermogen wordt zorgeloos en heeft steeds onzuivere intenties; hij bereikt het doel niet, en dwaalt van het ene lichaam naar het andere. Degene met onderscheidingsvermogen wordt oplettend, helder bewust, en heeft dan steeds zuivere intenties; hij bereikt het doel en hoeft niet meer opnieuw geboren te worden. De mens die een scherpzinnige wagenmenner heeft om zijn geest te besturen, bereikt het einde van de reis - de Hoogste Zetel van de eeuwigdurende Geest.'

'De zintuigen zijn machtiger dan de voorwerpen van begeerte. Groter dan de zintuigen is het verstand, hoger dan het verstand is de rede en hoog verheven boven de rede is Hij - de Geest in alles en allen. Disciplineer jezelf met behulp van het Zelf en vernietig je bedrieglijke vijand in de gedaante van begeerte.' (*Bhagavad Gītā,* hoofdstuk III, verzen 42-3).

Om dit te verwerkelijken is niet alleen konstante oefening noodzakelijk, maar ook afstand doen van vele zaken. Wat dit laatste betreft, doet zich de vraag voor waarvan men afstand moet doen. De yogi doet geen afstand van de wereld, want daarmee zou hij afstand doen van de Schepper. De yogi doet afstand van alles wat hem van de Heer verwijderd houdt. Hij doet afstand van zijn eigen begeerten, omdat hij weet dat alle inspiratie en het juist handelen van de Heer afkomstig zijn. Hij doet afstand van degenen die vijandig tegenover het werk van de Heer staan, degenen die demonische denkbeelden koesteren en degenen die alleen maar praten over morele waarden, maar ze niet in praktijk brengen.

De yogi doet geen afstand van handelen. Hij draagt de vruchten van zijn handelen op aan de Heer of aan de mensheid, en is dan niet meer aan zijn handelingen gebonden. Hij vindt het een voorrecht om zijn plicht te mogen doen, en dat hij geen recht heeft op de vruchten van zijn aktiviteit.

Terwijl anderen slapen, als hun plicht roept, en alleen ontwaken om hun rechten op te eisen, bemoeit de yogi zich niet met zijn rechten en houdt hij zich alleen met zijn plicht bezig. Daarom wordt gezegd, dat de gedisciplineerde en evenwichtige mens in de nacht van alle wezens tot het licht ontwaakt.

Aṣṭāṅga Yoga – De Acht Stadia van Yoga

De *Yoga Sutra* van Patañjāli is in vier hoofdstukken of pāda verdeeld. Het eerste gaat over samādhi, het tweede over de middelen (sādhanā) om Yoga te beheersen, het derde geeft een overzicht van de krachten (vibhūti) die de yogi kunnen toevallen, en het vierde behandelt de uiteindelijke bevrijding (kaivalya).

Yama

De acht stadia of leden van Yoga worden in het tweede hoofdstuk beschreven. Het eerste is yama (ethische disciplines) - de grote geboden die voor elk geloof, elk volk, elke leeftijd en elk tijdperk gelden. Dit zijn: ahimsā (geweldloosheid), satya (waarheidsliefde), asteya (niet stelen), brahmacharya (kuisheid) en aparigraha (niet begerig zijn). Deze geboden zijn de morele regels die voor de samenleving en het individu gelden; niet navolgen van deze geboden brengt chaos, geweld, leugenachtigheid, stelen, losbandigheid en hebzuchtigheid teweeg. Aan de wortel van deze euvelen liggen de emoties van hebzucht, begeerte en gehechtheid, die zich in milde, gemiddelde of hevige vormen kunnen uitdrukken. Ze leiden slechts tot ongemak en onwetendheid. Patañjāli pakt al deze kwaden bij de wortels aan door het denken van de leerling op de vijf beginselen van yama te richten.

Ahimsā. Het woord ahimsā is samengesteld uit het partikel 'a', dat 'niet' betekent, en het zelfstandig naamwoord 'himsā' dat doden of geweld betekent. Het is meer dan een negatief gebod om niet te doden, want het heeft een ruimere positieve betekenis: liefde. Deze liefde omvat de gehele schepping, want we zijn allen kinderen van dezelfde Vader - de Heer. De yogi is van mening dat het doden of vernietigen van een ding of een wezen een belediging is voor de Schepper. Mensen doden hetzij om voedsel te verkrijgen, hetzij om zichzelf tegen gevaren te verdedigen. Als iemand vegetariër is betekent dit niet noodzakelijkerwijs dat hij een niet-gewelddadig temperament heeft noch dat hij een yogi is, hoewel een vegetarisch dieet echter wel voorwaarde is voor de beoefening van yoga. Soms zijn bloeddorstige tyrannen vegetariërs, want gewelddadigheid is een gemoedstoestand, en schuilt niet in een voedingswijze. Het geweld zit in de geest, niet in het instrument dat de mens hanteert. Je kunt een mes gebruiken om een appel te schillen of om een vijand neer te steken. De fout schuilt niet in het instrument, maar in de gebruiker.

Mensen nemen hun toevlucht tot geweld om hun eigen belangen te beschermen - hun eigen lichamen, hun geliefden, hun bezittingen of hun eer. Maar een mens kan niet alleen op zichzelf vertrouwen. Het is een misvatting dat hij in zijn eentje in staat is zichzelf of anderen te beschermen. Een mens moet op God, die de bron van alle kracht is, vertrouwen. Dan zal hij geen enkel kwaad meer duchten.

Geweld komt voort uit angst, zwakte, onwetendheid of rusteloosheid. Om het te beteugelen is het vooral noodzakelijk om onbevreesd te zijn. Om dit laatste te bereiken, zijn een andere visie op het bestaan en een andere mentale instelling vereist. Geweld verdwijnt vanzelf als mensen hun vertrouwen stellen in de werkelijkheid en open onderzoek, en onwetendheid en bijgeloof van zich afschudden.

De yogi is van mening dat elk schepsel evenveel recht heeft om te leven als hijzelf. Hij gelooft dat hij geboren is om anderen te helpen en hij beziet de schepping met ogen van liefde. Hij weet dat zijn leven onverbrekelijk met dat van anderen verbonden is, en hij verheugt zich als hij anderen kan helpen gelukkig te zijn. Hij telt het geluk van anderen zwaarder dan zijn eigen geluk en wordt voor allen die hem ontmoeten een bron van vreugde. Zoals ouders hun baby aanmoedigen om zijn eerste stappen te zetten, stimuleert hij degenen die ongelukkiger zijn dan hijzelf, en helpt ze te overleven.

Mensen roepen om gerechtigheid als anderen iets verkeerd doen, terwijl ze voor zichzelf om genade en vergiffenis vragen. De yogi ziet het omgekeerd: voor zichzelf vraagt hij om gerechtigheid, voor anderen verzoekt hij om vergiffenis. Hij weet hoe je moet leven, en leert het aan anderen. Hij streeft er altijd naar zichzelf te vervolmaken, en probeert door zijn liefde en mededogen anderen te laten zien hoe ze zichzelf kunnen verbeteren.

De yogi bestrijdt het kwaad in de zondaar, niet de zondaar zelf. Hij schrijft boetedoening voor, geen straf. Strijd tègen het kwaad en liefde voor degene die het bedrijft kunnen hand in hand gaan. De vrouw van een dronkaard kan haar man blijven liefhebben terwijl ze tegen zijn gewoonte strijdt. Verzet zonder liefde leidt tot gewelddadigheid; liefde voor de zondaar zonder het kwade in hem te bestrijden is dwaasheid en leidt tot ellende. De yogi weet dat de juiste methode is: een persoon liefhebben en tegelijk het kwaad in hem bestrijden. De strijd wordt gewonnen, omdat hij met liefde wordt gestreden. Een liefhebbende moeder zal haar kind soms slaan om het van een slechte gewoonte te genezen; op dezelfde wijze houdt een ware beoefenaar van ahimsā van zijn tegenstander.

Ahimsā gaat samen met abhaya (zonder vrees zijn) en akrodha (vrij zijn van kwaadheid). Vrij zijn van vrees doet zich alleen voor bij mensen die een zuiver leven leiden. De yogi is voor niemand bang en niemand hoeft bang voor hem te zijn, omdat hij gezuiverd is door het onderzoek van het Zelf. Vrees neemt bezit van een mens en verlamt hem. Hij is bang voor de toekomst, voor het onbekende en het onzichtbare. Hij is bang dat hij zijn broodwinning verliest, of zijn bezit of zijn reputatie. Maar de grootste angst heeft betrekking op de dood. De yogi weet, dat hij verschilt van zijn lichaam, dat slechts een tijdelijk tehuis is voor zijn geest. Hij ziet alle wezens in het Zelf en het Zelf in alle wezens, en raakt daardoor alle angst kwijt. Hoewel het lichaam onderhevig is aan ziekte, veroudering, verval en dood, blijft de geest onaangetast. Voor de yogi is de dood het zout in de pap van het leven. Hij heeft zijn verstand, zijn rede en zijn hele leven opgedragen aan de Heer. Als hij met zijn hele wezen verbonden is met de Heer, kan hij eenvoudig niets meer vrezen.

Er zijn twee soorten kwaadheid (krodha), waarvan de ene de geest aantast en de andere tot spirituele groei leidt. De oorsprong van de eerste vorm van kwaadheid is trots: men wordt boos als men gekleineerd wordt. Dit verhindert de geest om de dingen in hun juiste perspektief te zien en tast het oordeelsvermogen aan. De yogi wordt echter kwaad op zichzelf als hij onwaardig handelt, of wanneer al zijn kennis en ervaring hem niet van dwaasheid weerhouden. Hij treedt streng op tegenover zijn eigen fouten, maar behandelt de fouten van anderen met welwillendheid. Een vriendelijke gemoedsgesteldheid is een eigenschap van de yogi; hij lijdt mee met alle lijden. Vriendelijkheid tegenover anderen en strengheid tegenover zichzelf gaan bij hem hand in hand, en in zijn tegenwoordigheid worden alle vijandelijkheden opgegeven.

Satya. Satya of waarheidsliefde is de belangrijkste gedragsregel. Mahātma Gandhi zei: 'Waarheid is God en God is Waarheid'. Zoals vuur onzuiverheden wegbrandt en het goud puur maakt, reinigt het vuur van de waarheid de yogi en zuivert hem van alle droesem.

Als de geest ware gedachten denkt, als de mond ware woorden spreekt en als het gehele leven op waarheid gebaseerd is, is men rijp voor vereniging met het Oneindige. De werkelijkheid is fundamenteel opgebouwd uit liefde en waarheid, en drukt zichzelf door middel van deze twee aspekten uit. Het leven van de yogi moet strikt in overeenstemming zijn met deze twee facetten van de Werkelijkheid. Daarom wordt ahimsā, die in wezen op liefde is gebaseerd, voorgeschreven. Satya houdt volmaakte waarheidslievendheid in gedachte, woord en daad in. Een of andere vorm van antiwaarheidsliefde verstoort de harmonie van de sādhaka met de fundamentele wet van de waarheid.

Waarheidslievendheid is niet alleen beperkt tot het spreken. Er zijn vier zonden in verband met de taal: scheldwoorden en obsceniteiten, valse voorstellingen, laster of klikken en tenslotte belachelijk maken wat voor anderen heilig is. De klikspaan is giftiger dan een slang. Het beheersen van de taal roeit kwaadaardigheid uit. Als de geest niemand kwaadaardig gezind is, wordt hij vervuld van welwillendheid jegens allen. Degene die zijn tong beheerst, heeft een grote mate van zelfbeheersing verworven. Als zo iemand spreekt, luistert men met respekt en aandacht naar hem. Men zal zich zijn woorden herinneren, omdat ze goed en waar zijn.

Als iemand die waarheid uitdraagt met een zuiver hart bidt, komen de dingen die hij echt nodig heeft vanzelf naar hem toe: hij hoeft ze niet na te jagen. De mens die stevig in de waarheid verankerd is, ontvangt de vruchten van zijn handelen, al doet hij er schijnbaar niets voor. God, de bron van alle waarheid, voorziet in zijn behoeften en zorgt voor zijn welzijn.

Asteya. Het verlangen om te bezitten wat iemand anders heeft en daarvan te genieten, zet mensen aan tot kwade handelingen. Uit dit verlangen komt de neiging tot stelen voort, evenals elke vorm van hebzucht. Asteya (a = niet, steya = stelen), ofwel 'niet stelen', betekent niet alleen in bezit nemen wat een ander heeft, zonder dat deze daar toestemming toe geeft, maar ook het gebruik van dingen voor andere doeleinden dan waarvoor ze bedoeld zijn, of op een ander tijdstip dan door de eigenaar bepaald is. Het omvat dus misbruik, schending van vertrouwen, verkeerd beheer, verkeerde toepassing. De yogi brengt zijn eigen lichamelijke behoeften tot het minimum terug, omdat hij gelooft dat als hij dingen verzamelt die hij niet echt nodig heeft, hij een dief is. Terwijl anderen rijkdom, macht, bekendheid of genietingen nastreven, heeft de yogi slechts één verlangen: de Heer aanbidden. Als men gehechtheden opgeeft, kunnen grote verleidingen weerstaan worden. Gehechtheid, vast willen grijpen, verstoort de gemoedsrust, brengt de heldere stroom van het weten tot stilstand. Het maakt mensen kwaadaardig, gemeen, tast hun geest aan. Degene die het gebod *Gij zult niet stelen* gehoorzaamt, wordt een betrouwbare bewaarder van alle schatten.

*Brahmacharya.*Volgens het woordenboek betekent brahmacharya een celibatair bestaan, dat gewijd is aan zelfonderzoek en zelfbeperking. Er wordt van uitgegaan dat het verlies van zaad tot de dood leidt en het vasthouden van het zaad tot leven. Door het zaad te behouden ontwikkelt het lichaam van de yogi een aangename geur. Zolang het zaad wordt vastgehouden is er geen angst voor de dood. Vandaar het voorschrift om het door middel van gekoncentreerde mentale inspanning vast te houden. Het begrip brahmacharya moet niet negatief worden opgevat, als gedwongen soberheid en onthouding. Volgens Sankarāchārya is een brahmachārī (iemand die zich aan brahmacharya houdt) iemand die opgaat in het onderzoek van de heilige (Vedische) geschriften, zich voortdurend binnen Brahman beweegt en weet dat alles in Brahman bestaat. Met andere woorden, iemand die het goddelijke in alles ziet, is een brahmachārī. Patañjāli legt echter nadruk op ingetogenheid met betrekking tot lichaam, spraak en denken. Dit betekent niet dat de Yoga-filosofie alleen voor celibatairen bedoeld is. Brahmacharya heeft weinig te maken met al dan niet getrouwd zijn, of met de omstandigheid dat men een gezin heeft of vrijgezel is. Het gaat erom de hogere aspekten van Brahmacharya in het dagelijks leven tot uiting te brengen. Om tot verlossing te komen is het niet nodig om ongehuwd te zijn en geen gezin te hebben. Integendeel, alle smṛtīs (voorschriften) bevelen het huwelijk aan. Als je geen menselijke liefde en menselijk geluk kent, kun je de goddelijke liefde niet kennen. Bijna alle yogi's en wijzen uit het oude India waren getrouwd en hadden gezinnen. Ze gingen hun sociale of morele plichten niet uit de weg. Huwelijk en ouderschap vormen geen belemmering voor de kennis van goddelijke liefde, geluk en vereniging met de Hoogste Ziel.

In verband met de positie van een leerling die een gezin heeft, zegt de *Śiva Saṁhitā*: Hij moet op een eenzame plaats oefenen, zonder mensen om zich heen. Uiterlijk blijft hij in de maatschappij, maar hij is daar niet innerlijk mee verbonden. Hij hoeft de plichten die bij zijn beroep of status behoren niet op te geven, maar moet deze als een instrument van de Heer beschouwen, zonder aan de resultaten te hechten. Hij verkrijgt sukses door de Yoga-methode op verstandige wijze toe te passen; daaraan kan niet getwijfeld worden. Hij blijft in en met zijn gezin, vervuld zijn plichten, maar bekommert zich niet om slagen of falen, en beteugelt zijn zintuigen. Op deze wijze bereikt hij verlossing. Hij wordt niet beïnvloed door deugd of zonde; als hij een zonde begaat om de mensheid te beschermen, wordt hij er niet door aangetast. (Hoofdstuk V, verzen 234-8).

Iemand die zich aan het gebod van brahmacharya houdt, ontwikkelt bij zichzelf grote vitaliteit en energie, een moedige geest en een helder intellekt, zodat hij elke vorm van onrecht kan bestrijden. De brahmachārī gebruikt de krachten die hij oproept op verstandige wijze: de fysieke krachten om het werk van de Heer te doen, de mentale krachten voor het verspreiden van kultuur en de intellektuele krachten voor de groei van spiritueel leven. Brahmacharya is de krachtbron die de toorts van de wijsheid doet branden.

Aparigraha. Parigraha betekent vergaren of verzamelen. Vrij zijn van vergaardrift is aparigraha. Het is dus een ander facet van asteya (niet-stelen). Zoals men geen dingen moet nemen die men niet werkelijk nodig heeft, moet men ook geen dingen koesteren of verzamelen die men niet onmiddellijk nodig heeft. Ook dient men niets te nemen zonder ervoor te werken of als een gunst van anderen; dit duidt op armoede van de geest. De yogi beseft dat het verzamelen of koesteren van dingen op gebrek aan Godsvertrouwen en vertrouwen op zichzelf wijst. Hij handhaaft dit vertrouwen door de maan als voorbeeld te nemen. Gedurende de donkere helft van de maand verschijnt de maan pas als de meeste mensen slapen, die dus haar schoonheid niet kunnen waarderen. De maan gaat minder krachtig schijnen, maar wijkt niet van haar pad, hoe mensen haar ook beoordelen. De maan vertrouwt erop dat zij weer vol zal worden, waarna de mensen haar weer volop kunnen waarderen.

Door zich aan aparigraha te houden richt de yogi zijn leven zo eenvoudig mogelijk in; hij traint zichzelf erop om zich geen enkel verlies of tekort aan te trekken. Dan zal alles wat hij echt nodig heeft op tijd tot hem komen. Het leven van een gewoon mens is gevuld met een oneindige serie stoornissen en frustraties en met zijn reakties daarop. Hij heeft dus nauwelijks een mogelijkheid om mentaal in evenwicht te blijven. De sādhaka heeft de eigenschap ontwikkeld om tevreden te blijven, wat er ook met hem gebeurt. Op deze wijze verkrijgt hij de vrede die hem boven de gebieden van illusie en ellende die onze wereld kenmerken, verheffen. Hij herinnert zich de belofte die Śri Krishna in het negende hoofdstuk van de *Bhagavad Gītā* aan Arjuna doet: 'Aan degenen die Mij alleen toegewijd zijn, zonder aan iets anders te denken, die elk moment met mij in harmonie zijn, bied ik volledige veiligheid. Ik zal al hun behoeften vervullen en ze eeuwig beschermen.'

Niyama

Niyama zijn de gedragsregels die van toepassing zijn op individuele discipline, terwijl yama universeel in hun toepassing zijn. De vijf niyama die Patañjāli noemt, zijn: śaucha (reinheid), santoṣa (tevredenheid), tapas (ijver of soberheid), svādhyāya (onderzoek van het Zelf) en Iśvara praṇidhāna (toewijding aan de Heer).

Śaucha. Reinheid van het lichaam is van essentieel belang voor het welzijn. Terwijl goede gewoonten als baden het lichaam aan de buitenkant reinigen, maken āsana en prāṇāyāma het van binnen schoon. De beoefening van āsana's geeft het hele lichaam veerkracht en drijft gifstoffen en onzuiverheden uit die door overmaat veroorzaakt zijn. Prāṇāyāma reinigt de longen, voorziet het bloed van zuurstof en zuivert de zenuwen. Maar belangrijker dan de reiniging van het lichaam is de reiniging van het denken en voelen: storende emoties als haat, hartstocht, kwaadheid, wellust, hebzucht, zinsbegoocheling en trots worden verdreven. Nog belangrijker is de reiniging van het intellekt of de rede (buddhi) van onzuivere gedachten. De onreinheden van het lagere denken en voelen worden weggewassen in de wateren van bhakti (toewijding). De onzuiverheden van de rede worden weggewassen in het vuur van svādhyāya (onderzoek van het Zelf). Deze innerlijke reiniging brengt schittering en vreugde. Hij leidt tot welwillendheid (saumanasya) en verdrijft mentale pijn, neerslachtigheid, verdriet en wanhoop (daurmanasya). Iemand die welwillend is, ziet de goede dingen in anderen, en niet alleen hun gebreken. Het respekt dat hij voor de goede dingen van anderen heeft, geeft hem ook respekt voor zichzelf en helpt hem bij het bestrijden van zijn eigen verdriet en problemen. Als de geest helder is, kan hij gemakkelijk op één punt gericht worden (ekāgra). Door deze koncentratie wordt men meester over de zintuigen (indriya-jaya). Dan is men rijp om de tempel van het eigen lichaam binnen te gaan en het werkelijke zelf te zien in de spiegel van de geest.

Behalve reinheid van lichaam, denken en spreken is ook zuiver voedsel noodzakelijk. Het gaat niet alleen om een zuivere toebereiding, maar ook om de zuiverheid van de middelen waarmee men het verkrijgt.

Voedsel, dat door vertering al het leven ondersteunt, wordt als een fase van Brahman beschouwd. Het moet gegeten worden in het besef, dat elk bestanddeel kracht kan opleveren om de Heer te dienen. Dan wordt voedsel rein. Of men wel of niet vegetariër is, is een zuiver persoonlijke aangelegenheid, omdat elke persoon beïnvloed wordt door de traditie en gewoonten van het land waarin hij geboren en opgevoed is. Maar op den duur moet de beoefenaar van yoga toch wel vegetariër worden om grote koncentratie en aandacht te kunnen opbrengen.

Voedsel moet worden genuttigd om de gezondheid te stimuleren en kracht en energie toe te voeren. Voedsel moet eenvoudig, voedzaam en sappig zijn. Vermijd voedsel dat zuur, bitter, te zout, scherp, brandend, verschaald, smakeloos, te zwaar en onzuiver is.

Ons karakter wordt mede gevormd door het soort voedsel dat we eten en door de wijze waarop we het nuttigen. De mens is het enige schepsel dat vaak eet zonder honger te hebben; mensen leven vaak om te eten, in plaats van te eten om te leven. Als we alleen maar voor de lekkere smaak eten, nemen we te veel tot ons, waardoor ons spijsverteringssysteem in de war raakt. De yogi gelooft in harmonie, dus hij eet alleen maar om in leven te blijven. Hij eet niet te veel en ook niet te weinig. Hij beziet zijn lichaam als de plaats waar zijn geest in verankerd is,en behoedt zich voor onmatig gebruik van voedsel.

Behalve voedsel is ook de plaats van belang bij het uitvoeren van spirituele oefeningen. Het is moeilijk om ver van huis te oefenen, in een woud, in een drukke stad of overal waar te veel mensen zijn. Men moet een plaats uitkiezen waar gemakkelijk voedsel verkrijgbaar is, een plaats die vrij is van insekten, beschut tegen de elementen en met een plezierige omgeving. De oevers van een meer of rivier, of het strand zijn ideale plaatsen. Dergelijke rustige ideale plaatsen zijn in onze tijd moeilijk te vinden; maar je kunt in elk geval een hoekje van een kamer inrichten om te oefenen; zorg dat het schoon en droog blijft, goed gelucht en zonder muggen of vliegen.

Santoṣa. Santoṣa of tevredenheid dient gekultiveerd te worden. Een geest die niet tevreden is, kan zich niet koncentreren. De yogi heeft nergens gebrek aan en is dus van nature tevreden. Deze tevredenheid levert de yogi zeer sterke geluksgevoelens op. Een tevreden mens is volledig, omdat hij de liefde van de Heer kent en zijn plicht heeft gedaan. Hij is gezegend, omdat hij waarheid en vreugde kent.

Tevredenheid en gemoedsrust zijn toestanden van de geest. Verschillen tussen mensen hangen samen met ras, geloof, welstand, geleerdheid. Verschillen leiden tot gebrek aan overeenstemming, waardoor zich zeer storende bewuste of onbewuste konflikten voordoen. De geest kan dan geen volledige koncentratie opbrengen, kan niet op één punt gericht zijn (ekāgra) en is beroofd van zijn vrede. Tevredenheid en gemoedsrust doen zich voor als de vlam van de geest niet heen en weer wordt bewogen in de wind van de begeerten. De sādhaka zoekt niet de rust van de dood, maar de vrede van degene die met zijn geest in God rust.

Tapas. Tapas is afgeleid van de wortel 'tap', die blazen, branden, schijnen, pijn lijden of verteerd worden door vuur betekent. Het is dus een gloedvolle, verterende poging om onder alle omstandigheden een vast doel na te streven. Tapas houdt zuivering, zelfbeheersing en soberheid in. De hele wetenschap van de karaktervorming kan als uitdrukking van tapas worden beschouwd.

Tapas is een bewuste poging om de hoogste vereniging met het Goddelijke te bereiken, en alle begeerten weg te branden die dit doel in de weg staan. Een waardig doel maakt het leven helder, zuiver en goddelijk. Zonder een dergelijk doel hebben aktiviteit en gebed geen betekenis. Leven zonder tapas is als een hart zonder liefde. Zonder tapas kan de geest niet opstijgen naar de Heer.

Er zijn drie soorten tapas. Het kan betrekking hebben op het lichaam (kāyika), op het spreken (vāchika) of op het denken (mānaṣika). Kuisheid (brahmacharya) en geweldloosheid (ahimsā) zijn tapas van het lichaam. Het gebruik van woorden die niet krenken, het spreken over de heerlijkheid van God, het spreken van de waarheid zonder op de gevolgen voor jezelf te letten, en niet kwaadspreken over anderen zijn tapas van het spreken. Tapas van het denken tenslotte is het ontwikkelen van een mentale instelling die het mogelijk maakt om in vreugdevolle en in verdrietige omstandigheden rustig en evenwichtig te blijven en de zelfbeheersing te handhaven.

Het is tapas als men zonder enig zelfzuchtig motief werkt, zonder hoop op beloning, en met de absolute zekerheid dat zelfs geen grashalmpje kan bewegen zonder Zijn wil.

Door middel van tapas ontwikkelt de yogi een sterk lichaam, een beheerst verstand en een sterk karakter. Hij wordt moedig en wijs, gedraagt zich integer, recht-door-zee en ongekompliceerd.

Svādhyāya. Sva betekent zelf en adhyāya betekent studie of onderricht. Door onderricht wordt het beste uit een persoon gehaald. Svādhyāya is dus onderricht van het zelf.

Svādhyāya is iets anders dan de instruktie van bijvoorbeeld iemand die een lezing geeft, en alleen maar zijn eigen geleerdheid tegenover de onwetendheid van het gehoor stelt. Als mensen bij elkaar komen voor de beoefening van svādhyāya verkeren spreker en luisteraar in dezelfde mentale gesteldheid en dragen elkaar wederzijdse liefde en respekt toe. Er wordt niet gepreekt, de harten staan open voor elkaar. De veredelende gedachten die uit svādhyāya voortvloeien worden als het ware in het bloed opgenomen, zodat ze een deel worden van iemands bestaan en wezen.

De persoon die svādhyāya beoefent leest zijn eigen levensboek, en schrijft en herschrijft het te zelfder tijd. Zijn visie op het bestaan ondergaat veranderingen. Hij begint zich te realiseren dat al het geschapene meer voor bhakti (toewijding) dan voor bhoga (genieting) bestemd is, dat al het geschapene goddelijk is, dat hijzelf goddelijk is en dat de energie die hem doet bewegen dezelfde energie is die het hele universum doet bewegen.

Volgens Śri Vinobā Bhāve (de leider van de Bhoodan-beweging), is svādhyāya de bestudering van een onderwerp dat de grondslag of wortel vormt van alle andere onderwerpen of aktiviteiten, waarop alle andere berusten, maar dat zelf geheel onafhankelijk van alles is.

Om het bestaan gezond, gelukkig en vredig te maken, is het van essentieel belang om regelmatig gewijde literatuur op een plaats die vrij is van onzuiverheden te bestuderen. Deze studie van de heilige boeken van de wereld stelt de sādhaka in staat om zich te koncentreren op de moeilijke problemen in het bestaan, en ze ook op te lossen. Het heft de onwetendheid op en leidt tot kennis. Onwetendheid heeft geen begin, maar wel een eind. Kennis heeft een begin, maar geen eind. Door middel van svādhyāya krijgt de sādhaka begrip voor de aard van zijn ziel en treedt hij in verbinding met het goddelijke. De heilige geschriften kunnen door iedereen gelezen worden. Ze zijn niet alleen bedoeld voor de aanhangers van een bepaald geloof. Zoals bijen de nektar uit verschillende bloemen waarderen, neemt de sādhaka dingen uit andere vormen van geloof in zich op, waardoor hij tevens zijn eigen geloof meer en beter gaat waarderen.

Filologie is niet een taal, maar de wetenschap van de talen; deze studie stelt de student in staat om zijn eigen taal beter te leren. Zo ook is Yoga niet zelf een religie. Het is de wetenschap van de religies, die de sādhaka in staat stelt om zijn eigen geloof in een helderder licht te zien.

Iśvara praṇidhāna. Toewijding aan de heer in alle aktiviteiten en wilsstrevingen is Iśvara praṇidhāna. Iemand die vertrouwen heeft in God, kan niet wanhopig worden. Hij verkeert in een toestand van verlichting (tejas). Degene die weet dat al het geschapene aan de Heer toebehoort, zal niet opgeblazen van trots worden of dronken van machtsgevoel. Hij zal zichzelf niet verlagen uit zelfzuchtige beweegredenen; hij buigt het hoofd alleen maar uit toewijding aan God. Als de wateren van bhakti (toewijding of aanbidding) door de mechanismen van de geest vloeien, is het resultaat mentale kracht en spirituele verlichting. Terwijl loutere fysieke kracht zonder bhakti tot verstarring leidt, werkt loutere toewijding zonder een sterk karakter als een bedwelmend middel. Verslaving aan pleziertjes vernietigt alle kracht en glorie. Uit de bevrediging van de zintuigen bij het najagen van pleziertjes vloeien moha (gehechtheid) en lobha (hebzucht) voort. Als de zinnen niet bevredigd worden, is er śoka (verdriet). De zinnen moeten beteugeld worden door middel van kennis en onthouding; maar de beheersing van het denken is moeilijker. Nadat men de eigen hulpbronnen verbruikt heeft en toch geen sukses heeft gehad, keert men zich tot de Heer en vraagt Hem om hulp: hij is de bron van alle kracht. In dit stadium neemt bhakti een aanvang. Bij bhakti worden het verstand, de rede en de wil aan de Heer opgedragen en de sādhaka bidt: 'Ik weet niet wat goed voor me is. Uw wil geschiede.' Anderen vragen in het gebed om bevrediging van hun eigen verlangens. Bij bhakti of ware liefde is er geen ruimte voor 'ik' en 'mijn'. Als het besef van 'ik' en 'mijn' verdwijnt, is de ziel tot volledige ontwikkeling gekomen.

Als de geest geen begeerten die op persoonlijke bevrediging gericht zijn meer koestert, moet hij gevuld worden met gedachten aan de Heer. In een geest die vervuld is van gedachten aan persoonlijke bevrediging bestaat het gevaar dat de zinnen de rest meeslepen in de jacht naar de voorwerpen van het verlangen. Pogingen om bhakti te beoefenen zonder de geest te bevrijden van begeerten is hetzelfde als een poging om een vuur aan te leggen met behulp van vochtige brandstof. Het laatste levert een hoop rook op en tranen in de ogen van iedereen die erbij betrokken is. Een geest die vervuld is van begeerten, schittert en gloeit niet, en brengt ook geen licht en warmte voort als hij aangeraakt wordt met het vuur van de kennis.

De naam van de Heer is als de Zon, en verdrijft alle duisternis. De maan is vol als zij recht tegenover de zon staat. De individuele ziel ervaart volmaaktheid (pūrṇatā) als zij de Heer ontmoet. Als de schaduw van de aarde tussen de volle maan en de zon schuift, treedt een maansverduistering op. Als het besef van 'ik' en 'mijn' een schaduw werpt op de ervaring van volmaaktheid, zijn alle pogingen van de sādhaka om vrede te verkrijgen nutteloos.

Handelingen vormen een betere spiegel van de menselijke persoonlijkheid dan woorden. De yogi heeft de kunst geleerd om al zijn handelingen aan de Heer op te dragen; hierdoor weerspiegelen ze zijn innerlijke goddelijkheid.

Āsana

Het derde stadium van yoga is āsana of houding. Āsana brengt stabiliteit, gezondheid en maakt de ledematen licht. Een stabiele en plezierige houding leidt tot mentaal evenwicht en voorkomt wispelturigheid van de geest. Āsana's zijn niet alleen maar gymnastische oefeningen; het zijn houdingen. Om ze te kunnen uitvoeren is een schone, geluchte plaats nodig, een deken en doelgerichtheid; voor andere systemen van lichamelijke oefening zijn daarentegen grote speelvelden en kostbare uitrusting noodzakelijk. Āsana's kunnen alleen, zonder verdere hulpmiddelen, uitgevoerd worden, omdat de ledematen voor de nodige druk en tegendruk zorgen. Door ze te beoefenen ontwikkelt men lenigheid, gevoel voor evenwicht, uithoudingsvermogen en grote vitaliteit.

Āsana's zijn in de loop van de eeuwen ontwikkeld met de bedoeling om elke spier, zenuw en klier in het lichaam te ontwikkelen. Ze zorgen voor een goede lichamelijke gesteldheid, een krachtig en elastisch lichaam zonder stijve spieren en zonder kwalen. Vermoeidheid wordt tegengegaan en de zenuwen worden tot rust gebracht. Maar de werkelijke betekenis van de āsana's schuilt in de wijze waarop ze de geest disciplineren.

Vele akteurs, akrobaten, atleten, dansers, musici en sportlieden beschikken ook over zeer goed ontwikkelde lichamen, beheersen hun lichaam ook in sterke mate, maar beheersen niet het denken, voelen, de rede en het Zelf. Daarom zijn ze niet in harmonie met zichzelf; het komt maar zelden voor dat men een evenwichtige persoonlijkheid tussen ze aantreft. Dikwijls hechten ze meer belang aan het lichaam dan aan al het andere. Hoewel de yogi zijn lichaam niet onderschat, denkt hij zeker niet alleen aan de vervolmaking van het lichaam, maar ook aan die van zijn zintuigen, denken en voelen, rede en ziel.

De yogi krijgt zijn lichaam in bedwang door middel van de beoefening van āsana's en maakt er een geschikt voertuig van de geest van. Hij weet dat het een noodzakelijk voertuig voor de geest is. Een ziel zonder een lichaam is als een vogel die niet meer kan vliegen.

De yogi is niet bang voor de dood, want de tijd eist zijn tol van iedereen. Hij weet dat het lichaam aan voortdurende verandering onderhevig is en de invloed ondervindt van de kinderjaren, de jeugd en de ouderdom. Geboorte en dood zijn natuurverschijnselen, maar de ziel is niet onderhevig aan geboorte en dood. Zoals iemand afgedragen kleren door nieuwe vervangt, zo vervangt de bewoner van het lichaam afgedragen lichamen door nieuwe.

De yogi gelooft dat de Heer hem zijn lichaam niet alleen heeft gegeven om ervan te genieten, maar vooral ook voor het dienen van de medemens gedurende elk wakker moment in zijn bestaan. Hij beschouwt het niet als zijn eigendom. Hij weet dat de Heer die hem het lichaam heeft gegeven het ook op een dag van hem zal afnemen.

Door āsana's te beoefenen bereikt de sādhaka in de eerste plaats een vorm van gezondheid die niet alleen maar lichamelijk is. Het is niet een artikel dat met geld kan worden gekocht. Het is een waardevol bezit, dat alleen door hard werken verkregen kan worden. Het is een toestand van volledige harmonie van lichaam, ziel en geest. Gezondheid houdt in, dat men zich geen zorgen meer maakt over de lichamelijke en mentale konditie. De yogi bevrijdt zichzelf van lichamelijke gebreken en mentaal ongemak door āsana's te beoefenen. Hij draagt zijn handelingen en hun resultaten op aan de Heer in dienst van de wereld.

De yogi realiseert zich dat zijn leven en al zijn aktiviteiten deel uitmaken van de goddelijke aktiviteit in de natuur, die in de vorm van een mens tot uitdrukking wordt gebracht. In het kloppen van zijn pols en het ritme van zijn ademhaling herkent hij de stroom van de seizoenen en de hartslag van het universele leven. Zijn lichaam is een tempel, waarin de Goddelijke Vonk huist. Hij weet dat het verwaarlozen of negeren van de behoeften van het lichaam, het beschouwen van het lichaam als iets wat niet goddelijk is, verwaarlozing en ontkenning betekent van het universele leven waarvan het deel uitmaakt. De behoeften van het lichaam zijn de behoeften van de goddelijke geest die zich door middel van het lichaam uitdrukt. De yogi kijkt niet op naar de hemel om God te vinden, want hij weet dat God binnen in hemzelf is, als Antarātmā (het Innerlijk Zelf). Hij ervaart het koninkrijk Gods zowel binnen als buiten zichzelf, en weet dat de hemel in hemzelf ligt.

Waar eindigt het lichaam en begint de ziel? Waar eindigt de ziel en begint de geest? Ze kunnen niet van elkaar gescheiden worden, omdat ze in alle opzichten met elkaar in verband staan, en alleen maar verschillende aspekten zijn van het ene alles doordringende goddelijke bewustzijn.

De yogi verwaarloost nooit lichaam of ziel, legt zichzelf ook geen kastijdingen op, maar koestert ze beide. Voor hem is het lichaam niet een obstakel op de weg naar geestelijke bevrijding, en ook niet de oorzaak van zijn eigen val, maar een middel om de verlossing te bereiken. Hij wil een lichaam hebben dat sterk is als de bliksem, gezond en vrij van kwalen en pijn, zodat hij het kan gebruiken in de dienst van de Heer, waarvoor het uiteindelijk bedoeld is. In de *Muṇḍakopaniṣad* staat beschreven dat het Zelf niet bereikt kan worden door iemand zonder kracht, door iemand die zorgeloos is, door iemand die niet doelgericht is. Zoals een aarden pot die niet gebakken is in water oplost, vervalt het lichaam dat niet getraind is snel. Maak het stabiel en solide in het vuur van de yoga-beoefening.

De namen van de āsana's zijn betekenisvol en volgen het evolutieproces. Sommige dragen namen uit de plantenwereld, zoals de boom (vṛkṣa) en de lotus (padma); sommige van insekten zoals de sprinkhaan (śalabha) en de schorpioen (vṛśchika); sommige van waterdieren en amfibieën zoals de vis (matsya), de schildpad (kūrma), de kikvors (bheka of maṇḍūka) of de krokodil (nakra). Er zijn āsana's die naar vogels zijn genoemd, zoals de haan (kukkuta), de reiger (baka), de pauw (mayūra) en de zwaan (haṁsa). Ze zijn ook naar viervoeters genoemd, zoals de hond (śvāna), het paard (vātayana), de kameel (uṣṭra) en de leeuw (siṁha). Schepselen die kruipen, zoals de slang (bhujaṅga) worden niet overgeslagen, net zomin als het menselijk embryo (garbha-pinda). Āsana's worden ook naar legendarische helden als Vīrabhadra en Hanumān, de zoon van de Wind, genoemd. Wijzen als Bharadvājá, Kapila, Vasiṣṭha en Viśvāmitra blijven in de herinnering bestaan omdat āsana's naar ze genoemd zijn. Sommige āsana's worden naar goden van het Hindoe-pantheon genoemd en sommige naar Avatārā's ofwel belichamingen van de Goddelijke Kracht. Terwijl de yogi āsana's beoefent, neemt zijn lichaam vele vormen aan, die op een groot aantal verschillende schepselen lijken. Hij is erop getraind om geen enkel schepsel te minachten, want hij weet dat dezelfde Universele Geest ademt in elk onderdeel van de schepping, van het laagste insekt tot de meest volmaakte wijze; alle ademen zij dezelfde Universele Geest die ontelbare vormen aanneemt. Hij weet dat de hoogste vorm het Vormloze is. Hij ontdekt de eenheid in de universele verscheidenheid. De ware āsana is de situatie waarin de gedachte aan Brahman zonder ophouden en zonder dat het inspanning kost in de geest van de sādhaka stroomt.

Dualiteiten zoals winst en verlies, overwinning en nederlaag, roem en verwerping, lichaam en geest verliezen hun betekenis door beheersing van de āsana's en de sādhaka kan overgaan naar het vierde stadium op het pad van yoga, namelijk prāṇāyāma. Bij Prāṇāyāma zijn alleen de volgende gedeelten van het lichaam betrokken: de neusgaten, de neusholten en -vliezen, de luchtpijp, de longen en het middenrif. Alleen deze gedeelten van het lichaam zijn onderhevig aan de kracht van prāṇa, de levensadem. Probeer dus niet haastig prāṇāyāma te gaan beheersen, want je speelt met het leven zelf. Door onjuiste beoefening treden ademhalingsstoornissen op en raakt het zenuwstelsel in de war. Door juiste beoefening wordt men van de meeste kwalen verlost. Probeer prāṇāyāma nooit alleen te beoefenen. Het persoonlijke toezicht van een Guru of leraar, die de fysieke beperkingen van zijn leerling kent, is van wezenlijk belang.

Prāṇāyāma

Evenals het woord yoga heeft ook het woord prāṇa ruime toepassingsmogelijkheid. Prāṇa betekent adem, ademhaling, leven, vitaliteit, wind, energie, sterkte. Het duidt ook de ziel aan, in tegenstelling tot het lichaam. Het woord wordt over het algemeen in het meervoud gebruikt, en duidt dan op de vitale vormen van ademhaling. Āyāma betekent lengte, uitzetting, strekking of inhouden. Prāṇāyāma heeft dus betrekking op verlenging en beheersing van de ademhaling. Deze beheersing is op alle ademhalingsfunkties gericht, namelijk: (1) inademing of inspiratie, die pūraka (innemen) wordt genoemd; (2) uitademing of ekspiratie, die rechaka (het legen van de longen) wordt genoemd, en (3) vasthouden of inhouden van de adem, een toestand waarin geen inademing of uitademing is en die kumbhaka wordt genoemd. In Haṭha Yoga-teksten wordt kumbhaka ook losweg in algemene zin gebruikt om alle drie de ademhalingsprocessen, dus inademing, uitademing en vasthouden (retentie) aan te duiden.

Een kumbha is een kruik, een waterkan, pot of kelk. Een waterkruik kan helemaal gevuld zijn met water, zodat er geen lucht in zit, of helemaal gevuld met lucht, zodat er geen water in zit. Zo zijn er ook twee toestanden van kumbhaka, namelijk: (1) als de ademhaling na een volledige inademing tot stilstand komt (de longen zijn dan geheel gevuld met de levensbrengde lucht), en (2) als het ademhalen tot stilstand komt na volledige uitademing (de longen zijn dan alle schadelijke lucht kwijt). De eerste van deze toestanden, waarin de adem na een volledige inademing wordt ingehouden, maar voor de uitademing begint, wordt antara kumbhaka genoemd. De tweede toestand, waarin de adem volledig is uitgeademd, maar de inademing nog niet begonnen, wordt bāhya kumbhaka genoemd. Antara betekent innerlijk of inwendig, bāhya betekent uiterlijk of uitwendig. Kumbhaka is dus het interval, de tijd die ligt tussen volledige inademing en het begin van uitademing (antara kumbhaka) of tussen volledige uitademing en het begin van inademing (bāhya kumbhaka). In beide toestanden wordt de ademhaling uitgesteld en tegengehouden.

Prāṇāyāma is dus de wetenschap van de ademhaling. Het is de naaf waarom het wiel des levens draait. 'Zoals leeuwen, olifanten en tijgers zeer langzaam en voorzichtig getemd moeten worden, zo moet prāṇa zeer langzaam en geleidelijk onder kontrole worden gebracht, in overeenstemming met de kapaciteiten en fysieke beperkingen van degene die oefent. Anders gaat de beoefenaar eraan ten onder,' waarschuwt de *Haṭha Yoga Pradīpi-*

kā (hoofdstuk II, vers 16).

Het leven van de yogi wordt niet afgemeten aan het aantal dagen dat hij leeft, maar aan het aantal van zijn ademhalingen. Daarom volgt hij de juiste ritmische patronen van langzame diepe ademhaling. Deze ritmische patronen leiden tot versterking van het ademhalingsstelsel, brengen het zenuwstelsel tot rust en remmen het begeren af. Zodra begeerten en gehechtheden zwakker worden, wordt de geest vrijer en een beter voertuig voor koncentratie. Door onjuiste beoefening van prāṇāyāma kunnen kwalen als hikken, winderigheid, astma, hoest, slijmvliesontsteking, hoofdpijn, pijn aan ogen of oren en irritatie van de zenuwen optreden. Het duurt lang voordat men in staat is om langzaam, diep, gestadig en op juiste wijze in- en uit te ademen. Leer dit eerst beheersen alvorens met kumbhaka te beginnen.

Zoals een vuur helder opvlamt wanneer de sintels door de wind verspreid zijn, schittert het goddelijk vuur binnen het lichaam in al zijn pracht als de sintels van de begeerte door de beoefening van prāṇāyāma verspreid zijn.

'De ware rechaka (uitademing) is het leeg maken van de geest, namelijk het verwijderen van alle illusies. De realisatie dat "ik Ātma (de Hoogste Ziel) ben" is de ware pūraka (inademing). De voortdurende innerlijke overtuiging dat het bovenstaande waar is, is de ware kumbhaka (opschorting van de ademhaling). Dit is de ware prāṇāyāma,' zegt Śankarāchārya.

Elk levend wezen draagt onbewust in zijn ademhaling het gebed 'So'ham' (Saḥ = Hij: Aham = Ik - Hij, de Onsterfelijke Geest, ben ik) bij elke inademing met zich mee. Op soortgelijke wijze bidt elk schepsel bij elke uitademing 'Hamsaḥ' (Ik ben Hij). Deze ajapa-mantra (onbewust telkens herhaald gebed) gaat binnen elk levend schepsel gedurende zijn gehele leven door. De yogi realiseert zich de betekenis van deze ajapa-mantra volledig en wordt op deze wijze verlost van alles wat zijn ziel gebonden houdt. Hij biedt de adem van zijn wezen aan de Heer aan als een offer, en ontvangt van de Heer de levensadem als zegenrijk geschenk.

Prāṇa in het lichaam van het individu (jīvātmā) maakt deel uit van de kosmische ademhaling van de Universele Geest (Paramātmā). Door middel van prāṇāyāma wordt een poging gedaan om de individuele ademhaling (piṇḍa-prāṇa) in harmonie te brengen met de kosmische ademhaling (Brahmāṇḍa-prāṇa).

Kariba Ekken, een mystikus uit de zeventiende eeuw, heeft gezegd: 'Als je een kalme geest wilt krijgen, moet je eerst je ademhaling reguleren: want als die beheerst wordt, is het hart vredig; maar als de ademhaling krampachtig is, is het hart onrustig. Reguleer dus eerst je ademhaling, voordat je iets anders probeert; het maakt je humeur beter en je geest kalmer.'

De chitta (verstand, rede en ego) is als een zegewagen, die door twee krachtige paarden wordt getrokken. Een van die paarden is prāṇa (ademhaling), de andere is vāsanā (begeerte). De wagen beweegt in de richting waarin het krachtigste paard loopt. Als de ademhaling de overhand heeft, worden de begeerten beheerst, de zinnen beteugeld en het denken tot rust gebracht. Als de begeerte overheerst, raakt de ademhaling van slag en wordt het denken onrustig en onbeheerst. Daarom maakt de yogi zich de wetenschap van de ademhaling meester, en beheerst hij zijn denken door middel van regulatie van de ademhaling: de konstante beweging van het denken wordt tot stilstand gebracht. Bij de beoefening van prāṇāyāma worden de ogen gesloten gehouden om de geest te behoeden voor afdwaling. 'Als de prāṇa en de manas (het 'lagere' denken en voelen) beheerst worden, volgt een zeer diepe vreugde.' (*Haṭha Yoga Pradīpikā,* hoofdstuk IV, vers 30).

Emotionele gehechtheid heeft invloed op het tempo van de ademhaling; andersom houdt gerichte regulering van de ademhaling de emotionele opwinding in bedwang. Omdat het doel van Yoga nu eenmaal de beheersing en het stil maken van het denken, waarnemen en voelen is, leert de yogi in de eerste plaats prāṇāyāma om de ademhaling te kunnen reguleren. Dit stelt hem in staat om de zintuigen in bedwang te houden en op die manier het stadium van pratyāhāra te bereiken. Pas dan is de geest in staat om zich te koncentreren (dhyāna).

Het verstand (manas) heeft een tweevoudige aard - zuiver en onzuiver. Het is zuiver als het volledig vrij is van begeerten en onzuiver als het verbonden is met begeerten. Door het verstand bewegingloos te maken en het te bevrijden van traagheid en verstrooiingen, bereikt men de toestand van 'amanaska', een bewuste toestand van de psyche waarin deze vrij is van gedachten en begeerten, zonder nochtans tot een toestand van waanzin of idiotie te vervallen. In het Engels duidt men deze toestand aan als 'mindlessness', een term die vertaald kan worden als 'een helder bewuste toestand van niet-denken en niet-begeren', die de opperste staat van Samādhi is. Het is niet zorgeloosheid, maar vrij zijn van zorgen. Alle (zorgelijke) omstandigheden van het bestaan zijn losgelaten, er ontstaat ongehechtheid; ademhaling, denken en zintuigen vormen een eenheid. Deze bestaansvorm is ware Yoga.

Prāṇa Vāyu. Een van de meest subtiele vormen van energie is lucht. Deze levensenergie die ook het hele menselijk lichaam doordringt, wordt in de Haṭha Yoga-teksten in vijf hoofdkategorieën ondergebracht, die betrekking hebben op de verschillende funkties die door deze energie vervuld worden. Ze worden gezamenlijk vāyu (wind) genoemd en de vijf hoofdverdelingen zijn: prāṇa (hier wordt de algemene term gebruikt om het bijzondere aan te duiden), dat zich in het gebied van het hart beweegt en de ademhaling beheerst; apāna, dat zich in de onderste buikregionen beweegt en de funkties van urineren en ontlasten beheerst; samāna, dat bij de spijsvertering helpt; udāna, dat zich in de borstholte bevindt en de opname van lucht en voedsel beheerst; en vyāna, dat het hele lichaam doordringt en de energie distribueert die uit voedsel en adem wordt gehaald. Er zijn ook vijf ondergeschikte vāyu's. Deze zijn: nāga, dat de druk op de buik vermindert door tot boeren aan te drijven; kūrma, dat de bewegingen van de oogleden op zodanige wijze reguleert dat geen schadelijke stoffen of al te scherpe lichtgolven de ogen kunnen binnendringen; kṛkara, dat schadelijke stoffen door middel van niezen of kuchen weerhoudt om de neus- en keelholten te passeren; devadatta, dat door middel van geeuwen zorgt voor ekstra opname van zuurstof in een vermoeid lichaam, en tenslotte dhanaṁjaya, dat zelfs na het sterven in het lichaam blijft en soms een lijk in opgeblazen toestand brengt.

Pratyāhāra

Als de menselijke rede het begeeft in de strijd met de zinnen, is de mens verloren. Anderzijds leidt ritmische ademhaling ertoe, dat de zinnen geen uiterlijke voorwerpen van begeerte meer najagen, maar zich naar binnen keren; op deze wijze wordt de mens bevrijd van hun dwingelandij. Dit is het vijfde stadium van Yoga, namelijk pratyāhāra, waarbij de zinnen onder kontrole worden gebracht.

Als dit stadium bereikt wordt, ondergaat de sādhaka een periode van diepgaand onderzoek. Om de dodelijke, maar zeer verleidelijke aantrekkingskracht van zintuiglijke objekten tegen te gaan, moet hij zich geheel koncentreren op de toewijding (bhakti) jegens de Schepper, die de voorwerpen van zijn begeerte heeft gekreëerd. Hij heeft ook de lamp van de kennis nodig die zijn goddelijk erfdeel is. Het denken is de werkelijke oorzaak van zowel gebondenheid als bevrijding; het brengt gebondenheid als het zich hecht aan de voorwerpen van begeerte en bevrijding als het vrij is van voorwerpen. Gebondenheid treedt op als de psyche verlangt naar, treurt over of ongelukkig is met iets. Het denken wordt zuiver als alle begeerten en angsten uitgedreven worden. Zowel het goede als het aangename bieden zich aan mensen aan en stimuleren ze tot aktiviteit. De yogi geeft voorkeur aan het goede boven het aangename. Anderen die beheerst worden door hun begeerten geven voorkeur aan het aangename boven het goede en missen op die wijze het eigenlijke doel van het bestaan. De yogi beleeft vreugde aan wat hij is. Hij weet hoe hij stoppen moet en leeft daarom in vreugde. In het begin geeft hij de voorkeur aan wat bitter als gif is, maar hij houdt vol omdat hij zeer goed weet dat dit gif aan het einde in heerlijke nektar zal veranderen. Anderen hunkeren naar de bevrediging van hun zinnen door de voorwerpen van hun begeerte, geven de voorkeur aan wat eerst heerlijke nectar lijkt te zijn, maar ze weten niet dat dit aan het einde in bitter gif zal veranderen.

De yogi weet dat het pad tot bevrediging van de zinnelijke begeerten breed is, maar dat het tot vernietiging leidt, en dat zeer velen het volgen. Het pad van Yoga is als de scherpe zijde van een scheermes, smal, moeilijk te betreden, en er zijn weinigen die het vinden. De yogi weet dat de paden die tot ondergang of tot verlossing leiden, binnen in hemzelf liggen.

Volgens de Hindoefilosofie manifesteert het bewustzijn zich in drie verschillende hoedanigheden. Want leven en bewustzijn van de mens zijn samen met de gehele kosmos emanaties of uitstralingen van een en dezelfde prakṛti (kosmische stof of substantie) - emanaties die een verschillende bestemming hebben al naar gelang van de guṇā, waardoor ze beheerst worden. Deze guṇā's (hoedanigheden of attributen) zijn:

1. Sattva (de verlichtende, zuivere of goede kwaliteit), die tot helderheid en mentale rust leidt.
2. Rajas (de kwaliteit van beweeglijkheid of aktiviteit), die een persoon aktief en energiek, gespannen en koppig maakt.
3. Tamas (de donkere en beperkende kwaliteit), die belemmerend werkt en de tendens van rajas om te arbeiden en van sattva om te verhelderen in de weg staat.

Tamas is een kwaliteit, die zinsbegoocheling, verduistering, traagheid en onwetendheid met zich meebrengt. Een persoon waarin tamas de overhand heeft is traag en lui en lijkt in een toestand van verstijving te verkeren. De kwaliteit van sattva leidt tot het goddelijke en tamas tot het demonische; tussen beide in bevindt zich rajas.

Het geloof dat iemand aanhangt, het voedsel dat iemand konsumeert, de offers die iemand uitvoert, de matiging die iemand zichzelf oplegt en de giften die iemand schenkt verschillen in overeenstemming met de guna die in hem overheerst.

Degene die geboren wordt met de neiging om zich tot het goddelijke te wenden is onbevreesd en zuiver. Hij is mild en beheerst zichzelf. Hij streeft onderzoek van het Zelf na. Hij is geweldloos, waarheidslievend en vrij van kwaadheid. Hij doet afstand van de vruchten van zijn arbeid, en werkt alleen maar omwille van het werk zelf. Hij heeft een rustig gemoed, draagt niemand een kwaad hart toe en voelt liefde voor iedereen; hij is vrij van het najagen van begeerten Hij is vriendelijk, bescheiden en stabiel. Hij is helder, vergevingsgezind en vastberaden, en vrij van verraderlijkheid en trots.

Iemand waarin rajō-guṇa overheerst heeft innerlijke dorst en heeft neiging tot affektief gedrag. Door zijn gepassioneerde aard en zijn hebzucht, doet hij anderen pijn. Cmdat hij snel aangedaan wordt door gevoelens van lust, haat en jaloezie en daarbij neiging tot misleiding heeft, zijn zijn begeerten onverzadigbaar. Hij is onstabiel, wispelturig en gemakkelijk afgeleid en ook ambitieus en hebzuchtig. Hij zoekt bescherming bij vrienden en is trots op zijn familie. Hij schrikt terug voor onplezierige dingen en hecht zich aan prettige zaken. Zijn taalgebruik is nors en zijn maag vraagt steeds om vulling.

Iemand die met demonische kwaliteiten geboren is, is geneigd tot bedrog, onbeschaamd in zijn optreden en verwaand. Hij wordt beheerst door toorn, wreedheid en onwetendheid. Dergelijke mensen bezitten geen zuiverheid, kunnen zich niet op juiste wijze gedragen, zijn niet waarheidslievend. Ze bevredigen hun hartstochten. Ze worden bestookt door talloze begeerten, zijn gevangen in het web van de zinsbegoocheling en gaan tenonder aan hun verslaving.

De wijze waarop de geest van personen met verschillende vormen van overheersend guṇa werkt, kan geïllustreerd worden door de verschillende wijzen, waarop ze een universeel gebod als 'Gij zult niet begeren wat van een ander is' benaderen. Iemand in wie tamo-guṇa overheerst zou dit als volgt kunnen interpreteren: 'anderen behoren niet te begeren wat van mij is, op welke wijze ik het ook verworven heb. Als ze het doen, zal ik ze vernietigen'. Het rajo-guṇa-type is een berekenend persoon die alleen van eigenbelang uitgaat; hij past de volgende konstruktie toe: 'Ik zal niet de bezittingen van anderen begeren, tenzij zij mijn bezittingen begeren'. Hij zal het voorschrift naar de letter volgen, als een formele richtlijn maar niet volgens de ware geest, als een kwestie van beginsel. Een persoon met sattvika-temperament zal zowel de letter als de geest van het voorschrift opvatten als een kwestie van beginsel, van eeuwige waarde. Hij zal alleen rechtvaardig zijn omwille van de rechtvaardigheid en niet omdat een menselijke wet straf oplegt om hem eerlijk te houden.

De yogi wordt ook door de drie guṇā's beïnvloed, omdat hij nu eenmaal een mens is. Door zijn voortdurend en gedisciplineerd onderzoek (abhyasa) van zichzelf en van de voorwerpen waarnaar zijn zintuigen hem doen verlangen, komt hij erachter welke gedachten, woorden en aktiviteiten door tamas worden opgewekt en welke door rajas. Door onophoudelijke inspanning selekteert hij de woorden die door tamas worden opgewekt, waarna hij ze niet meer gebruikt; hij werkt er hard aan om een sattvische gemoedsgesteldheid te bereiken. Als alleen de sattva-guṇa nog invloed uitoefent, is de menselijke ziel een heel eind op weg naar het uiteindelijke doel.

De aantrekkingskracht van de guṇa's is vergelijkbaar met die van de zwaartekracht. Zoals intensief onderzoek en sterke discipline nodig zijn om het wonder van de gewichtloosheid in de ruimte te ervaren, zo heeft de sādhaka diepgaand zelfonderzoek en de discipline van Yoga nodig om de vereniging met de Schepper van de ruimte te ervaren, nadat hij bevrijd is van de aantrekkingskracht van de guṇa's.

Als de sādhaka eenmaal de volheid van de schepping of van de Schepper heeft ervaren, verdwijnt zijn dorst (tṛṣṇā) naar zintuiglijke objekten en voortaan beziet hij ze altijd met ongehechte blik (vairāgya). Hij voelt zich op zijn gemak in hitte en kou, bij pijn of plezier, als hij geëerd of geminacht wordt, bij deugd en zonde. Hij behandelt de twee bedriegers - triomf en ramp - met gelijke gemoedsrust. Hij is verheven boven deze paren van tegenstellingen. Hij heeft de aantrekkingskracht van de guṇa's overwonnen en is een guṇātīta (iemand die de guṇa's heeft overstegen) geworden. Dan is hij vrij van geboorte en dood, van pijn en verdriet, en hij wordt onsterfelijk. Hij heeft geen eigen identiteit, omdat hij leeft uit de ervaring van de volheid en volmaaktheid van de Universele Ziel. Zo iemand, die voor niets minachting heeft, brengt alle dingen op het pad van de vervolmaking.

Dhāraṇā

Als het lichaam door middel van āsana's in bedwang wordt gehouden, als het denken verfijnd is door middel van het vuur van prāṇāyāma en als de zintuigen onder kontrole zijn gebracht door middel van pratyāhāra, bereikt de sādhaka de zesde fase die dhāranā wordt genoemd. In deze fase is hij helemaal gekoncentreerd op één enkel punt of op een taak waarin hij helemaal opgaat. De mentale aktiviteit moet tot rust worden gebracht om deze toestand van volledige absorptie te bereiken.

Het verstand is een instrument waarmee de indrukken uit de buitenwereld en de indrukken die uit het innerlijk stammen, geklassificeerd, beoordeeld en gekoördineerd worden. (Verstand dus weer opgevat als middel tot verwerking van al het, uiterlijk of innerlijk, waargenomene, nauw verbonden met voorstellen en voelen, het geheel van de -lagere- mentale aktiviteit).

Het verstand is het geheel van gedachten die moeilijk ingeperkt kunnen worden, omdat ze subtiel en snel wisselend zijn. Een gedachte die door een beheerst verstand goed bewaakt wordt brengt geluk. Om zoveel mogelijk uit een instrument te halen, moeten we weten hoe het werkt. Het verstand is het instrument waarmee we denken, en daarom is het noodzakelijk dat we bekijken hoe het funktioneert. Mentale toestanden worden in vijf groepen ingedeeld. De eerste hiervan is de kṣipta-toestand, waarin de mentale krachten versnipperd zijn, in een toestand van wanorde en verwaarlozing verkeren. Het verstand hunkert naar voorwerpen, de rago-guṇa is dominant. De tweede is de vikṣipta-toestand, waarin het verstand opgewonden en verstrooid is. Hier bestaat de mogelijkheid om te genieten van de resultaten van de eigen inspanning, maar de begeerten worden niet gericht en beheerst. Hierop volgt de toestand van mūḍha, waarin het verstand verdwaasd, duf en dom is. Het is verward en niet in staat om te weten wat het wil; in deze staat overheerst de tamo-guṇa. De vierde gemoedstoestand is de ekāgra- (eka = één; agra = voornaamste, eerste) toestand, waarin het verstand zeer aandachtig is en de mentale vermogens op één enkel objekt of op één enkel punt gekoncentreerd of gericht zijn, waarbij de sattva-guṇa overheerst. De ekāgra-persoon heeft superieure intellektuele vermogens en weet precies wat hij wil; hij maakt dus van al zijn mogelijkheden gebruik om zijn doel ook werkelijk te bereiken. Soms veroorzaakt de meedogenloze jacht op het begeerde objekt, zonder te letten op de nadelen voor anderen, grote ellende, en het gebeurt dikwijls dat zelfs als het verlangde ding verkregen is, de nasmaak bitter is.

Arjuna, de machtige boogschutter uit het Mahābhārata-epos, biedt ons een voorbeeld van wat bedoeld wordt met dhāraṇā. Eens organiseerde Droṇa, de opzichter van de koninklijke prinsen, een wedstrijd in boogschieten om hun bedrevenheid te testen. Een voor een moesten ze het doel beschrijven dat voor ze werd aangewezen. Het was een vogel die een nest aan het bouwen was. Sommige prinsen beschreven de groep bomen, anderen de speciale boom waarin of de grote dikke tak waarop het nest stond. Toen Arjuna aan de beurt was, beschreef deze eerst de vogel. Daarna zag hij alleen maar de kop van de vogel, en tenslotte zag hij niets anders meer dan het glanzde oog van de vogel, die het centrum was van het doel dat door Droṇa was uitgekozen.

Er bestaat echter gevaar dat een ekāgra-persoon uiterst egocentrisch wordt. Als de zintuigen ongekontroleerd gaan dwalen, is het verstand geneigd te volgen. De zintuiglijke impressies verduisteren het oordeelsvermogen en doen de mens zwalken als een schip dat gebeukt wordt door opgezwiepte golven. Een schip heeft ballast nodig om in evenwicht te blijven en de roerganger heeft een ster nodig om zich op te richten. De ekāgra-persoon heeft bhakti nodig (toewijding aan de Heer) en dient zich op de godheid te koncentreren om mentaal in evenwicht te blijven, en altijd in de juiste richting te gaan. Hij zal geen geluk kennen tot het besef van 'ik' en 'mijn' verdwijnt.

De laatste, vijfde mentale toestand is de staat van niruddha, waarin het verstand (manas), de rede (buddhi) en het ego (ahaṁkāra) alle in bedwang worden gehouden en al deze vermogens aan de Heer worden opgedragen om door Hem gebruikt te worden en Hem van dienst te zijn. In deze toestand is geen besef van 'ik' of 'mijn' meer aanwezig. Zoals een lens steeds meer gaat schitteren als er meer licht op wordt geworpen en tenslotte niet meer onderscheiden kan worden van dit licht, wordt de sādhaka die zijn verstand, rede en ego aan de Heer heeft opgedragen, één met Hem, omdat hij alleen nog maar aan Hem, de schepper van de gedachten, denkt.

Zonder ekāgratā of koncentratie kan men nergens meester over worden. Zonder koncentratie op de Godheid die het universum vorm geeft en beheert, kan men niet de goddelijkheid binnen zichzelf bereiken of een universeel mens worden. Om deze koncentratie te bereiken, wordt aanbevolen om eka-tattva-abhyāsa ofwel het onderzoek van het ene element dat alles doordringt, het meest innerlijke Zelf van alle wezens dat Zijn ene vorm in vele vormen omzet, te verrichten. De sādhaka koncentreert zich daarom op AUM, het symbool van het Zelf, van de Universele Geest, om ekāgratā te bereiken.

Aum: Volgens Sri Vinobā Bhāve zijn het Latijnse woord Omne en het Sanskriet-woord Aum beide afgeleid van dezelfde wortel, die 'alles' betekent; beide woorden drukken de begrippen van alwetendheid (omni-sciens), alomtegenwoordigheid (omni-praesens) en almacht (omni-potens) uit. Een ander woord voor Aum is praṇava, dat afgeleid is van een wortel 'nu' die 'lof' betekent, waaraan het voorvoegsel 'pra' wordt gekoppeld, dat 'verhevenheid' betekent. Het woord betekent daarom de hoogste lof of het hoogste gebed.

Het symbool AUM is samengesteld uit drie lettergrepen, namelijk de letters A, U, M, en als het in Sanskriet-letters wordt geschreven heeft het een half maantje met een punt erin boven zich. Een paar voorbeelden van de verschillende interpretaties die eraan gegeven worden, zal ik hier laten volgen.

De letter A symboliseert de bewuste of waaktoestand (jāgrata-avasthā), de letter U de droomtoestand (svapna-avasthā) en de letter M de droomloze slaaptoestand (suṣupta-avasthā) van de ziel en de geest. Het hele symbool, tezamen met halve maantje en punt, drukt de vierde toestand uit (turīya-avasthā), die een kombinatie vormt van al deze toestanden en ze overstijgt. Dit is de toestand van samādhi.

De letters A, U en M symboliseren respektievelijk het spreken (vak), de mentale aktiviteit (manas) en de levensadem (prāṇa), terwijl het hele symbool staat voor de levende geest, die slechts een deel vormt van de goddelijke geest.

De drie letters representeren de dimensies van lengte, breedte en diepte, terwijl het hele symbool de Godheid, die boven de beperkingen van gestalte en vorm staat, voorstelt.

De drie letters A, U en M symboliseren de afwezigheid van verlangen, vrees en kwaadheid, terwijl het hele symbool de volmaakte mens aanduidt (een sthita-prajñā), iemand wiens wijsheid vast verankerd is in het goddelijke.

Ze vertegenwoordigen ook de drie geslachten, mannelijk, vrouwelijk en onzijdig, terwijl het gehele symbool al het geschapene, samen met de Schepper, aanduidt.

Ze staan ook voor de drie guṇa's of kwaliteiten van sattva, rajas en tamas, terwijl het hele symbool een guṇātīta weergeeft, iemand die de aantrekkingskracht van de guṇa's heeft overwonnen.

De letters korresponderen ook met de drie werkwoordstijden - verleden, tegenwoordige en toekomstige tijd - terwijl het hele symbool de Schepper die alle beperkingen van de tijd te boven gaat, weergeeft.

Ze duiden ook op de lering die respektievelijk door de moeder, de vader en de Guru wordt doorgegeven. Het hele symbool representeert Brahma Vidyā, de kennis van het Zelf, de lering die onvergankelijk is.

De A, U en M beelden ook de drie stadia van yoga-discipline uit, namelijk āsana, prāṇāyāma en pratyāhāra. Het hele symbool geeft samādhī weer, het doel waar de drie eerdere fasen naartoe leiden.

Ze vertegenwoordigen de triade binnen de Godheid, namelijk Brahmā - - de schepper, Viṣṇu - de Onderhouder, en Śiva - de Vernietiger van het heelal. Het hele symbool representeert Brahman, waaruit het universum emaneert, die het laat groeien en ontwikkelen en waarin het tenslotte weer opgaat. Brahman groeit of verandert niet. Velen veranderen en gaan voorbij, maar Brahman is de Ene die onveranderd blijft.

De letters A, U en M geven ook de mantra 'Tat Twam Asi' weer ('Dat zijt Gij'), de verwerkelijking van de goddelijkheid binnen de mens zelf. Het hele symbool geeft deze realisatie weer, die de menselijke geest bevrijdt van de beperkingen van lichaam, verstand, rede en ego.

Nadat de yogi zich het belang van AUM heeft gerealiseerd, richt hij zijn aandacht op zijn geliefde Godheid, waarbij hij aan de naam van de Heer AUM toevoegt. Het woord AUM zonder meer is te veelomvattend en te abstrakt; daarom neemt de yogi zijn zintuigen, wil, verstand, rede en intellekt samen door zich te koncentreren op de naam van de Heer, waaraan hij het woord AUM toevoegt. Dit laatste doet hij met de grootst mogelijke toewijding, waardoor hij de betekenis van de mantra diep in zijn innerlijk aanvoelt.

De yogi denkt aan de verzen uit de *Muṇḍakopaniṣad*: 'Men neme als boog het grote wapen van de Upaniṣad; daarop wordt een pijl gelegd die gescherpt is door meditatie. Pijl en boog worden gespannen met een gedachte die gericht is op de essentie van Dat; daarna wordt het Onvergankelijke als doel doorboord. De mystieke lettergreep AUM is de boog. De pijl is het Zelf (Ātmā). Brahman is het doelwit. De mens zonder verwarring doordringt Het. Men moet er in doordringen, zoals de pijl in het doel.'

Dhyāna

Zoals water de vorm aanneemt van het vat waarin het zit, neemt de geest die in kontemplatie verzonken een objekt beschouwt, de vorm van dat objekt aan. De geest die denkt aan de alles doordringende godheid, die hij toegewijd is, wordt uiteindelijk, door langdurige aanbidding, volgens het beeld van die godheid gevormd.

Als olie uit het ene vat in het andere wordt gegoten, kan men de gestadige konstante stroom waarnemen. Als de koncentratie ononderbroken doorstroomt, doet zich de toestand van dhyāna (meditatie) voor. Zoals de gloeidraad in een elektrische lamp opgloeit en licht geeft als een regelmatige ononderbroken stroom elektriciteit wordt toegevoerd, wordt de geest van de yogi verlicht door middel van dhyāna. Zijn lichaam, ademhaling, zintuigen, verstand, rede en ego worden alle opgenomen in het objekt van kontemplatie - de Universele Geest. Hij verkeert dan in een bewustzijnstoestand die op geen enkele wijze nader bepaald kan worden. Er is geen ander gevoel dan een toestand van OPPERSTE VERRUKKING. Als een bliksemstraal ziet de yogi LICHT dat aan gene zijde van aarde en hemelen schijnt. Hij ziet het licht dat in zijn eigen hart schijnt. Hij wordt tot een licht voor zichzelf en voor anderen.

De tekenen van vooruitgang op het pad van Yoga zijn gezondheid, een gevoel van fysieke lichtheid, bedaardheid, een heldere gelaatsuitdrukking en een mooie stem, een prettige lichaamsgeur en vrijheid van gehechtheid. Hij heeft een evenwichtige, serene en rustige geest. Hij is een voorbeeld van nederigheid. Hij draagt al zijn handelingen op aan de Heer en door tot Hem zijn toevlucht te nemen bevrijdt hij zichzelf van de banden van karma (handelingen) en wordt hij een Jīvana Mukta (een Bevrijde Ziel).

'Wat wordt er van degene die het doel van Yoga nastreeft, maar het niet bereikt, die geloof heeft, maar wiens geest toch afdwaalt van Yoga?' Op deze vraag van Arjuna antwoordde de Heer Śri Krishna:
'Een rechtvaardig mens kan niet door kwaad worden aangedaan. Hij woont lange jaren in de hemel van degenen die goed hebben gedaan, en wordt vervolgens herboren in het huis van de zuiveren en de groten. Het is zelfs mogelijk dat hij geboren wordt in een familie van verlichte yogi's; maar het is zeer moeilijk in deze wereld om in een dergelijke familie geboren te worden. Hij zal de wijsheid die hij in zijn vroegere leven verworven heeft opnieuw verkrijgen, en hij streeft steeds naar volmaaktheid. Vanwege zijn vroegere studie, training en strijd die hem steeds voorwaarts dreven, streeft de yogi altijd met een ziel die gereinigd is van zonde, bereikt hij volmaaktheid na vele levens en realiseert hij het hoogste doel. De yogi gaat verder dan degenen die alleen maar het pad van soberheid, kennis of dienstverlening volgen. Daarom, Arjuna, weest gij een yogi. De grootste van alle yogi's is degene die Mij aanbidt met vertrouwen en wiens hart in Mij verblijft.' (*Bhagavad Gītā*, hoofdstuk VI, verzen 38 tot 47).

Samādhi

Samādhi is het uiteindelijke doel van de speurtocht van de sādhaka. Op het toppunt van de meditatie gaat hij over in een toestand van samādhi, waarin zijn lichaam en zintuigen in rust verkeren alsof hij slaapt, waarin zijn mentale en intellektuele vermogens alert zijn alsof hij waakt, maar waarin hij boven normaal bewustzijn is uitgestegen. De persoon in een toestand van samādhi is volledig bewust en waakzaam.

Al het geschapene is Brahman. De sādhaka is rustig en vereert Brahman als dat waaruit hij voortkwam, als dat waarbinnen hij ademt, als dat waarin hij zal worden opgenomen. De ziel binnen het hart is kleiner dan het kleinste zaad, maar toch groter dan de hemel: zij bevat alle werken, alle verlangens. Hierin gaat de sādhaka binnen. Er blijft dan geen gevoel van 'ik' of 'mijn' over, omdat de werkzaamheid van lichaam, verstand en rede gestopt is als in een diepe slaap. De sādhaka heeft de ware Yoga gerealiseerd; er is alleen nog maar ervaren van bewustzijn, waarheid en onuitspreekbare vreugde. Er heerst vrede die alle begrip te boven gaat. Het verstand kan geen woorden vinden om deze toestand te beschrijven en de mond kan ze niet uiten. Als wijzen de toestand van samādhi vergelijken met andere ervaringen, zeggen ze: 'Neti! Neti!' - 'Het is niet dit! Het is niet dit!' De toestand kan alleen worden uitgedrukt door middel van diepe stilte. De yogi heeft zich teruggetrokken van de materiële wereld en is opgegaan in het Eeuwige. Er is dan geen dualisme meer tussen de kenner en het gekende, want ze zijn in elkaar opgegaan als kamfer en de vlam.

Vanuit het hart van de yogi welt het Lied van de Ziel op, dat door Śankarāchārya gezongen is in zijn *Ātma Ṣaṭkam.*

Het lied van de Ziel

Ik ben niet het denken, het ego, de rede, en ook niet gedacht,
Ik ben niet te horen, te zien of te ruiken, kan niet onder woorden gebracht:
Ik ben niet te vinden in licht en in wind, niet in lucht of in aarde -
Bewustzijn, vreugde, Verrukking van de Verrukte is al mijn waarde.

Ik draag geen naam, bezit geen leven en adem geen lucht,
Geen element vormt mij en geen lichaam is mijn toevlucht:
Ik spreek niet, heb handen noch voeten, onderga geen groei -
Bewustzijn en vreugde ben ik, Verrukking in chaos en bloei.

Ik ken haat noch hartstocht, raak niet door waan uit de koers,
Geen spoortje trots is in mij, ik word dus nimmer jaloers:
Ik reik niet naar geloof en geloof niet in rijkdom -
Bewustzijn ben ik en vreugde, Verrukking tooit mij rondom.

Goed en kwaad, pijn en plezier gaan mij niet aan,
Noch heilige boeken, offers, gebed, ter bedevaart gaan:
Ik ben niet het voedsel, niet eten, niet degene die eet -
Bewustzijn en vreugde, Verrukking van de Verrukte is al wat ik weet.

Ik vrees niet de dood, ras of afkomst kende ik nooit,
Geen ouder noemde me kind, geen geboorteband bond me ooit:
Ik ben leraar noch leerling, heb vriend noch familie -
Bewustzijn ben ik en vreugde, Verrukking is al wat ik zie.

Ik ben niet het kennen, de kennis, de kenner, mijn vorm heeft geen vorm,
Ik verblijf in de zinnen, maar ze zijn noch mijn huis noch mijn norm:
Altijd sereen in evenwicht, ben ik noch vrij noch gebonden -
Bewustzijn ben ik en vreugde, in Verrukking word ik gevonden.

Deel II

Yogāsana's, Bandha en Kriyā

Wenken, Waarschuwingen, Uitvoering en Uitwerking

(Achter de naam van elke āsana staat een getal met een sterretje. Deze getallen geven de intensiteit van de āsana aan: hoe lager het getal is, des te eenvoudiger is de āsana, hoe hoger het getal is, des te moeilijker is de āsana. De gemakkelijkste āsana's dragen het getal 'een*', de moeilijkste het getal 'zestig*'.)

Yogāsana's

Wenken en waarschuwingen bij het beoefenen van āsana's

De vereisten

1. Zonder hechte fundering kan een huis niet blijven staan. Zonder de beginselen van yama en niyama in praktijk te brengen kan er geen sprake zijn van een geïntegreerde persoonlijkheid; deze beginselen vormen de fundering waarop het karakter kan worden opgebouwd. De beoefening van āsana's zonder de steun van yama en niyama verwordt tot akrobatiek.

2. Van de leerling worden discipline, vertrouwen en volharding geëist, en de kracht om regelmatig, zonder onderbreking, te oefenen.

Zindelijkheid

3. Voordat met de beoefening van āsana's begonnen wordt, is het gewenst om de blaas en darmen te ledigen. Omgekeerde houdingen stimuleren darmbewegingen. Als de leerling aan konstipatie lijdt, of als ontlasting om andere redenen niet mogelijk is, kan hij het beste beginnen met Śīrsāsana en Sarvāṅgāsana en de variaties daarvan. Probeer andere āsana's alleen na ontlasting. Beoefen in elk geval nooit gevorderde āsana's zonder de darmen geleegd te hebben.

Baden

4. Āsana's worden gemakkelijker uitgevoerd na het nemen van een bad. Ook na de oefening is het aanbevelenswaardig om te baden, omdat transpiratie tijdens het oefenen onvermijdelijk is; het beste is om met dit bad te wachten tot ongeveer een kwartier na beëindiging van de āsana's. Een bad of een douche nemen voor én na het beoefenen van āsana's verfrist lichaam en geest.

Voedsel

5. Āsana's worden bij voorkeur met een lege maag uitgevoerd. Als dit moeilijkheden oplevert, is een kop thee, koffie, melk of chocola wel toegestaan. Na een zeer lichte maaltijd hoeft niet langer dan een uur gewacht te worden om zonder problemen āsana's te kunnen beoefenen. Na een zware maaltijd moet hier echter op zijn minst vier uur mee gewacht worden. Een half uur na het beëindigen van de āsana's kan weer voedsel genuttigd worden.

Tijd

6. De beste tijd om te oefenen is 's ochtends vroeg of 's avonds laat. 's Morgens gaan de āsana's niet gemakkelijk, omdat het lichaam nog stijf is. Daar staat echter geestelijke frisheid tegenover; de alertheid en doelge-

richtheid van de ochtend worden minder naarmate de tijd verstrijkt. Door regelmatige oefening verdwijnt de stijfheid van het lichaam, en er zijn geen belemmeringen meer om de āsana's goed uit te voeren. 's Avonds is het lichaam vrijer in zijn bewegingen dan 's ochtends, en de houdingen worden beter en gemakkelijker uitgevoerd. Oefening in de ochtend werkt stimulerend op de dagelijkse werkzaamheden. Oefening in de avond wist de sporen van de dagelijkse spanningen uit en maakt fris en kalm. Uit het voorgaande volgt, dat moeilijke āsana's het beste 's ochtends kunnen worden uitgevoerd, omdat er dan nog meer vastberadenheid is, terwijl stimulerende āsana's (zoals Sīrsāna, Sarvāngāsana en hun variaties, en ook Paśchimottānāsana) 's avonds beoefend dienen te worden.

Zon
7. Beoefen geen āsana's na een paar uur in de hete zon te hebben doorgebracht.

Plaats
8. De oefeningen moeten in een schone, rustige ruimte, met frisse lucht en zonder insekten, worden uitgevoerd.
9. Verricht de oefeningen niet op een kale vloer of op een plaats met oneffenheden, maar op een opgevouwen deken op een vlakke vloer.

Waarschuwing
10. Gedurende de oefening mag geen spanning gevoeld worden aan de gelaatsspieren, oren en ogen of bij het ademhalen.

Het sluiten van de ogen
11. Houd in het begin de ogen open. Je weet dan wat je aan het doen bent en wat er verkeerd gaat. Als je je ogen sluit, ben je niet in staat om te letten op de vereiste lichaamsbewegingen, en zelfs niet op de richting waarin de houding wordt uitgevoerd. Je kunt je ogen pas gesloten houden als je een bepaalde āsana perfekt beheerst; als dat het geval is, ben je in staat om de lichaamsbewegingen aan te passen en de juiste strekkingen aan te voelen.

Spiegel
12. Als je de āsana's voor een spiegel uitvoert, zorg dan dat die spiegel in rechte stand op de grond staat; als de spiegel een hoek met de grond maakt of er boven hangt, lijken de houdingen vervormd. Als de spiegel niet op de grond staat, is het niet mogelijk om in omgekeerde houdingen de bewegingen of de plaatsing van het hoofd en de schouders te zien.

Het verstand
13. De āsana's worden met het lichaam uitgevoerd, niet met het verstand. De hersenen moeten passief, waakzaam, alert blijven, maar niet ingrijpen. Als je een oefening met je hersenen uitvoert, ben je niet in staat om je eigen fouten waar te nemen.

De ademhaling
14. In alle āsana's wordt alleen door de neusgaten geademd en niet door

de mond.
15. Houd de adem niet in als de āsana opgebouwd wordt, of als de houding is aangenomen. Volg ten aanzien van de ademhaling de instrukties op, die aangegeven zijn in de gedeelten over uitvoering bij de verschillende āsana's.

Śavāsana
16. Ga als je klaar bent met het beoefenen van āsana's altijd gedurende ten minste 10 tot 15 minuten in Śavāsana liggen waardoor vermoeidheid verdwijnt.

Āsana's en Prāṇāyāma
17. Lees zorgvuldig de wenken en waarschuwingen bij de beoefening van prāṇāyāma, alvorens daarmee te beginnen (zie Deel III). Prāṇāyāma kan het best zeer vroeg in de ochtend, voor de āsana's, beoefend worden, of 's avonds nadat de āsana's gedaan zijn. Als prāṇāyāma 's ochtends vroeg beoefend wordt kan met 15 tot 30 minuten begonnen worden; daarna een paar minuten Śavāsana, en na een pauze waarin eventueel normale aktiviteiten verricht kunnen worden, wordt met de āsana's begonnen. Als de āsana's echter 's avonds beoefend worden, wacht daarna dan minstens een half uur voordat met prāṇāyāma begonnen wordt.

Speciale voorzorgsmaatregelen *voor hen die last hebben van duizeligheid of lage of hoge bloeddruk*
18. Begin niet meteen met Śīrṣāsana en Sarvāngāsana als je last hebt van duizeligheid of hoge bloeddruk. Beoefen eerst Paśchimottānāsana, Uttanāsana en Adhomukha Śvānāsana, alvorens omgekeerde houdingen als Śīrṣāsana en Sarvāngāsana te proberen; en herhaal na deze houdingen dan weer Paśchimottānāsana, Adhomukha Śvānāsana en Uttānāsana, in die volgorde.
19. Alle vooroverbuigingen zijn heilzaam voor hen, die last hebben van hoge of lage bloeddruk.

Speciale waarschuwing *voor hen die pus in de oren hebben of een verschoven netvlies*
20. Mensen met etterende oren of een verschoven netvlies moeten geen omgekeerde houdingen aannemen.

Speciale voorzorgsmaatregelen voor vrouwen

Menstruatie
21. Voer normaal gesproken geen āsana's uit tijdens de menstruatieperiode. Maar als meer bloed wordt verloren dan normaal, kunnen Upaviṣṭha Koṇāsana, Baddha Koṇāsana, Vīrāsana, Jānu Śīrṣāsana, Paśchimottānasana en Uttānāsana beoefend worden, die dan een heilzame uitwerking hebben. Sta gedurende de menstruatieperiode in geen geval op je hoofd.

Zwangerschap
22. Alle āsana's kunnen gedurende de eerste drie maanden van de zwangerschap beoefend worden. Alle staande houdingen en vooroverbuigingen

mogen met gematigde bewegingen uitgevoerd worden, want in deze periode moet de wervelkolom sterk en elastisch worden maar er mag geen druk op de buik gevoeld worden. Baddha Koṇāsana en Upaviṣṭha Koṇāsana mogen gedurende de gehele zwangerschap op elk tijdstip van de dag beoefend worden (zelfs na maaltijden, maar niet direkt na een maaltijd voorover buigen), omdat deze twee āsana's de bekkenspieren en de lendestreek sterker maken en tevens de barensweeën in aanzienlijke mate verlichten. Prāṇāyāma zonder inhouden van de adem (kumbhaka) mag gedurende de gehele zwangerschap beoefend worden, omdat regelmatige diepe ademhaling aanzienlijke steun geeft tijdens de weeën.

Na de bevalling

23. Gedurende de eerste maand na de bevalling kunnen beter geen āsana's uitgevoerd worden. Daarna kunnen ze met mate worden beoefend. Breid het programma geleidelijk uit, zoals aangegeven is in Appendix I. Drie maanden na de bevalling kunnen alle āsana's zonder ongemakken beoefend worden.

De uitwerking van āsana's

24. Verkeerde uitvoering van de oefeningen leidt binnen een paar dagen tot gevoelens van onbehagen. Dit is voldoende om duidelijk te maken, dat er fouten gemaakt worden. Als je zelf de fout niet kunt vinden, wend je dan tot iemand die op juiste wijze heeft geoefend, en laat je door hem leiden.
25. Juiste uitvoering van de oefeningen ontlast het gemoed, brengt lichtheid en geeft een bevrijd en energiek gevoel zowel in het lichaam als in de geest, en leidt tot een beleving van eenheid van lichaam, geest en ziel.
26. Voortdurende oefening verandert de levenshouding van de leerling. Hij gaat zichzelf discipline opleggen met betrekking tot voedsel, seks, zindelijkheid en karaktereigenschappen en wordt een nieuw mens.
27. Als eenmaal een āsana beheerst wordt, kan deze met spelend gemak uitgevoerd worden, zonder enig probleem. De lichaamsbewegingen voltrekken zich op gracieuze wijze. Tijdens het verrichten van āsana's doorleeft het lichaam van de leerling talloze levensvormen die in het geheel van de schepping worden aangetroffen - vanaf het laagste insekt tot aan de meest volmaakte wijze - en hij komt erachter dat in al deze vormen dezelfde Universele Geest ademt - de Geest van God. Terwijl hij aan het oefenen is, is zijn blik naar binnen gericht, en hij ervaart de aanwezigheid van God tijdens verschillende āsana's, die hij uitvoert met een gevoel van overgave aan de voeten van de HEER.

Āsana's

1. *Tāḍāsana* (ook Samasthiti genaamd) Eén* (Afb. 1)
Tāḍa betekent berg. Sama betekent rechtop, recht, onbeweeglijk. Sthiti is stilstaan, standvastigheid. Tāḍāsana is dus een houding waarin je stevig rechtop staat, als een berg. Dit is de fundamentele staande houding.

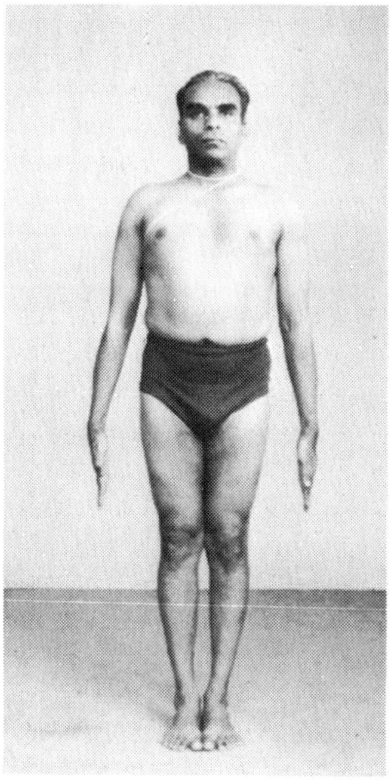

I

Uitvoering

1. Sta rechtop met de voeten tegen elkaar; de hielen en de grote tenen raken elkaar. Plaats de uiteinden van de middenvoetsbeenderen op de grond en strek alle tenen plat over de grond uit.
2. Strek de knieën stevig en breng de knieschijven omhoog, neem de heupen samen en strek de spieren aan de achterzijde van de dijen op.
3. Houd de maag in, breng de borst naar voren, met de wervelkolom zover mogelijk naar boven gestrekt (hiervoor wordt verder het woord 'opstrekken' gebruikt) en houd de nek recht.
4. Laat het gewicht van het lichaam niet alleen op de hielen of alleen op de tenen rusten, maar verdeel het gelijkmatig over beide.
5. Eigenlijk zijn de armen bij Tāḍāsana boven het hoofd gestrekt, maar gemakshalve kunnen ze naast de dijen geplaatst worden.

Door met Tāḍāsana te beginnen, waarbij de handpalmen naast de dijen geplaatst worden, kunnen alle staande houdingen die hierna beschreven worden gemakkelijk worden uitgevoerd.

Uitwerking
Dikwijls schenken mensen in het dagelijks leven geen aandacht aan de juiste wijze van staan. Sommigen laten het hele lichaamsgewicht op één been rusten, of draaien één been helemaal zijwaarts. Anderen laten het gehele gewicht op de hielen rusten, of op de binnen- of buitenkant van de voeten. Dit kan gemakkelijk nagegaan worden door te kijken op welke plaatsen de zolen en hakken van de schoenen slijtage vertonen. Omdat we op verkeerde wijze staan en het lichaamsgewicht niet gelijkmatig over de voeten verdelen, treden bepaalde misvormingen op die de elasticiteit van de wervelkolom aantasten. Ook als de voeten uit elkaar gehouden worden, is het beter om hiel en tenen op een lijn te plaatsen die evenwijdig loopt aan de zwaartelijn van het lichaam, en daarmee geen hoek vormt. Op deze wijze worden de heupen bijeengebracht, de buik wordt ingehouden en de borst naar voren gebracht. Het resultaat is een licht gevoel in het lichaam en de geest wordt alerter. Als we het lichaamsgewicht alleen op de hielen laten rusten, werkt de zwaartekracht anders op ons in; de heupen tonen weinig samenhang, de buik puilt uit, het lichaam hangt naar achteren en de wervelkolom ondervindt spanning. Het gevolg van dit alles is, dat we ons gauw vermoeid voelen en ook niet erg helder meer denken. Het is daarom van grote waarde om de kunst van het staan te beheersen.

2. *Vṛkṣāsana* Eén* (Afb. 2)
Vṛkṣa betekent boom.

Uitvoering
1. Ga in Tāḍāsana staan (Afb. 1)

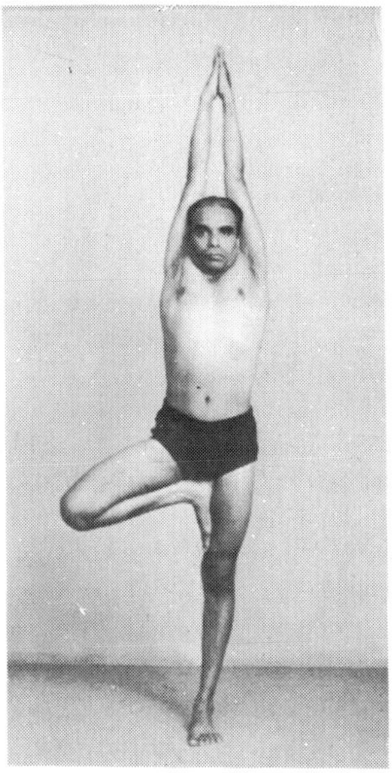

2

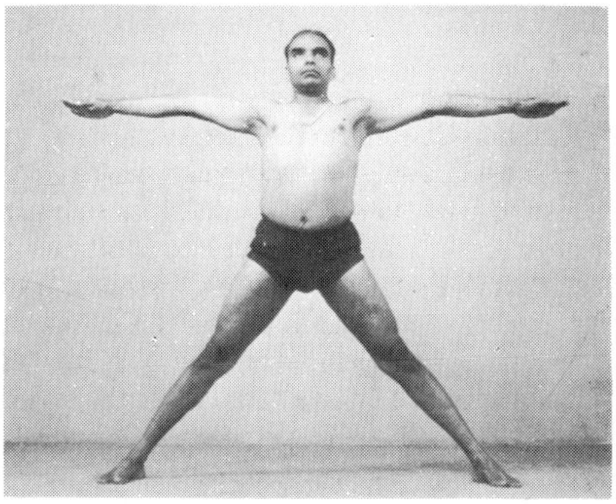

3

2. Buig het rechterbeen bij de knie en plaats de rechterhiel hoog aan de binnenkant van de linkerdij. Houd de voet tegen de linkerdij, waarbij de tenen naar beneden wijzen.
3. Balanceer op het linkerbeen, breng de handpalmen tegen elkaar en strek de armen recht boven het hoofd uit. (Afb. 2)
4. Blijf enkele sekonden in deze houding staan en haal diep adem. Laat vervolgens de armen zakken, haal de handen van elkaar en ga weer in Tāḍāsana staan.
5. Herhaal de houding, maar nu op het rechterbeen, met de linkerhiel hoog aan de binnenkant van de rechterdij. Blijf even lang staan als op het linkerbeen, kom weer terug in Tāḍāsana (Afb. 1) en ontspan.

Uitwerking
De houding maakt de beenspieren veerkrachtig en leidt tot grotere evenwichtigheid.

3. *Utthita Trikoṇāsana* Drie* (Afb. 4 en 5)
Utthita betekent uitgestrekt, gestrekt. Trikoṇa (tri = drie; koṇa = hoek) is een driehoek. Deze stahouding is de gestrekte driehoekshouding.

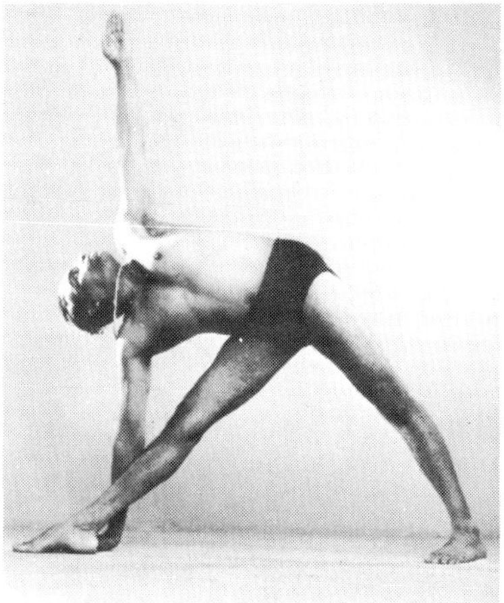

4

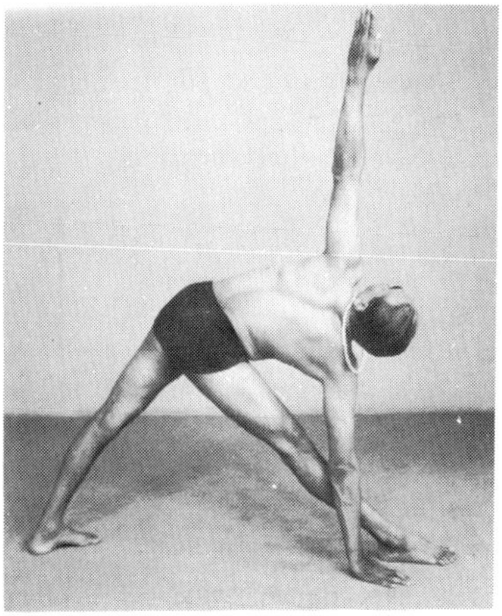

5

Uitvoering
1. Ga in Tāḍāsanā staan (Afb. 1)
2. Adem diep in en spring in een spreidstand van ruim één meter. Breng de armen zijwaarts tot op schouderhoogte, met de handpalmen naar beneden. Houd de armen evenwijdig met de grond. (Afb. 3)
3. Draai de rechtervoet 90 graden naar rechts. Draai de linkervoet een weinig naar rechts; het linkerbeen wordt vanuit de binnenkant gestrekt, waarbij de knie heel stevig moet zijn.
4. Adem uit, buig de romp zijwaarts naar rechts, en breng de rechter handpalm dicht bij de rechter enkel. Indien mogelijk moet de rechter handpalm geheel op de grond staan. (Afb. 4 en 5)
5. Strek de linkerarm omhoog (zoals in de afbeelding) tot hij een rechte

lijn met de rechterarm vormt en strek de romp uit. De achterkant van de benen, de achterkant van de borstkas en de heupen moeten in één vlak liggen. Kijk naar de duim van de uitgestrekte linkerhand. Houd de rechterknie stevig gestrekt door de knieschijf omhoog te brengen en houd de rechterknie in een rechte lijn boven de tenen.
6. Blijf een halve tot hele minuut in deze houding staan, waarbij diep en gelijkmatig geademd wordt. Til vervolgens de rechter handpalm van de grond. Adem in en keer terug naar de positie die onder 2 beschreven is.
7. Draai nu de linkervoet 90 graden naar links, draai de rechtervoet een weinig naar links, houd beide knieën gestrekt en doorloop vervolgens de posities 2 tot en met 6, waarbij rechts steeds links wordt en links rechts. Adem in en keer terug naar positie 2.
8. Adem uit, en kom met een sprong terug in Tāḍāsana. (Afb. 1)

Uitwerking
Deze āsana maakt de beenspieren krachtiger, haalt stijfheid uit de benen en heupen, herstelt alle kleine vervormingen aan de benen en zorgt ervoor dat de benen zich gelijkmatig kunnen ontwikkelen. De houding verlicht pijn in de rug en korrigeert verrekking van de nek, versterkt de enkels en verruimt de borstkas.

4. *Parivṛtta Trikoṇāsana* Vijf* (Afb. 6 en 7)
Parivṛtta betekent gedraaid, omgekeerd. Trikoṇa is een driehoek. Dit is de gedraaide driehoekshouding, een tegenhanger van de Utthita Trikoṇāsana. (Afb. 4)

Uitvoering
1. Ga in Tāḍāsana staan (Afb. 1). Adem diep in en spring in een spreidstand van ruim één meter. Breng de armen zijwaarts tot op schouderhoogte, met de handpalmen naar beneden. (Afb. 3)
2. Draai de rechtervoet 90 graden naar rechts. Draai de linkervoet 60 graden naar rechts; het linkerbeen is hierbij gestrekt waarbij de knie heel stevig moet zijn.
3. Adem uit, draai de romp samen met het linkerbeen in de tegenoverliggende richting (naar rechts), zodat de linker handpalm dicht bij de buitenkant van de rechtervoet op de grond gezet kan worden.
4. Strek de rechterarm omhoog tot hij een rechte lijn met de linkerarm vormt. Kijk naar de duim van de rechterhand. (Afb. 6 en 7)
5. Houd de knieën gestrekt. Laat de tenen van de rechtervoet niet van de grond komen. Denk eraan dat de buitenkant van de linkervoet goed op de grond moet staan.
6. Strek zowel de schouders als de schouderbladen.
7. Blijf een halve minuut normaal ademhalend in deze houding staan.
8. Adem in, til de linkerhand van de grond, draai de romp terug in zijn oorspronkelijke stand en keer terug tot positie 1.
9. Adem uit en herhaal de houding aan de linkerkant: draai de linkervoet 90 graden naar links en de rechtervoet 60 graden naar links, en zet de rechter handpalm dicht bij de buitenkant van de linkervoet op de grond.
10. Blijf aan beide kanten even lang in deze houding staan, wat gekontro-

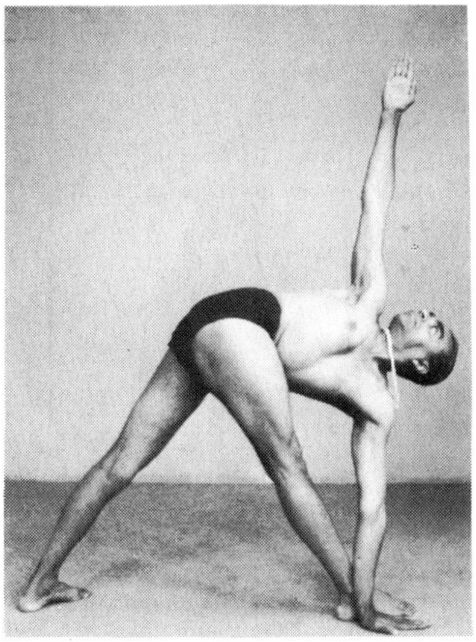

6

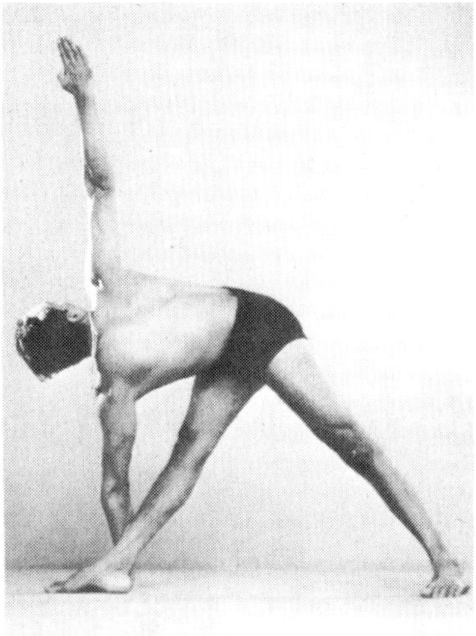

7

leerd kan worden door bijvoorbeeld aan beide kanten drie of vier diepe ademhalingen uit te voeren.

11. Adem in als de oefening ook aan de andere kant voltooid is, breng de romp in zijn oorspronkelijke stand, breng de tenen terug naar voren en houd de armen zoals in positie 1 is aangegeven.

12. Adem uit en kom met een sprong terug in Tāḍāsana. (Afb. 1) Hiermee is de āsana voltooid.

Uitwerking

Deze āsana maakt de spieren van de dijen en de kuiten en de achterbenen veerkrachtig. Ook de wervelkolom en de rugspieren gaan beter funktioneren, omdat deze houding het gebied van de onderrug goed doorbloedt. De borstkas wordt flink verruimd. Deze houding verlicht rugpijn, aktiveert de buikorganen en de heupspieren worden versterkt.

5. *Utthita Pārśvakoṇāsana* Vier* (Afb. 8 en 9)

Pārśva betekent zijde of flank. Koṇa betekent hoek. Dit is de gestrekte laterale hoekhouding.

Uitvoering

1. Ga in Tāḍāsana staan (Afb. 1). Adem diep in en spring in een spreidstand van 1 meter 30 tot 1 meter 50. Breng de armen zijwaarts tot op schouderhoogte, met de handpalmen naar beneden. (Afb. 3)

2. Adem langzaam uit, en draai de rechtervoet 90 graden naar rechts en de linkervoet een weinig naar rechts; houd hierbij het linkerbeen gestrekt waarbij de knie heel stevig moet zijn. Buig het rechterbeen bij de knie tot de dij en de kuit een rechte hoek vormen; de rechterdij is evenwijdig met de grond.

3. Zet de rechter handpalm op de grond naast de rechtervoet, waarbij de rechter oksel over de buitenkant van de rechterknie ligt. Strek de linkerarm uit over het linkeroor. Houd het hoofd zoveel mogelijk omhoog. (Afb. 8 en 9)
4. Strek de onderrug en de achterbenen. De borst, de heupen en de benen moeten in één vlak staan; beweeg om dit te bereiken de borst omhoog en naar achteren. Strek elk gedeelte van het lichaam, waarbij vooral gekoncentreerd wordt op de achterzijde van het gehele lichaam, met name de wervelkolom. Strek de wervelkolom tot alle wervels en ribben in beweging komen, tot het gevoel ontstaat dat zelfs de huid gestrekt en uitgerekt wordt.

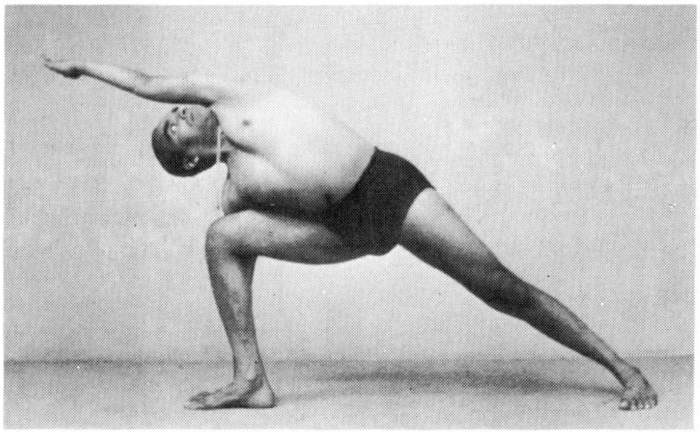

8

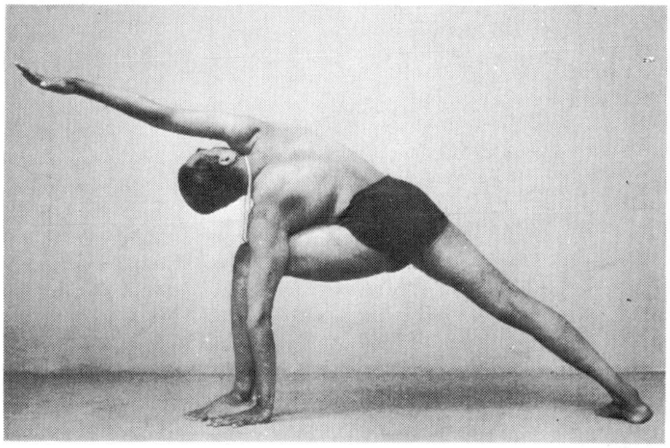

9

5. Blijf een halve tot een hele minuut in deze houding staan; adem hierbij diep en gelijkmatig. Adem in en til de rechter handpalm van de grond.
6. Adem in, strek het rechterbeen en breng de armen omhoog zoals in positie 1.
7. Adem langzaam uit, en voer de posities 2 tot en met 5 aan de linkerzijde uit, waarbij links rechts wordt en rechts links.
8. Adem uit en kom met een sprong terug in Tāḍāsana. (Afb. 1)

Uitwerking
Deze āsana maakt de enkels, knieën en dijen krachtiger. Gebreken aan

kuiten en dijen worden genezen, de borstkas wordt verruimd, vetvorming rond het middel en de heupen wordt minder en pijn van ischias en gewrichtsontstekingen wordt verzacht. Ook de peristaltische bewegingen van de darmen en de afscheiding worden gestimuleerd.

6. *Parivṛtta Pārśvakoṇāsana* Acht* (Afb. 10 en 11)
Parivṛtta betekent gedraaid, omgekeerd. Pārśva betekent zijde of flank. Koṇa betekent hoek. Dit is de gedraaide laterale hoekhouding.

Uitvoering
1. Ga in Tāḍāsana staan (Afb. 1)
2. Adem diep in, en spring in een spreidstand van 1 meter 30 tot 1 meter 50. Breng de armen zijwaarts tot op schouderhoogte met de handpalmen naar beneden. (Afb. 3)
3. Draai de rechtervoet 90 graden naar rechts en de linkervoet 60 graden naar rechts; houd hierbij het linkerbeen gestrekt waarbij de knie heel stevig moet zijn. Buig het rechterbeen bij de knie totdat de dij en de kuit een rechte hoek vormen en de rechterdij evenwijdig met de grond staat.

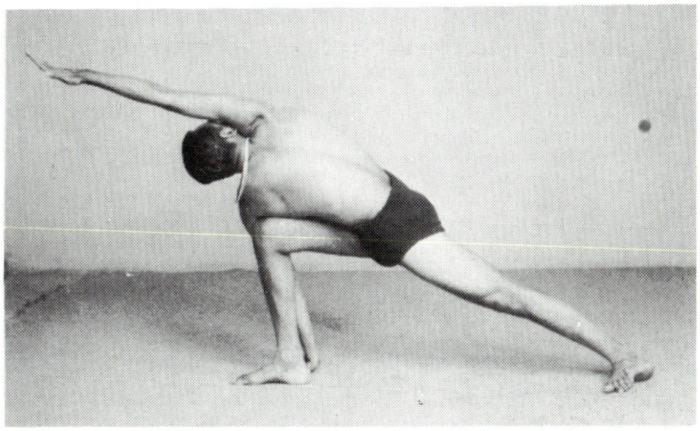

10

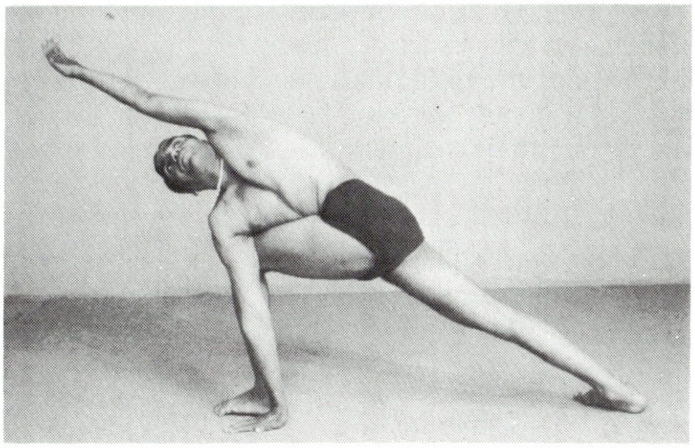

11

4. Adem uit, en draai de romp en het linkerbeen op zodanige wijze dat de linkerarm over de rechterknie kan worden gelegd. Laat de linker oksel op

de buitenkant van de rechterknie rusten, en plaats de linker handpalm op de grond naast de buitenkant van de rechtervoet. (Afb. 10 en 11)
5. Draai de wervelkolom flink naar rechts; draai de romp en breng de rechterarm boven het rechteroor (zie de afbeelding). Kijk omhoog naar de uitgestrekte rechterarm. Houd de linkerknie steeds gestrekt.
6. Blijf een halve tot een hele minuut in deze houding staan en adem hierbij diep en gelijkmatig. Adem in, en til de linker handpalm van de grond. Breng de romp omhoog en keer terug tot positie 2 door het rechterbeen te strekken en de armen zijwaarts te strekken.
7. Adem uit en voer dezelfde houding aan de linkerkant uit (van positie 3 tot en met positie 5), waarbij links steeds rechts wordt en rechts links.
8. Ook hier geldt weer de algemene regel dat de bewegingen die eerst aan de ene kant en daarna aan de andere kant worden verricht evenveel tijd in beslag moeten nemen.

Uitwerking

Deze houding stelt hogere eisen dan Parivṛtta Trikoṇāsana (Afb. 6), en heeft daarom een diepere uitwerking. De achterbenen worden echter niet zo sterk gestrekt als bij Parivṛtta Trikoṇāsana. De buikorganen worden sterker samengetrokken, wat de spijsvertering bevordert. Het gebied rond de buikorganen en de wervelkolom wordt intensief doorbloed en zij worden versterkt. Deze āsana helpt afvalstoffen uit de dikke darm te verwijderen zonder verkramping.

7. *Vīrabhadrāsana I* Drie* (Afb. 14)

Eens vierde Dakṣa een groot offerfeest, maar hij nodigde hiervoor niet zijn dochter Satī en haar echtgenoot Śiva, de oppergod, uit. Satī ging echter toch naar het feest, maar werd daar zo hevig vernederd en beledigd dat ze zichzelf in het vuur wierp en stierf. Toen Śiva dit hoorde werd hij vreselijk kwaad, trok een haar uit zijn dooreengevlochten lokken en wierp deze op de grond. Uit deze haar ontstond een machtige held genaamd Vīrabhadra, die de orders van Śiva afwachtte. Hij kreeg te horen dat hij het leger van Śiva tegen Dakṣa moest aanvoeren, en de offers van Dakṣa moest vernietigen. Vīrabhadra en zijn leger verschenen als een stormwind op het feest van Dakṣa, vernietigden zijn offers, dreven de andere goden en priesters op de vlucht en onthoofden Dakṣa. Śiva trok zich uit droefheid over het lot van Satī terug in Kailās en verdiepte zich in meditatie. Satī werd wedergeboren als Umā in het huis Himālaya. Ze dong weer naar de liefde van Śiva, en veroverde hem uiteindelijk. Dit verhaal wordt door Kālidāsa verteld in zijn grote epos *Kumāra sambhava* (De geboorte van de Oorlogsheer). Deze āsana is opgedragen aan de machtige held, die uit de haar van Śiva geschapen is.

Uitvoering

1. Ga in Tāḍāsana staan (Afb. 1)
2. Hef beide armen boven het hoofd; breng de handpalmen tegen elkaar en strek ze omhoog. (Afb. 12)
3. Adem diep in, en spring in een spreidstand van 1 meter 30 tot 1 meter 50.

4. Adem uit, draai naar rechts. Draai tegelijkertijd de rechtervoet 90 graden naar rechts en de linkervoet een weinig naar rechts. (Afb. 13) Buig de rechterknie totdat de rechterdij evenwijdig met de grond is en het rechter scheenbeen loodrecht op de grond staat, zodat de rechterdij en de rechterkuit een rechte hoek vormen. De gebogen knie moet in één lijn staan met de hiel, en mag niet voorbij de enkel uitsteken.

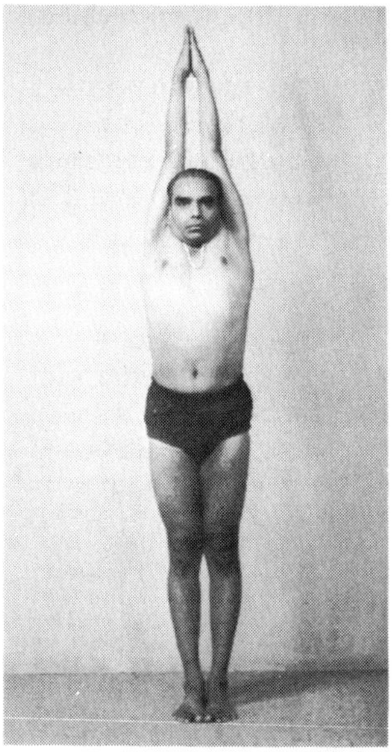

12

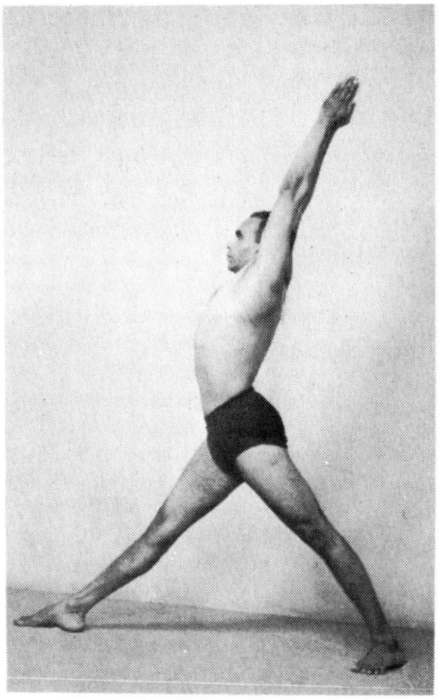

13

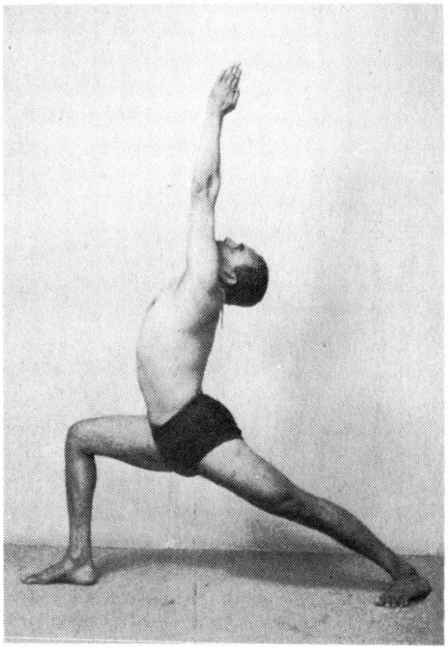

14

5. Strek het linkerbeen uit en maak de knie stevig.
6. Gezicht, borst en rechterknie moeten in dezelfde richting geplaatst zijn als de rechtervoet (zie afbeelding). Breng het hoofd achterover, strek de wervelkolom vanaf het staartbeen en kijk naar de samengevoegde handpalmen. (Afb. 14)
7. Blijf 20 seconden tot een halve minuut met normale ademhaling in deze houding staan.
8. Herhaal het proces aan de linkerkant (posities 4 tot en met 6), waarbij rechts links wordt en links rechts.
9. Adem uit en kom met een sprong terug in Tāḍāsana. (Afb. 1) Alle staande houdingen zijn inspannend, maar deze in het bijzonder. Hij mag niet worden uitgevoerd door mensen met een zwak hart. Zelfs tamelijk sterke mensen mogen deze āsana niet te lang aanhouden.

Uitwerking

In deze houding wordt de borstkas volledig verruimd en dit maakt de ademhaling dieper. Stijve schouders en een stijve rug worden soepeler, de enkels en knieën worden versterkt, en ook een stijve nek wordt geheeld. Tevens vermindert het vet rond de heupen.

8. *Vīrabhadrāsana II* Een* (Afb. 15)

Uitvoering

1. Ga in Tāḍāsana staan (Afb. 1)
2. Adem diep in, en spring in een spreidstand van 1 meter 30 tot 1 meter 50. Breng de armen zijwaarts tot op schouderhoogte, houd de handpalmen naar beneden. (Afb. 3)
3. Draai de rechtervoet 90 graden naar rechts en de linkervoet een weinig naar rechts, het linkerbeen blijft hierbij gestrekt waarbij de knie heel stevig moet zijn. Strek de achterbeenspieren van het linkerbeen.
4. Adem uit en buig de rechterknie totdat de rechterdij evenwijdig met de grond is en het rechter scheenbeen loodrecht op de grond staat zodat een rechte hoek gevormd wordt tussen de rechterdij en de rechterkuit. De gebogen knie moet recht boven de hiel staan en niet zijwaarts of naar voren of achteren afwijken. (Afb. 15)

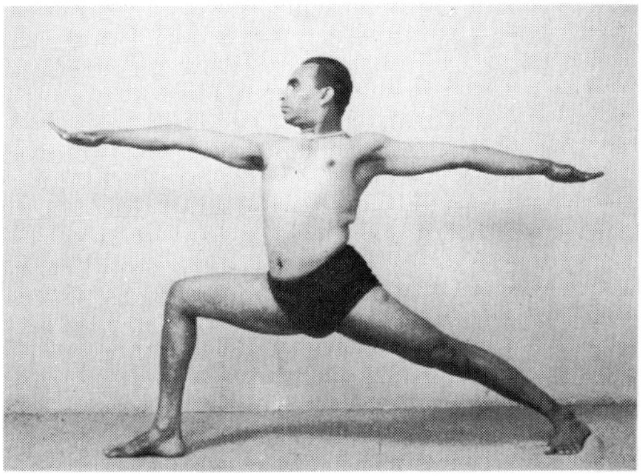

15

5. Strek de handen zijwaarts uit, alsof twee mensen in tegengestelde richting er aan trekken.
6. Draai het gezicht naar rechts en kijk naar de rechterhand. Strek de spieren aan de achterzijde van het linkerbeen zo volledig mogelijk. De achterkant van de benen, de rug en de heupen moeten in één vlak staan.
7. Blijf 20 sekonden tot een halve minuut in deze houding staan en adem daarbij diep. Adem in en keer terug tot positie 2.
8. Draai de linkervoet 90 graden naar links en de rechtervoet een weinig naar links, buig de linkerknie en voer de posities 3 tot en met 6 nu aan de linkerkant uit, waarbij rechts links en links rechts wordt.
9. Adem in, keer opnieuw terug tot positie 2. Adem uit en kom met een sprong terug in Tāḍāsana. (Afb. 1)

Uitwerking

Door middel van deze houding worden de beenspieren harmonieus ontwikkeld en sterker. Kramp in de kuiten en dijspieren wordt ermee tegengegaan, been- en rugspieren worden elastischer, en ook de buikorganen gaan beter werken. Beheersing van de staande houdingen zijn een goede voorbereiding op de meer gevorderde vooroverbuigingen, deze kunnen dan gemakkelijk aangeleerd worden.

9. *Vīrabhadrāsana III* Vijf* (Afb. 17)
Deze houding is een meer intensieve voortzetting van Vīrabhadrāsana I. (Afb. 14)

Uitvoering
1. Ga in Tāḍāsana staan (Afb. 1)
2. Adem diep in en spring in een spreidstand van 1 meter 30 tot 1 meter 50. (Afb. 3)
3. Kom tot de eindhouding van Vīrabhadrāsana I aan de rechterkant. (Afb. 14)

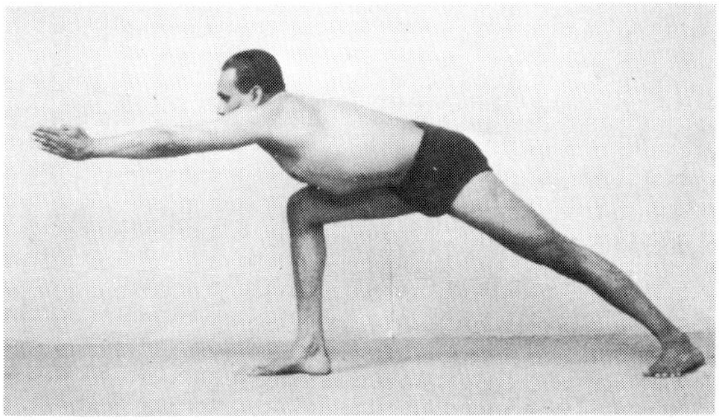

16

4. Adem uit, buig de romp naar voren en breng de borst op de rechterdij. Houd de armen recht en de handpalmen tegen elkaar. (Afb. 16) Haal in deze houding twee keer adem.
5. Adem nu uit en til tegelijkertijd het linkerbeen van de grond door het lichaam enigszins naar voren te brengen, strek het rechterbeen en maak deze strekking heel intensief. Draai het linkerbeen naar binnen, zodat de voorkant evenwijdig met de grond is. (Afb. 17)

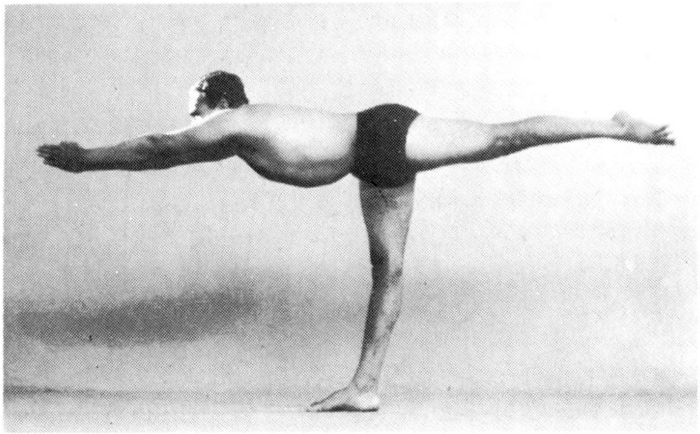

17

6. Blijf 20 tot 30 sekonden in deze houding staan en adem hierbij diep en

gelijkmatig.
7. Tijdens het balanceren wordt het hele lichaam (behalve het rechterbeen) evenwijdig met de grond gehouden. Het rechterbeen, dat volledig gestrekt en stevig moet zijn, staat steeds loodrecht op de grond. Strek de achterzijde van de rechterdij en strek de armen en het linkerbeen alsof twee mensen er uit tegengestelde richting aan trekken.
8. Adem uit en keer terug in Vīrabhadrāsana I. (Afb. 14)
9. Herhaal de houding aan de linkerkant.

Uitwerking
De foto (Afb. 17) geeft een goed beeld van de harmonie, het evenwicht, de kalmte en kracht die door beoefening van deze āsana bereikt worden. De houding draagt bij tot het aktiveren en vitaler maken van de buikorganen en tot de harmonieuze ontwikkeling en versterking van de beenspieren. Het is een aanbevelenswaardige houding voor hardlopers, omdat zowel de kracht als de beweeglijkheid bevorderd worden.

Alle bewegingen van deze āsana verbeteren houding en optreden van zijn beoefenaar. Als we op verkeerde wijze staan door het lichaamsgewicht geheel op de hielen te laten rusten, gaan we een symmetrische ontwikkeling tegen en tasten we de elasticiteit van de wervelkolom aan. Als we het gewicht op de hielen laten rusten, gaat de buik uitpuilen en worden lichaam en geest minder beweeglijk. Deze āsana helpt om stevig op de voetzolen te staan, zorgt dat de buikspieren ingehouden worden en maakt lichaam en geest beweeglijker, energieker.

10. *Ardha Chandrāsana* Vijf* (Afb. 19)
Ardha betekent half. Chandra is de maan. De houding lijkt op de halve maan, vandaar de naam.

Uitvoering
1. Ga in Tāḍāsana staan (Afb. 1) en doe vervolgens Utthita Trikoṇāsana (Afb. 4), waarbij de eerder beschreven techniek gevolgd wordt.
2. Adem uit in Trikoṇāsana aan de rechterkant, en plaats de rechter handpalm ongeveer 30 centimeter voor de rechtervoet door de rechterknie

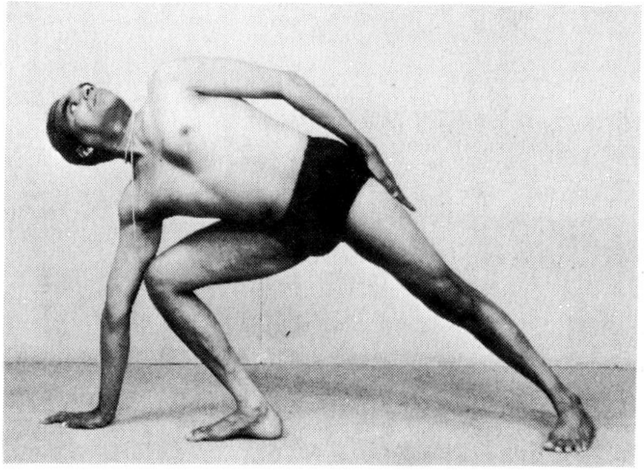

18

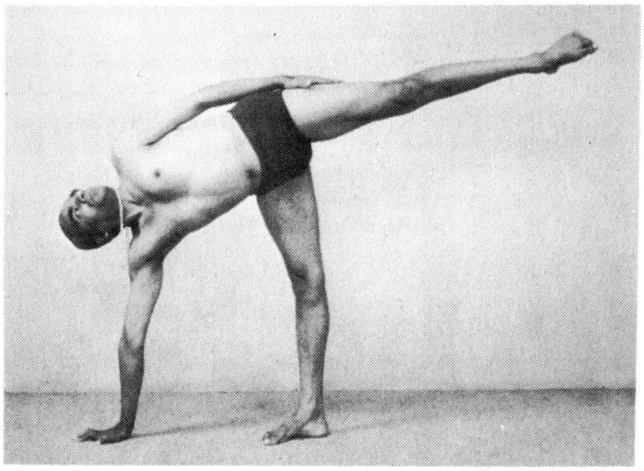

19

te buigen en tegelijkertijd de linkervoet dichter bij de rechtervoet te brengen. (Afb. 18)
3. Haal in deze houding twee keer adem. Adem uit en hef het linkerbeen van de grond, waarbij de tenen naar boven wijzen. Strek de rechterhand en het rechterbeen.
4. Plaats de linker handpalm over de linkerheup en strek op, waarbij de schouders hoog worden gehouden. Draai de borst naar links en balanceer. (Afb. 19)
5. Het lichaamsgewicht wordt door de rechtervoet en -heup gedragen. De rechterhand is alleen een ondersteuning om het evenwicht te houden.
6. Blijf 20 tot 30 sekonden in deze houding staan en adem diep en gelijkmatig. Zet het linkerbeen dan op de grond neer en kom terug in Trikoṇāsana. (Afb. 4)
7. Herhaal de houding aan de linkerkant.

Uitwerking
De houding is goed voor mensen met een beschadigd of ontstoken been. Het onderste deel van de wervelkolom wordt veerkrachtiger, de zenuwen die de beenspieren beheersen gaan optimaal werken en de knieën worden versterkt. Evenals andere staande houdingen heeft deze āsana een gunstige invloed op maagklachten.

Opmerking. Degenen die zich zwak voelen en uitgeput raken door de staande houdingen moeten alleen Utthita Trikoṇāsana (Afb. 4) en Utthita Pārśvakonāsana (Afb. 8) beoefenen, daar deze twee āsana's het lichaam versterken. De andere staande houdingen kunnen het best alleen door mensen gedaan worden, die al kracht hebben opgebouwd en die al een soepeler lichaam hebben verkregen.

11. ***Utthita Hasta Pādānguṣṭhāsana*** Zestien * (Afb. 23)
Utthita betekent uitgestrekt. Hasta betekent hand. Pādānguṣṭha is de grote teen. Deze houding wordt verricht door op één been te staan, het andere been naar voren te strekken, de grote teen van het uitgestrekte been vast te houden en het hoofd op het been te laten rusten.

Uitvoering
1. Ga in Tāḍāsana staan (Afb. 1)
2. Adem uit, til het rechterbeen omhoog door de knie te buigen en houd de grote teen van de rechtervoet vast tussen de duim en de wijs- en middelvinger van de rechterhand.
3. Laat de linkerhand op de linkerheup rusten en balanceer. (Afb. 20). Haal twee keer adem.
4. Adem uit, strek het rechterbeen naar voren en trek eraan. (Afb. 21). Haal twee keer adem.
5. Als je stevig in deze positie staat, pak dan de rechtervoet met beide handen vast en hef hem nog hoger. (Afb. 22). Haal twee keer adem.
6. Laat nu, tijdens de uitademing, het hoofd, daarna de neus en tenslotte de kin voorbij de knie op het uitgestrekte been rusten. (Afb. 23). Blijf in deze positie en haal een paar keer diep adem.

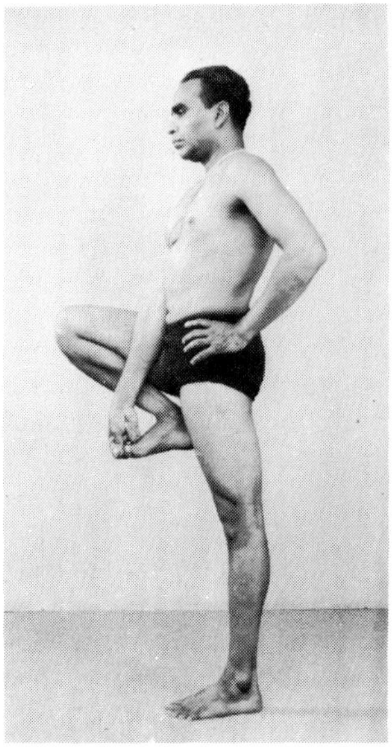

20

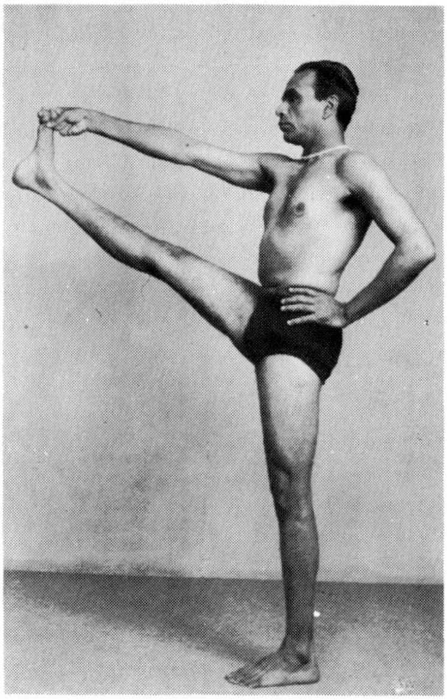

21

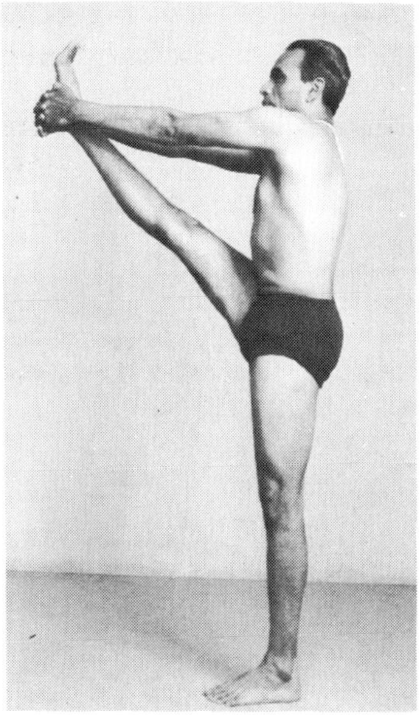

22

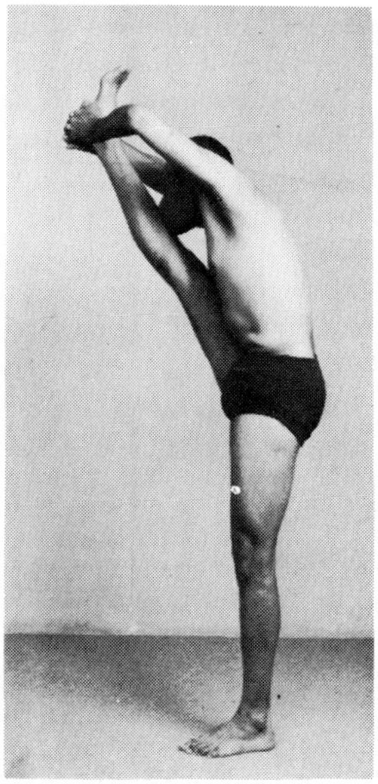

23

7. Adem uit, laat de voet los en breng het rechterbeen naar de grond terug om weer in Tāḍāsana te komen staan. (Afb. 1)
8. Herhaal de houding aan de andere kant, waarbij het rechterbeen op de grond blijft en het linkerbeen wordt opgeheven.

9. Het balanceren in de posities 5 en 6 is moeilijk; het kan pas bereikt worden als positie 4 beheerst wordt.

Uitwerking
Deze āsana maakt de beenspieren krachtiger; het balanceren draagt bij tot evenwichtigheid en kalmte.

12. *Pārśvōttānāsana* Zes* (Afb. 26)

Pārśva betekent zijde of flank. Uttāna (ut = intensief, en tān = uitstrekken, strekken, verlengen) betekent een intensieve strekking. De naam wijst op een houding waarin de zijkanten van de borstkas intensief gestrekt worden.

Uitvoering
1. Ga in Tāḍāsana staan (Afb. 1). Adem diep in en strek het lichaam naar voren.
2. Plaats de handpalmen achter de rug tegen elkaar en breng de schouders en de ellebogen naar achteren.
3. Adem uit, draai de polsen en breng beide handpalmen langs de achterkant van de bovenrug omhoog zodat de vingers op de hoogte van de schouderbladen komen. Op deze wijze doe je 'namaste' (het Indiase gebaar van respekt door het vouwen van de handen) met de handen achter de rug. (Afb. 24)
4. Adem in en spring in een spreidstand van ruim één meter. Adem in deze positie uit.
5. Adem in en draai de romp naar rechts. Draai de rechtervoet 90 graden naar rechts, waarbij de tenen en hiel in dezelfde richting staan als de romp.

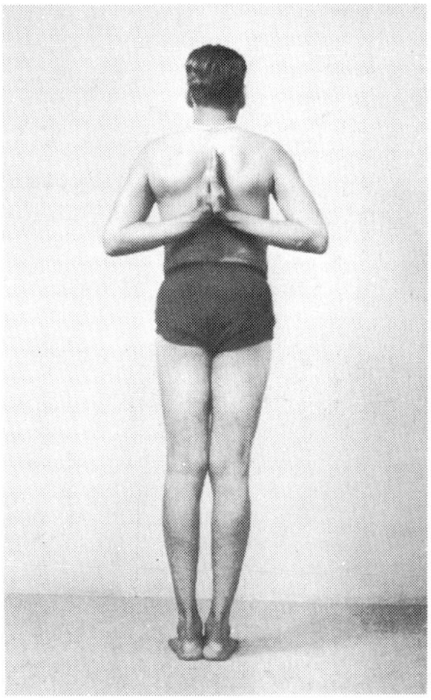

24

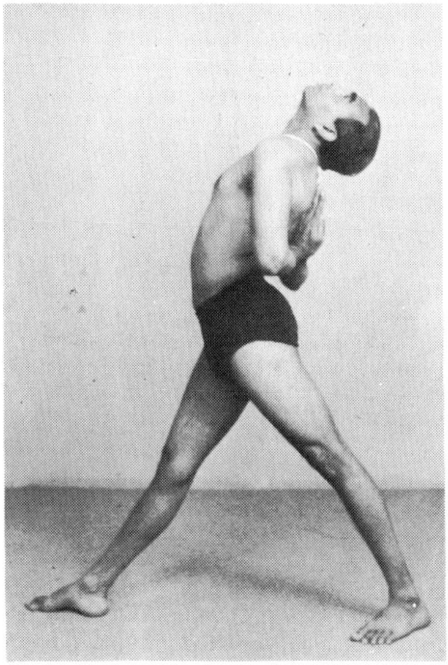

25

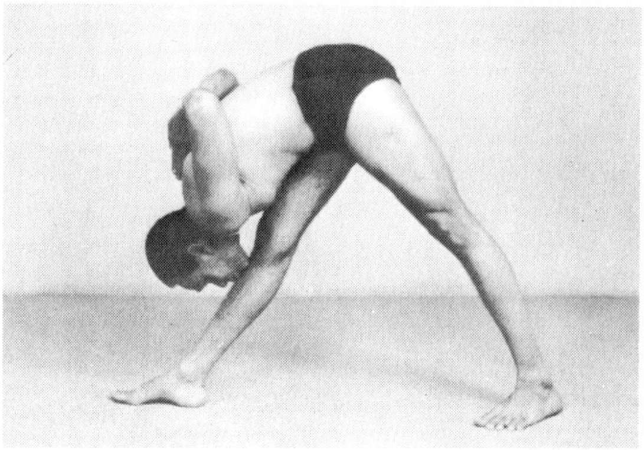

26

Draai de linkervoet, samen met het been, 75 tot 80 graden naar rechts; houd hierbij de linkervoet en het been bij de knie stevig gestrekt. Breng het hoofd naar achteren. (Afb. 25)

6. Adem uit, buig de romp naar voren en laat het hoofd op de rechterknie rusten. Strek de rug en rek de nek geleidelijk uit totdat de neus, vervolgens de lippen en tenslotte de kin de rechterknie raken. Ga daarna met het hoofd voorbij de rechterknie en laat de kin op het been rusten. (Afb. 26) Strek beide benen stevig door de knieschijven omhoog te brengen.

7. Blijf 20 sekonden tot een halve minuut met normale ademhaling in deze houding staan. Beweeg dan het hoofd en de romp langzaam in de richting van de linkerknie door de romp rond de heupen te draaien. Draai tegelijkertijd de linkervoet 90 graden naar links en de rechtervoet 75 tot 80 graden naar links. Breng vervolgens de romp en het hoofd zover mogelijk naar achteren omhoog, zonder het linkerbeen te buigen. Deze beweging moet gedurende één inademing uitgevoerd worden.

8. Adem uit, buig de romp naar voren, laat het hoofd op de linkerknie rusten en breng de kin geleidelijk voorbij de linkerknie door de nek uit te rekken op de wijze die bij positie 6 is beschreven.

9. Blijf 20 sekonden tot een halve minuut met normale ademhaling in deze houding staan. Adem in, breng het hoofd naar het midden en de voeten in hun oorspronkelijke stand, zodat de tenen naar voren wijzen. Breng vervolgens de romp omhoog.

10. Adem uit en kom met een sprong terug in Tāḍāsana (Afb. 1) en haal de handen van de rug.

11. Als je de handen niet samen kunt vouwen achter de rug, pak dan alleen maar een pols vast en voer de oefening verder op dezelfde wijze uit.

Uitwerking

Deze āsana maakt stijve benen en heupspieren soepeler en de heupgewrichten en de wervelkolom meer elastisch. Terwijl het hoofd op de knieën rust, worden de buikorganen samengetrokken en geregenereerd. Door de grote beweeglijkheid van de polsen in deze houding, verdwijnt elke vorm van stijfheid daar. Ronde en afhangende schouders worden met deze houding gekorrigeerd. Als de houding juist wordt uitgevoerd, worden de

27

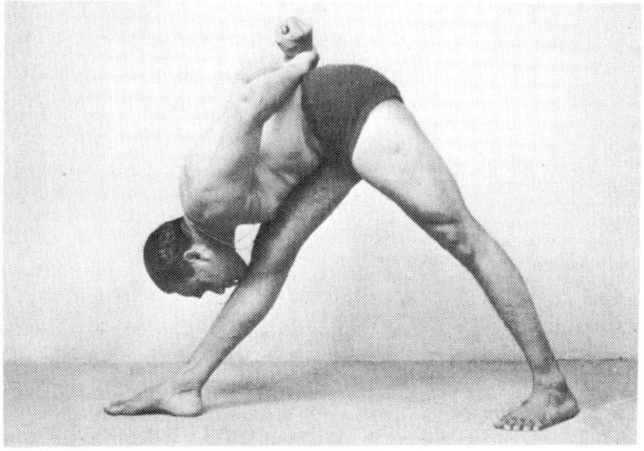

28

schouders flink naar achteren getrokken, wat een diepe ademhaling vergemakkelijkt.

13. *Prasārita Pādottānāsana I* Vier* (Afb. 33 en 34)
Prasārita betekent uitgespreid, gespreid, uitgestrekt. Pāda betekent voet. In deze houding worden de uitgespreide benen op intensieve wijze gestrekt.

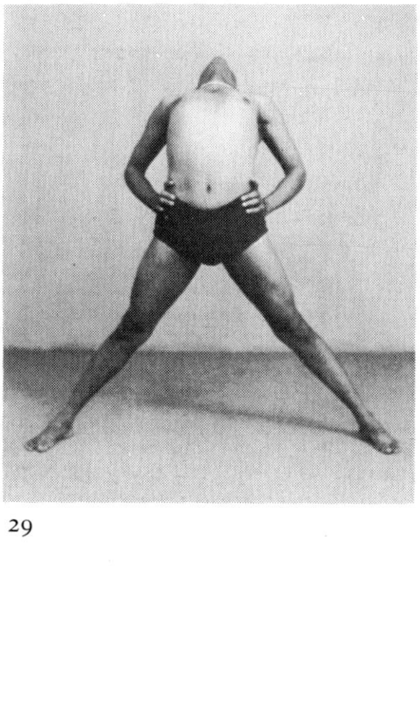

29

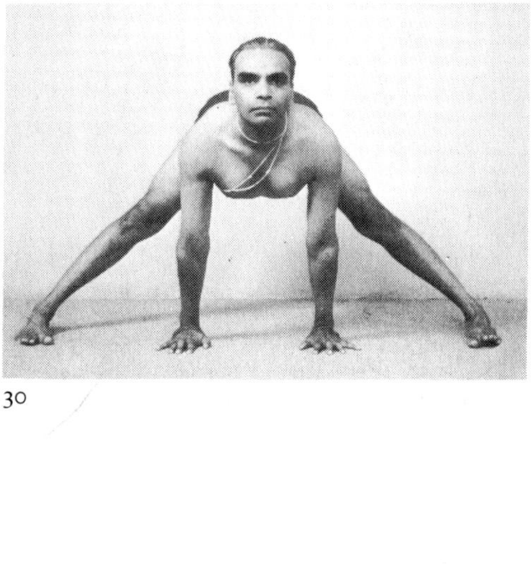

30

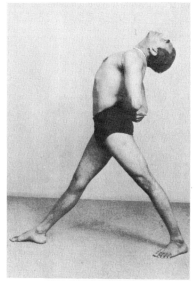

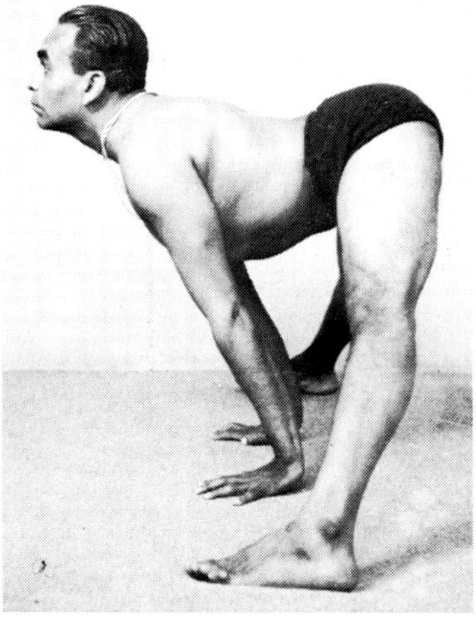

31

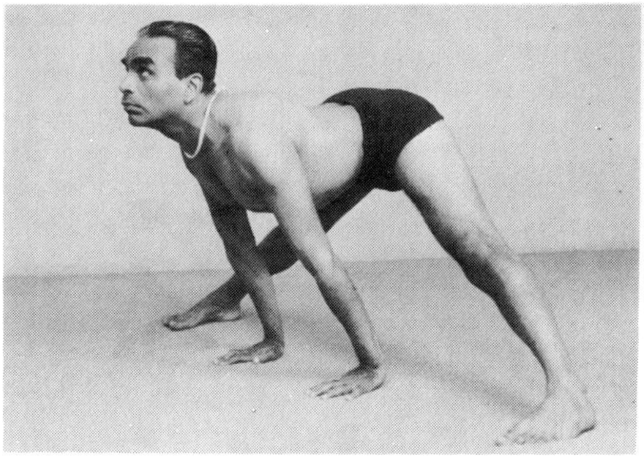

32

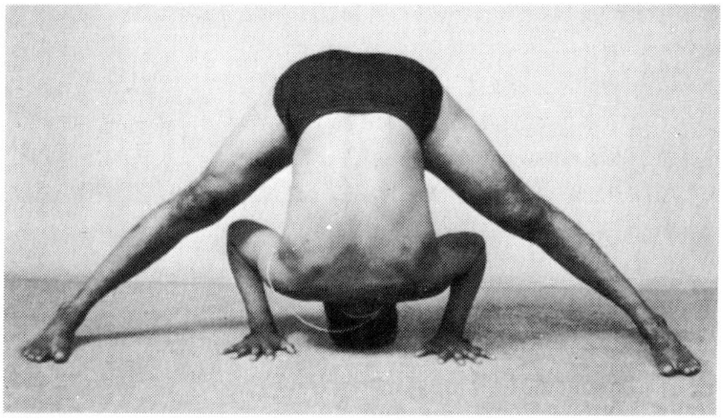

33

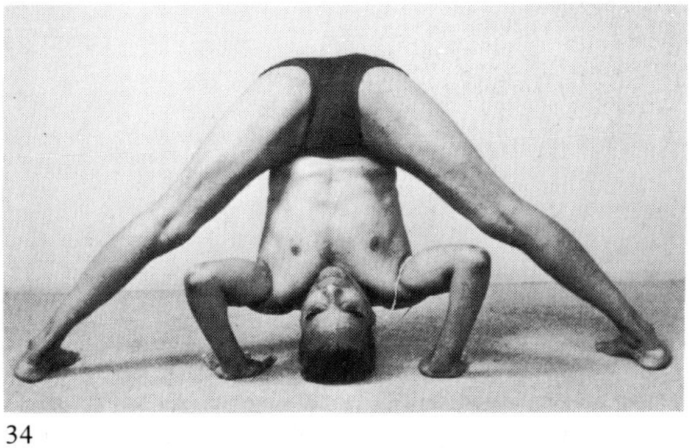

34

Uitvoering
1. Ga in Tāḍāsana staan (Afb. 1)
2. Adem in, zet de handen in de zij en spring in een spreidstand van 1 meter 40 tot 1 meter 60. (Afb. 29)
3. Strek de benen door de knieschijven omhoog te brengen. Adem uit, en zet de handpalmen tussen de benen op de grond, zodat ze recht onder de schouders staan (Vooraanzicht Afb. 30)
4. Adem in en breng het hoofd omhoog, waarbij de rug wordt ingenomen. (Zijaanzicht Afb. 31 en 32).
5. Adem uit, buig de ellebogen en breng de kruin van het hoofd op de grond, waarbij het lichaamsgewicht door de benen wordt gedragen. (Afb. 33 en 34). Het lichaamsgewicht mag beslist niet door het hoofd worden gedragen. De voeten de handpalmen en het hoofd moeten in een rechte lijn staan.
6. Blijf een halve minuut in deze houding staan en adem hierbij diep en gelijkmatig.
7. Adem in, til het hoofd van de grond en strek de armen bij de ellebogen. Houd het hoofd zoveel mogelijk omhoog door de rug in te nemen, zoals in positie 4. (Afb. 31)
8. Adem uit en sta als in positie 2. (Afb. 29)
9. Kom met een sprong terug in Tāḍāsana. (Afb. 1)

14. *Prasārita Pādottānāsana II* Vier* (Afb. 35 en 36)
Dit is een meer gevorderde uitwerking van de houding hiervoor. In dit geval worden de handen in de zij geplaatst en niet op de grond (Afb. 35), of ze worden op de rug samengevouwen alsof 'namaste' achter de rug wordt gedaan (Afb. 36) zoals dit beschreven is bij Pārśvōttānāsana (Afb. 26). Bij deze beweging wordt de strekking van de benen geïntensiveerd.

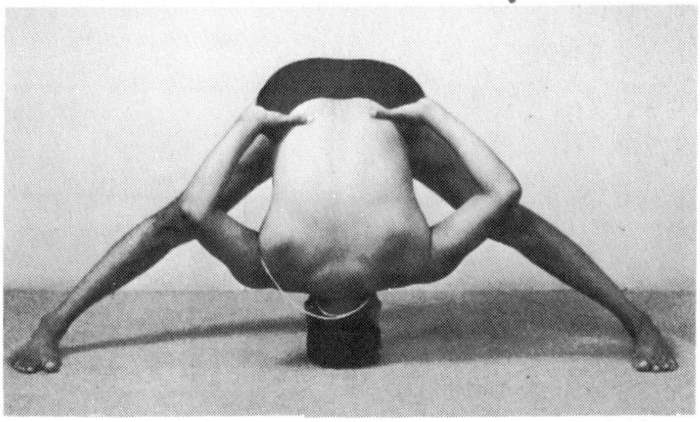

35

Uitwerking
Met deze houding worden de achterbeenspieren en de abductorspieren volledig ontwikkeld, terwijl de romp en het hoofd goed doorbloed worden. Mensen die Śīrṣāsana (Afb. 184) niet kunnen uitvoeren hebben profijt van deze houding, die de spijsvertering bevordert. Het is voor beginnelingen noodzakelijk om alle staande houdingen die boven zijn beschreven uit te voeren. De leerling wordt soepeler naarmate hij vordert, en op een gegeven

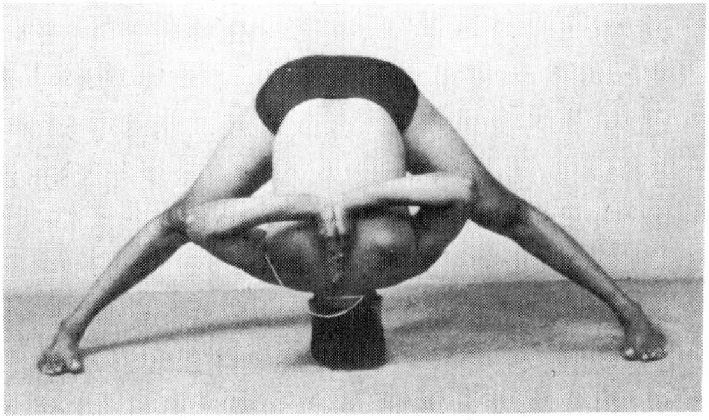

36

ogenblik kan hij het zonder staande houdingen stellen, hoewel het toch aanbevelenswaardig is om ze eenmaal per week te blijven uitvoeren. Alle staande houdingen dragen bij tot vermindering van het lichaamsgewicht.

15. ***Parighāsana*** Vier* (Afb. 39)

Parigha is een balk of staaf die gebruikt wordt om een poort te sluiten. In deze houding lijkt het lichaam op een dwarsbalk, vandaar de naam.

Uitvoering

1. Kniel op de grond met de enkels bij elkaar.
2. Strek het rechterbeen zijwaarts naar rechts en zorg dat het in één vlak met de romp en de linkerknie blijft. Draai de rechtervoet zijwaarts naar rechts, waarbij het rechterbeen bij de knie wordt gestrekt.
3. Strek de armen zijwaarts uit op een inademing. (Afb. 37). Haal twee keer adem.

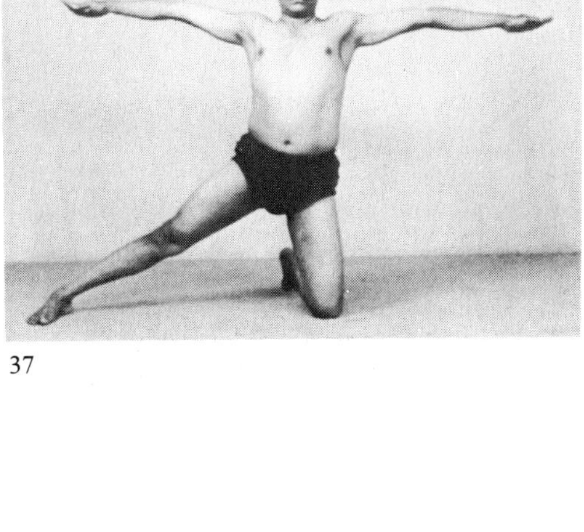

37

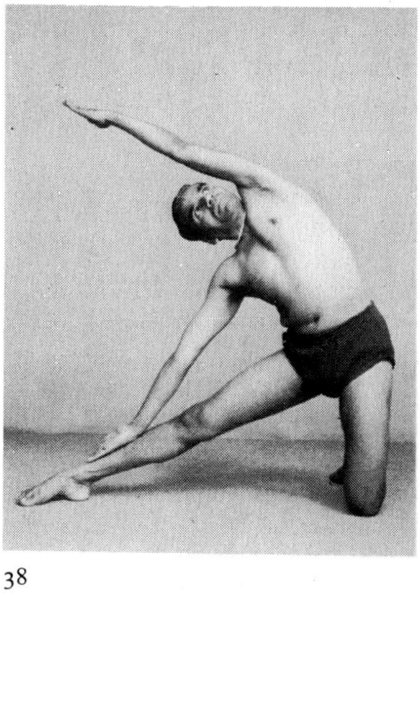

38

4. Adem uit, beweeg de romp en de rechterarm naar beneden in de richting van het uitgestrekte rechterbeen. (Afb. 38). Laat de rechter onderarm en de rechterpols respektievelijk op het rechter scheenbeen en de rechter enkel rusten, waarbij de rechter handpalm naar boven gericht is. Het rechteroor rust dan op de rechter bovenarm. Breng de linkerarm boven het hoofd en raak met de linker handpalm de rechter handpalm aan. Het linkeroor raakt dan de linker bovenarm. (Afb. 39)

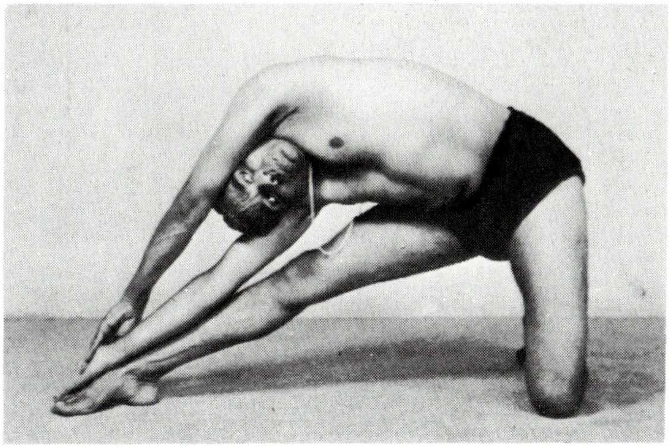

39

5. Blijf 30 tot 60 sekonden met normale ademhaling in deze houding.
6. Adem in, breng romp en armen terug in positie 3. Buig het rechterbeen en kniel op de grond met de enkels weer bij elkaar.
7. Herhaal de houding aan de andere kant, waarbij rechts links en links rechts wordt. Blijf aan beide kanten even lang in de houding.

Uitwerking
In deze houding wordt de bekkenstreek uitgerekt. De ene kant van de buik wordt gerekt, terwijl de andere kant zijwaarts wordt gebogen. Hierdoor blijven de buikspieren en -organen in goede konditie, terwijl de huid rondom de buik niet slap wordt, maar goed gezond blijft. De zijwaartse beweging van de wervelkolom is goed voor mensen met een stijve rug.

16. ***Uṣṭrāsana*** Drie* (Afb. 41)
Uṣṭra betekent kameel.

Uitvoering
1. Kniel op de grond met dijen en voeten tegen elkaar; de tenen wijzen naar achteren en rusten op de grond.
2. Zet de handpalmen op de heupen. Strek de dijen, buig de rug achterover en rek de ribben op. (Afb. 40)
3. Adem uit, plaats de rechter handpalm op de rechter hiel en de linker handpalm op de linkerhiel. Plaats de handpalmen zo mogelijk op de voetzolen.
4. Druk met de handpalmen op de voeten, breng het hoofd naar achteren en breng de wervelkolom in de richting van de dijen, die loodrecht op

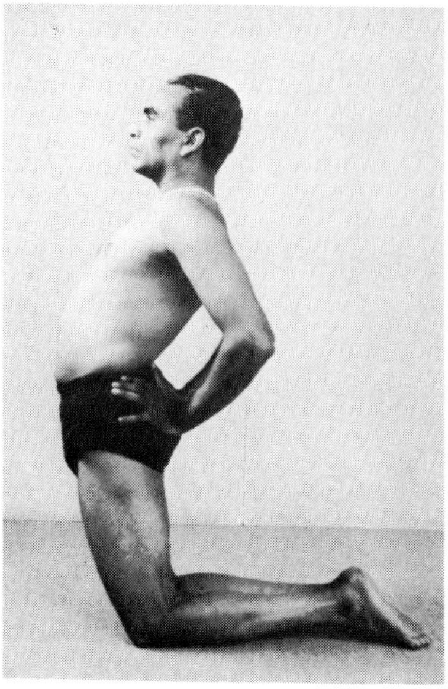

40

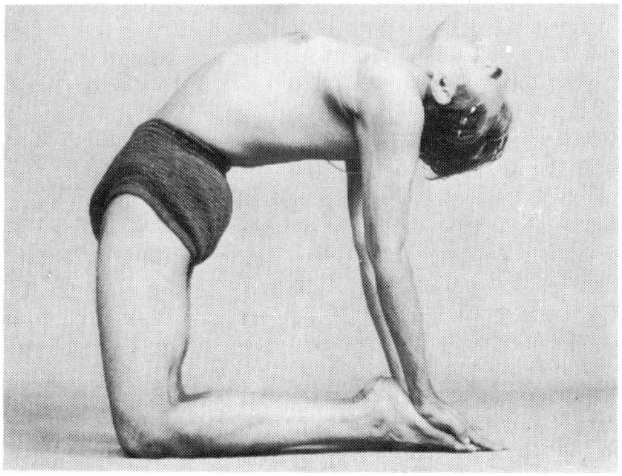

41

de grond moeten blijven staan.
5. Neem de bilspieren samen en strek het rug- en stuitgedeelte van de wervelkolom nog verder uit, terwijl de nek naar achteren blijft gestrekt. (Afb. 41)
6. Blijf ongeveer een halve minuut met normale ademhaling in deze positie.
7. Laat de handen een voor een los en zet ze op de heupen. (Afb. 40). Ga vervolgens op de grond zitten en ontspan.

Uitwerking
Mensen met afhangende schouders en een gekromde bovenrug hebben profijt van deze āsana. De hele wervelkolom wordt achterover gestrekt en krijgt zijn oorspronkelijke veerkracht terug. Deze houding kan zonder bezwaar door oudere mensen en zelfs door mensen met beschadigingen aan de wervelkolom beoefend worden.

17. *Utkaṭāsana* Twee* (Afb. 42)
Utkaṭa betekent krachtig, hevig, ongelijkmatig. Deze āsana heeft veel weg van het zitten op een denkbeeldige stoel.

Uitvoering
1. Ga in Tāḍāsana staan (Afb. 1), strek de armen recht boven het hoofd en breng de handpalmen bij elkaar. (Afb. 12)
2. Adem uit, buig de knieën en breng de romp naar beneden totdat de dijen evenwijdig met de grond zijn. (Afb. 42)
3. Buig niet voorover, maar houd de borstkas zover als mogelijk naar

achteren en adem normaal.

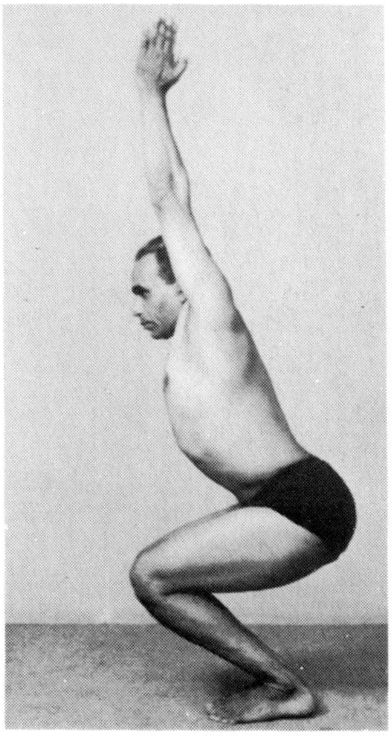

42

4. Blijf een paar sekonden in deze houding, maximaal 30 sekonden. In deze houding is het moeilijk om het evenwicht te bewaren.
5. Adem in, strek de benen (Afb. 12), laat de armen zakken, kom terug in Tāḍāsana (Afb. 1) en ontspan.

Uitwerking
Stijve schouders worden door deze houding soepeler gemaakt, kleine misvormingen van de benen hersteld. De enkels worden sterk en de beenspieren ontwikkelen zich op harmonieuze wijze. Het middenrif wordt omhoog gebracht, wat een lichte, prettige hartmassage oplevert. De buikorganen en de rug krijgen hun oorspronkelijke spankracht terug, en de borstkas wordt verruimd door de sterke uitrekking. Vooral ruiters kunnen van deze houding profiteren.

18. ***Pādānguṣṭhāsana*** Drie* (Afb. 44)
Pāda betekent voet. Anguṣṭha is de grote teen. In staande houding worden de grote tenen vastgepakt.

Uitvoering
1. Ga in Tāḍāsana staan (Afb. 1). Spreid de benen 30 centimeter uit elkaar.
2. Adem uit, buig naar voren en pak de grote tenen vast tussen de duimen en de eerste twee vingers, zodat de handpalmen naar elkaar gericht zijn. Houd de tenen stevig vast. (Afb. 43)

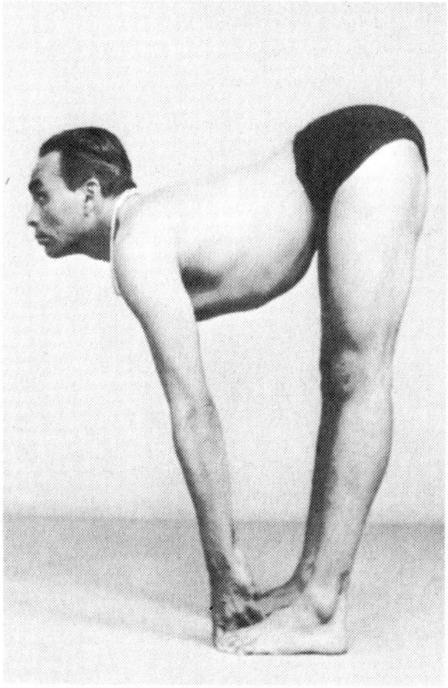

43

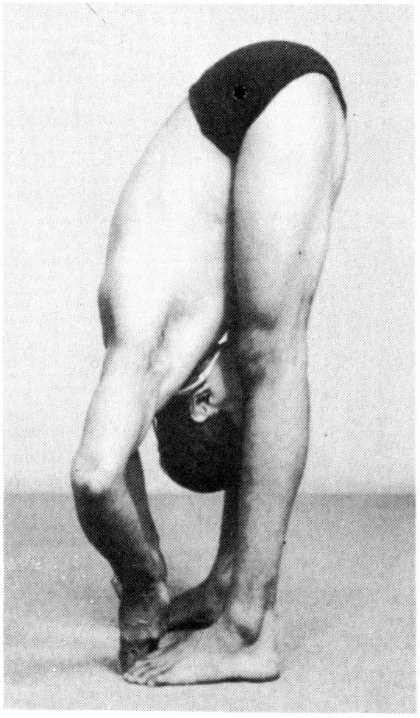

44

3. Houd het hoofd omhoog, strek het middenrif in de richting van de borst en neem de rug zo veel mogelijk in. Doe dit laatste niet vanuit de schouders, maar buig naar voren vanuit het bekken om de rug vanaf het staartbeen te kunnen innemen.
4. Houd de benen stevig en verslap niet de strekking van de knieën en tenen. Strek ook de schouderbladen terug. Haal in deze positie een of twee keer adem.
5. Adem uit, en breng het hoofd tussen de knieën door aan de tenen te trekken zonder ze van de grond te tillen. Hierbij worden de knieën zo stevig mogelijk gestrekt. (Afb. 44). Blijf ongeveer 20 sekonden met normale ademhaling in deze houding.
6. Adem in, keer terug naar positie 2 (Afb. 43), laat de tenen los en ga rechtop staan. Kom terug in Tāḍāsana. (Afb. 1)

19. *Pādahastāsana* Zes* (Afb. 46)
Pāda betekent voet. Hasta betekent hand. Deze houding wordt gedaan door voorover te buigen en op de eigen handen te gaan staan.

Uitvoering
1. Ga in Tāḍāsana (Afb. 1). Spreid de benen 30 centimeter uit elkaar.
2. Adem uit, buig naar voren en schuif de handen onder de voeten zonder de benen te buigen; de handpalmen worden tegen de voetzolen geplaatst. (Afb. 45)

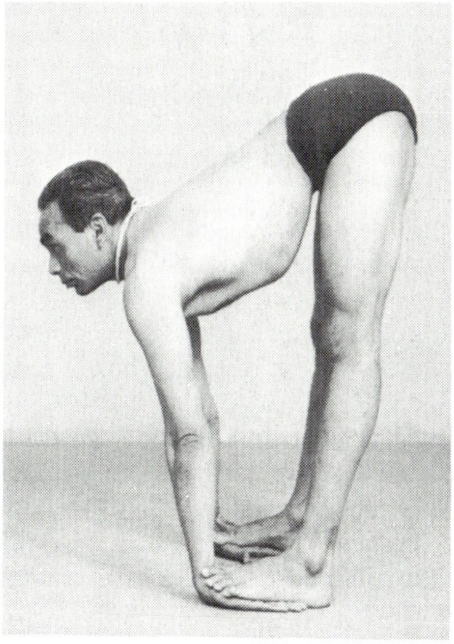

45

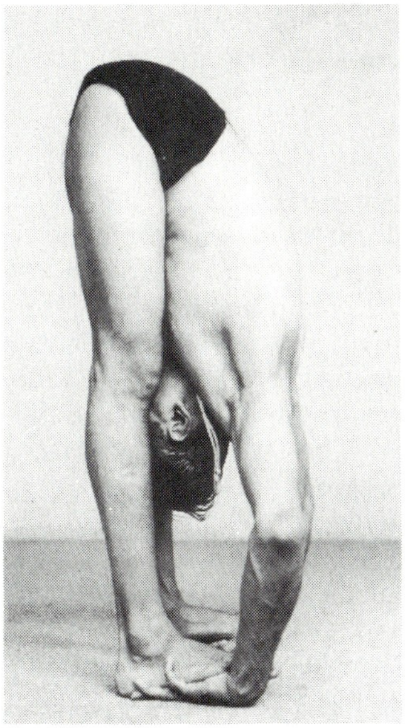

46

3. Houd het hoofd omhoog en neem de rug zo veel mogelijk in. Laat de strekking van de knieën niet verslappen en haal in deze positie een paar keer adem.
4. Adem uit, en breng het hoofd tussen de knieën door de ellebogen te buigen en de voeten met de handpalmen omhoog te duwen. (Afb. 46). Blijf ongeveer 20 sekonden in deze houding en adem hierbij normaal.
5. Adem in, breng het hoofd omhoog en kom terug in positie 2 (Afb. 45), met het hoofd zoveel mogelijk geheven. Adem twee keer in en uit.
6. Adem in, ga rechtop staan en kom terug in Tāḍāsana. (Afb. 1)

Uitwerking van Pādānguṣṭhāsana en Pādahastāsana
De tweede āsana vergt meer inspanning dan de eerste, maar beide āsana's hebben dezelfde uitwerking. De buikorganen worden versterkt, er worden meer spijsverteringssappen afgescheiden, lever en milt worden geaktiveerd. Mensen met een gezwollen gevoel in de buikstreek of met maagklachten kunnen van deze twee āsana's profiteren.

Een hernia kan alleen worden aangepakt door middel van de positie met de holle rug van de Afb. 43 en 45. Breng het hoofd niet tussen de knieën als je verplaatste ruggewervels hebt. Ik heb ervaring opgedaan met mensen die een hernia hebben en gekonstateerd dat de holle rug-positie ze zeer veel goed deed. Begeleiding door een guru (meester) is bij deze houding noodzakelijk, omdat het niet gemakkelijk is om de holle rug-stand te bereiken. In elk geval moeten eerst andere, eenvoudiger posities beheerst worden voordat deze geprobeerd wordt.

20. *Uttānāsana* Acht* (Afb. 48)
Ut is een partikel dat op bedachtzaamheid, intensiteit duidt. Het werkwoord tān betekent strekken, uitrekken, verlengen. In deze āsana wordt de wervelkolom weloverwogen en intensief uitgerekt.

Uitvoering
1. Ga in tāḍāsana staan (Afb. 1), en houd de knieën stevig gestrekt.
2. Adem uit, buig naar voren en zet de vingers op de grond. Plaats vervolgens de handpalmen aan weerszijden van de voeten op de grond, achter de hielen. Buig hierbij niet de knieën. (Afb. 47)
3. Tracht het hoofd zo hoog mogelijk te houden en strek de wervelkolom. Breng de heupen een weinig in de richting van het hoofd, zodat de benen loodrecht op de grond komen te staan.
4. Blijf gedurende twee diepe ademhalingen in deze houding.
5. Adem uit, breng de romp dichter bij de benen en laat het hoofd op de knieën rusten. (Afb. 48)
6. Verslap de greep op de knieën niet, maar breng de knieschijven flink omhoog. Blijf een minuut in deze positie, haal diep en gelijkmatig adem.
7. Adem in en haal het hoofd van de knieën af, maar laat de handpalmen nog steeds op de grond rusten. (Afb. 47)
8. Haal twee keer gewoon adem, adem daarna diep in, til de handen van de grond en keer terug in Tāḍāsana. (Afb. 1)

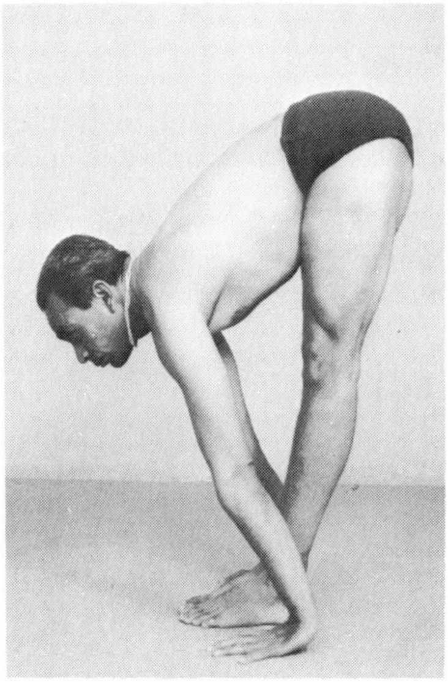
47

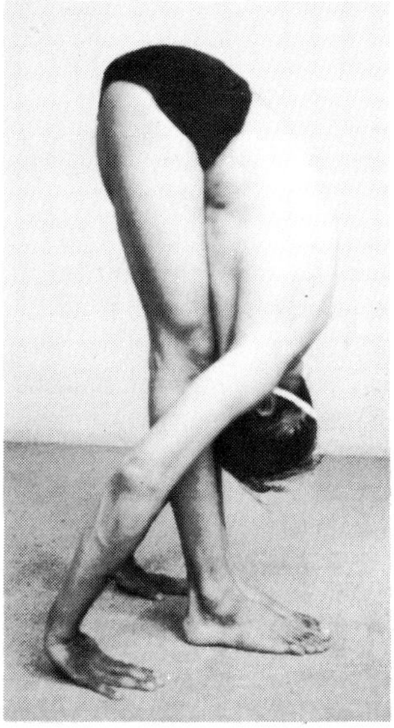
48

Uitwerking
Deze āsana geneest maagklachten en versterkt lever, milt en nieren. Buikpijn tijdens de menstruatieperiode wordt erdoor verlicht. De hartslag wordt kalmer, de ruggemergszenuwen krijgen nieuwe kracht. Neerslachtigheid verdwijnt als deze houding twee minuten of langer aangehouden wordt. De houding werkt zeer gunstig op mensen die snel opgewonden

raken; het kalmeert de hersencellen. Na beëindiging van de āsana voel je je rustig en fris, de ogen gaan stralen en de geest wordt vredig. Mensen die tijdens de beoefening van Śīrṣāsana (Afb. 184) een zwaar gevoel in het hoofd krijgen, door de plotselinge bloedstroom of andere ongemakken ondervinden, moeten eerst Uttānāsana uitvoeren; daarna zullen ze in staat zijn om Śīrṣāsana (De kopstand) met gemak uit te voeren.

21. ***Ūrdhva Prasārita Ekapādāsana*** Zes* (Afb. 49)

Ūrdhva betekent rechtop, boven, hoog. Prasārita betekent uitgestrekt, uitgerekt. Eka betekent één, pāda betekent voet. Deze houding wordt verricht door op één been te staan, voorover te buigen en het andere been hoog op te tillen.

Uitvoering

1. Ga in Tāḍāsana staan (Afb. 1)
2. Adem uit en buig de romp naar voren. Pak met de linkerhand de achterzijde van de rechterenkel vast. Laat de rechterhand naast de rechtervoet op de grond rusten en het hoofd of de kin op de rechterknie.
3. Til het linkerbeen zo hoog mogelijk in de lucht. Strek beide knieën stevig. Houd de tenen van het opgeheven been omhooggericht. De benen moeten recht blijven zodat de tenen recht vooruit wijzen en niet zijwaarts kantelen.

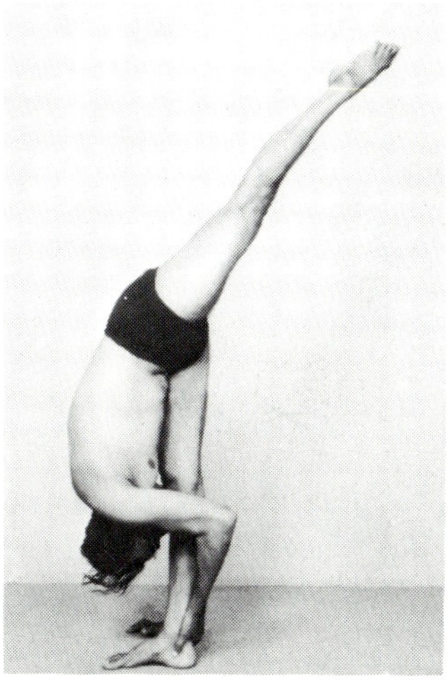

49

4. Blijf ongeveer 20 sekonden in deze houding, en haal hierbij gelijkmatig adem. Adem in, breng het linkerbeen terug op de grond en ga weer in Tāḍāsana staan. (Afb. 1)
5. Herhaal de houding aan de andere kant, waarbij het linkerbeen op de grond blijft en het rechterbeen in de lucht wordt geheven. Blijf aan beide kanten even lang in deze houding.

Uitwerking
Deze āsana geeft de beenspieren nieuwe veerkracht en haalt vet rond de heupen weg.

22. *Ardha Baddha Padmottānāsana* Negen* (Afb. 52)
Ardha betekent half. Baddha betekent gebonden, bedwongen, gevangen, teruggehouden. Padma betekent lotus. Uttāna is een intensieve strekking.

Uitvoering
1. Ga in Tāḍāsana staan (Afb. 1)
2. Adem in, til het rechterbeen van de grond, buig de rechterknie en laat de rechter voetzool op de linkerdij rusten.
3. Pak de rechtervoet met de linkerhand vast, breng de rechterarm achter de rug om en pak de grote teen van de rechtervoet vast tussen de duim en de wijs- en middelvinger van de rechterhand. (Afb. 50)

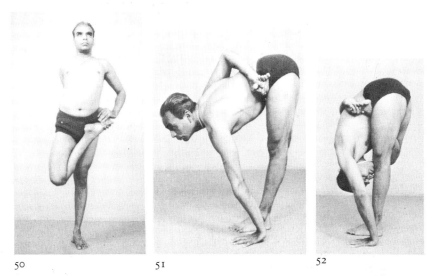

50

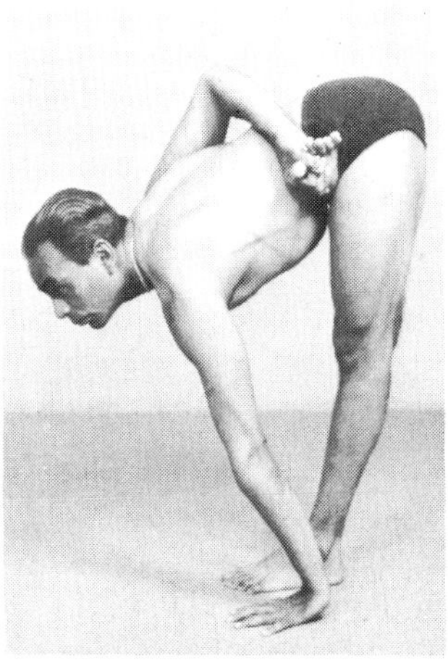
51

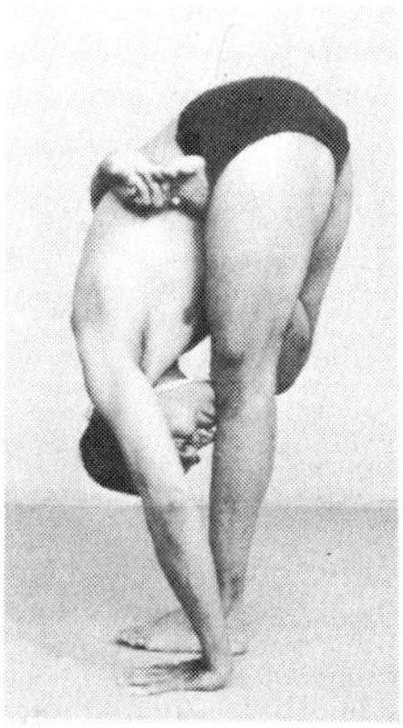
52

4. Laat de linkerhand los. Adem uit, buig de romp naar voren, zet de linkerhand op de grond naast de linkervoet (Afb. 51), en houd het hoofd zo hoog mogelijk. Neem de rug zo veel mogelijk in. Haal in deze houding een paar keer adem.
5. Adem uit, laat het hoofd of de kin op de linkerknie rusten. (Afb. 52)
6. Als niet de hele linker handpalm op de grond geplaatst kan worden, begin dan met de vingertoppen, daarna komen de vingers aan de beurt en tenslotte de hele handpalm. Zo gaat het ook met het hoofd: plaats in het begin alleen het voorhoofd op de linkerknie, later wordt de nek uitgerekt om de top van de neus op de knie te plaatsen, en vervolgens komen achtereenvolgens lippen en kin aan de beurt. De geleidelijke ontwikkeling van voorhoofd naar kin toont dat het lichaam steeds soepeler wordt.
7. Adem in deze houding een paar keer diep in en uit, adem vervolgens in

en breng de romp weer in positie 4. (Afb. 51). Haal twee keer adem.
8. Adem in, hef de linker handpalm van de grond en kom in positie 3. (Afb. 50)
9. Maak de rechterhand los van de linkervoet en keer terug in Tādāsana. (Afb. 1)
10. Herhaal de houding aan de andere kant, waarbij het rechterbeen op de grond blijft, de linkervoet op de rechterdij wordt geplaatst en de linker grote teen van achter de rug met de linkerhand wordt vastgepakt. Daarna wordt de romp naar voren gebogen en de rechter handpalm op de grond geplaatst. (Afb. 53)
11. Als de grote teen niet van achter de rug met de hand vastgepakt kan worden, zet dan beide handpalmen op de grond en voer daarna dezelfde techniek uit. (Afb. 54 en 55)

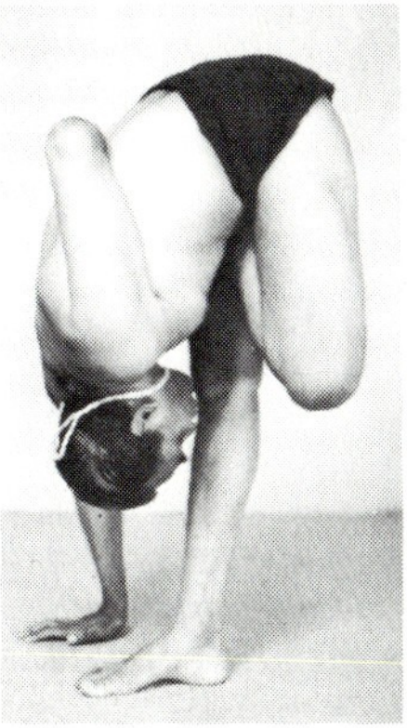
53

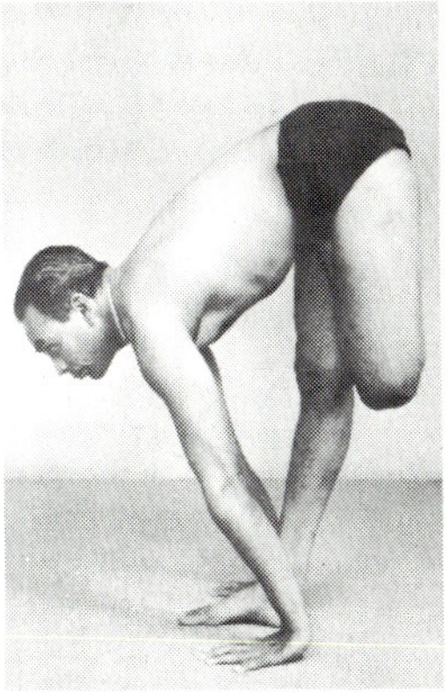
54

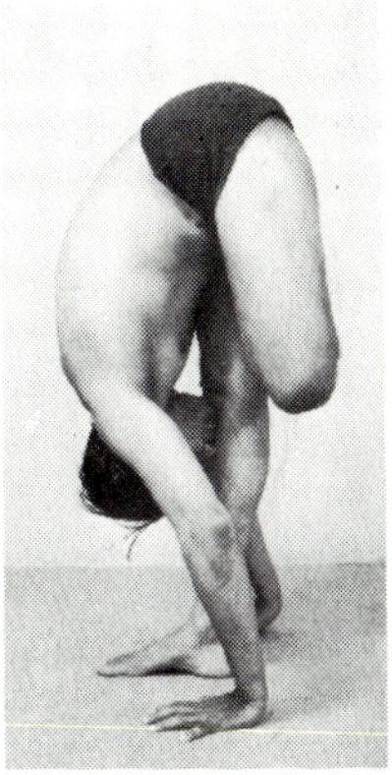
55

Uitwerking
Stijfheid in de knieën wordt met behulp van deze āsana genezen. Omdat de buikorganen samengetrokken worden, neemt de spijsverteringsaktiviteit toe; de peristaltische beweging draagt bij aan het verwijderen van afvalstoffen die vergiften produceren. Deze houding helpt om de schouders verder naar achteren te brengen. Hierdoor wordt de borstkas verruimd en kan vrijer en dieper geademd worden.

23. ***Garuḍāsana*** Een* (Afb. 56)
Garuḍa betekent adelaar. Het is ook de naam van de koning der vogels. Viṣṇu, een van de hoogste goden, gebruikt Garuḍa als voertuig; Garuḍa heeft een witte kop, de snavel van een adelaar, rode vleugels en een gouden lichaam.

Uitvoering
1. Ga in Tāḍāsana staan (Afb. 1). Buig de rechterknie.
2. Plaats het linkerbeen over de rechterdij boven de rechterknie en laat de achterkant van de linkerdij op de voorkant van de rechterdij rusten.
3. Plaats vervolgens de linkervoet achter de rechterkuit, zodat het linker

scheenbeen de rechterkuit aanraakt en de linker grote teen vlak boven de binnenkant van de rechterenkel haakt. Het linkerbeen is nu om het rechterbeen gedraaid.
4. Balanceer nu op het rechterbeen; het kost enige tijd om dit te leren.
5. Buig de ellebogen en breng de armen omhoog tot op borsthoogte. Laat de rechter elleboog op de voorkant van de linker bovenarm rusten vlak bij het elleboogsgewricht. Breng vervolgens de rechterhand achterwaarts naar rechts en de linkerhand achterwaarts naar links en vouw de handpalmen samen. De linkerarm is nu om de rechter gedraaid. (Afb. 56)
6. Blijf 15 tot 20 sekonden in deze houding en haal hierbij diep adem. Maak vervolgens de armen en benen los en keer terug in Tāḍāsana. (Afb. 1)

Uitwerking
Deze āsana ontwikkelt de enkels en vermindert stijfheid in de schouders. Deze houding wordt aanbevolen om kramp in de kuitspieren te voorkomen. De volgende houdingen zijn geschikt om kramp en pijn in de benen te laten verdwijnen: Garuḍāsana, Virāsana (Afb. 89) en Bhekāsana of Manḍukāsana (Afb. 100).

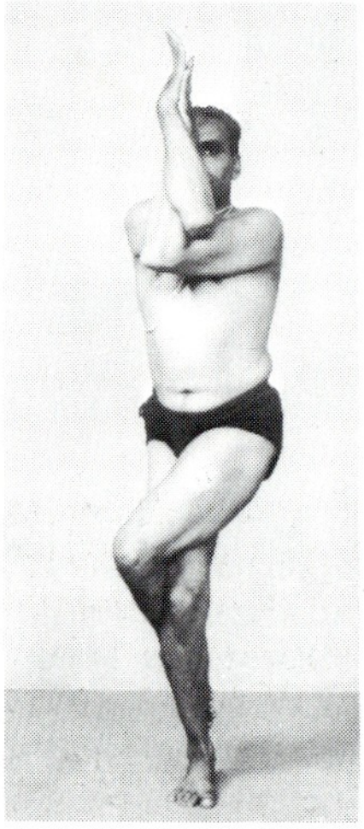

56

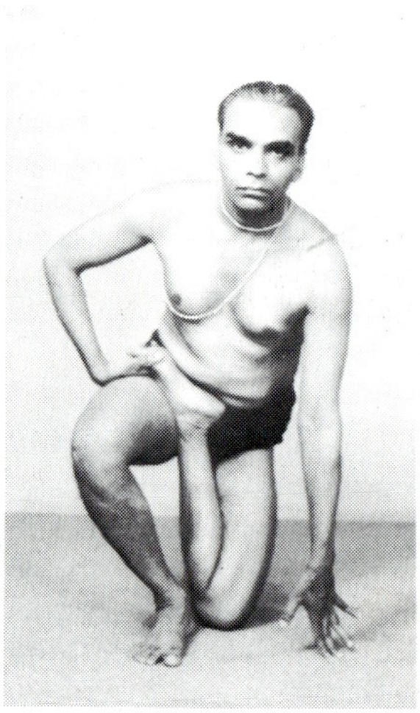

57

24. *Vātāyanāsana* Elf* (Afb. 58)
Vātāyana betekent paard. De houding doet aan de kop van een paard denken, vandaar de naam.

Uitvoering
1. Ga op de grond zitten en plaats de linkervoet hoog boven op de rechterdij in halve Padmāsana (lotushouding).
2. Zet de handen naast de heupen op de grond. Adem uit, breng de romp van de grond omhoog en plaats de top van de linkerknie op de grond. Plaats de rechtervoet dicht bij de gebogen linkerknie en houd de rechterdij evenwijdig met de grond. (Afb. 57)

3. Strek het bekken naar voren, houd de linkerdij loodrecht op de grond, breng de handen omhoog, maak de rug recht en houd het lichaam in evenwicht. Buig niet voorover in deze balans, maar houd de rug recht.
4. Buig de ellebogen en breng de armen op borsthoogte. Plaats de achterkant van de rechter bovenarm dicht bij de elleboog op de voorkant van de linker bovenarm boven het elleboogsgewricht. De armen omstrengelen elkaar en de handpalmen worden samengevouwen. Blijf ongeveer 30 sekonden in deze positie en haal normaal adem (Vooraanzicht: Afb. 58. Zijaanzicht: Afb. 59)
5. Maak de armen los, ga op de grond zitten en strek de benen.

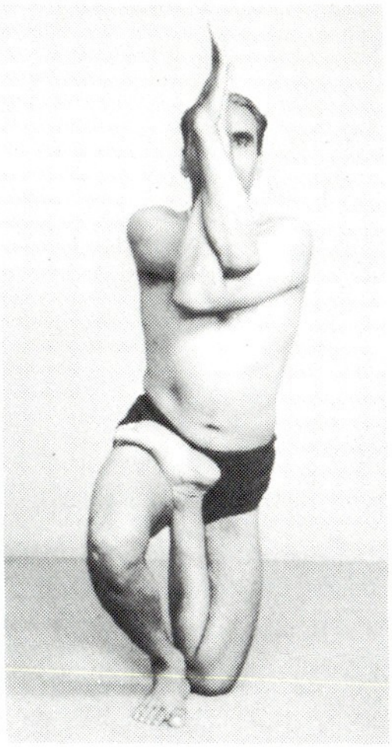

58

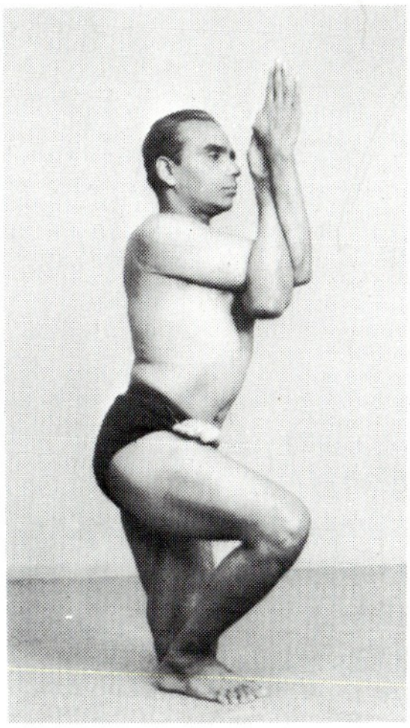

59

6. Herhaal de houding aan de andere kant. Plaats hierbij de rechtervoet hoog boven op de linkerdij, zet de linkervoet dicht bij de gebogen rechterknie op de grond en draai de armen voor de borst om elkaar, zodat de linkerarm dicht bij het elleboogsgewricht over de rechterarm ligt; balanceer en houd de linkerdij evenwijdig met de grond. Blijf aan beide kanten even lang in deze houding. Maak de armen los en ontspan op de grond.
7. In het begin is het moeilijk om het evenwicht te bewaren en de knieën zullen pijnlijk zijn. Na voldoende oefening verdwijnt de pijn en wordt het evenwicht zonder moeite bewaard.

Uitwerking

In deze houding worden de heupgewrichten ruimschoots van bloed voorzien en kleine vervormingen of beschadigingen van heupen en dijen worden gekorrigeerd. De houding is ook geschikt om stijfheid in het gebied van het heiligbeen te bestrijden.

25. *Śalabhāsana* Een* (Afb. 60)

Śalabhā betekent sprinkhaan. De houding lijkt op die van een sprinkhaan die op de grond zit, vandaar de naam.

Uitvoering

1. Ga languit op de buik en op de grond liggen met het gezicht naar beneden. Strek de armen naar achteren.
2. Adem uit, hef het hoofd, de borst en de benen tegelijk zo hoog mogelijk van de grond. De handen mogen hierbij niet op de grond komen en de ribben mogen niet op de grond rusten. Alleen de voorzijde van de buik rust op de grond en draagt het lichaamsgewicht. (Afb. 60)

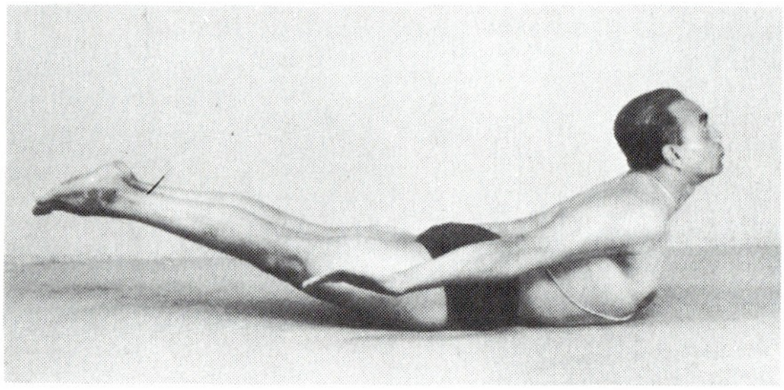

60

3. Breng de bilspieren samen en strek de dijspieren uit. Houd beide benen volledig uitgestrekt en recht vooral bij de dijen, knieën en enkels.
4. Laat het lichaamsgewicht niet op de handen rusten, maar strek ze naar achteren zodat het bovenste gedeelte van de rugspieren geoefend wordt.
5. Blijf zo lang in deze positie als mogelijk en adem hierbij normaal.
6. In het begin is het moeilijk om de borst en de benen van de grond te heffen, maar dit wordt gemakkelijker naarmate de buikspieren sterker worden.

Uitwerking

Deze houding stimuleert de spijsvertering en helpt bij maagklachten en winderigheid. De wervelkolom wordt naar achteren gestrekt en wordt hierdoor elastisch, pijn in de heiligbeen- en lendestreek wordt verzacht. Ik heb gemerkt dat mensen die aan hernia lijden baat vinden bij regelmatige beoefening van deze āsana; ze hoeven dan niet meer overdreven veel te rusten of chirurgisch behandeld te worden. De houding werkt ook gunstig op de blaas en de prostaatklier in.

Er is ook een variatie van deze houding mogelijk, die een gunstig effect heeft op het lagere gedeelte van de rug. In dit geval worden de benen bij de knieën gebogen en de dijen worden uit elkaar geplaatst; de scheenbenen staan loodrecht ten opzichte van de grond. Tijdens een uitademing worden de dijen nu van de grond geheven en dichter bij elkaar gebracht, totdat de knieën elkaar raken; de scheenbenen blijven steeds loodrecht ten opzichte van de grond. (Afb. 61)

In vers 40 van het tweede hoofdstuk van de Gheraṇḍa Saṁhitā wordt 26 *Makarāsana* als volgt beschreven:

'Lig op de grond met het gezicht naar beneden; de borst raakt de aarde en beide benen zijn uitgestrekt: pak het hoofd van achteren met de handen vast. Dit is de Krokodilhouding, die de lichaamswarmte doet toenemen.' Het is een variant op Śalabhāsana.

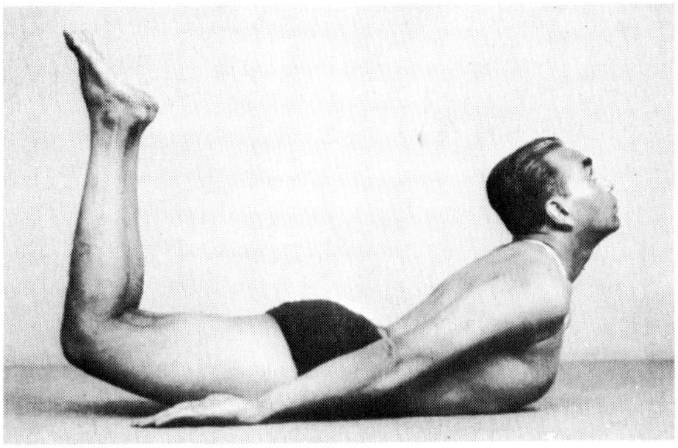

61

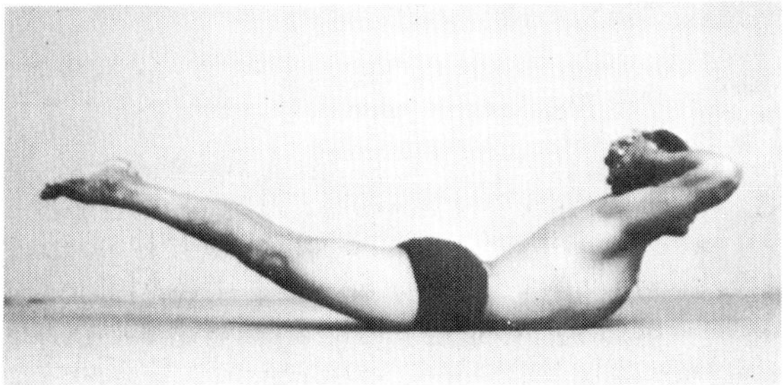

62

27. *Dhanurāsana* Vier* (Afb. 63)
Dhanu betekent boog. De handen worden als een boogpees gebruikt om het hoofd, de romp en de benen omhoog te brengen, en de houding lijkt op een gespannen boog.

Uitvoering

1. Ga languit op de buik op de grond liggen, met het gezicht naar beneden.
2. Adem uit en buig de knieën. Strek de armen naar achteren en pak de linker enkel met de linkerhand vast en de rechter enkel met de rechterhand. Adem twee keer in deze houding.
3. Adem nu volledig uit en breng de benen omhoog door de knieën van de grond te lichten; hef tegelijk de borst van de grond. De armen en handen fungeren als een boogpees, die het lichaam als een boog aanspannen. (Afb. 63)
4. Richt het hoofd op en breng het zover mogelijk naar achteren. Laat de ribben noch het bekken op de grond rusten. Het lichaamsgewicht wordt helemaal door de buik gedragen.
5. Zorg dat de knieën elkaar niet raken terwijl de benen omhoog gebracht worden, want dan komen ze niet hoog genoeg. Als de benen zo volledig mogelijk naar boven gestrekt zijn, worden de dijen, knieën en enkels tegen

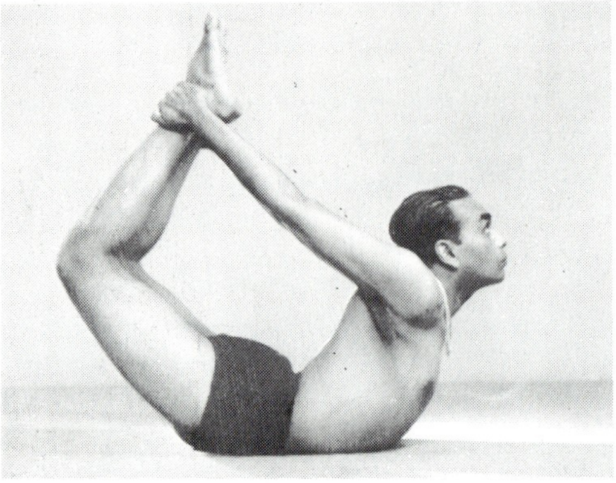

63

elkaar geplaatst.
6. Omdat de buik uitgerekt is, gaat de ademhaling sneller dan normaal; hier hoef je je niet ongerust over te maken. Blijf, afhankelijk van de mogelijkheden, 20 sekonden tot een minuut in deze houding.
7. Adem daarna uit, laat de enkels los, strek de benen recht, leg hoofd en benen weer op de grond en ontspan.

Uitwerking
De wervelkolom wordt in deze houding achterover gestrekt. Oudere mensen doen dit niet vaak, waardoor hun wervelkolom stijf wordt. Deze āsana maakt de wervelkolom weer elastisch en versterkt de buikorganen. Ik heb ervaren dat een hernia effektief wordt bestreden door regelmatig Dhanurāsana en Śalabhāsana (Afb. 60) te beoefenen; overdreven rust en chirurgische behandeling zijn dan niet meer nodig.

28. *Pārśva Dhanurāsana* Vier* (Afb. 64 en 65)
Pārśva betekent zijwaarts. In deze variant van Dhanurāsana wordt de houding uitgevoerd liggend op de zij.

Uitvoering
1. Voer Dharunāsana uit. (Afb. 63)
2. Adem uit, rol naar de rechterkant en strek de benen en borst. (Afb. 64)
3. Adem in en kom terug in positie 1. Adem vervolgens uit, en rol naar de linkerkant. (Afb. 65)
4. Blijf aan beide kanten even lang in deze houding; pas de tijdsduur aan de mogelijkheden aan, en haal normaal adem. Adem in, kom terug in Dhanurāsana, laat de benen los en ontspan.
5. Deze houding vergt meer inspanning dan de vorige omdat de enkels makkelijk uit de handen wegslippen. Houd ze dus steviger vast dan bij de vorige āsana.

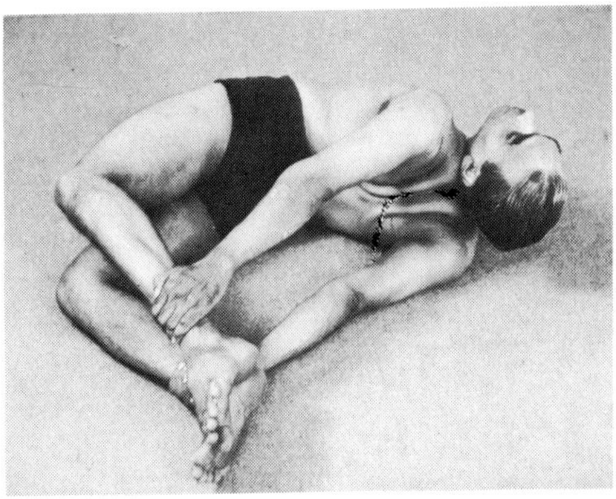

64

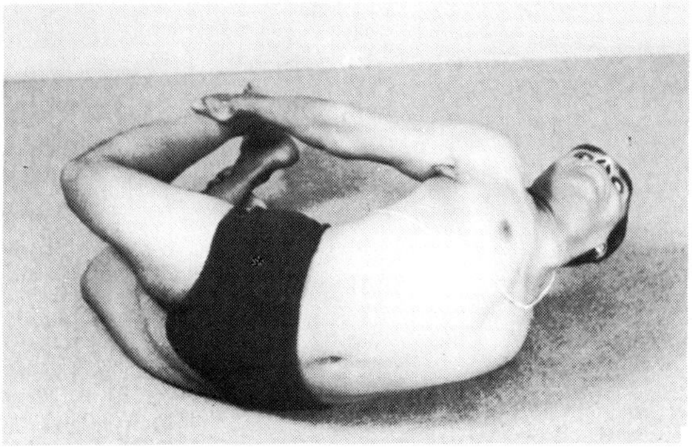

65

Uitwerking
De zijwaartse wenteling masseert de buikorganen door ze tegen de grond te drukken.

29. *Chaturaṅga Daṇḍāsana* Een* (Afb. 67)
Chatur betekent vier. Aṅga betekent ledemaat of een deel daarvan. Daṇḍa betekent staf of stok. Lig plat op de grond met het gezicht naar beneden en plaats, terwijl je uitademt, het lichaamsgewicht op handpalmen en tenen; evenwijdig met de grond en stijf als een stok. De vier ledematen die het lichaam hierbij dragen, zijn de handen en de voeten. De houding lijkt sterk op 'opdrukken' in de westerse gymnastiek.

Uitvoering
1. Ga plat op de grond liggen met het gezicht naar beneden.
2. Buig de ellebogen en zet de handpalmen naast de borst. Hou de voeten ongeveer 30 centimeter uit elkaar.

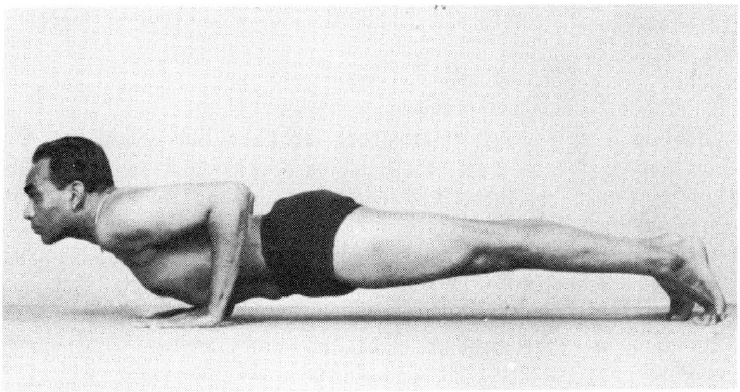

66

3. Adem uit en til tijdens deze uitademing het hele lichaam een aantal centimeters van de grond, waarbij op de handen en de tenen gebalanceerd wordt. (Afb. 66). Houd het lichaam stokstijf, van hoofd tot hielen evenwijdig met de grond en de knieën stevig gestrekt. Blijf enige tijd in deze houding en haal daarbij normaal adem.
4. Breng het hele lichaam daarna geleidelijk naar voren, zodat de voeten met het bovengedeelte van de tenen op de grond komen te liggen (Afb. 67).
5. Blijf ongeveer 30 sekonden in deze houding; haal hierbij naar keuze normaal of diep adem. De beweging kan enkele keren herhaald worden. Rust daarna uit op de grond.

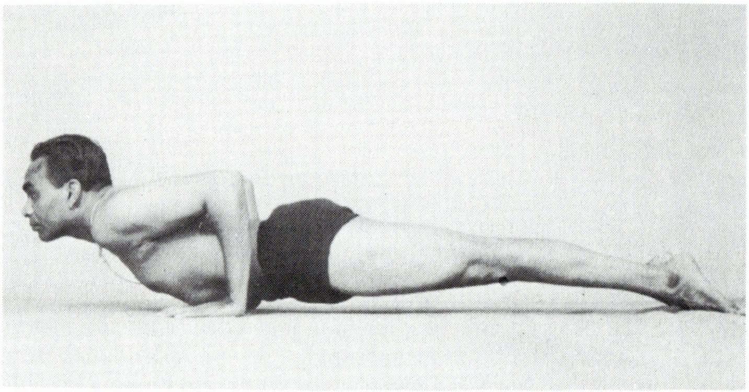

67

Uitwerking
De houding versterkt de armen en de polsen worden beweeglijker en krachtiger. De buikorganen worden samengetrokken en krijgen nieuwe energie.

30. Nakrāsana Zes* (Afb. 68 tot 71)
Nakra betekent krokodil. Deze houding bestaat uit verschillende dynamische bewegingen zoals een krokodil die maakt als hij een prooi benadert.

Uitvoering
1. Ga plat op de grond liggen met het gezicht naar beneden.
2. Buig de ellebogen en plaats de handpalmen naast het middel.
3. Houd de voeten ongeveer 30 centimeter uit elkaar. Adem uit, hef het hele lichaam een aantal centimeters van de grond en houd het in evenwicht op de handpalmen en tenen. Houd het lichaam stokstijf en strek de knieën stevig. Het lichaam moet evenwijdig met de grond blijven. (Afb. 68)
4. Haal een paar keer adem en werp tijdens een uitademing het hele lichaam 30 centimeter naar voren, waarbij de handen en voeten tegelijk van de grond getild worden. (Afb. 69, 70 en 71). Adem hierna een paar keer in en uit. Spring tijdens een uitademing opnieuw naar voren.
5. Herhaal de voorwaartse sprongetjes vier of vijf keer. Aan het einde van elke sprong moet het lichaam zich in de positie bevinden die onder 3

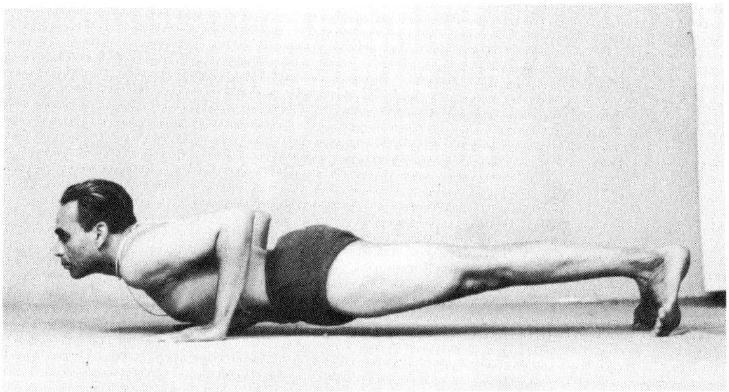

68

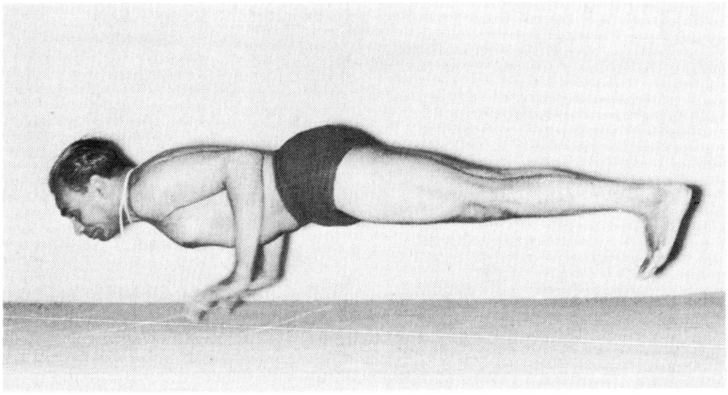

69

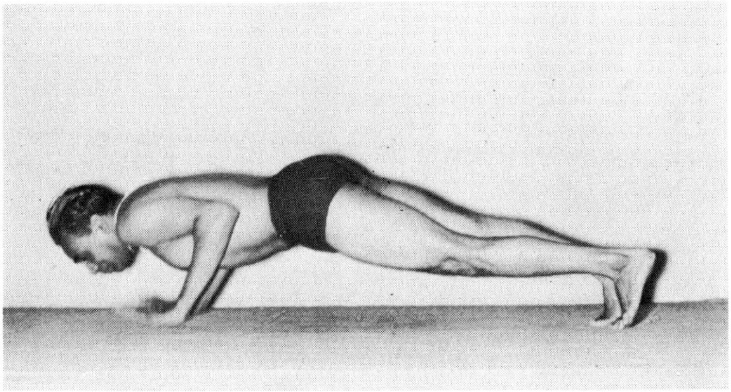

70

beschreven is. Deze bewegingen lijken op die van een krokodil die achter een prooi aanzit. Neem na elke sprong een paar sekonden rust, waarbij diep geademd wordt.
6. Keer nu de beweging om: tijdens uitademingen wordt elke keer ongeveer 30 centimeter naar achteren gesprongen, tot je weer terug bent op de plaats waar begonnen is.
7. Laat de romp op de grond rusten en ontspan.

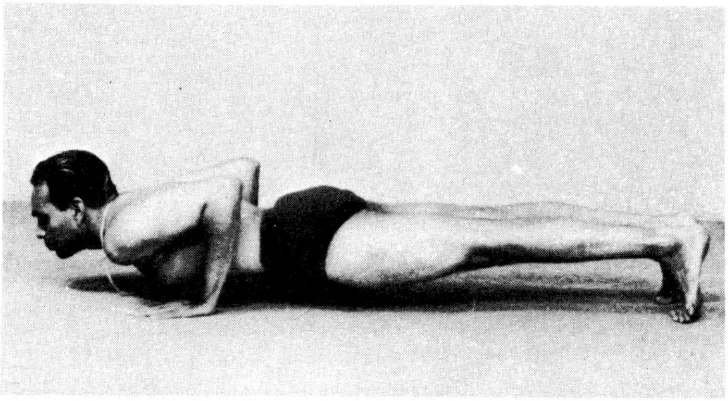

71

Uitwerking
Deze āsana ontwikkelt krachtige polsen, verdrijft vermoeidheid van lichaam en geest, verjongt en verfrist het hele lichaam en maakt dat je je vitaal en krachtig voelt. Omdat de bewegingen veel druk op de polsen uitoefenen, is het aanbevelenswaardig om ze geleidelijk op te bouwen, steeds een beetje hoger en meer. Anders bestaat de kans de polsen te verstuiken.

31. *Bhujaṅgāsana I* Een* (Afb. 73)
Bhujaṅga betekent slang. Lig plat op de grond in deze houding, met het gezicht naar beneden, waarna het lichaam vanuit de romp opgetild wordt en het hoofd naar achteren gebracht wordt, zoals bij een slang die op het punt staat te bijten.

Uitvoering
1. Ga op de grond liggen met het gezicht naar beneden. Strek de benen uit waarbij de voeten tegen elkaar blijven. Houd de knieën gestrekt en laat de tenen naar achteren wijzen.
32. Steun de handpalmen naast het bekken op de grond.
3. Adem in, druk de handpalmen stevig op de grond en breng de romp omhoog. (Afb. 72). Adem twee keer in en uit.
4. Adem in, til het lichaam vanuit de romp omhoog totdat het schaambeen in contact met de grond is; blijf enige tijd in deze positie, waarbij het gewicht op de benen en handpalmen rust. (Afb. 73)
5. Breng de anus en de bilspieren samen, strek de dijen stevig.
6. Blijf ongeveer 20 sekonden in deze positie met een normale adem-

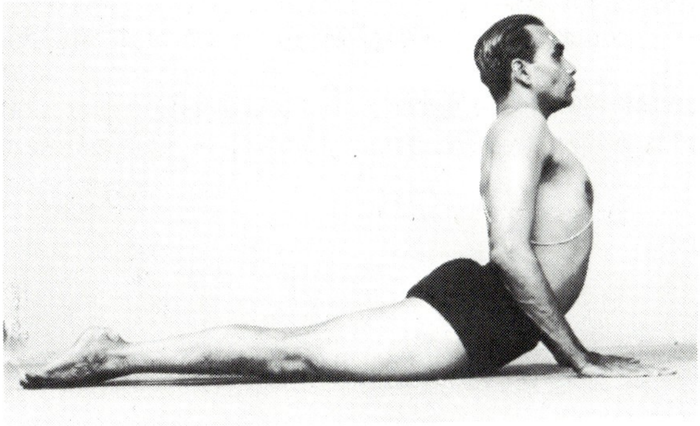

72

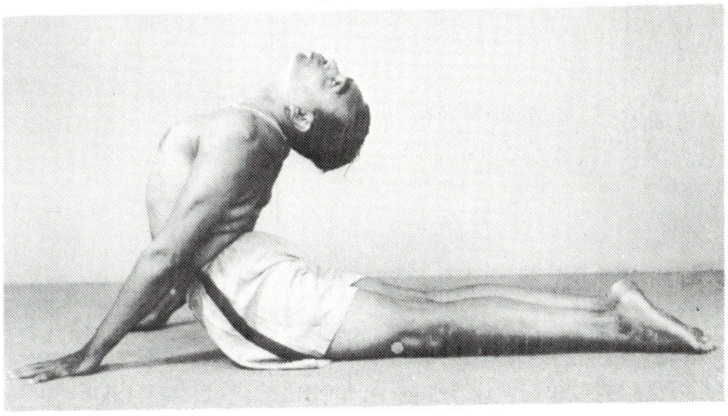

73

haling.

7. Adem uit, buig de ellebogen en laat de romp op de grond rusten. Herhaal de houding twee of drie keer en ontspan daarna.

Uitwerking

De houding heeft een goede uitwerking op beschadigingen aan de wervelkolom; in gevallen van lichte hernia (verschoven ruggewervels) worden de wervels met behulp van deze houding weer in hun oorspronkelijke stand gebracht. De wervelkolom wordt veerkrachtiger en de borst wordt volledig verruimd.

32. *Ūrdhva Mukha Śvānāsana* Een* (Afb. 74)

Ūrdva Mukha betekent met de mond omhoog. Śvāna betekent hond. De houding lijkt op een hond die zich uitstrekt met zijn kop in de lucht, vandaar de naam.

Uitvoering

1. Ga op de buik op de grond liggen met het gezicht naar beneden.
2. Houd de voeten ongeveer 30 centimeter uit elkaar. De tenen moeten recht naar achteren wijzen. Plaats de handpalmen naast het middel op de grond, waarbij de vingers in de richting van het hoofd wijzen.

3. Adem in, til hoofd en romp omhoog, strek de armen volledig en breng het hoofd en de romp zover mogelijk naar achteren, zonder met de knieën op de grond te steunen.
4. Houd de benen recht en stevig gestrekt bij de knieën en steun niet met de knieën op de grond. Het lichaamsgewicht rust alleen op de handpalmen en de tenen. (Afb. 74)

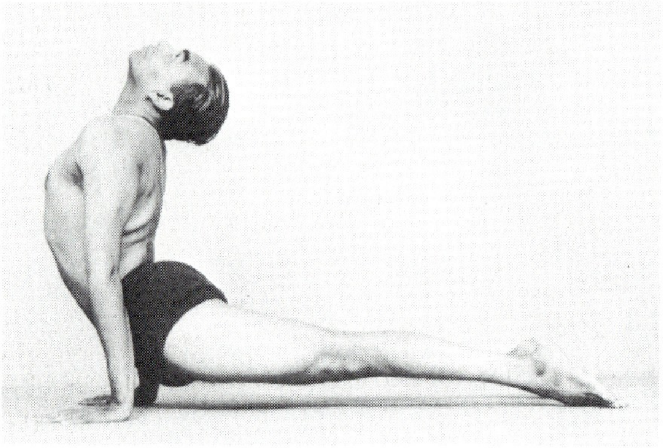

74

5. De wervelkolom, dijen en kuiten moeten volledig gestrekt zijn, en de bilspieren flink samengenomen. Druk de borst naar voren, strek de nek volledig uit en breng het hoofd zover mogelijk achterover. Strek ook de achterkanten van de armen.
6. Blijf een halve tot een hele minuut in deze houding, terwijl diep geademd wordt.
7. Buig de ellebogen, laat de strekking los en rust uit op de grond.

Uitwerking

De houding werkt verjongend op de wervelkolom en wordt speciaal aanbevolen voor mensen die last hebben van een stijve rug. De bewegingen zijn goed voor mensen met spit, ischias en mensen met verschoven of verzakte ruggewervels. De houding versterkt de wervelkolom en geneest rugklachten. Omdat de borst wordt uitgezet, worden de longen elastischer. De bloedcirculatie in de bekkenstreek wordt gestimuleerd, wat een heilzame uitwerking heeft.

33. *Adho Mukha Śvānāsana* Vijf* (Afb. 75)

Adho Mukha betekent: met het gezicht omlaag. Svāna betekent hond. De houding lijkt op een hond die zich uitstrekt met kop en voorpoten naar beneden en de achterpoten omhoog.

Uitvoering

1. Ga languit op de buik op de grond liggen met het gezicht naar beneden. De voeten moeten 30 centimeter uit elkaar liggen.
2. Laat de handpalmen naast de borst op de grond rusten, waarbij de vingers gestrekt worden en in de richting van het hoofd wijzen.

3. Adem uit en til de romp van de grond. Strek de armen, beweeg het hoofd naar beneden in de richting van de voeten en plaats de kruin op de grond; de ellebogen blijven gestrekt en de rug wordt steeds meer verlengd. (Zijaanzicht: Afb. 75. Achteraanzicht: Afb. 76)

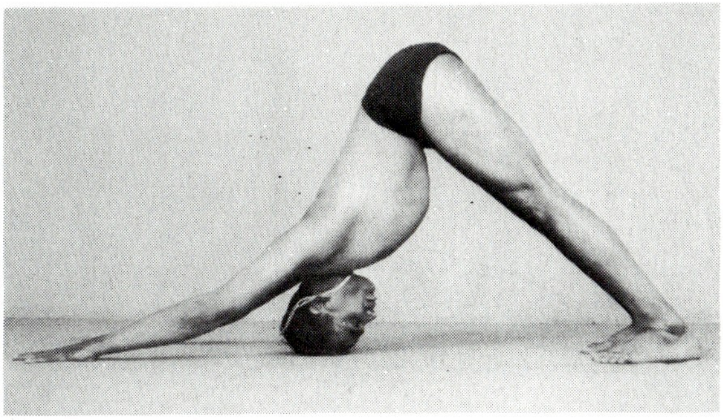

75

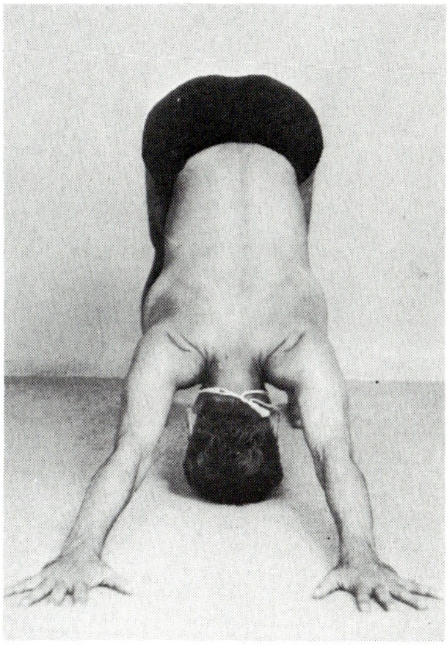

76

4. Houd de benen stevig naar achteren gestrekt en buig de knieën niet, maar druk de hielen in de grond. De hielen en voetzolen moeten volledig op de grond staan, terwijl de voeten evenwijdig met elkaar dienen te zijn, waarbij de tenen recht vooruit wijzen.
5. Blijf ongeveer een minuut in deze houding met diepe ademhaling. Til nu tijdens een uitademing het hoofd van de grond, strek de romp naar voren, laat het lichaam rustig op de grond terugkomen en ontspan.

Uitwerking
Als je uitgeput bent, verdrijft een langere tijd aannemen van deze houding de vermoeidheid en brengt de verloren energie terug. De houding is speciaal geschikt voor hardlopers, die zeer vermoeid zijn na een zware wedstrijd. Sprinters worden sneller en lichtvoetiger. De houding verlicht pijn en stijfheid in de hielen en draagt ertoe bij voetknobbels te verzachten. De enkels worden erdoor versterkt en de benen ontwikkelen zich harmonieus. Stijfheid in de schouderbladen wordt met deze āsana bestreden, evenals ontstekingen aan de schoudergewrichten. De buikspieren worden in de richting van de wervelkolom getrokken en versterkt. Het middenrif wordt naar de borstholte omhoog gebracht, waardoor de hartslag trager wordt. Deze houding ontlast het gemoed en geeft een bevrijdend energiek gevoel. Voor degenen die bang zijn om Sīrsāsana uit te voeren (Afb. 184), is deze houding zeer geschikt. Omdat de romp in volledige strekking naar de grond wordt bewogen, wordt gezond bloed zonder spanning op het hart naar dit gebied gebracht. De hersencellen ondergaan een verjongende

invloed en de hersenwerking wordt gestimuleerd. Ook mensen die aan hoge bloeddruk lijden kunnen deze houding doen.

34. ***Paripūrṇa Nāvāsana*** Twee* (Afb. 78)
Parpipūrṇa betekent geheel of voltallig. Nāva betekent boot. De houding lijkt op een boot met roeiriemen, vandaar de naam.

Uitvoering
1. Ga op de grond zitten met de benen recht naar voren gestrekt. Zet de handpalmen naast de heupen op de grond, waarbij de vingers in de richting van de voeten wijzen. Strek de handen recht uit en houd de rug rechtop. Deze positie heet:

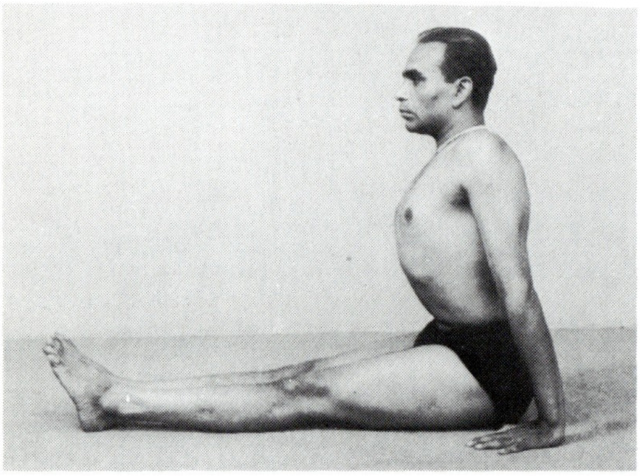

77

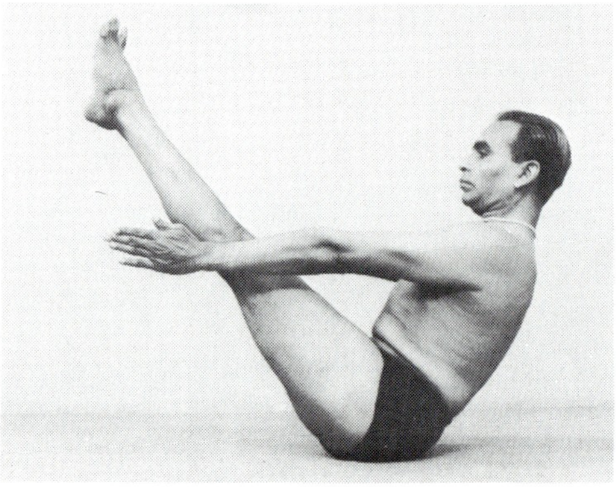

78

35. ***Daṇḍāsana*** Twee* (Afb. 77) (Daṇḍa = een stok of staf)
2. Adem uit, laat de romp een weinig achterover leunen en til tegelijkertijd de benen van de grond; houd de benen stevig gestrekt, vooral bij de knieën en met de tenen naar voren gericht. Het centrum van het evenwicht is op de billen, geen enkel gedeelte van de wervelkolom mag de grond aanraken, en de benen moeten een hoek van 60 tot 65 graden met de grond maken. De voeten staan hoger dan het hoofd, dus niet op dezelfde hoogte zoals bij Ardha Nāvāsana het geval is. (Afb. 79)
3. Haal de handen van de grond en strek de armen naar voren, waarbij ze evenwijdig met de grond en dicht bij de dijen worden gehouden. De schouders en de handpalmen bevinden zich op gelijke hoogte, en de handpalmen zijn naar elkaar toegekeerd. (Afb. 78)
4. Blijf een halve minuut in deze houding met normale ademhaling. Laat deze tijd geleidelijk oplopen tot één minuut. Na 20 sekonden is de uitwerking van deze oefening al voelbaar.
5. Adem daarna uit, breng de handen naar beneden, laat de benen op de grond rusten en ontspan door op de rug te gaan liggen.

Uitwerking
Deze āsana geeft verlichting aan mensen met een gezwollen gevoel in de buik vanwege gasontwikkeling, en helpt ook bij maagklachten. Vetafzet-

ting rond de taille wordt tegengegaan, en de werking van de nieren wordt gestimuleerd.

36. ***Ardha Nāvāsana*** Twee* (Afb. 79)
Ardha betekent half. Nāva betekent boot of vaartuig. Deze houding doet aan een boot denken, vandaar de naam.

Uitvoering
1. Ga op de grond zitten. Strek de benen naar voren en houd ze recht. (Afb. 77)
2. Strengel de vingers in elkaar en zet ze vlak boven de nek tegen de achterkant van het hoofd.
3. Adem uit, breng de rug naar achteren en til tegelijkertijd de benen van de grond, waarbij de knieën gestrekt blijven en de tenen steeds naar boven wijzen. Het centrum van het evenwicht van het lichaam is op de billen en geen enkel gedeelte van de wervelkolom mag de grond raken. (Afb. 79) De werking van de spieren van de buik en de onderrug is duidelijk te voelen.

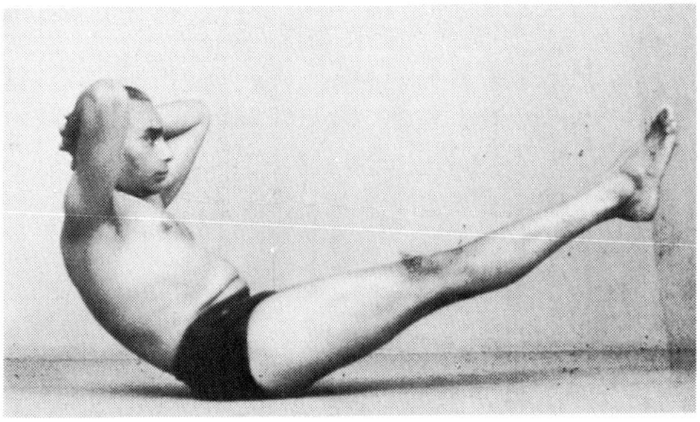

79

4. Zorg dat de benen een hoek van ongeveer 30 tot 35 graden met de grond maken en dat de kruin van het hoofd zich op gelijke hoogte bevindt met de tenen.
5. Blijf 20 tot 30 sekonden in deze houding, met normale ademhaling. Deze houding kan alleen gedurende een minuut gedaan worden door hen die sterke buikspieren hebben.
6. Houd tijdens deze āsana niet de adem vast hoewel de neiging daartoe steeds bestaat, vooral na de inademing. Als de adem wordt ingehouden, wordt de uitwerking hiervan op de buikspieren en niet op de buikorganen gevoeld. Diepe inademing in deze āsana heeft ten gevolge, dat de greep op de buikspieren verloren wordt. Om deze greep te behouden kun je het beste inademen, uitademen, even een pauze, en dan weer hetzelfde herhalen, zonder diep te ademen. Hierdoor worden niet alleen de buikspieren, maar ook de buikorganen geoefend.
7. Let op het verschil tussen Ardha Nāvāsana en Paripūrṇa Nāvāsana: bij de laatste worden de benen hoger opgeheven en de afstand tussen de

benen en de buik is kleiner dan bij de eerste.

Uitwerking
De uitwerking van Ardha Nāvāsana en van Paripūrṇa Nāvāsana (Afb. 78) verschilt vanwege de positie van de benen. Paripūrna Nāvāsana werkt vooral op de darmen in en Ardha Nāvāsana op de lever, galblaas en milt. In het begin is de rug te zwak om de spanningen van de houding aan te kunnen. Als de kracht om de houding langer aan te houden komt, betekent het dat de rug sterker wordt. Een zwakke rug is in vele opzichten een handicap, vooral bij vrouwen, omdat bij een zwangerschap een sterke rug van belang is. Deze twee laatste āsana's, in kombinatie met zijwaartse draaiingen van de wervelkolom, zullen er toe bijdragen dat de rug sterker wordt.

We realiseren ons het belang van een gezonde onderrug als we oude mensen observeren die gaan zitten, opstaan of lopen: bewust of onbewust ondersteunen ze hun rug met hun handen. Dit wijst erop dat de rug zwak is en de spanning niet kan dragen. Zolang de rug sterk is en niet ondersteund hoeft te worden, voel je je jong, ook al ben je op gevorderde leeftijd. De twee āsana's schenken kracht en vitaliteit aan de rug en stellen ons in staat om op prettige, elegante wijze oud te worden.

37. *Gomukhāsana* Twee* (Afb. 80)
Go betekent koe. Mukha betekent gezicht, gelaat. Gomukha is iemand wiens gezicht aan een koe doet denken. Het is ook een soort muziekinstrument, dat aan de ene kant smal is en aan de andere kant breed, als de kop van een koe.

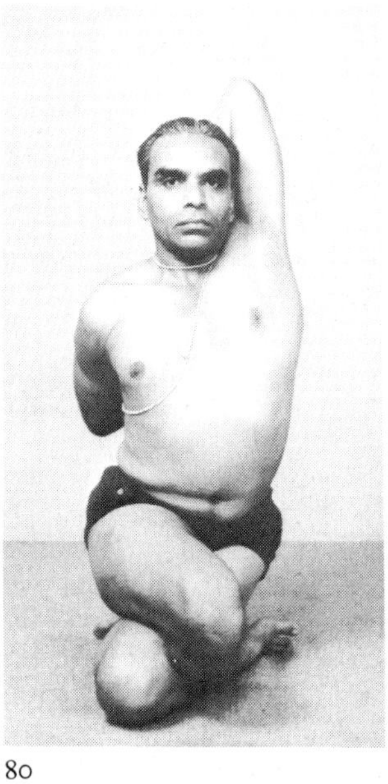

80

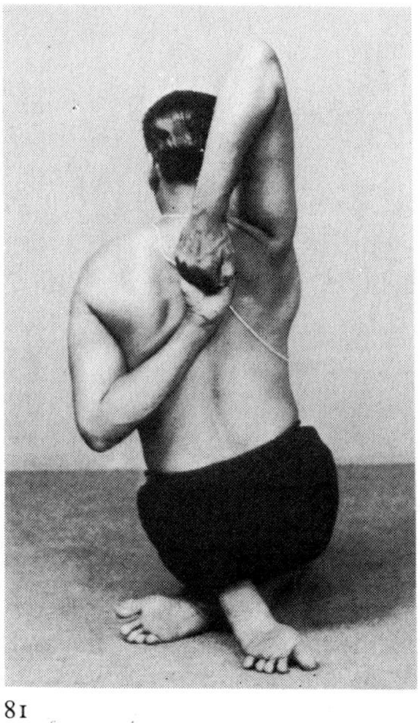

81

Uitvoering

1. Ga op de grond zitten met de benen recht naar voren gestrekt. (Afb. 77)
2. Zet de handpalmen op de grond en hef het zitvlak omhoog.
3. Buig de linkerknie naar achteren en ga op de linkervoet zitten. Haal de handen van de grond, til het rechterbeen op en leg de rechterdij over de linkerdij. Til het zitvlak omhoog en breng met de handen de enkels en de achterkanten van de hielen bij elkaar, zodat ze elkaar raken.
4. Steun op de enkels, met de tenen naar achteren gericht.
5. Leg de linkerarm over het hoofd, buig de linkerarm bij de elleboog en plaats de linker handpalm onder de achterkant van de nek tussen de schouders. Laat de rechterarm zakken, buig de rechterarm bij de elleboog en breng de rechter onderarm achter de rug omhoog totdat de rechterhand zich tussen de schouderbladen bevindt. Pak de handen achter de rug tussen de schouders vast. (Vooraanzicht: Afb. 80. Achteraanzicht: Afb. 81)
6. Blijf 30 tot 60 sekonden in deze houding, met normale ademhaling. Houd de nek en het hoofd recht omhoog en kijk naar voren.
7. Haal de handen uit elkaar, strek de benen en herhaal de houding aan de andere kant; gebruik hiervoor evenveel tijd, maar vervang links door rechts en rechts door links. Eindig hier ook weer met de handen uit elkaar te halen, de benen te strekken en te ontspannen.

Uitwerking

De houding verdrijft kramp in de benen en maakt de beenspieren soepel. De borst wordt flink verruimd en de rug wordt recht. De schoudergewrichten gaan soepeler bewegen en de latissimus dorsi worden volledig verlengd.

38. *Lolāsana* Zes* (Afb. 83)

Lola betekent trillend, heen en weer bewegend of slingerend als een oorbel. In deze houding worden benen en voeten op dezelfde manier geplaatst als bij Gomukhāsana. (Afb. 80). De handen worden naast de heupen op de grond gezet en het lichaam wordt omhoog getild, en steunt alleen op de handen en polsen. In deze balans wordt met het lichaam een klein beetje naar voren en achteren geschommeld, als de slinger van een klok.

Uitvoering

1. Ga met recht naar voren gestrekte benen op de grond zitten. (Afb. 77)
2. Plaats de handpalm naast de heupen op de grond.
3. Til het zitvlak omhoog, buig de rechterknie naar achteren, plaats de rechter voetzool onder de linkerbil en ga erop zitten.
4. Buig de linkerknie naar achteren, breng het zitvlak weer omhoog, plaats de linker voetzool onder de rechterbil en ga erop zitten.
5. De voeten kruisen elkaar, zodat het rechter scheenbeen zich boven de linkerkuit bevindt. Houd de tenen naar achteren gericht. (Afb. 82)
6. Haal een paar keer adem. Adem uit, til de romp en de benen van de grond en balanceer op de handen; strek hierbij de armen uit. (Afb. 83). Schommel voorzichtig met romp en benen naar voren en naar achteren.

Adem normaal.
7. Ga op de grond zitten en haal de benen uit hun gekruiste houding.
8. Kruis de benen nu andersom en balanceer weer op de handen.
9. Balanceer zo lang mogelijk.

Uitwerking

Deze āsana maakt de polsen en handen, de rugspieren en de buikorganen sterker. De beenspieren worden soepel gemaakt en de korte armspieren worden ontwikkeld en krijgen hun natuurlijke veerkracht terug.

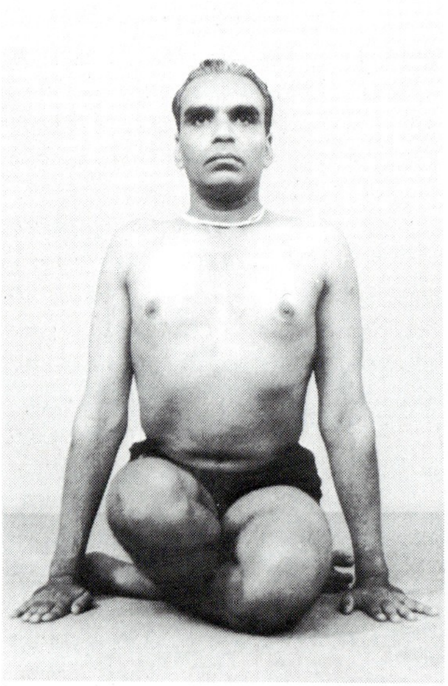

82

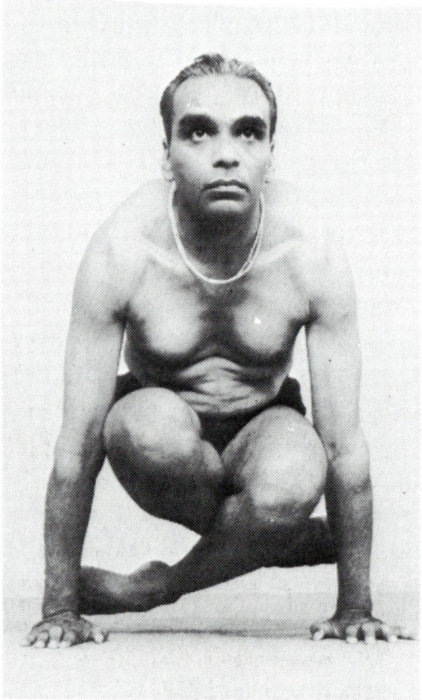

83

39. *Siddhāsana* Een* (Afb. 84)

Siddha betekent een half-goddelijk wezen, dat zeer zuiver en heilig is, en bovennatuurlijke krachten bezit die siddhi's worden genoemd. Siddha betekent ook een geïnspireerde wijze, ziener of profeet.

'De Siddha's zeggen dat, net zoals niemand schade toebrengen de belangrijkste niyama is, en een matig dieet de belangrijkste yama, Siddhasana de belangrijkste āsana is.'

'Van de 8.400.000 āsana's moet men altijd Siddhāsana beoefenen. Door deze āsana worden 72.000 nāḍī's gereinigd.' (Nāḍī's zijn kanalen in het menselijk lichaam waar zenuwenergie doorheen gaat.)

'De yogi die zich in kontemplatie overgeeft aan Ātman en die een gematigd dieet volgt, verwerft de yoga siddhi's als hij Siddhāsana gedurende twaalf jaar beoefent.' (Ātman betekent het Zelf en de Opperziel. Siddhi's zijn bovennatuurlijke vermogens).

'Als de yogi Siddhāsana eenmaal beheerst, volgt de Unmanī Avasthā (Samādhi) die een toestand van verrukking inhoudt vanzelf en zonder speciale inspanning.'

De ziel kent drie avasthā's of bewustzijnstoestanden, die in een vierde toestand zijn inbegrepen. Het zijn waken, dromen, droomloze slaap en

Turīya. 'De eerste toestand is het waakbestaan, waarin het zelf zich bewust is van de gewone wereld van stoffelijke voorwerpen. Hij geniet van grove dingen. De afhankelijkheid van het lichaam is de overheersende faktor. De tweede toestand is het droombestaan, waarin het zelf geniet van subtiele dingen, en voor zichzelf een nieuwe wereld schept uit de stoffelijke vormen van het waakbestaan. Men zegt dat de geest vrij rondzwerft, ongehinderd door de banden van het lichaam. De derde toestand is die van diepe slaap, zonder dromen of begeerten. Deze toestand wordt suṣupti genoemd. Men zegt dat de ziel in deze toestand tijdelijk één met Brahman wordt en zaligheid beleeft. In diepe slaap worden we boven alle begeerten uitgeheven en bevrijd van de kwellingen van de geest... De ziel heeft een goddelijke oorsprong, hoewel hij gekluisterd is aan het vlees. Men zegt dat de ziel in de slaap bevrijd wordt van de boeien van het lichaam en zijn eigen aard weer beleeft... Maar deze toestand (dat wil zeggen de eeuwige droomloze slaap) wordt gemakkelijk verward met louter bewusteloosheid... De hoogste toestand is niet deze droomloze slaap, maar een andere, vierde bewustzijnstoestand, een zuiver intuïtief bewustzijn waarin geen kennis van innerlijke of uiterlijke objekten bestaat. In diepe slaap verblijft de geest in een gebied dat ver verheven is boven het veranderlijk zintuiglijk bestaan, in een toestand van absolute vereniging met Brahman. In de turīya-toestand komt het positieve aspekt tot uiting van datgene wat met betrekking tot de toestand van diepe slaap alleen maar op negatieve wijze omschreven kan worden.' - Radhakrishnan in *Philosophy of the Upanishads*.

De vierde toestand wordt in de Māṇḍūkya Upanishad als volgt omschreven: 'De vierde toestand, zegt de wijze, is geen subjektieve ervaring, noch een objektieve ervaring, noch een ervaring die tussen deze twee inligt, noch een negatieve toestand die noch bewust noch onbewust is. Het is geen zintuiglijke kennis, en ook geen kennis die op iets anders betrekking heeft of ergens anders uit wordt afgeleid. De vierde toestand bevindt zich voorbij de zintuigen, voorbij het verstand, voorbij elke uitdrukkingsvorm. Het is zuiver eenheidsbewustzijn, waarin de wereld en de veelheid op geen enkele wijze meer een rol spelen. Het is het hoogste goed. Het is Eén zonder tweede. Het is het Zelf. Tracht alleen dat te kennen!'

'Rāja-Yoga, Samādhi, Unmanī, Manomanī, Onsterfelijkheid, Koncentratie, Śūnyāśūnya (leegte en tegelijk niet-leegte), Parama Pāda (de Hoogste Toestand), Amanaska (opschorten van de werking van het verstand), Advaita (niet-tweeheid), Nirālamba (zonder enige ondersteuning), Nirañjana (zuiver), Jīvanmukti (toestand van bevrijding), Sahajāvasthā (natuurlijke toestand) en Turīyā (letterlijk de Vierde) betekenen alle hetzelfde. Zoals een korrel zout die in het water wordt geworpen, er zich mee verenigt, verenigen de Geest en de Ātman zich in Samādhi. Als Prāṇa en Manas (verstand, het 'lagere' denken) vernietigd (geabsorbeerd) worden, doet zich de harmonieuze toestand voor die Samādhi wordt genoemd.' - *Haṭha Yoga Pradipikā*, hoofdstuk IV, verzen 3 tot 6.

Er is geen āsana vergelijkbaar met Siddha, geen kumbhaka vergelijkbaar met Kevala, geen mudrā vergelijkbaar met Khecharī, en geen laya (oplossing van het verstand) vergelijkbaar met Nāda.

(Khecharī Mudrā, dat letterlijk betekent: door de ruimte zwervend, wordt in de verzen 25 tot 28 van het derde hoofdstuk van de *Gheraṇḍa*

Saṁhitā als volgt beschreven: 'Snijd de onderste tongpees door en houd de tong voortdurend in beweging; wrijf de tong in met verse boter, en rek hem uit met een ijzeren instrument. Als dit lange tijd gedaan wordt, wordt de tong steeds langer en als de tong tenslotte tot tussen de wenkbrauwen reikt, dan is Kecharī volbracht. Met deze verlengde tong wordt op zodanige wijze geoefend dat het gehemelte steeds verder naar achteren wordt aangeraakt, totdat de tong de neusgaten op het punt waarop ze in de mond uitkomen bereikt. Sluit deze gaten met de tong (zodat de inademing wordt tegengehouden), en richt de aandacht op de ruimte tussen de wenkbrauwen. Dit wordt Khecharī genoemd. Door deze oefening kunnen flauwten, honger, dorst en luiheid niet meer voorkomen. Er komen geen ziekten meer, er is geen verval, geen dood. Het lichaam wordt goddelijk.')

(Nāda is het innerlijke mystieke geluid. In de verzen 79 tot 101 van het vierde hoofdstuk wordt het uitvoerig beschreven, met vele vergelijkingen. Yoga wordt omschreven als beheersing over de afdwalingen van de geest. Om de geest te beheersen, moet deze eerst geheel opgaan in de beschouwing van een voorwerp, zich dan langzamerhand losmaken van dit voorwerp en in het eigen zelf kijken. Op dit punt krijgt de yogi opdracht om zich te koncentreren op de innerlijke mystieke klanken. 'De geest is als een slang: als alle wispelturigheid en verandering door het horen van Nāda worden opgeheven, blijft de geest roerloos op zijn plaats.' De geest (in dit geval: de mentale aktiviteit) lost op, wordt latent, naarmate Nāda op de achtergrond komt. 'Het vuur waarmee hout wordt aangestoken, lost samen met dit hout op (nadat dit verbrand is); en hetzelfde geldt voor de geest (de mentale aktiviteit), die samen met Nāda uitdooft.')

Uitvoering

1. Ga op de grond zitten, met de benen recht naar voren gestrekt. (Afb. 77)
2. Buig het linkerbeen bij de knie. Pak de linkervoet vast met de handen, breng de hiel dichtbij het perineum en laat de linker voetzool tegen de rechterdij rusten.
3. Buig nu het rechterbeen bij de knie en plaats de rechtervoet over de linker enkel, met de rechterhiel tegen het schaambeen.
4. Plaats de rechter voetzool tussen de dij en de kuit van het linker-

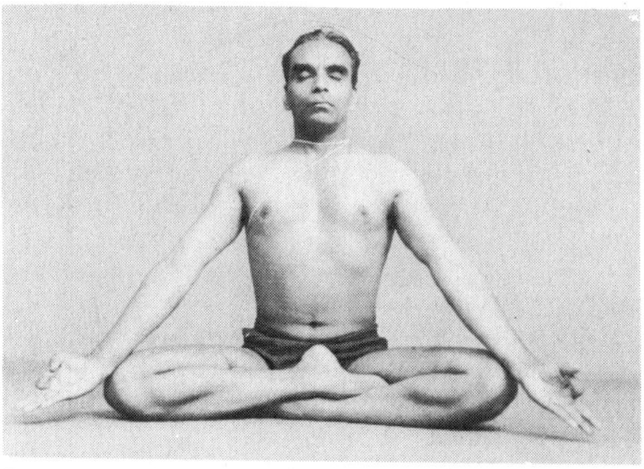

84

been.
5. Steun niet met het lichaam op de hielen.
6. Strek de armen naar voren en laat de achterkant van de handen op de knieën rusten, zodat de handpalmen naar boven gekeerd zijn. Plaats de duimen en de wijs- en middelvinger van elke hand tegen elkaar aan, en houd de andere vingers gestrekt. (Afb. 84)
7. Blijf zo lang mogelijk in deze positie; houd hierbij de rug, de nek en het hoofd rechtop en de blik naar binnen alsof naar het puntje van de neus gekeken wordt.
8. Maak de voeten los en ontspan enige tijd. Herhaal de houding daarna even lang als aan de andere kant, maar plaats nu eerst de rechterhiel vlak bij het perineum, en vervolgens de linkervoet over de rechter enkel, op de wijze die hiervoor beschreven is.

Uitwerking
Deze houding houdt het gebied rond het schaambeen gezond. Het is een van de meest ontspannende āsana's, evenals Padmāsana (Afb. 104). Omdat het lichaam zich in een zithouding bevindt, is het in rust en de positie van de gekruiste benen en de rechte rug houd de geest oplettend en alert. Deze āsana wordt ook aanbevolen voor de beoefening van prāṇāyama en voor meditatie.

Zuiver lichamelijk gezien is de āsana een geschikt middel om stijfheid in de knieën en enkels te genezen. Het bloed circuleert bij deze houding vooral intensief in de lendestreek en de buik; hierdoor krijgt het onderste deel van de wervelkolom nieuwe veerkracht en worden de buikorganen versterkt.

40. *Vīrāsana* Een* (Afb. 89)
Vīra betekent held, krijgsman, kampioen. Deze zittende houding wordt uitgevoerd door de knieën tegen elkaar te plaatsen de voeten te spreiden en ze naast de heupen te laten liggen. De houding is geschikt voor de beoefening van meditatie en prāṇāyāma.

Uitvoering
1. Kniel op de grond. Houd de knieën tegen elkaar en spreid de voeten ongeveer 45 centimeter uit elkaar.
2. Laat het zitvlak op de grond rusten, maar plaats het lichaam niet op de voeten. De voeten worden naast de dijen geplaatst, waarbij de binnenkant van elke kuit de buitenkant van de bijbehorende dij raakt. De tenen wijzen naar achteren en raken de grond. Houd de polsen op de knieën en de handpalmen omhoog, en plaats bij elke hand de toppen van de duim en van de wijs- en middelvinger tegen elkaar. Houd de andere vingers gestrekt. Strek de rug rechtop. (Achteraanzicht: Afb. 88. Vooraanzicht: Afb. 89)
3. Blijf zo lang mogelijk in deze positie, met een diepe ademhaling.
4. Laat vervolgens de handpalmen een tijdje op de knieën rusten. (Zijaanzicht: Afb. 90)
5. Strengel nu de vingers ineen, en strek de armen recht boven het hoofd, met de handpalmen omhoog. (Afb. 91)
6. Blijf een minuut in deze houding, met een diepe ademhaling.

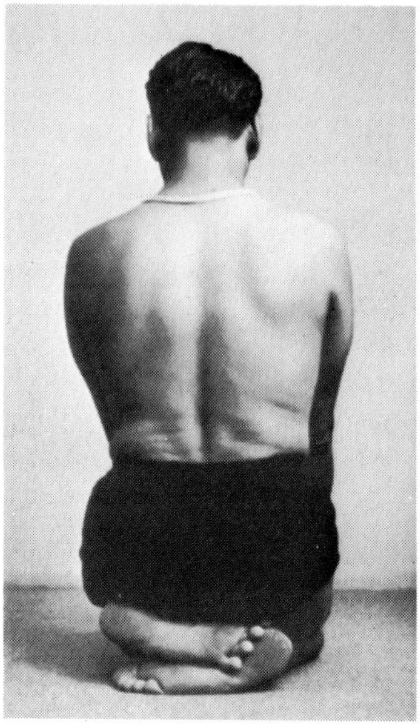

85

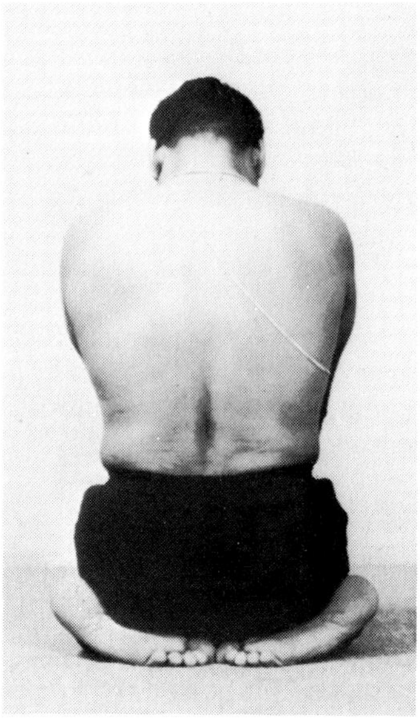

86

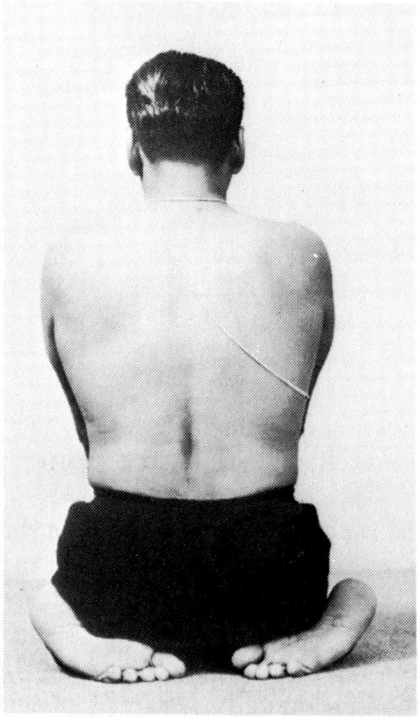

87

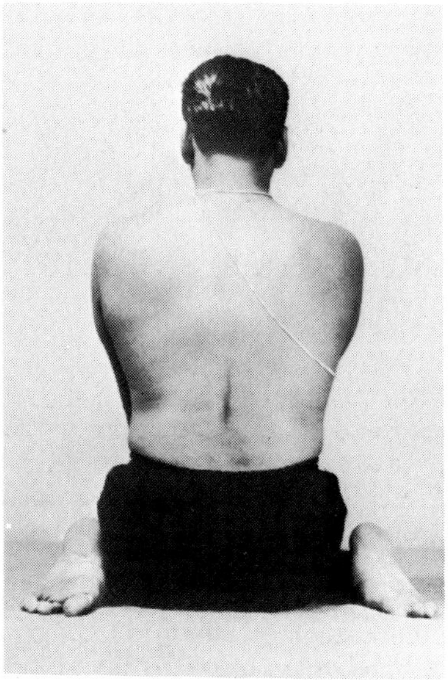

88

7. Adem uit, haal de vingers uit elkaar, plaats de handpalmen op de voetzolen, buig naar voren en laat de kin op de knieën rusten. (Afb. 92)
8. Blijf een minuut in deze houding, met een normale ademhaling.
9. Adem in, breng de romp omhoog, de voeten naar voren en ontspan.
10. Als je het moeilijk vindt om de houding uit te voeren zoals hierboven

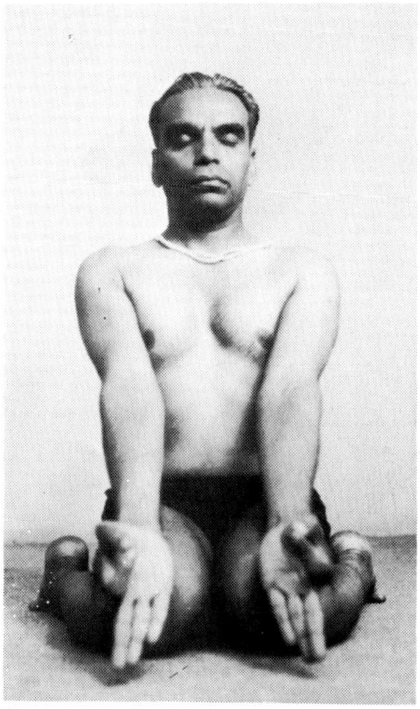

89

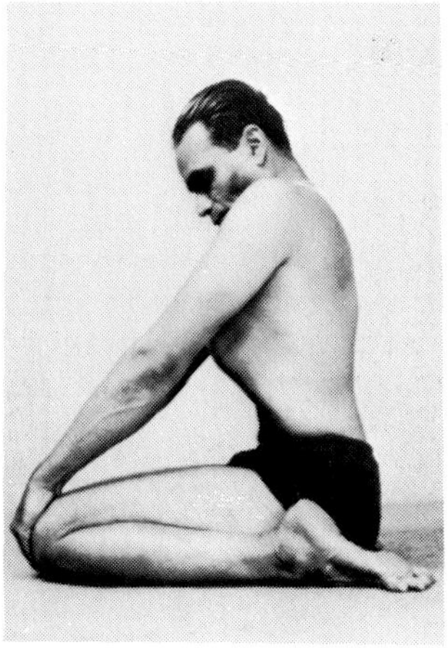

90

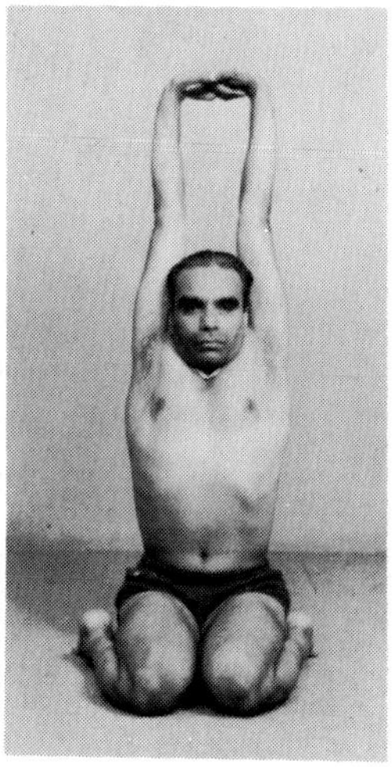

91

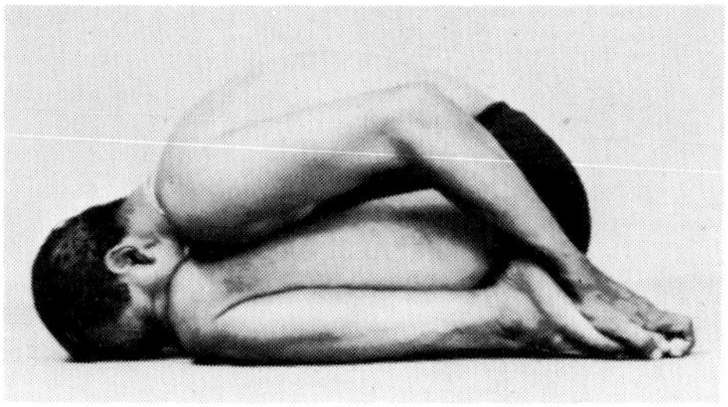

92

beschreven is, probeer dan om de ene voet bovenop de andere voet te plaatsen en het zitvlak op beide voeten te laten rusten. (Afb. 85). Iedere keer worden de voeten verder uit elkaar gebracht (Afb. 86 en 87) totdat ze buiten de dijen op de grond rusten. Na enige tijd zal het zitvlak helemaal op de grond komen en het lichaam steunt dan niet langer op de voeten.

Uitwerking

Met deze houding worden reumatische pijnen in de knieën en jicht genezen, en de houding heeft ook een gunstige invloed op platvoeten. Dankzij het strekken van de enkels en de voeten ontwikkelen de voetbogen zich op harmonieuze wijze. Dit neemt een hele tijd in beslag; het is nodig zeker gedurende enkele maanden de houding enkele minuten per dag uit te voeren. Pijn in de hielen wordt verlicht en knobbels op de voeten zullen niet groter worden en zullen zelfs langzaam maar zeker verdwijnen. De houding kan zelfs direct na een maaltijd uitgevoerd worden en verlicht een zwaar gevoel in de maag.

41. *Supta Vīrāsana* Twee* (Afb. 96)
Supta betekent gaan liggen. Ga in deze āsana achterover op de grond liggen en strek de armen achter het hoofd.

Uitvoering
1. Ga in Vīrāsana zitten. (Afb. 89)
2. Adem uit, breng de romp naar achteren en laat de ellebogen één voor één op de grond steunen. (Afb. 89)
3. Hef de druk op de ellebogen op door de armen één voor één uit te strekken.
4. Laat eerst de kruin van het hoofd op de grond rusten. (Afb. 94). Laat geleidelijk het achterhoofd en vervolgens de rug op de grond komen. (Afb. 95). Breng de armen nu achter het hoofd op de grond en strek ze recht uit. (Afb. 96). Blijf zo lang mogelijk in deze positie, haal diep adem. Plaats vervolgens de armen naast de romp, druk de ellebogen op de grond en ga op

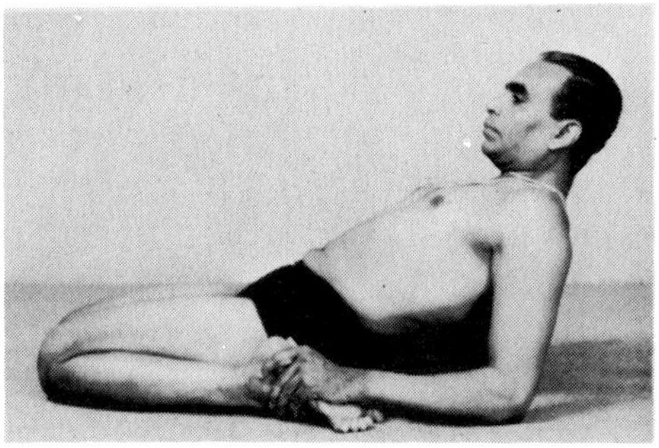
93

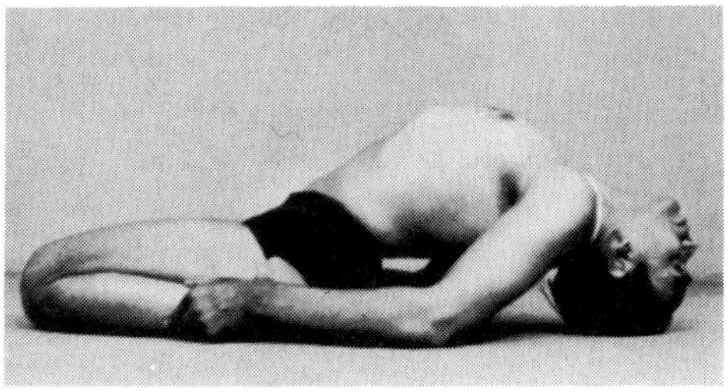
94

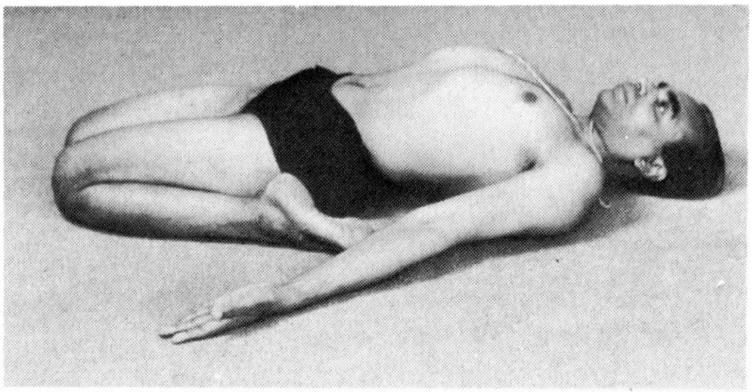
95

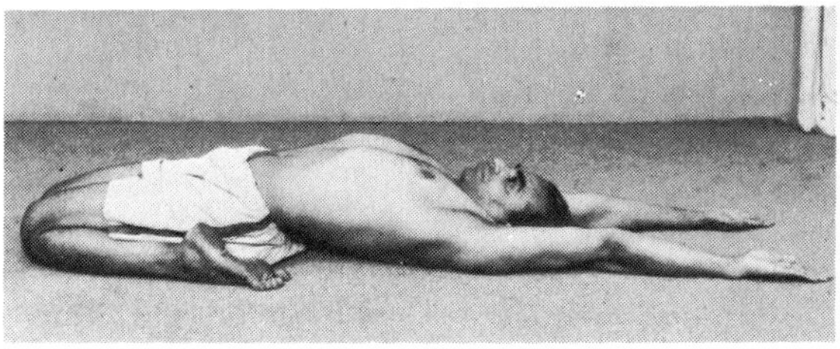
96

een uitademing weer rechtop zitten.
5. De handen mogen achter het hoofd gestrekt worden, maar ook naast de dijen geplaatst. Als ze achter het hoofd gestrekt worden, mogen de schouderbladen niet van de grond getild worden.
6. Beginnelingen mogen de knieën uit elkaar houden.

Uitwerking
Deze āsana strekt de buikorganen en de bekkenstreek. Mensen met pijn in de benen kunnen door 10 tot 15 minuten in deze houding te blijven de pijn verlichten. De houding wordt aanbevolen aan atleten en aan allen die uren achtereen moeten lopen of staan. De houding kan direct na een maaltijd uitgevoerd worden en wordt zij vlak voor het slapen gaan beoefend, dan zijn de benen de volgende ochtend goed uitgerust. Enkele van mijn leerlingen die kadetten op een militaire akademie (de National Defense Academy) waren, ondervonden dat een kombinatie van deze āsana met Sarvāngāsana I (Afb. 223) na lange marsen weldadig werkte.

42. ***Paryankāsana*** Twee* (Afb. 97)
Paryanka betekent bed, rustbed of sofa. Deze āsana is een voortzetting van Supta Vīrāsana. (Afb. 96). Het lichaam lijkt bij deze houding op een rustbed, vandaar de naam.

Uitvoering
1. Ga in Vīrāsana zitten. (Afb. 89)
2. Adem uit en leun achterover. (Afb. 93). Door de borst en de nek op te tillen wordt de rug achterover gebogen, zodat alleen de kruin van het hoofd op de grond rust. (Afb. 94). Geen enkel gedeelte van de romp mag de grond raken.
3. Buig de armen bij de ellebogen. Pak met de rechterhand de linker bovenarm vlak bij de elleboog vast en met de linkerhand de rechter bovenarm vlak bij de elleboog. Laat de gevouwen armen achter het hoofd op de grond rusten. (Afb. 97)
4. Blijf een minuut in deze houding, met een gelijkmatige ademhaling.

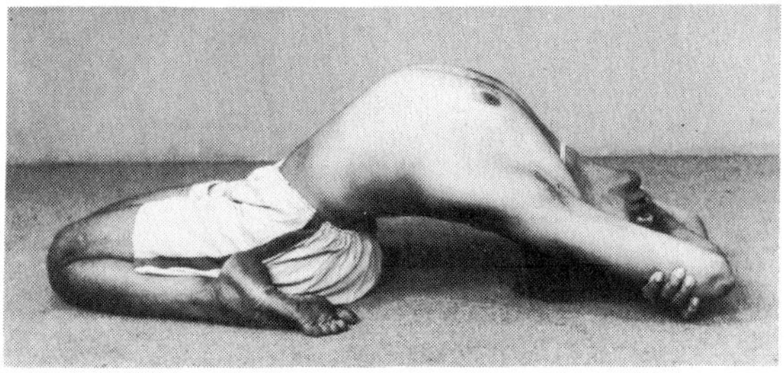

97

5. Adem in, laat de romp en de nek op de grond komen, maak de handen los van de armen en ga rechtop in Vīrāsana zitten. (Afb. 89)
6. Strek vervolgens de benen één voor één uit, ga plat op de rug liggen en

ontspan.

Uitwerking

Evenals bij Matsyāsana (Afb. 113) wordt bij Paryankāsana de bovenrug helemaal uitgestrekt, zodat de longen flink verruimd worden. De nekspieren worden gestrekt en de schildklier en bijschildklier worden gestimuleerd, zodat ze op de juiste wijze kunnen funktioneren. Degenen die Matsyāsana niet kunnen uitvoeren, kunnen evenveel nut hebben van Paryankāsana. Terwijl Vīrāsana (Afb. 89) en Supta Vīrāsana (Afb. 96) op elk tijdstip uitgevoerd kunnen worden, zelfs direkt na een maaltijd, kan Paryankāsana niet direkt na een maaltijd worden beoefend.

43. ***Bhekāsana*** (ook Maṇḍūkāsana genoemd) Vier* (Afb. 100)

Bheka betekent kikker. De aktiviteiten bij deze āsana lijken op die van een kikker, vandaar de naam.

Uitvoering

1. Ga languit op de buik op de grond liggen, met het gezicht naar beneden. Strek de armen naar achteren.
2. Adem uit, buig de knieën en breng de hielen in de richting van de heupen. Houd de rechter voetzool met de rechterhand vast en de linker voetzool met de linkerhand. (Afb. 98). Haal twee keer adem. Adem uit, hef het hoofd en de romp van de grond en kijk omhoog.
3. Draai de handen nu op zodanige wijze, dat de handpalmen het bovengedeelte van de voeten aanraken en de tenen en vingers in de richting van het hoofd wijzen. (Afb. 99). Druk de handen verder naar beneden en breng de tenen en hielen dichter bij de grond. Zorg dat de armen van de polsen tot de ellebogen loodrecht op de grond staan. (Afb. 100). Als de knieën en enkels voldoende soepelheid verkrijgen, kunnen de hielen de grond aanraken.
4. Blijf 15 tot 30 sekonden in deze houding, maar houd de adem niet in. Adem uit, haal de handpalmen van de voeten, strek de benen uit en ontspan.

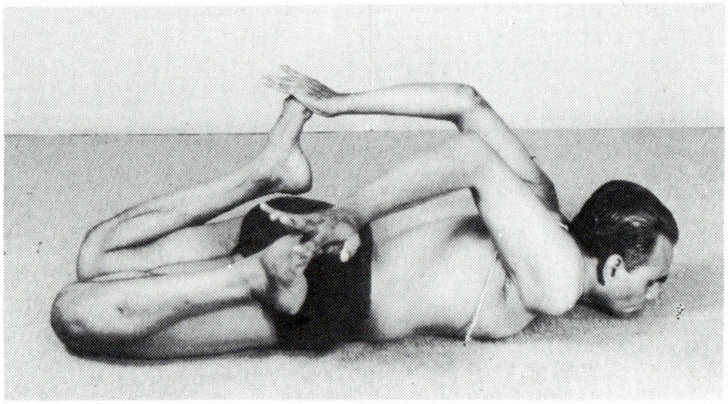

98

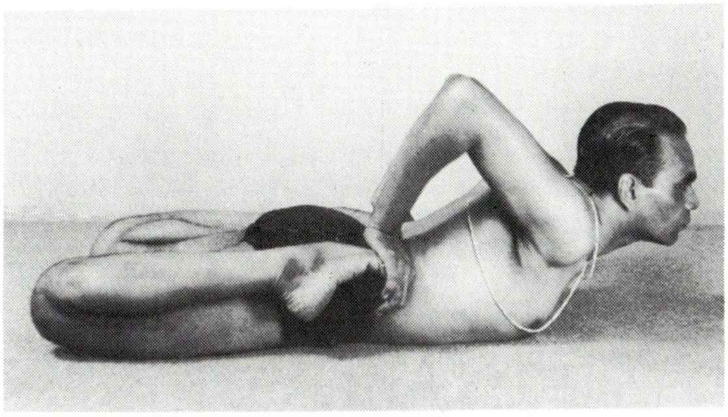

99

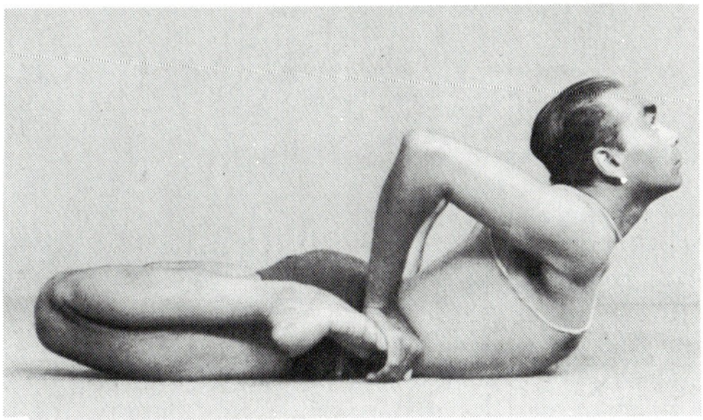

100

Uitwerking

De oefening heeft een gunstige uitwerking op de buikorganen, omdat ze tegen de grond worden gedrukt. De knieën worden steviger, en de houding verlicht pijn in de kniegewrichten ten gevolge van reumatiek en jicht. Ook inwendige afwijkingen van de kniegewrichten vinden er baat bij. De voetbogen ontwikkelen zich door de druk van de handen; op deze wijze worden platvoeten genezen. De houding heeft een gunstige uitwerking op verstuikte enkels en maakt ze sterker. Ook pijn in de hielen wordt verzacht. Bij voortdurende beoefening van deze āsana worden de hielen zachter. Mensen die last hebben van knobbels aan de hielen hebben baat bij deze houding, evenals bij de beoefening van Vīrāsana. (Afb. 89)

44. *Baddha Koṇāsana* Drie* (Afb. 102)

Baddha betekent gevangen, beteugeld. Koṇa betekent hoek. Ga in deze houding op de grond zitten, breng de hielen dicht bij het perineum, pak de voeten vast en breng de dijen uit elkaar totdat de knieën aan beide kanten de grond raken. Op deze wijze zitten Indiase schoenlappers.

Uitvoering

1. Ga op de grond zitten met de benen recht naar voren gestrekt. (Afb. 77)
2. Buig de knieën en breng de voeten dichter bij de romp.
3. Plaats de zolen en hielen van de voeten tegen elkaar en pak de voeten dicht bij de tenen vast; breng de hielen vlak bij het perineum. De buiten-

kanten van beide voeten moeten op de grond rusten, en de achterkant van de hielen moet het perineum raken.
4. Breng de dijen uit elkaar en laat de knieën naar beneden gaan, totdat ze de grond raken.
5. Strengel de vingers in elkaar en pak de voeten stevig vast, strek de wervelkolom en kijk naar voren of naar het puntje van de neus. (Afb. 101). Blijf zo lang mogelijk in deze houding.

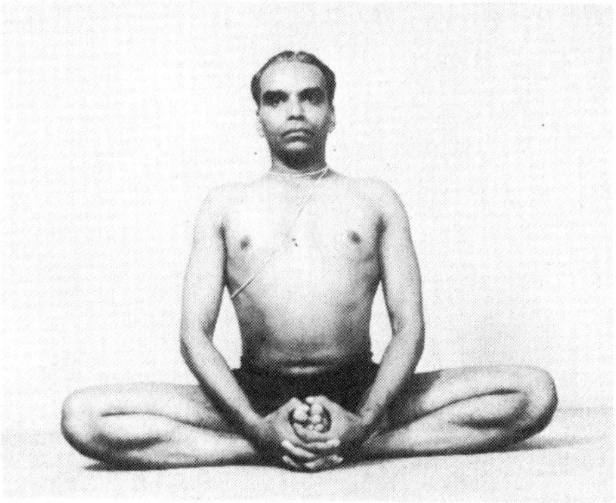

101

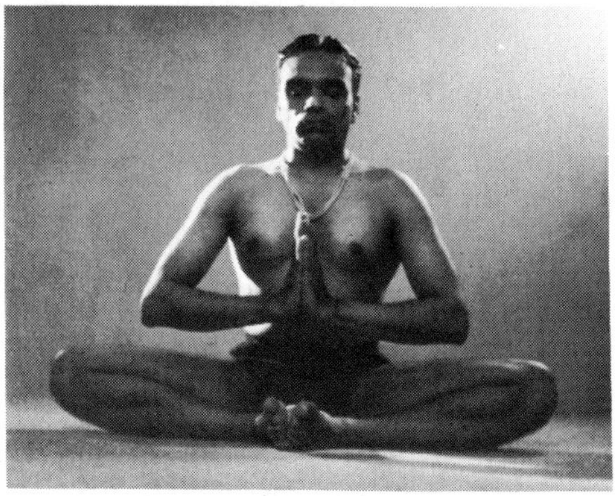

103

6. Zet de ellebogen op de dijen en druk ze naar beneden. Adem uit, buig naar voren, laat eerst het voorhoofd, vervolgens de neus, en tenslotte de kin op de grond rusten. (Afb. 102). Blijf een halve tot een hele minuut met normale ademhaling in deze houding.

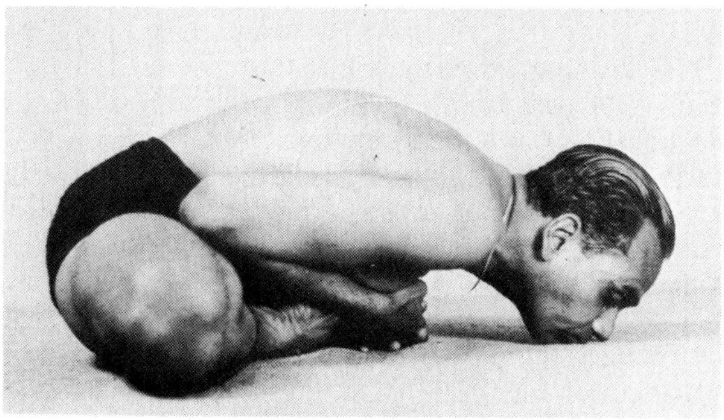

102

7. Adem in, breng de romp van de grond omhoog en keer terug in positie 5. (Afb. 101)
8. Haal daarna de voeten van elkaar, strek de benen en ontspan.

Uitwerking
De houding wordt speciaal aanbevolen aan mensen die last hebben van de urinewegen. Het bekken, de buik en de rug worden goed doorbloed en worden hierdoor gestimuleerd. De nieren, de prostaatklier en de urineblaas worden gezond gehouden. Het is een bekend feit dat Indiase schoen-

lappers zelden kwalen aan de urinewegen hebben; dit komt omdat ze de hele dag in deze houding zitten.

Deze houding brengt verlichting bij ischias en voorkomt hernia. Bij regelmatige beoefening worden ook klachten aan de testikels minder. De houding is weldadig voor vrouwen. In kombinatie met Sarvāngāsana I (Afb. 223) en de daarbij behorende cyklus (Afb. 235 tot 271) brengt deze houding onregelmatige menstruatieperioden tot staan en de eierstokken gaan weer normaal funktioneren. Zwangere vrouwen die dagelijks een paar minuten in deze houding zitten, blijken tijdens de bevalling veel minder pijn te hebben, en hebben ook geen last van spataderen. (In het boek *Childbirth Without Fear* van Dr. Grantly Dick Reed wordt de houding aanbevolen voor zwangere vrouwen).

Evenals Padmāsana (Afb. 104) en Vīrāsana (Afb. 89) wordt deze āsana aanbevolen voor de beoefening van Prāṇāyāma en bij meditatie. Als in deze houding gemediteerd wordt moeten de handpalmen voor de borst gevouwen worden (Afb. 103), maar het vereist oefening om dit met een rechte rug te doen. Deze āsana kan ook zonder bezwaar direkt na een maaltijd worden verricht, maar dan niet met het hoofd op de grond steunen.

45. ***Padmāsana*** Vier* (Afb. 104)

Padma betekent lotus. Dit is de lotushouding, een van de belangrijkste en bruikbaarste āsana's. Het is de meditatiehouding; Boeddha wordt dikwijls in deze houding afgebeeld.

In vers 48 van de *Haṭha Yoga Pradīpikā* worden deze houding en de beheersing van de adem in deze houding als volgt beschreven: 'Neem Padmāsana aan, plaats de handpalmen op elkaar en de kin stevig tegen de borst en kontempleer over Brahman; hierbij wordt de anus veelvuldig samengetrokken en de āpana naar boven gebracht. Door gelijksoortige samentrekking van de keel wordt de prāna neerwaarts bewogen. Op deze wijze wordt ongeëvenaarde kennis verworven door de gunstige werking van Kuṇḍalinī (die door middel van dit proces opgewekt wordt).'

Kuṇḍalinī is de Goddelijke Kosmische Energie in het lichaam, die gesymboliseerd wordt door een opgerolde en slapende slang in het laagst gelegen lichaamscentrum aan de basis van de wervelkolom. Deze latente energie moet tot ontwaken komen en door de wervelkolom naar de hersenen geleid worden; hiervoor moet de energie door Suṣumnā Nāḍi, een kanaal voor zenuwenergie, en door de zes chakrā's, de subtiele centra in het lichaam, de vliegwielen in het zenuwstelsel van de menselijke machine, gevoerd worden. Het opwekken van Kuṇḍalinī wordt in details behandeld in het boek *The Serpent Power* van Arthur Avalon (Sir John Woodroffe). Dit is een van de basishoudingen, die dikwijls toegepast wordt in de variaties op Śīrṣāsana en Sarvāngāsana.

Uitvoering

1. Ga met gestrekte benen op de grond zitten. (Afb. 77)
2. Buig het rechterbeen bij de knie, pak de rechtervoet met de handen vast en plaats deze voet hoog aan de bovenkant van de linkerdij zodat de rechterhiel zich dicht bij de navel bevindt.
3. Buig nu het linkerbeen, pak de linkervoet met de handen vast en leg

het linkerbeen over het rechterbeen hoog aan de bovenkant van de rechterdij, met de hiel dicht bij de navel. De voetzolen moeten omhoog gekeerd zijn. Dit is de fundamentele Padmāsana-houding. (Afb. 104)

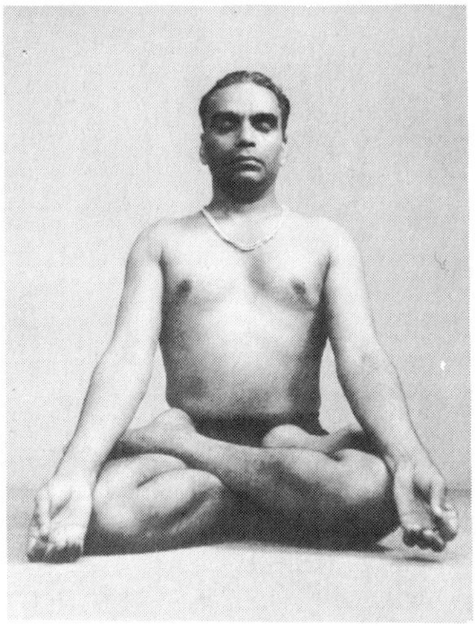

104

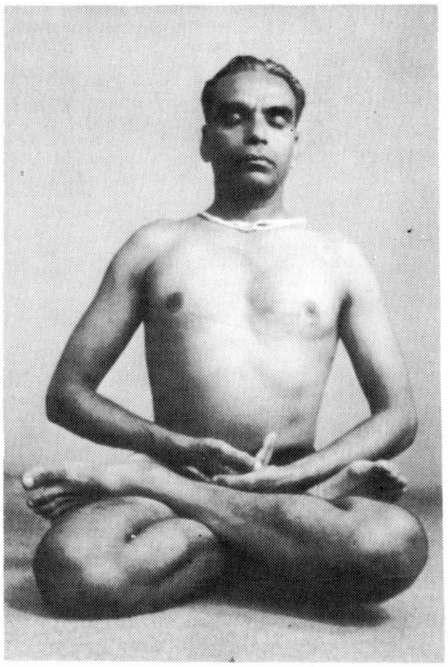

105

4. Mensen die er niet aan gewend zijn om op de grond te zitten, hebben zelden soepel buigzame knieën. In het begin zullen ze aan de knieën ondraaglijke pijn voelen. Door volharding en voortdurende oefening verdwijnt de pijn langzamerhand en daarna kunnen ze met gemak lange tijd in deze houding blijven.
5. Vanaf de basis (het zitvlak) tot aan de nek moet de wervelkolom recht zijn. De armen mogen uitgestrekt worden, waarbij de rechterhand op de rechterknie en de linkerhand op de linkerknie gelegd worden. De wijs- en middelvingers en de duimen worden gebogen en raken elkaar. De handen kunnen ook in het midden, waar de benen elkaar kruisen, met de ene handpalm op de andere geplaatst worden. (Afb. 105)
6. Wijzig de positie van de benen door de linkervoet over de rechterdij te leggen en de rechtervoet over de linkerdij. Hierdoor worden de benen gelijkmatig ontwikkeld.

Uitwerking

Nadat de aanvankelijke pijn in de knieën overwonnen is, blijkt Padmāsana een van de meest ontspannende houdingen te zijn. Daar het lichaam zich in een zittende houding bevindt, verkeert het in rust zonder tekenen van slapte. De positie van de gekruiste benen en de rechte rug maakt de geest oplettend en alert. Daarom is het een van de āsana's die aanbevolen worden bij het beoefenen van prāṇāyāma (adembeheersing).

Op zuiver lichamelijk niveau is het een houding die gunstig werkt op stijfheid in knieën en enkels. Omdat er een goede doorbloeding is van de onderrug en de buik worden de wervelkolom en de buikorganen veerkrachtiger.

46. *Ṣaṇmukhī Mudrā* Vier* (Afb. 106)

Ṣan betekent zes en mukha betekent mond. Ṣanmukha is de naam van de oorlogsgod met zes hoofden, die ook bekend is onder de naam Kārtikeya. Mudrā betekent zegel of sluiting.

De houding wordt ook Parāngmukhī Mudrā (met naar binnen gerichte blik), of Sāmbhavī Mudrā (Sambhu is de naam van Śiva, vader van Kārtikeya, dus Sāmbhava zijn de nakomelingen van Śiva), of Yoni Mudrā genoemd. Yoni betekent baarmoeder, bron. De mudrā wordt zo genoemd, omdat de leerling in zichzelf schouwt om de bron van zijn wezen op te sporen.

Uitvoering

1. Ga in Padmāsana zitten. (Afb. 104). Houd de wervelkolom rechtop en het hoofd eveneens.
2. Breng de handen naar het gezicht. Til de ellebogen op tot ze even hoog zijn als de schouders en zet de duimen op de oorgaten om geluiden van buiten weg te houden. Als het pijn doet om de oorgaten met de duimen af te sluiten, moet de tragus (het kleine uitsteeksel bij de ingang van de oorschelp) met de duimen over de oorgaten geduwd worden.
3. Sluit de ogen, maar houd de ogen naar boven gericht. Plaats de wijs- en middelvingers op de gesloten oogleden, zodat alleen de eerste twee kootjes op de hele oogbal drukken. Druk echter niet op het hoornvlies. Trek de oogleden met de middelvingers naar beneden. Druk met de wijsvingers het bovenste deel van de oogleden, onder de wenkbrauwen, naar boven. Druk zachtjes op beide hoeken van elk oog.
4. Op ogen en oren dient gelijke druk te worden uitgeoefend.
5. Oefen met de topjes van de ringvingers gelijke druk op beide neusgaten uit. De neusgaten worden op dezelfde wijze vernauwd, zodat het ade-

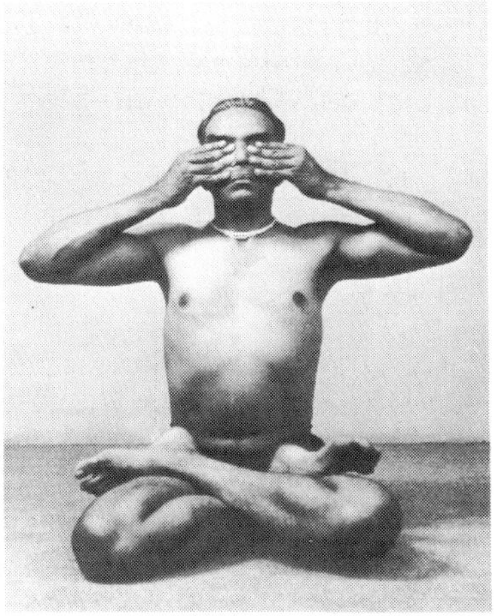

106

men langzaam, diep, gelijkmatig en ritmisch kan worden, en op veel subtielere wijze dan voorheen plaatsvindt.
6. De pinken worden tegen de bovenlip gezet, zodat ze de ritmische ademstroom kunnen kontroleren.
7. Blijf zo lang mogelijk in deze positie, waarbij de blik naar binnen wordt gericht. (Afb. 106)

Uitwerking
De zintuigen worden binnenwaarts gericht en de ritmische ademhaling werkt kalmerend in op de onrustige geest. Dit geeft een gevoel van innerlijke vrede en je hoort de goddelijke stem van het innerlijk zelf, die zegt: 'Kijk hierheen! kijk naar binnen! niet naar buiten, want de bron van alle vrede bevindt zich binnen je zelf.' Op deze wijze bereidt deze houding de leerling voor op het vijfde stadium van yoga, Pratyāhāra; in dit stadium tracht hij zich te bevrijden van de slavernij van de zintuigen en te verhinderen dat deze alleen maar hun begeerte willen bevredigen.

47. ***Parvatāsana*** Vier* (Afb. 107)
Parvata betekent berg. In deze variant van Padmāsana worden de armen boven het hoofd gestrekt met de vingers in elkaar gestrengeld.

Uitvoering
1. Ga in Padmāsana zitten. (Afb. 104)
2. Strengel de vingers in elkaar, en strek de handen vertikaal omhoog boven het hoofd. Buig het hoofd naar voren met de kin op het borstbeen.

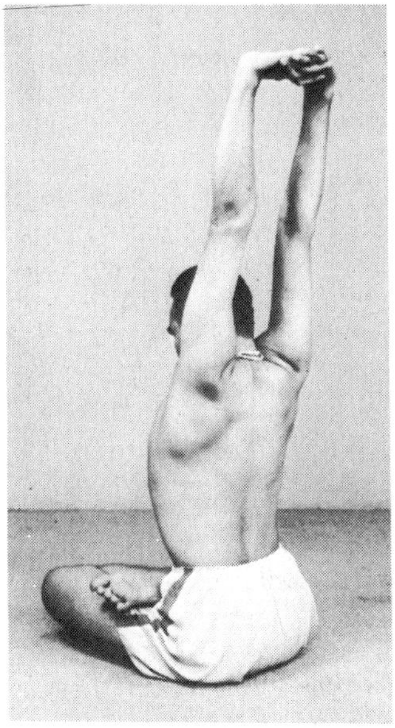
107

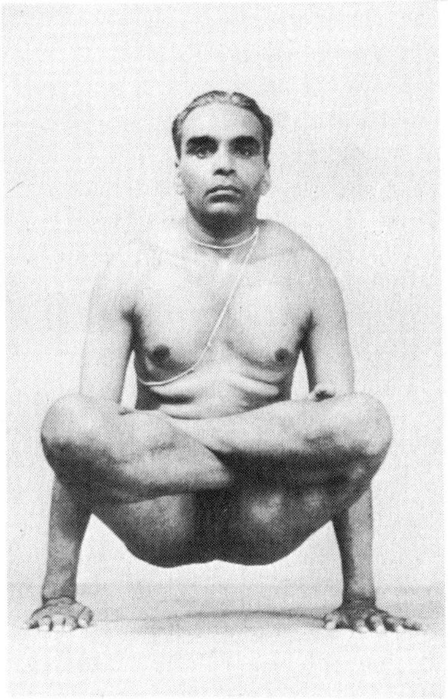
108

3. Strek de armen omhoog vanuit de latissimus dorsi (bij de zwevende ribben aan de rugzijde) en de schouderbladen. De handpalmen moeten naar boven gericht zijn. (Afb. 107)
4. Blijf een minuut of twee in deze houding, met een diepe en gelijkmatige ademhaling. Kruis de benen andersom, strengel ook de vingers op andere wijze in elkaar en herhaal de houding, waarbij de rug steeds rechtop blijft.

Uitwerking

Deze āsana verlicht reumatische pijnen en maakt stijve schouders soepeler. Zij maakt de bewegingen losser en brengt opening in de borstkas. De buikorganen worden ingetrokken en de borstkas wordt maximaal verruimd.

48. *Tolāsana* Vier* (Afb. 108)

Tola betekent weegschaal. Deze houding lijkt op een helft van de weegschaal, vandaar de naam.

Uitvoering

1. Ga in Padmāsana zitten. (Afb. 104)
2. Zet de handpalmen op de grond naast de heupen. Adem uit, til de romp omhoog en balanceer alleen op de armen (Afb. 108)
3. Ga terug op de grond zitten, haal de benen uit elkaar, kruis ze nu andersom en balanceer weer op de handen.
4. Balanceer zo lang mogelijk.

Uitwerking

Deze āsana versterkt de polsen, handen en buikwanden.

49. *Siṃhāsana I* Één* (Afb. 109)

Siṃha betekent leeuw. Deze āsana is gewijd aan Narasiṃha (Nara = man; Siṃha = leeuw), de Man-Leeuw Inkarnatie van Viṣṇu. Volgens het verhaal had de god Brahmā aan de demonenkoning Hiraṇya Kaśipu de belofte gedaan, dat deze laatste niet overdag of 's nachts, binnen of buiten zijn huis, op land of water, door God, mens of dier gedood zou worden. De demonenkoning vervolgde daarna goden en mensen, met inbegrip van zijn vrome zoon Prahlāda, die een vurig toegewijde was van Viṣṇu. Prahlāda werd aan talloze wreedheden en beproevingen onderworpen, maar met behulp van Viṣṇu bleef hij ongedeerd en verkondigde met nog groter geloof en vuur de alomtegenwoordigheid, alwetendheid en almacht van Heer Viṣṇu. In een vlaag van verbittering vroeg Hiraṇya Kaśipu aan zijn zoon waarom hij Viṣṇu, als deze alomtegenwoordig was, niet in de pilaar van de hal van zijn paleis kon zien. De demonenkoning gaf met minachting een trap tegen de pilaar om zijn zoon te overtuigen van de absurditeit van zijn geloof. Toen Prahlāda steun vroeg aan Viṣṇu, sprong deze uit de pilaar in een afschuwwekkende gedaante: aan de bovenzijde was hij een leeuw, aan de onderzijde een man. Op dat moment was het schemering, dus geen dag of nacht. De Heer tilde Hiraṇya Kaśipu in de lucht, ging op de drempel van het paleis zitten, zette de demonenkoning op zijn dijen en scheurde hem in stukken. Narasiṃha Avatār wordt in de Indiase beeldhouwkunst regelmatig afgebeeld; een zeer sprekende uitbeelding bevindt zich in de grotten van Ellora.

Er bestaan twee varianten van deze āsana. De eerste die hieronder beschreven wordt, is op de teksten gebaseerd, terwijl de tweede, die moeilijker uit te voeren is maar gunstiger uitwerking heeft, daarna als Simhāsana II (Afb. 110) wordt beschreven.

Uitvoering

1. Ga op de grond zitten, met de benen recht naar voren gestrekt. (Afb. 77)
2. Til het zitvlak op, buig de rechterknie en breng de rechtervoet onder de linkerbil. Buig vervolgens de linkerknie en breng de linkervoet onder de rechterbil. De linker enkel moet onder de rechter enkel worden gehouden.
3. Ga op de hielen zitten, terwijl de tenen naar achteren wijzen.
4. Verdeel daarna het lichaamsgewicht over de dijen en knieën.
5. Strek de romp naar voren en houd de rug recht.
6. Leg de rechter handpalm op de rechterknie en de linker handpalm op de linkerknie. Strek de armen stevig en houd ze zo. Spreid de vingers en druk ze tegen de knieën.
7. Open de mond zo wijd mogelijk en steek de tong zover mogelijk uit in de richting van de kin. (Afb. 109)

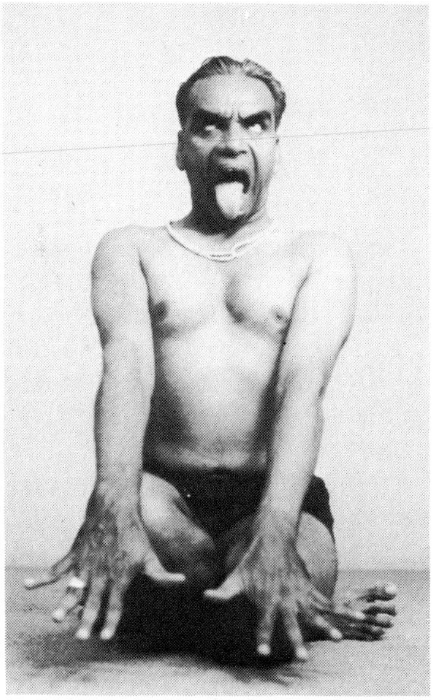

109

8. Kijk naar het punt tussen de wenkbrauwen of naar het puntje van de neus. Blijf ongeveer 30 sekonden in deze houding, en adem hierbij door de

mond.
9. Trek de tong weer in, til de handen van de knieën en strek de benen. Herhaal deze houding daarna, maar deze keer met de linkervoet onder de rechterbil en de rechtervoet onder de linkerbil.
10. Blijf in beide gevallen even lang in deze houding.

Uitwerking
Deze houding verdrijft slechte adem en reinigt de tong. Na herhaalde oefening wordt het spreken duidelijker, zodat deze āsana wordt aanbevolen aan stotteraars. Ook helpt deze houding bij het leren beheersen van de drie Bandha's (zie Deel III).

50. *Siṃhāsana II* Zes* (Afb. 110)

Uitvoering
1. Ga in Padmāsana zitten. (Afb. 104)
2. Strek de armen naar voren en plaats de handpalmen op de grond, waarbij de vingers naar voren wijzen.
3. Ga op de knieën staan en druk vervolgens het bekkengebied zoveel mogelijk naar de grond.
4. Strek de rug door de bilspieren samen te nemen en houd de armen volledig gestrekt. Het lichaamsgewicht rust alleen op de handpalmen en knieën. Open de mond en steek de tong zover mogelijk uit, in de richting van de kin (Vooraanzicht: Afb. 110. Zijaanzicht: Afb. 111)

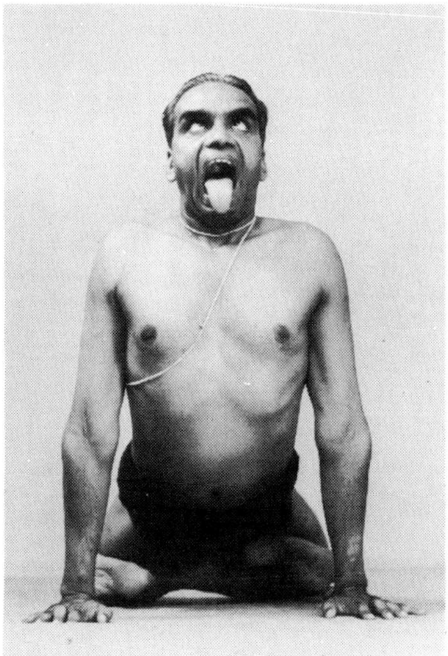

110

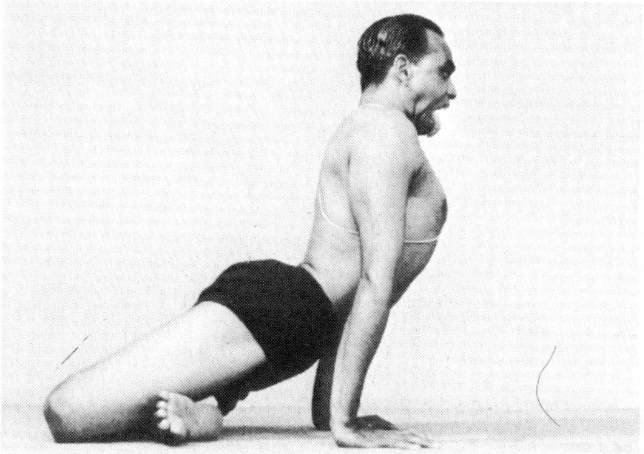

111

5. Kijk naar het punt tussen de wenkbrauwen of naar het puntje van de neus, en blijf ongeveer 30 sekonden in deze houding. Adem door de

mond.
6. Ga in Padmāsana zitten (Afb. 104) en til de handen van de grond. Wissel vervolgens de positie van de benen, voer opnieuw Padmāsana uit en herhaal de houding. Blijf ook weer ongeveer 30 sekonden in deze houding.

Uitwerking
Deze houding stimuleert de lever en beheerst de galstroom. Hij verdrijft slechte adem, reinigt de tong en leidt tot duidelijker spreken. De houding wordt aanbevolen aan mensen die stotteren. De āsana verlicht pijn in het staartbeen en helpt het weer op zijn plaats te brengen als het verschoven is.

51. *Matsyāsana* Vijf (Afb. 113)
Matsya betekent vis. Deze houding is opgedragen aan Matsya, de Visinkarnatie van Viṣṇu, de bron en onderhouder van het heelal en alle dingen. Volgens het verhaal verkeerde eens de hele aarde in een toestand van moreel verval; hij stond op het punt vernietigd te worden door een zondvloed. Viṣṇu nam de vorm van een vis aan en waarschuwde Manu (de Adam van het Hindoeïsme) voor de komende ramp. De vis redde Manu, zijn familie en de zeven grote wijzen met een schip dat vastgemaakt was aan een hoorn op zijn kop. De vis redde ook de Veda's van de vloed.

Uitvoering
1. Ga in Padmāsana zitten. (Afb. 104)

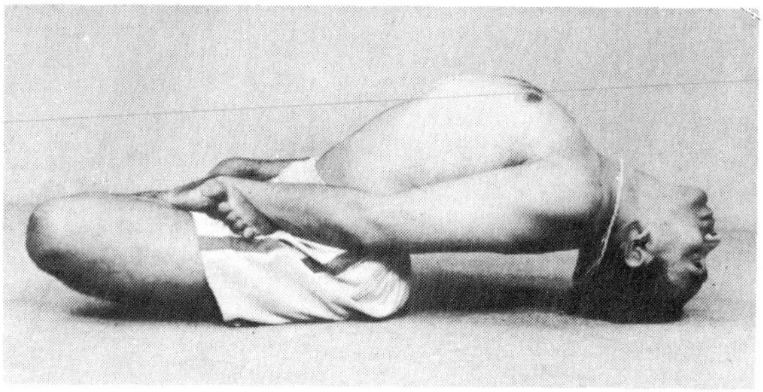

112

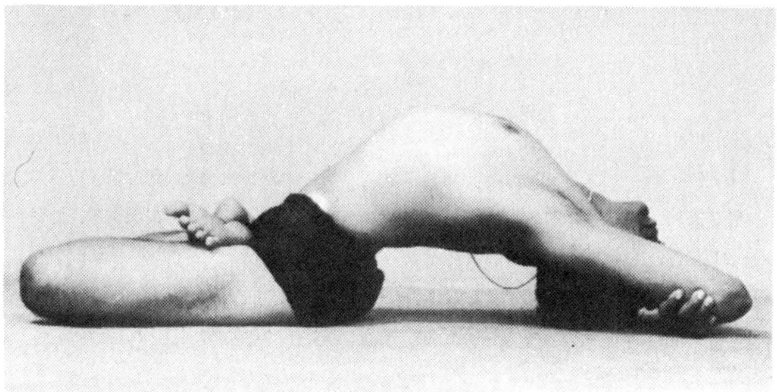

113

2. Ga plat op de rug liggen met de benen van de grond.
3. Adem uit, en buig de rug achterover door de nek en de borst omhoog te brengen; ook het hoofd gaat achterover, zodat de kruin op de grond steunt. Breng het hoofd verder naar achteren door de gekruiste benen met de handen vast te houden en buig zo de rug nog verder. (Afb. 112)
4. Haal de handen van de benen af, buig de armen, pak de ellebogen met de handen vast en laat de onderarmen op de grond achter het hoofd rusten.
5. Blijf 30 tot 60 sekonden in deze houding en haal hierbij diep adem.
6. Steun met de achterzijde van het hoofd op de grond, ga plat op de rug liggen, adem in en kom omhoog in Padmāsana, maak de benen los en ontspan.
7. Kruis de benen andersom en herhaal de houding even lang als aan de andere kant.

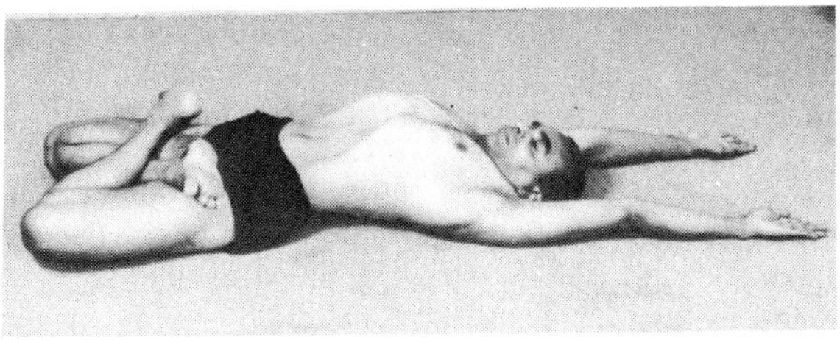

114

8. Ga, in geval het moeilijk is om de posities 3 en 4 te bereiken, plat op de rug liggen met de armen recht boven het hoofd gestrekt. (Afb. 114)

Uitwerking

De rug wordt in deze houding volledig gestrekt en de borst wordt flink verruimd. De ademhaling wordt hierdoor vollediger. De schildklier wordt gestimuleerd door het strekken van de nek. De bekkengewrichten worden elastisch. Deze āsana verzacht de pijn van ontstoken en bloedende aambeien.

52. *Kukkuṭāsana* Zes* (Afb. 115)

Kukkuta betekent haan; de houding lijkt op dit dier.

Uitvoering

1. Ga in Padmāsana zitten. (Afb. 104)
2. Breng de handen in de ruimte tussen de dij en de kuit dichtbij de knieën. Begin met de vingers en breng dan de handen en de armen steeds verder naar beneden tot aan de ellebogen.
3. Adem uit, til het lichaam van de grond en balanceer op de handpalmen met de duimen tegen elkaar. Blijf zo lang mogelijk met een normale ademhaling in evenwicht staan. (Afb. 115)
4. Kom weer terug op de grond, maak de handen vrij, kruis de benen nu andersom en herhaal de houding.

Uitwerking
Deze houding maakt de polsen en buikwand sterker.

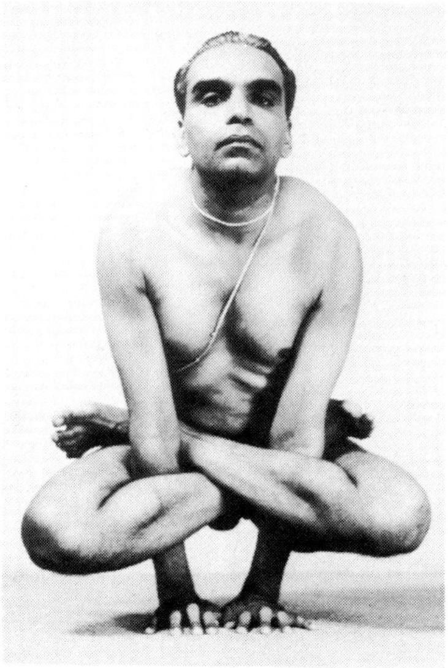

115

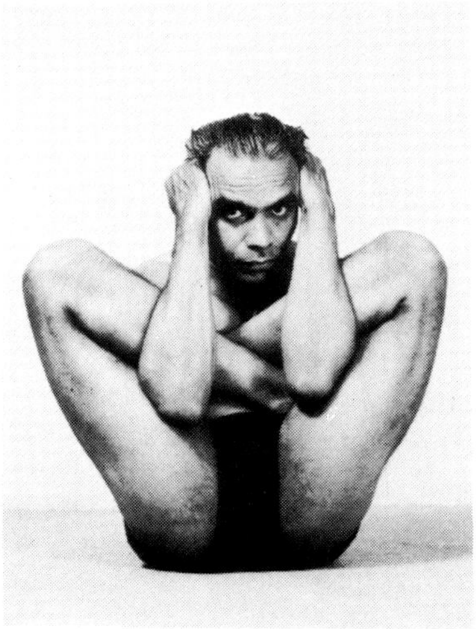

116

53. *Garbha Piṇḍāsana* Zeven* (Afb. 116)
Garbha Piṇḍa betekent een embryo in de baarmoeder (Garbha = baarmoeder; piṇḍa = embryo). Bij deze variant van Padmāsana worden de handen en armen in de ruimte tussen de kuiten en dijen gebracht, totdat de ellebogen gebogen zijn. Daarna worden de handen naar de oren gebracht. De houding heeft veel weg van een menselijke foetus in de baarmoeder; het verschil is dat het hoofd van het embryo naar beneden ligt en de benen niet gevouwen zijn. De naam van de houding wijst erop dat de oude wijzen kennis bezaten over de groei van de menselijke foetus in de baarmoeder, hoewel ze over een zeer beperkt medisch instrumentarium beschikten.

Uitvoering
1. Ga in Padmāsana zitten. (Afb. 104)
2. Breng de handen in de ruimte tussen de dijen en kuiten, elk aan zijn eigen kant.
3. Breng de armen naar voren tot de ellebogen gemakkelijk gebogen kunnen worden.
4. Til vervolgens, tijdens een uitademing, de dijen van de grond, houd het lichaam in evenwicht op het staartbeen en pak de oren vast met de vingers. (Afb. 116)
5. Blijf ongeveer 15 tot 30 sekonden in deze houding en haal hierbij normaal adem. Breng de benen naar de grond, maak de armen één voor één vrij, strek de benen en ontspan.
6. Kruis de benen andersom en herhaal de houding.

Uitwerking
In deze houding worden de buikorganen volledig samengenomen, en daardoor worden deze organen goed doorbloed. Dit houdt ze in vorm.

54. ***Gorakṣāsana*** Tien* (Afb. 117)
Gorakṣa betekent koeherder. Het is een moeilijke evenwichtshouding en zelfs maar een paar sekonden in deze houding balanceren, geeft al moed en opgetogenheid.

Uitvoering
1. Voer Padmāsana uit (Afb. 104), strek de armen naar voren en plaats ze op de grond.
2. Steun op de handen en breng de heupen van de grond omhoog.
3. Strek de romp vertikaal omhoog en sta op de knieën op de grond.
4. Strek de dijen en tracht geleidelijk in evenwicht te komen door de handen één voor één van de grond te tillen.
5. Als het evenwicht bereikt is, worden de handen voor de borst gevouwen; blijf zo lang mogelijk in deze positie. (Afb. 117)
6. Plaats de handen op de grond, ga zitten en haal de benen uit elkaar.
7. Kruis de benen andersom en herhaal de houding even lang als aan de andere kant.

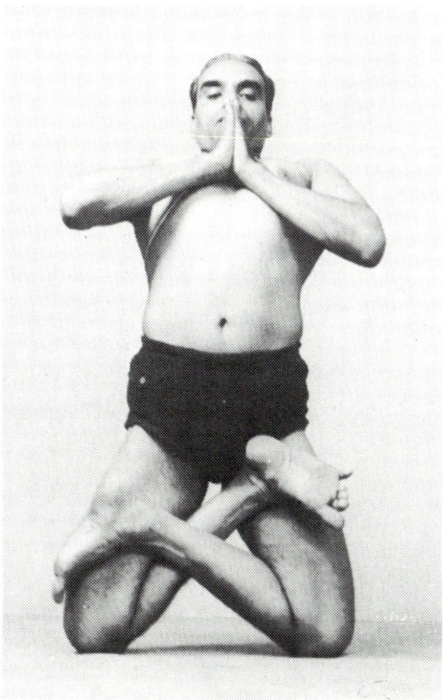

117

Uitwerking
Naast de goede resultaten van Padmāsana (Afb. 104) wordt het evenwichtsgevoel ontwikkeld. Het staartbeen wordt door de beoefening van deze houding veerkrachtig.

55. *Baddha Padmāsana* Zes (Afb. 118)
Baddha betekent gevangen, bedwongen. In deze houding worden de handen achter de rug gekruist en de grote tenen worden van achteren vastgepakt. Het lichaam is gevangen tussen de gekruiste benen aan de voorkant en de gekruiste handen aan de achterkant, vandaar de naam.

Uitvoering
1. Ga in Padmāsana zitten. (Afb. 104)
2. Adem uit, zwaai de linkerarm vanuit de schouder naar achteren en breng de hand naar de rechterheup. Pak de linkerteen vast, adem in deze houding in.
3. Adem weer uit en zwaai nu de rechterarm vanuit de schouder naar achteren, breng de hand naar de linkerheup en pak de rechter grote teen. (Vooraanzicht: Afb. 118 Achteraanzicht: Afb. 119).
4. Als het moeilijk is om de tenen vast te pakken, breng dan de schouders naar achteren zodat de schouderbladen dicht bij elkaar komen. Een beetje oefening bij het naar achteren zwaaien van de armen tijdens een uitademing leidt er al snel toe, dat men de grote tenen kan vastpakken.
5. Indien de rechtervoet over de rechterdij wordt geplaatst en vervolgens de linkervoet over de rechterdij, moet eerst de linker grote teen vastgepakt worden en daarna de rechter grote teen. Als echter de linkervoet eerst over de rechterdij wordt geplaatst en daarna de rechtervoet over de linkerdij, wordt eerst de rechter grote teen vastgepakt en daarna de linker grote teen. Pak het eerst de grote teen vast van de voet die het hoogst is geplaatst.

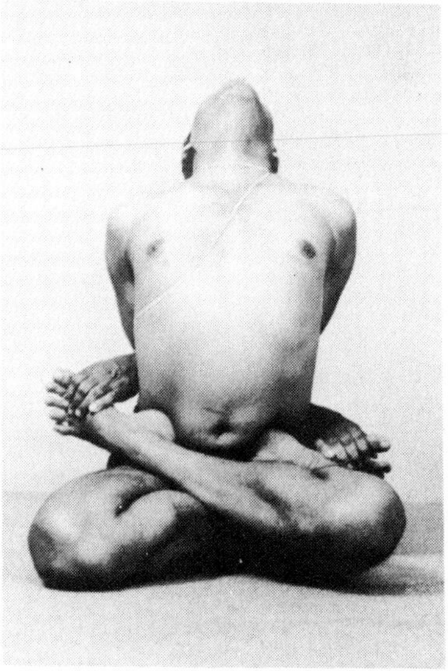
118

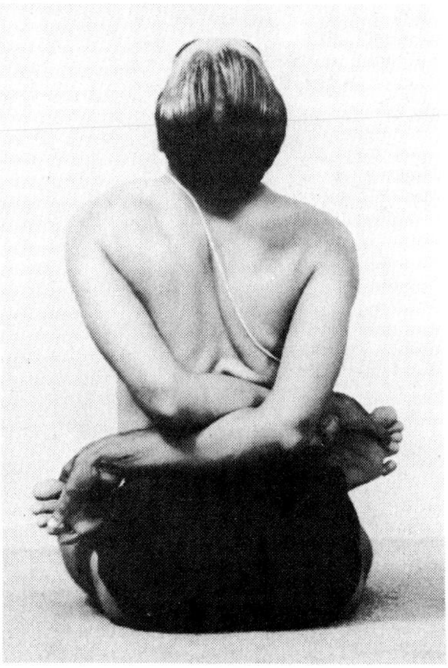
119

6. Breng het hoofd zover mogelijk naar achteren en haal een paar keer diep adem.
7. Adem diep in, en buig tijdens de uitademing de romp voorover vanuit

de heupen en breng het hoofd op de grond, zonder dat de handen de tenen loslaten. Het voorover buigen van het hoofd in Bạddha Padmāsana (Afb. 118) en het aanraken er van op de grond wordt met de volgende naam aangeduid:

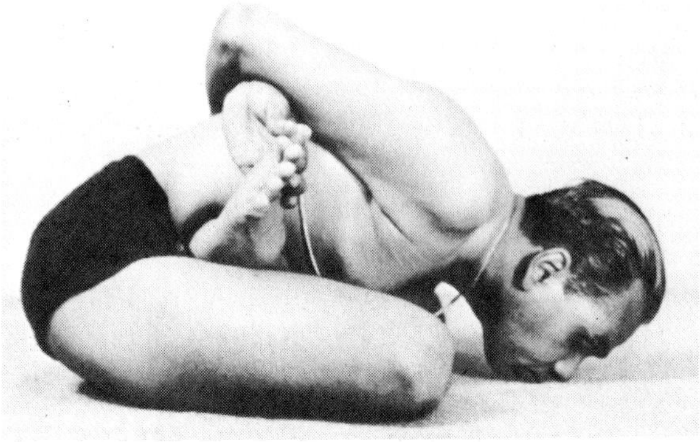

120

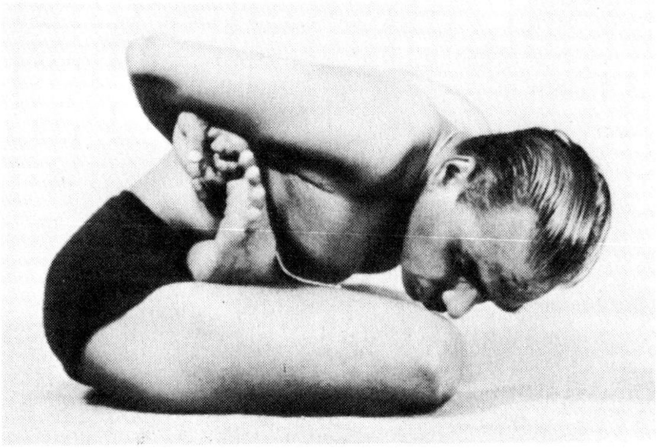

121

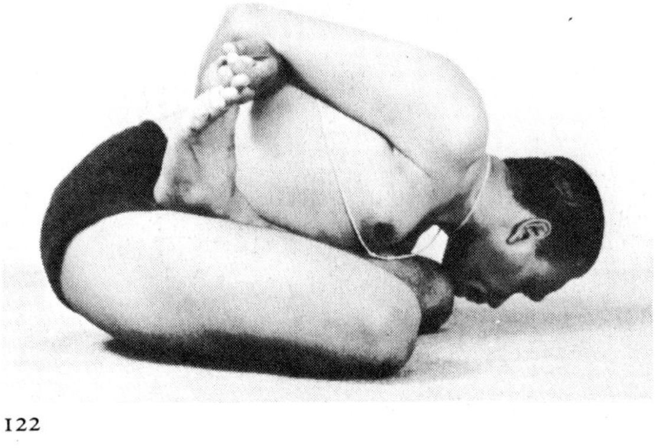

122

56. *Yoga Mudrāsana* Zes* (Afb. 120)
Deze āsana wordt in het bijzonder gebruikt om Kuṇḍalinī op te wekken.
8. Beweeg het hoofd ook beurtelings naar de rechter- en linkerknie op een uitademing. (Afb. 121 en Afb. 122).

Uitwerking
Door het kruisen van de handen achter de rug verruimt de borstkas en worden de bewegingsmogelijkheden van de schouders groter. Yoga Mudrāsana (Afb. 120) stimuleert de peristaltische aktiviteit en duwt zo de opgehoopte afvalstoffen in de dikke darm verder waardoor verstoppingen tegengegaan worden en de spijsvertering bevorderd wordt.

57. *Supta Vajrāsana* Twaalf* (Afb. 124)
Supta betekent liggend. Vajra betekent een bliksemstraal, het wapen van Indra, koning van de Goden. Dit is een moeilijke āsana, die veel oefening vereist.

Uitvoering
1. Ga in Padmāsana zitten. (Afb. 104). Voer daarna Baddha Padmāsana uit. (Afb. 118)
2. Adem uit, til de knieën en dijen van de grond en leun achterover op de grond. (Afb. 123). Haal twee keer adem.

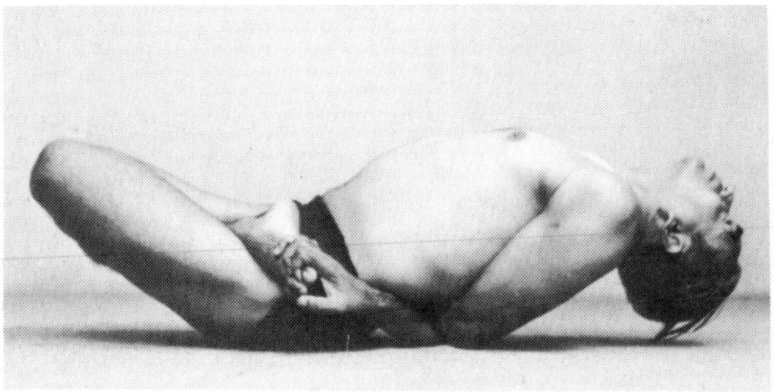

123

3. Strek de nek achterover, zodat de kruin van het hoofd op de grond gezet kan worden, en buig ook de borst en de romp achterover.

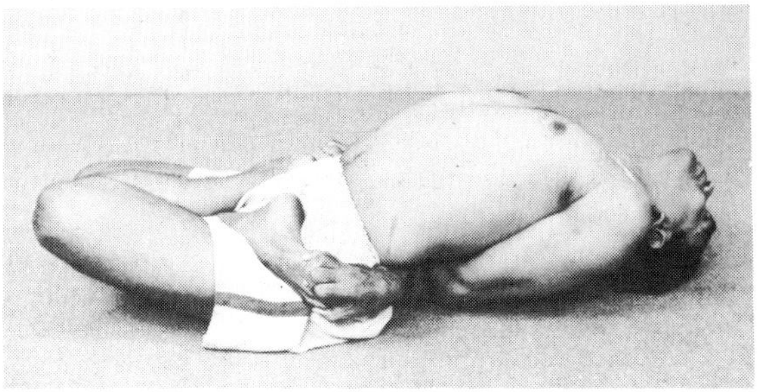

124

4. Blijf de tenen steeds vasthouden, adem uit en breng de knieën en dijen terug naar de grond (Afb. 124). Dan zullen de kruin van het hoofd, de ellebogen en de gekruiste armen achter de rug en de billen de enige delen van het lichaam zijn die de grond raken.
5. Blijf enkele sekonden in deze houding. Adem uit, laat de tenen los, haal de armen uit elkaar en ga weer in Padmāsana (Afb. 104) zitten. Strek de benen en ontspan.
6. Verander de positie van de benen en herhaal de houding.

Uitwerking

In deze houding wordt de bovenrug volledig ingenomen en verlengd waardoor de borst volledig wordt verruimd. De schildklier wordt gestimuleerd door het strekken van de nek. De bekkengewrichten worden veerkrachtig. Als deze houding eenmaal beheerst wordt, lijkt Matsyāsana op kinderspel.

58. *Mahā Mudrā* Vijf* (Afb. 125)

Mahā betekent groot of edel. Mudrā betekent afsluiten, dicht doen of verzegelen. In deze zittende houding worden de openingen aan boven- en onderkant van de romp stevig verzegeld.

Uitvoering

1. Ga op de grond zitten met recht naar voren gestrekte benen.
2. Buig de linkerknie en breng deze naar links, en houd de buitenkant van de linkerdij en de linkerkuit op de grond.
3. Plaats de linkerhiel tegen de binnenkant van de linkerdij in de buurt van het perineum. De grote teen van de linkervoet moet de binnenkant van de rechterdij aanraken. De hoek tussen het gestrekte rechterbeen en het gebogen linkerbeen moet 90 graden zijn, een rechte hoek dus.
4. Strek de armen naar voren in de richting van de rechtervoet en pak de grote teen vast tussen de duimen en voorste vingers.
5. Beweeg het hoofd naar de romp totdat de kin in de holte tussen de sleutelbeenderen vlak boven het borstbeen rust.
6. Houd de wervelkolom volledig gestrekt en zorg dat het rechterbeen niet naar rechts uitdraait.
7. Adem volledig in. Neem de hele buik, vanaf de anus tot het middenrif, stevig samen. Breng de buik naar achteren in de richting van de wervelkolom en tevens omhoog in de richting van het middenrif.
8. Ontspan de buikstreek en adem vervolgens diep uit, adem weer in en houd de adem vast, waarbij de buik weer als in positie 7 wordt gehouden. Voer deze houding gedurende één tot drie minuten uit. (Afb. 125)
9. Ontspan de buikstreek, adem uit, til het hoofd op, laat de handen los en strek het gebogen been.
10. Herhaal de houding evenlang aan de andere kant, waarbij het linkerbeen gestrekt wordt en het rechterbeen gebogen.

Uitwerking

Deze āsana werkt stimulerend op de buikorganen, de nieren en de bijnieren. Vrouwen met een verzakte baarmoeder vinden er baat bij, omdat de

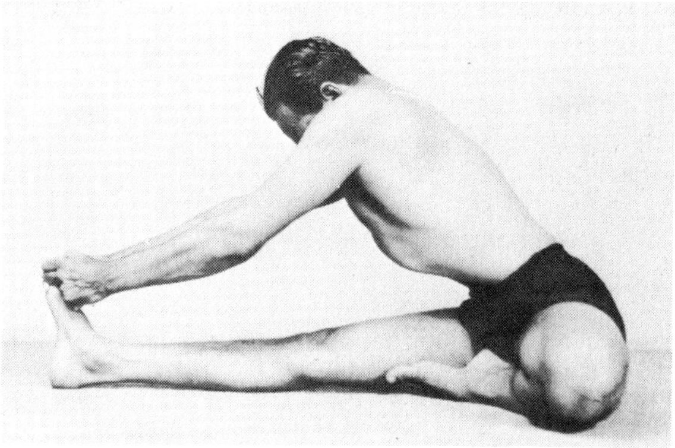

125

baarmoeder in haar oorspronkelijke positie wordt teruggebracht. Mensen die last hebben van de milt of een vergrote prostaatklier hebben, worden geholpen door langere tijd in deze houding te blijven. Indigestie wordt erdoor genezen.

'Deze Mahāmudra verdrijft dood en vele andere kwalen.' 'Er is niets wat men niet kan eten of moet vermijden (als men de houding heeft beoefend). Elk soort voedsel, hoe het ook smaakt en zelfs als het dodelijk vergif bevat, wordt verteerd.' 'Degene die Mahāmudra beoefent, strijdt met succes tegen tuberkuloze, melaatsheid, aambeien, vergroting van de milt, indigestie en andere langdurige klachten.' *Haṭha Yoga Pradīpikā*, hoofdstuk 3, verzen 24, 16 en 17).

59. *Jānu Śīrṣāsana* Vijf (Afb. 127)

Jānu betekent knie. Śīrṣa is het hoofd. In deze houding zit men op de grond met het ene been uitgestrekt en het andere bij de knie gebogen. Daarna wordt de gestrekte voet met beide handen vastgepakt en het hoofd op de knie van het gestrekte been geplaatst.

Uitvoering

1. Ga op de grond zitten, met de benen recht naar voren gestrekt. (Afb. 77)
2. Buig de linkerknie, breng deze naar links en houd de buitenkant van de linkerdij en de linkerkuit op de grond.
3. Plaats de linkerhiel tegen de binnenkant van de linkerdij in de buurt van het perineum. De grote teen van de linkervoet moet de binnenkant van de rechterdij raken. De hoek tussen de twee benen moet stomp zijn (meer dan 90 graden). Houd de linkerknie niet in een rechte hoek ten opzichte van het gestrekte rechterbeen. Probeer de linkerknie zover mogelijk naar achteren te brengen, zodat het lichaam vanuit het gebogen been gestrekt wordt.
4. Strek de armen naar voren in de richting van de rechtervoet en pak deze met de handen vast. Pak eerst de tenen van de rechtervoet, daarna de voetzool, vervolgens de hiel en strek tenslotte de armen, waarbij de pols

van de ene hand met de andere hand wordt vastgepakt achter de uitgestrekte voet. (Afb. 126)

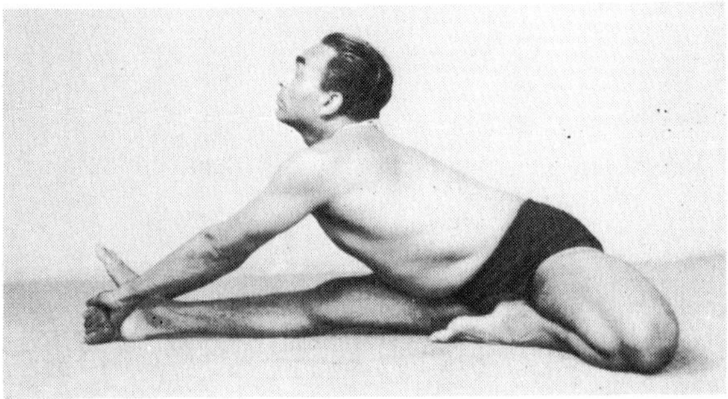

126

5. Houd het rechterbeen steeds stevig gestrekt en dit vooral bij de knie. Let erop dat de achterkant van de rechterknie op de grond rust.
6. Adem uit, breng de romp naar voren door de ellebogen te buigen en verder uit elkaar te brengen en laat eerst het voorhoofd, daarna de neus, dan de lippen en tenslotte de kin op het been voorbij de rechterknie rusten. (Afb. 127). Laat het hoofd vervolgens aan beide kanten naast de rechterknie rusten, (Afb. 128 en Afb. 129). De rechtervoet zal in het begin uitdraaien naar rechts. Zorg dat dit niet gebeurt.
7. Strek de rug volledig uit, breng de romp naar voren en houd de borstkas tegen de rechterdij.
8. Blijf gedurende een halve minuut tot één minuut in deze positie, en

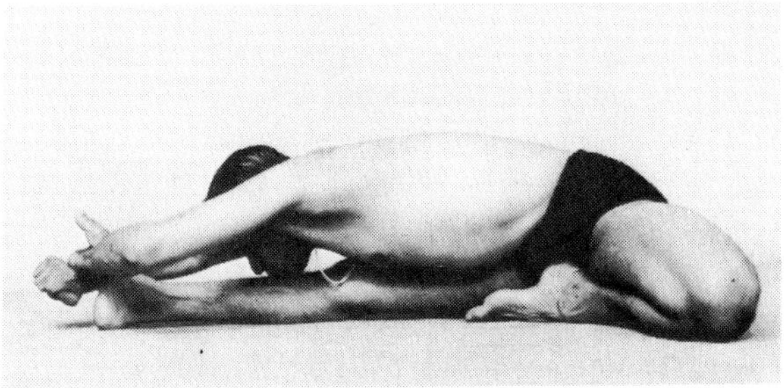

127

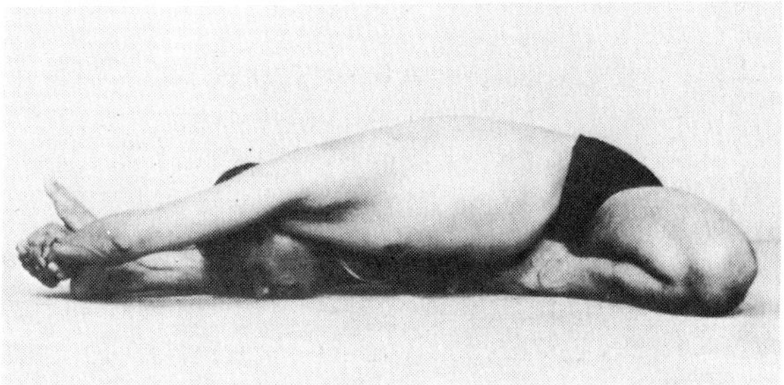

128

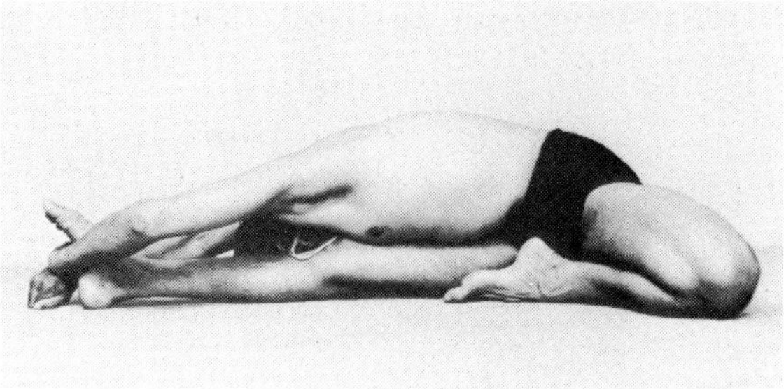

129

haal daarbij diep adem. Deze houding kan ook gedaan worden terwijl na iedere uitademing de adem vast gehouden wordt.
9. Adem in, breng het hoofd en de romp omhoog, maak de armen recht en kijk een paar sekonden omhoog, waarbij de wervelkolom omhoog verlengd wordt en zo veel mogelijk ingenomen. (Afb. 126).
10. Laat de rechtervoet los, strek het linkerbeen en kom terug in positie 1.
11. Herhaal de houding met het linkerbeen gestrekt en het rechterbeen bij de knie gebogen. Blijf even lang in deze houding als aan de andere kant.

Uitwerking
Deze āsana werkt stimulerend op de lever en de milt en vergemakkelijkt daardoor de spijsvertering. Ook de nieren gaan beter werken en dit kan gevoeld worden wanneer de houding zoals hierboven beschreven beoefend wordt.

Mensen die een vergrote prostaatklier hebben, zullen er baat bij vinden om langere tijd in deze houding te blijven. Ze moeten deze āsana beoefenen in kombinatie met Sarvāngāsana. (Afb. 223).

De houding wordt ook aanbevolen aan mensen die langere tijd lichte koorts hebben.

60. *Parivṛtta Jānu Śīrṣāsana* Negen (Afb. 132)
Parivṛtta betekent omgedraaid, omgewenteld, jānu betekent knie en śīrṣa hoofd. In deze variant van Jānu Śīrṣāsana ligt het ene been uitgestrekt op de grond en het andere is bij de knie gebogen. De romp wordt gedraaid, de gestrekte voet wordt met beide handen vastgehouden en het achterhoofd wordt op de knie van het gestrekte been gelegd door de wervelkolom achterover te buigen.

Uitvoering
1. Ga op de grond zitten met de benen recht naar voren gestrekt. (Afb. 77).
2. Buig de linkerknie, breng deze naar links en houd de buitenkant van de linkerdij en de linkerkuit op de grond.
3. Plaats de linkerhiel tegen de binnenkant van de linkerdij in de buurt van het perineum. De grote teen van de linkervoet moet de binnenkant van

de rechterdij raken. De hoek tussen de twee benen moet stomp zijn. Breng de linkerknie zover mogelijk naar achteren.

4. Draai de romp naar links.
5. Strek de rechterarm in de richting van het gestrekte rechterbeen. Draai de rechter onderarm en rechterpols op zodanige wijze, dat de rechterduim naar de grond wijst en de rechterpink omhoog wijst. Pak vervolgens met de rechterhand de binnenzijde van de rechtervoet vast. (Afb. 130).

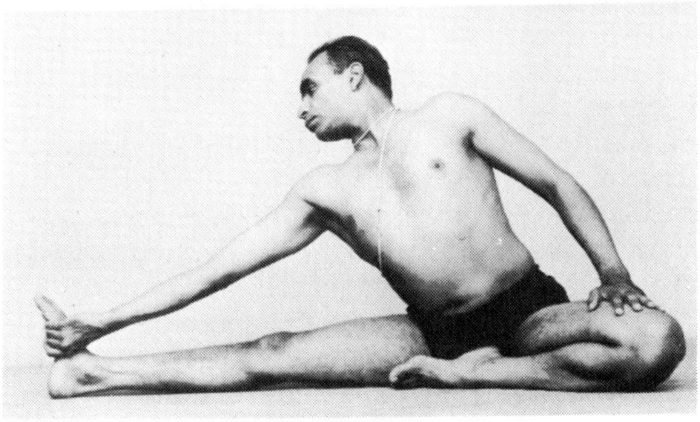

130

6. Breng de romp achterover, strek de linkerarm over het hoofd met de pols omhoog, en pak met de linkerhand de buitenkant van de gestrekte rechtervoet vast. De linkerduim wijst naar de grond en de linkerpink omhoog. (Afb. 131).

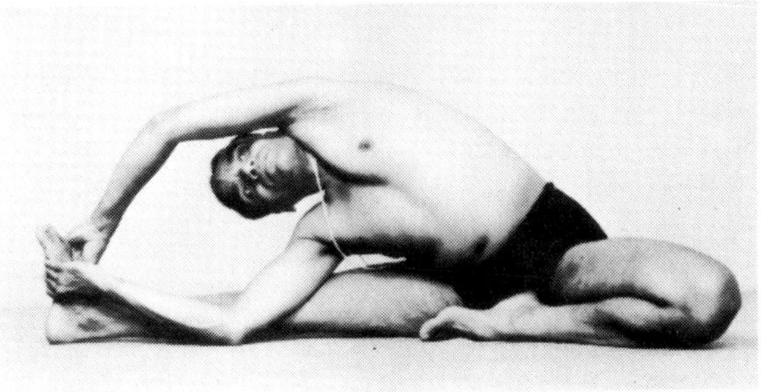

131

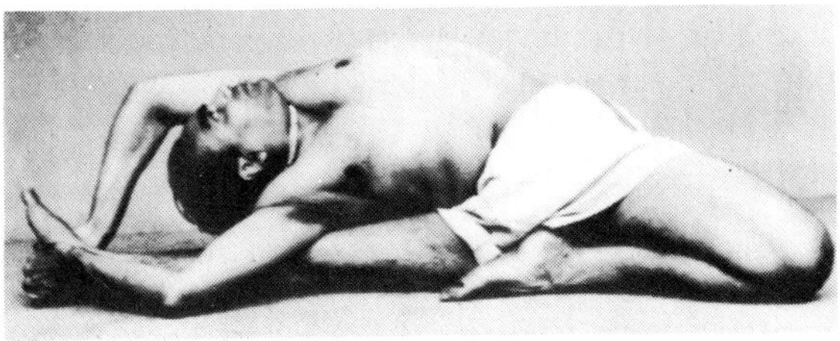

132

7. Buig de ellebogen en breng ze verder uit elkaar. Adem uit, draai de romp omhoog, breng het hoofd tussen de armen en laat het achterhoofd op de rechterknie rusten. Probeer de binnenkant van de rechter knie aan te raken met de achterzijde van de rechterschouder, zodat de achterkant van de ribben aan de rechterzijde op de rechterknie rust. Strek de gebogen linkerknie nog verder weg en strek de linkerzijde van de ribben. (Afb. 132).
8. Blijf ongeveer 20 sekonden in deze houding. De ademhaling zal hierbij kort en snel zijn vanwege het samengenomen zijn van de buik.
9. Adem in, laat de handen los, breng de romp terug in zijn oorspronkelijke positie zodat je naar het gestrekte rechterbeen kijkt, til het hoofd op en strek het linkerbeen om terug te komen in positie 1.
10. Herhaal de houding aan de andere kant. Buig nu de rechterknie en houd het linkerbeen gestrekt. Draai de romp naar rechts, totdat je de gebogen rechterknie voor je ziet en strek de linkerarm uit in de richting van de linkervoet. Draai daarna de linker onderarm en de linkerpols op zodanige wijze, dat de linkerduim naar de grond wijst. Pak met de linkerhand de binnenkant van de linkervoet vast, breng de rechterarm over het hoofd en pak de buitenkant van de linkervoet bij de hiel vast. Laat vervolgens het achterhoofd op de linkerknie rusten en probeer de binnenkant van de linkerknie aan te raken met de achterzijde van de linkerschouder, zodat de achterkant van de ribben aan de linkerzijde op de linkerknie rust; strek de rechterzijde van de ribben. Blijf even lang in deze houding als aan de andere kant.

Uitwerking
Bij de uitwerking van Jānu Śīrṣāsana (Afb. 127) (hiervoor beschreven) wordt nu nog toegevoegd, dat deze houding stimulerend werkt op de bloedtoevoer naar de wervelkolom en pijn in de rug verlicht. In Jānu Śīrṣāsana worden de buikorganen samengenomen, hier worden ze aan beide kanten uitgerekt. Het is een zeer versterkende houding.

61. ***Ardha Baddha Padma Paschimottānāsana*** Acht* (Afb. 135)
Ardha betekent half, baddha betekent gevangen, bedwongen en padma is een lotus. Paschimottānāsana (Afb. 160) is de houding waarin de achterkant van het hele lichaam op intensieve wijze uitgestrekt wordt.

Uitvoering
1. Ga op de grond zitten met de benen recht naar voren gestrekt (Afb. 77).
2. Buig het linkerbeen bij de knie, en plaats de linkervoet hoog aan de bovenkant van de rechterdij. De linkerhiel moet de navel raken en de tenen moeten gestrekt zijn en naar voren wijzen. Dit is de halve lotushouding.

3. Breng de linkerarm achter de rug en pak tijdens een uitademing de grote teen van de linkervoet vast. Als de teen niet gemakkelijk kan worden vastgepakt, moet de linkerschouder naar achteren worden gedraaid.
4. Breng nadat de linker grote teen vastgepakt is de gebogen linkerknie dichter bij het gestrekte rechterbeen. Strek de rechterarm naar voren en pak de rechtervoet vast met de rechterhand, waarbij de handpalm de voetzool aanraakt. (Afb. 133 en Afb. 134).
5. Adem in, strek de rug en kijk een paar sekonden omhoog, zonder de greep op de linker grote teen te laten verslappen.
6. Adem uit, breng de romp naar voren door de rechter elleboog naar buiten te buigen. Laat het voorhoofd, daarna de neus, vervolgens de lippen en tenslotte de kin op de rechterknie rusten. (Afb. 135).
7. Aanvankelijk zal de knie van het gestrekte been van de grond worden getild. Strek de dijspieren stevig en zorg dat de hele achterkant van het gestrekte rechterbeen op de grond ligt.
8. Blijf 30 tot 60 sekonden in deze houding; haal hierbij gelijkmatig adem.
9. Adem in, til het hoofd en de romp op, laat de handen los, strek het linkerbeen en kom in positie 1.

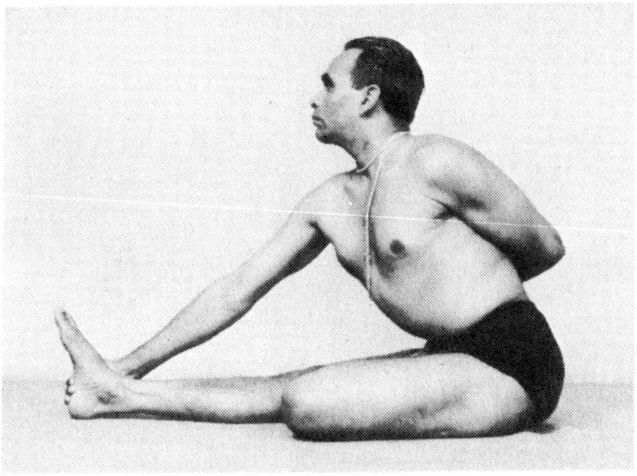

133

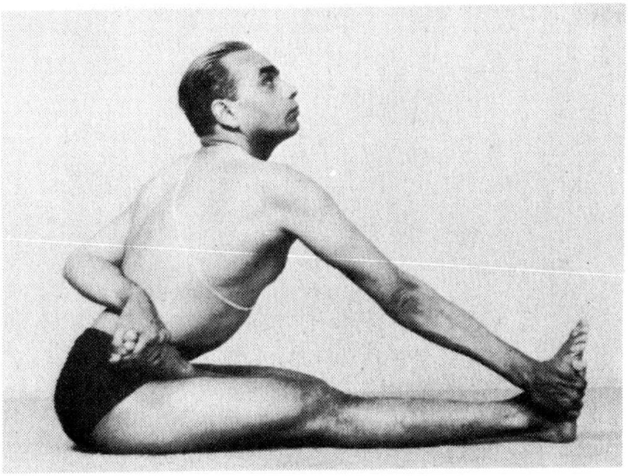

134

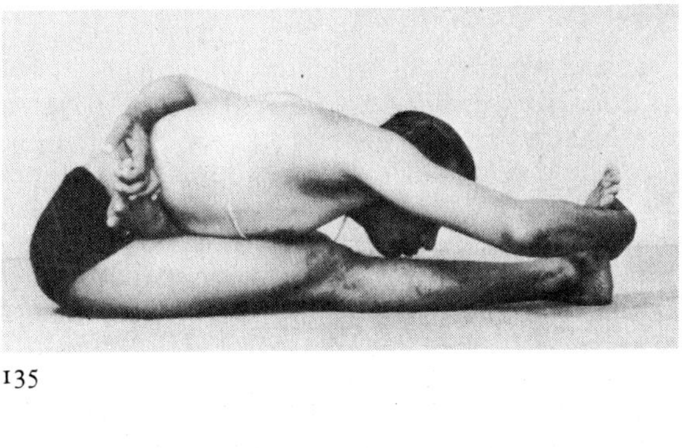

135

10. Herhaal de houding aan de andere kant, waarbij het linkerbeen gestrekt wordt op de grond, de rechterknie gebogen en de rechtervoet op de linkerdij geplaatst wordt. Blijf even lang in deze houding aan beide kanten.
11. Als je de teen niet van achteren met de hand kunt pakken, wordt het gestrekte been met beide handen vastgehouden en volg hierna de uitvoering zoals hierboven beschreven is. (Afb. 136 en afb. 137).

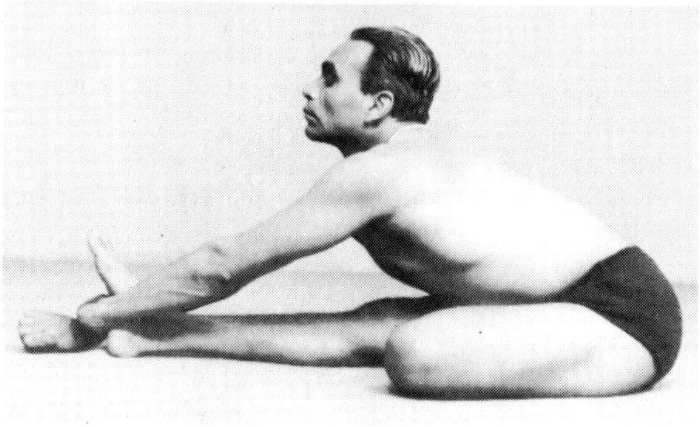

136

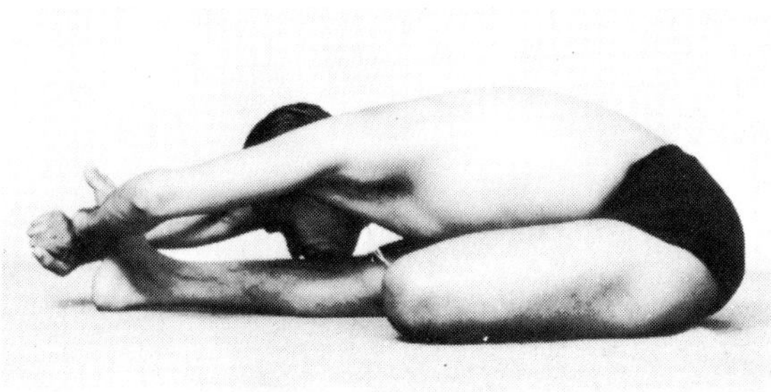

137

Uitwerking
De halve lotushouding maakt de knieën soepel genoeg om ook de volledige lotushouding te kunnen uitvoeren. Terwijl de kin op de knie van het gestrekte been wordt geplaatst, wordt de gebogen knie dicht bij het gestrekte been gebracht. Hierdoor wordt een heilzame druk op de navel en de buikorganen uitgeoefend. De bloedtoevoer rond de navel en de geslachtsorganen wordt gestimuleerd. De navel wordt beschouwd als een zenuwcentrum, en de Svādhisthāna Chakra, een van de zuiverende vliegwielen van het zenuwstelsel, bevindt zich daar. Deze chakra correspondeert met de zenuwvlecht in de onderbuik. De houding wordt aanbevolen aan mensen met geronde en afhangende schouders.

62. ***Triaṅgā Mukhaikapada Paschimottānāsana*** Vijf* (Afb. 139)
Trianga betekent drie ledematen of delen daarvan. In deze houding zijn

deze drie delen de voeten, knieën en het achterwerk. Mukhaikapāda (een samenstelling van drie woorden, mukha = gezicht, eka = één en pāda = been of voet) betekent het gezicht (of de mond) dat één (uitgestrekt) been aanraakt. In Paschimottānāsana (Afb. 160) wordt de achterkant van het hele lichaam op intense wijze gestrekt.

Uitvoering

1. Ga op de grond zitten, met de benen recht naar voren gestrekt. (Afb. 77).
2. Buig het rechterbeen bij de knie en breng de rechtervoet naar achteren. Plaats de rechtervoet naast het rechterheupgewricht, zorg dat de tenen naar achteren wijzen en op de grond rusten. De binnenkant van de rechterkuit raakt de buitenkant van de rechterdij.
3. Breng het lichaam in evenwicht door het lichaamsgewicht op de gebogen knie te brengen. In het begin helt het lichaam over naar de kant van het gestrekte been, en de voet van het gestrekte been draait ook naar buiten. Leer in deze positie het evenwicht te bewaren, terwijl de voet en tenen gestrekt blijven en naar voren wijzen.
4. Houd nu de linkervoet met beide handpalmen vast, aan de zijkanten van de voetzool. Strek vervolgens, indien mogelijk, de romp naar voren en haak de polsen om de uitgestrekte linkervoet. (Afb. 138). Haal twee keer diep adem. Gewoonlijk duurt het enkele maanden voordat de polsen op

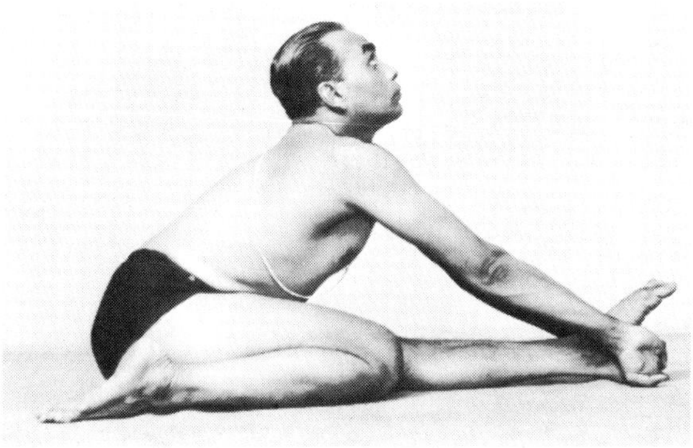

138

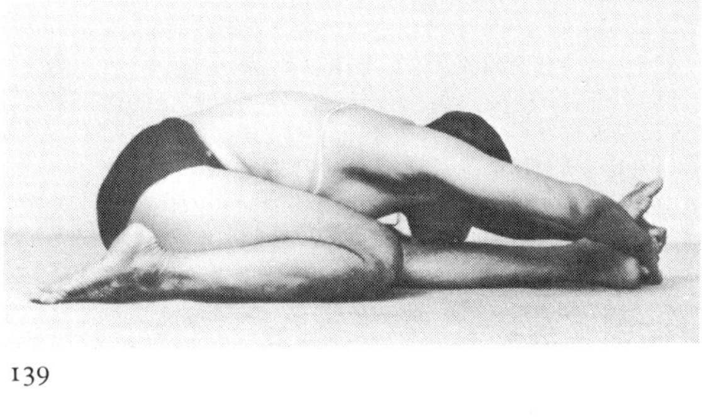

139

deze manier om de voeten gebracht kunnen worden, dus wanhoop niet als de eerste pogingen mislukken.
5. Breng de knieën bij elkaar, adem uit en buig voorover. Laat eerst het voorhoofd, daarna de neus, vervolgens de lippen en tenslotte de kin op de linkerknie rusten. (Afb. 139). Om dit te bereiken worden de ellebogen verder uit elkaar gebracht, waardoor de romp tijdens een uitademing verder naar voren kan komen.
6. Zorg dat de linker elleboog niet op de grond rust. In het begin wordt het evenwicht gemakkelijk verloren en valt men om in de richting van het gestrekte been. De romp moet daarom in lichte mate in de richting van het gebogen been worden gebracht en het lichaamsgewicht moet door de gebogen knie gedragen worden.
7. Blijf gedurende een halve tot een hele minuut in deze houding, en haal hierbij gelijkmatig adem.
8. Adem in, til het hoofd en de romp op, laat de handen los, strek het rechterbeen en kom weer in positie 1.
9. Herhaal de houding aan de andere kant, waarbij het rechterbeen gestrekt op de grond ligt, de linkerknie gebogen wordt en de linkervoet naast het linker heupgewricht wordt geplaatst. Blijf aan beide kanten even lang in deze houding.

Uitwerking

Deze āsana wordt aanbevolen aan mensen die geen voetbogen of die platvoeten hebben. Verstuikte enkels en knieën worden met deze houding genezen en ook slinken zwellingen aan het been. Samen met Jānu Śīrṣāsana (Afb. 127) en Ardha Baddha Padma Paschimottānāsana (Afb. 135) werkt deze āsana versterkend en stimulerend op de buikorganen en zorgt ervoor dat ze niet verslappen. We misbruiken onze buikorganen door onmatig eten of door ons aan te passen aan de sociale etiquette. Buikorganen veroorzaken zeer vele kwalen en wijzen uit de oudheid legden er de nadruk op dat hun gezondheid een essentiële voorwaarde is om lang te leven en geluk en gemoedsrust te vinden. Deze vooroverbuigingen houden de buikorganen gezond en in vorm. Ze houden niet alleen de spieren veerkrachtig, maar versterken ook de organen.

63. *Krounchāsana* Tien* (Afb. 141 en afb. 142)

Krouncha betekent reiger. Het is ook de naam van een berg; volgens het verhaal was deze berg de kleinzoon van Himālaya en werd hij doorboord door Kārtikeya, de oorlogsgod, en door Paraśurāma, de zesde inkarnatie van Viṣṇu. In deze zittende houding wordt één been bij de knie naar achteren gebogen en de voet tegen de zijkant van het heupgewricht geplaatst, terwijl het andere been vertikaal omhoog gebracht wordt, waarbij de voet van dit been met de handen wordt vastgehouden. De kin wordt vervolgens op de knie van het vertikale been gelegd. Het opgetilde been lijkt op de uitgerekte nek en kop van een reiger, en ook op een steile rotswand. Vandaar de naam.

Uitvoering

1. Ga op de grond zitten, met de benen recht naar voren gestrekt.

2. Buig het rechterbeen bij de knie en breng de rechtervoet naar achteren. Zet de rechtervoet naast het heupgewricht, waarbij de tenen naar achteren wijzen en alle tenen op de grond rusten. De binnenkant van de rechterkuit raakt de buitenkant van de rechterdij aan. Breng de knieën bij elkaar.
3. Adem uit, buig de linkerknie, houd de linkervoet met beide handen vast en til het linkerbeen op, zodat het vertikaal komt te staan. (Afb. 140).
4. Strek het linkerbeen volledig uit en houd de rug recht. Adem een paar keer in deze positie, adem dan uit, breng het hoofd en de romp naar voren en tracht tegelijkertijd het linkerbeen dichter bij de kin te brengen, zodat de kin tenslotte op de knie van het linkerbeen rust (Afb. 141 en afb. 142).
5. Blijf 20 tot 30 sekonden in deze houding, en haal hierbij diep adem. Zorg dat de gebogen knie niet van de grond komt terwijl de kin de knie van het opgetilde been raakt.
6. Adem in, breng het hoofd en de romp naar achteren (Afb. 140), breng het linkerbeen naar de grond terug, laat de handen los, strek het rechterbeen naar voren en keer terug in positie 1.
7. Herhaal de houding aan de andere kant, waarbij de linkerknie gebogen wordt, de linkervoet naast het linker heupgewricht wordt gelegd en het rechterbeen opgetild wordt. Blijf aan beide kanten even lang in deze houding.

140

141

142

Uitwerking
De houding kan worden opgevat als een vervolg op Triaṇg Mukhaikapāda Paschimottānāsana (Afb. 139). Hij is moeilijker dan Paschimottānāsana (Afb. 160) en daarom is de uitwerking sterker. Hij zorgt voor een volledige strekking van het been, waardoor de beenspieren goed geoefend worden.

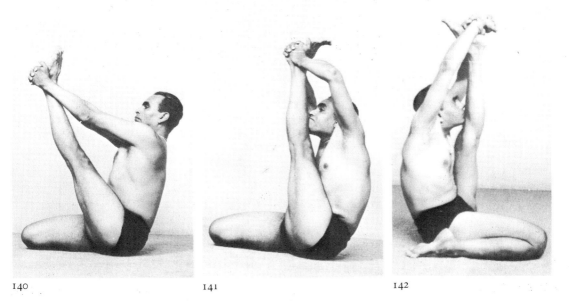

Tevens worden de buikorganen versterkt en gestimuleerd.

64. *Marīchyāsana I* Vijf* (Afb. 144)
Deze āsana is gewijd aan de wijze Marīchi, zoon van de Schepper, Brahmā. Marichi was de grootvader van Sūrya (de Zonnegod).

Uitvoering
1. Ga op de grond zitten met de benen recht naar voren gestrekt. (Afb. 77).
2. Buig de linkerknie en plaats de zool en de hiel van de linkervoet plat op de grond. De scheen van het linkerbeen moet loodrecht op de grond staan en de kuit moet de dij raken. Zet de linkerhiel dichtbij het perineum. De binnenkant van de linkervoet moet de binnenkant van de gestrekte rechterdij raken.
3. Strek de linkerschouder naar voren totdat de linker oksel de linker scheen, die loodrecht op de grond staat, raakt. Draai de linkerarm om de linker scheen en linkerdij, buig de linker elleboog en breng de linker onderarm achter de rug op de hoogte van het middel. Breng vervolgens de rechterhand achter de rug en pak de linkerhand met de rechter vast bij de pols of omgekeerd. Als dat niet mogelijk is, pak dan de handpalmen of de vingers vast. (Afb. 143).

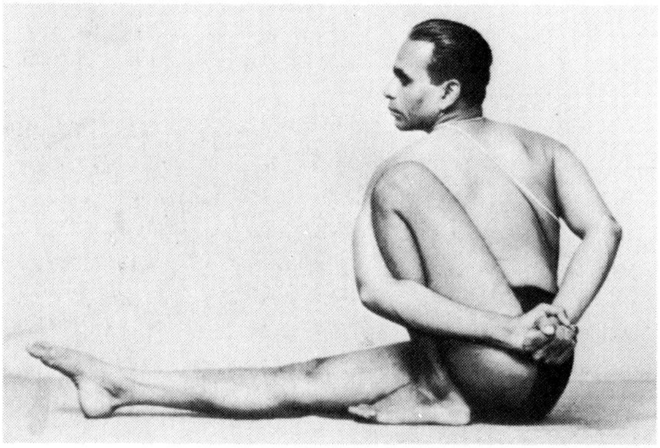

143

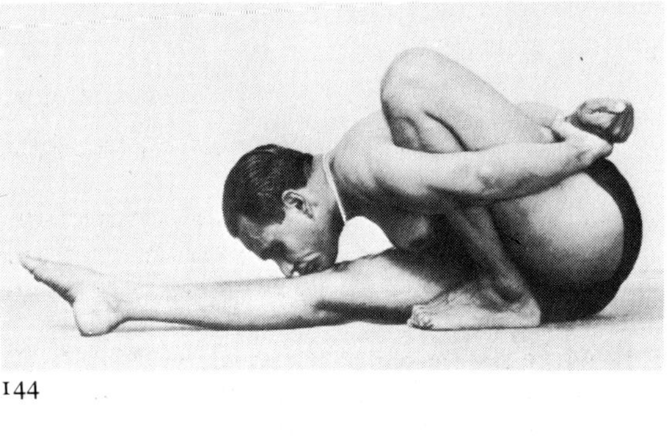

144

4. Draai nu de wervelkolom naar links, en houd hierbij het rechterbeen gestrekt. Blijf in deze houding, kijk naar de uitgestrekte rechter grote teen en haal ondertussen enkele keren diep adem.
5. Adem uit, en buig voorover. Laat het voorhoofd, vervolgens de neus, daarna de lippen en tenslotte de kin op de rechterknie rusten. (Afb. 144). Houd in deze positie beide schouders evenwijdig met de grond en adem normaal. Blijf ongeveer 30 sekonden in deze houding en zorg ervoor dat de gehele achterzijde van het gestrekte been steeds op de grond ligt.
6. Adem in, til het hoofd van de rechterknie. (Afb. 143), laat de handen los, strek het linkerbeen en keer terug in positie 1.
7. Herhaal de houding even lang aan de andere kant.

Uitwerking

De vingers worden door de beoefening van deze āsana versterkt. Bij de voorafgaande āsana's (namelijk Jānu Śirṣāsana (Afb. 127), Ardha Baddha Padma Paschimottānāsana (Afb. 135) en Triang Mukhaikapāda Paschimottānāsana (Afb. 139) worden de buikorganen samengenomen, dichter bijeen gebracht, door een been met de handen vast te pakken. In deze houding houden de handen de benen niet vast. Bij het voorover buigen en het plaatsen van de kin op de knie van het uitgestrekte been moeten de buikorganan sterk samengenomen worden. De bloedcirkulatie rond de buikorganen wordt gestimuleerd, waardoor ze gezond blijven. In het begin is het zonder meer erg moeilijk om voorover te buigen nadat beide handen elkaar achter de rug hebben vastgepakt, maar met de nodige oefening gaat dit beter. In deze houding wordt ook het bovenste gedeelte van de wervelkolom geoefend.
Opmerking. De vier houdingen, Jānu Śīrṣāsana, Ardha Baddha Padma Paschimottānāsana, Triang Mukhaikapāda Paschimottānāsana en Marī chyāsana I, vormen voorbereidingen op de juiste uitvoering van Paschimottānāsana (Afb. 161). Het is voor velen moeilijk om in Paschimottānasana (Afb. 160) een goede greep op de voeten te krijgen, ook al is het verschillende keren geprobeerd. De boven genoemde vier houdingen maken de rug en de benen voldoende veerkrachtig om langzamerhand Paschimottānāsana (Afb. 161) op de juiste wijze te kunnen uitvoeren. Als dit laatste eenmaal het geval is, kan men de vier voorbereidende āsana's één of twee keer per week uitvoeren in plaats van dagelijks.

65. *Marīchyāsana II* Zes* (Afb. 146 en 147)

Uitvoering

1. Ga op de grond zitten, met de benen recht naar voren gestrekt (Afb. 77).
2. Buig het linkerbeen bij de knie en zet de linkervoet hoog aan de bovenkant van de rechterdij. De linkerhiel moet de navel raken en de tenen moeten gestrekt zijn en naar voren wijzen. Het linkerbeen bevindt zich nu in halve Padmāsana.
3. Buig het rechterbeen bij de knie. Zet de zool en de hiel van de rechtervoet plat op de grond. Houd de scheen van het rechterbeen loodrecht op de grond, zodat de rechterdij en de rechterkuit elkaar raken en de rechterhiel

het perineum raakt.
4. Buig enigszins voorover, strek de rechter schouder naar voren totdat de oksel de loodrechte rechter scheen raakt. Adem uit en draai de rechterarm om de rechter scheen en rechter dij heen, buig de rechter elleboog en draai de rechter onderarm achter de rug tot op de hoogte van het middel. Breng daarna de linkerhand achter de rug en pak de rechterhand met de linker vast bij de pols. (Afb. 145).

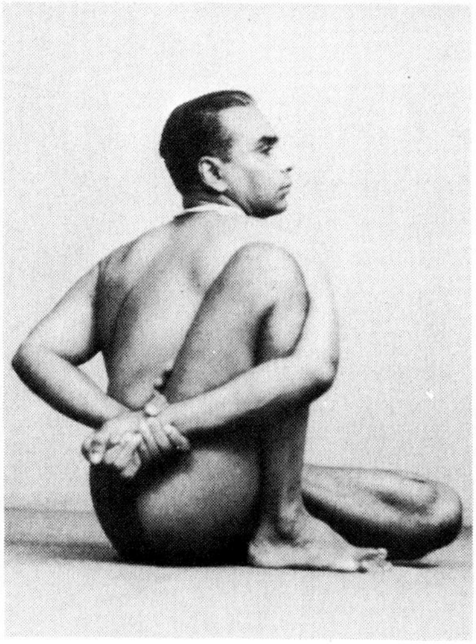

145

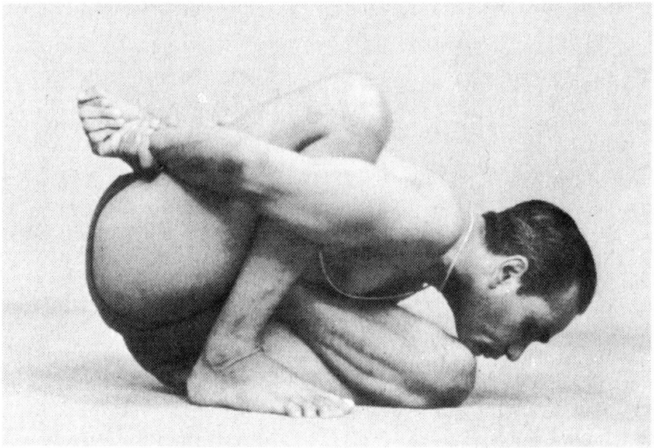

146

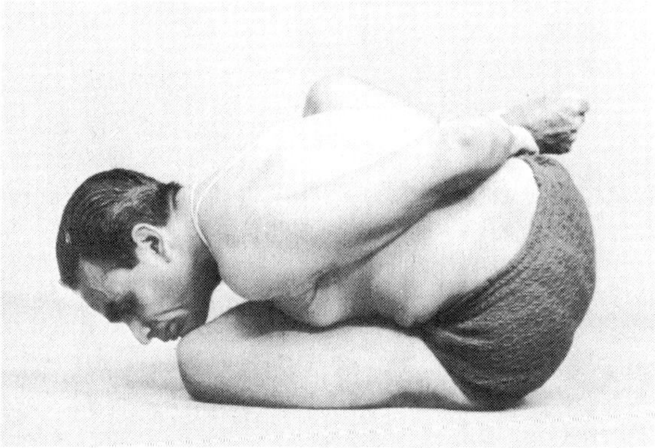

147

5. Strek de wervelkolom omhoog en blijf een paar sekonden in deze houding; haal daarbij diep adem.
6. Adem uit, beweeg de romp en het hoofd naar voren en laat het hoofd op de gebogen linkerknie rusten. Strek vervolgens de nek uit en laat de kin op de linkerknie rusten (Afb. 146 en afb. 147). Herhaal deze beweging drie of vier keer; adem in bij het omhoog komen en adem uit bij het voorover buigen.
7. Adem in, breng het hoofd en de romp omhoog, maak de handen los, strek de benen, en herhaal de houding gedurende even lange tijd aan de andere kant.

Uitwerking

Omdat deze houding een geïntensiveerde vorm van Marīchyāsana I (Afb. 144) is, is de uitwerking groter. De hiel bij de navel oefent extra druk uit op de buik, zodat de buikorganen meer versterkt en gestimuleerd worden, en de spijsvertering beter verloopt.

66. *Upaviṣṭha Koṇāsana* Negen* (Afb. 151)

Upaviṣṭha betekent zittend, Koṇa betekent hoek.

Uitvoering

1. Ga op de grond zitten met recht naar voren gestrekte benen (Afb. 77).
2. Breng de benen één voor één zijwaarts en maak de afstand tussen de benen zo groot mogelijk. Houd de benen steeds gestrekt en zorg ervoor dat de gehele achterzijde van de benen op de grond rust.
3. Pak de grote tenen vast tussen de respektievelijke duimen en wijs- en middelvingers.
4. Houd de wervelkolom rechtop en strek de ribben op. Breng het middenrif omhoog en blijf enkele sekonden in deze houding; haal hierbij enkele keren diep adem (Afb. 148).
5. Adem uit, buig voorover en laat het hoofd op de grond rusten (Afb. 149). Strek vervolgens de nek uit en steun met de kin op de grond (Afb. 150).

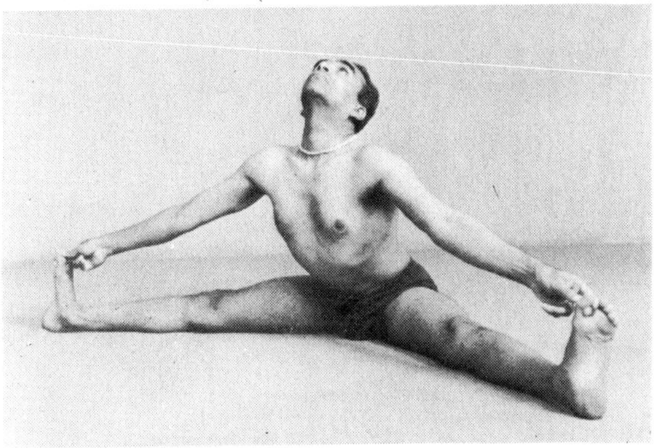

148

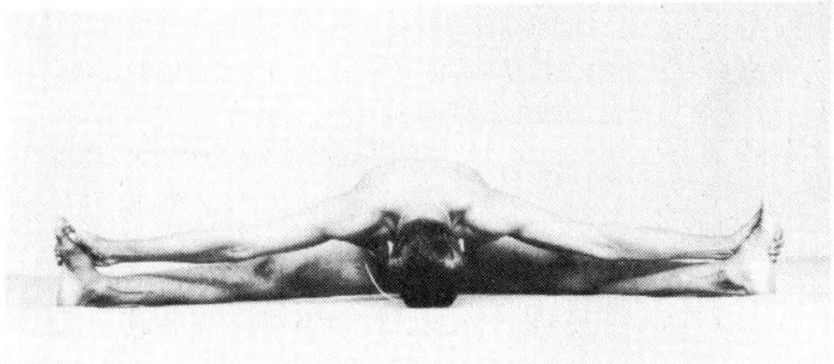

149

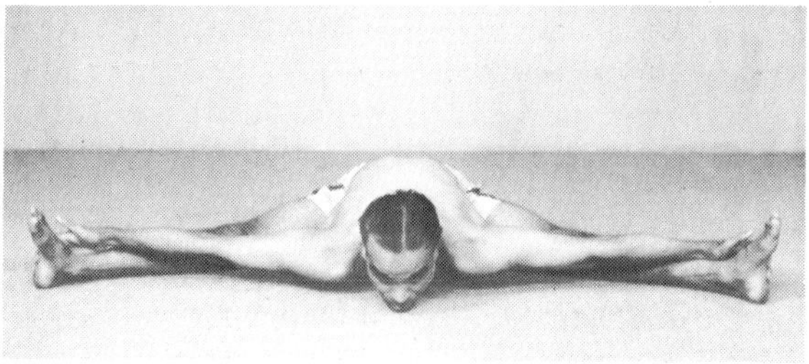

150

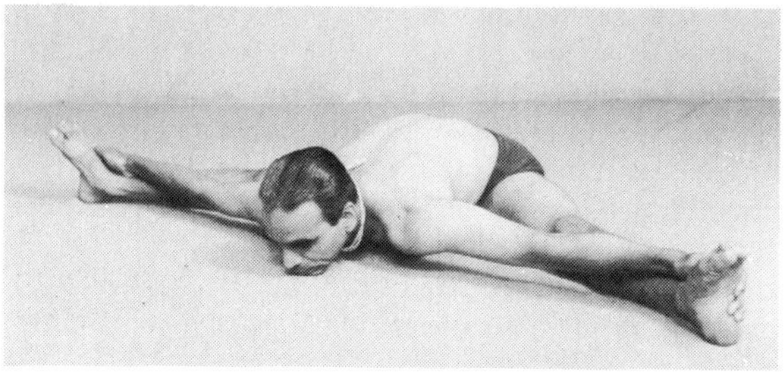

151

6. Pak vervolgens de voeten met de handen vast en tracht de borstkas op de grond te laten rusten (Afb. 151). Blijf 30 tot 60 sekonden met normale ademhaling in deze houding.
7. Adem in, breng de romp van de grond omhoog (Afb. 148), laat de voeten los, breng ze bij elkaar, en ontspan even.

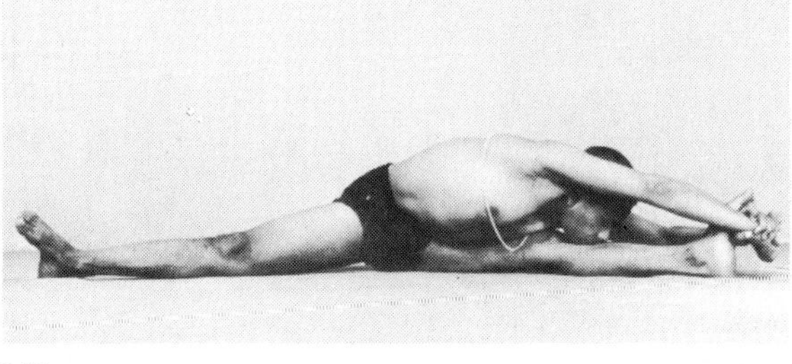

152

8. Pak dan de linkervoet met beide handen vast, adem uit en laat de kin op de linkerknie rusten (Afb. 152). Adem in en til het hoofd en de romp op. Pak nu de rechtervoet en breng tijdens een uitademing de kin op de rechterknie. Adem in, til het hoofd en de romp op, maak de handen los, breng de voeten samen en ontspan.

Uitwerking

Bij deze āsana worden de achterbeenspieren gestrekt, de bloedcirkulatie in de bekkenstreek wordt gestimuleerd, waardoor het bekken in goede vorm blijft. Milde gevallen van hernia worden genezen en de ontwikkeling van een hernia wordt tegengegaan. Pijn, veroorzaakt door ischias, wordt verlicht. Omdat de āsana de menstruatie reguleert en ook de eierstokken stimuleert, is deze houding een weldaad voor vrouwen.

67. *Paschimottānāsana* Zes* (Afb. 161)
(Ook Ugrāsana of Brahmacharyāsana genaamd).
Paschima betekent letterlijk het westen. Het omvat de achterzijde van het gehele lichaam vanaf het hoofd tot aan de hielen. De voorzijde van het lichaam vertegenwoordigt het oosterse aspekt; dit loopt vanaf het gezicht tot aan de tenen. De kruin van het hoofd is het bovenste of noordelijke aspekt, terwijl de voetzolen en de hielen het onderste of zuidelijke aspekt van het lichaam vormen. In deze āsana wordt de achterkant van het lichaam op intensieve wijze gestrekt, vandaar de naam. Ugra betekent geweldig, krachtig en edel. Brahmacharya betekent religieus onderzoek, zelfbeperking en celibaat.

Uitvoering
1. Ga op de grond zitten met de benen recht naar voren gestrekt. Zet de handpalmen naast de heupen op de grond. Haal een paar keer diep adem (Afb. 77).
2. Adem uit, strek de handen naar voren en pak de tenen vast. Pak de rechter grote teen tussen de rechterduim en de rechter wijs- en middelvinger; doe hetzelfde (met de linkerhand) met de linker grote teen (Afb. 153).

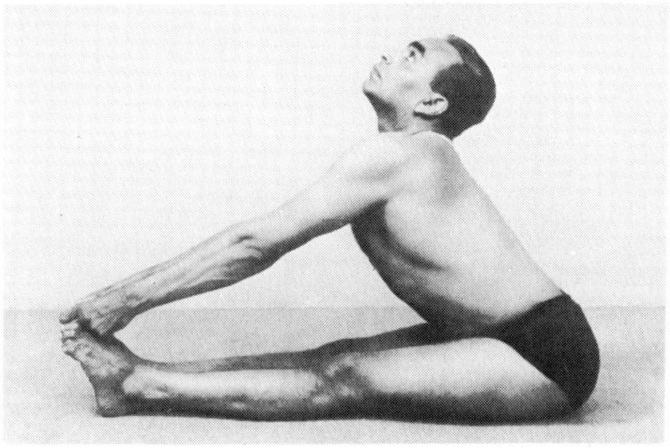

153

3. Strek de wervelkolom op en probeer de rug in te nemen naar binnen. In het begin lijkt de rug een bult. Dit komt omdat de wervelkolom alleen vanuit de schouderstreek gestrekt wordt. Leer rechtstreeks vanuit het bekken te buigen en de armen vanuit de schouders naar voren te strekken. De bult verdwijnt dan en de rug wordt vlak zoals in afb. 153. Haal een paar keer diep adem.

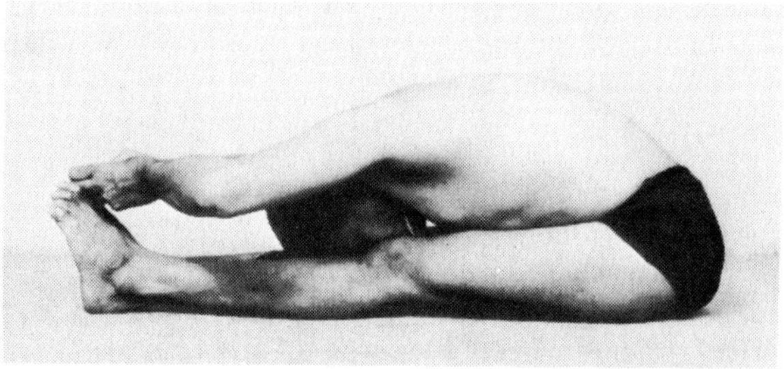

154

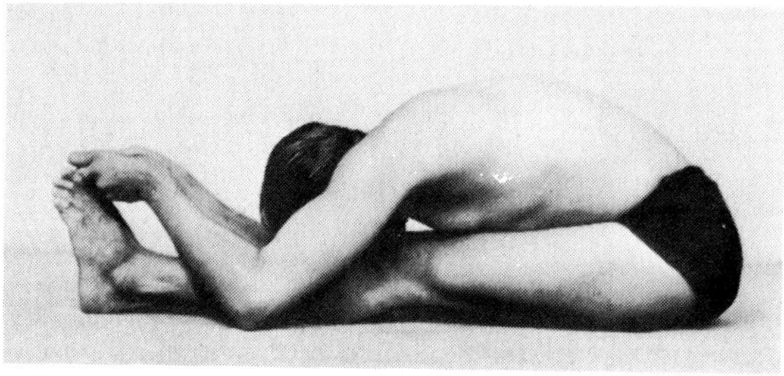

155

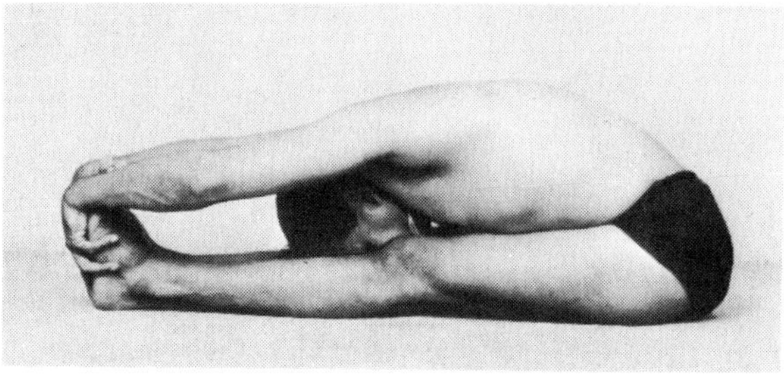

156

4. Adem nu uit, buig de ellebogen en breng ze uit elkaar, waarbij ze als hefbomen gebruikt worden, breng de romp naar voren en raak de knieën aan met het voorhoofd (Afb. 154). Breng de ellebogen geleidelijk naar de grond, strek de nek en de romp, raak de knieën met de neus en vervolgens met de lippen (Afb. 155).
5. Probeer vervolgens, als dit laatste gemakkelijker wordt, de voetzolen vast te pakken en de kin op de knieën te laten rusten (Afb. 156).
6. Als dit laatste ook gemakkelijk lukt, worden de vingers in elkaar gestrengeld en rust de kin op de schenen, voorbij de knieën (Afb. 157).

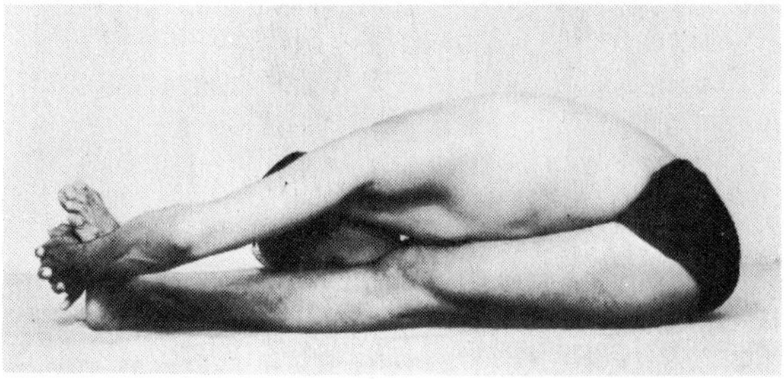

157

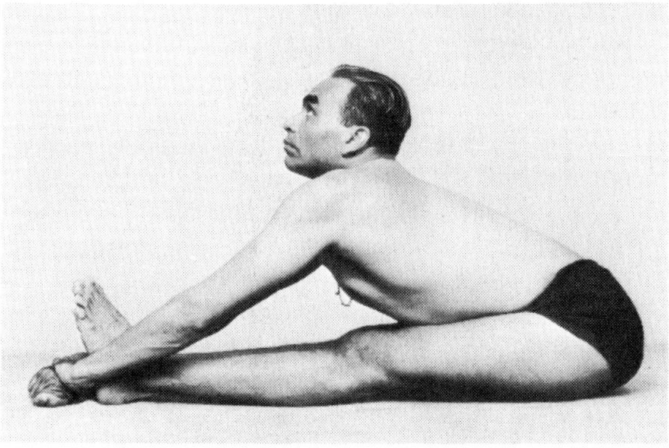

158

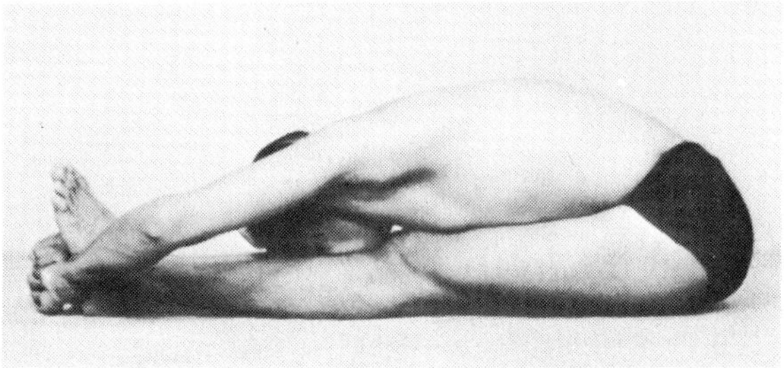

159

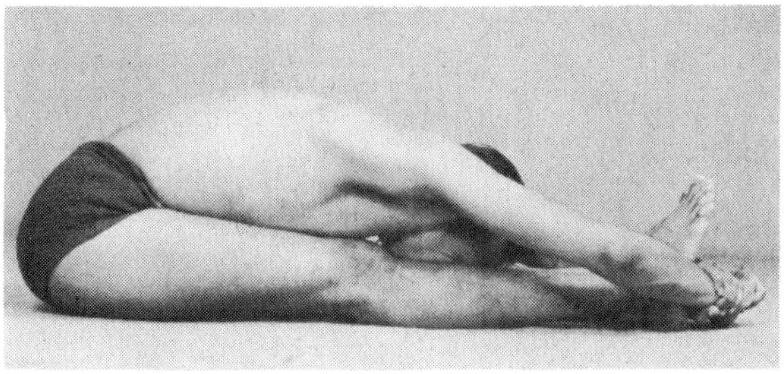

160

7. Pak, als positie 6 gemakkelijk uitgevoerd kan worden, de rechter handpalm voorbij de uitgestrekte voeten vast met de linkerhand of de linker handpalm met de rechterhand; de rug blijft ingenomen (Afb. 158). Haal een paar keer diep adem.
8. Adem uit en laat de kin op de schenen rusten voorbij de knieën (Afb. 159).
9. Pak, als positie 8 ook gemakkelijk uitgevoerd kan worden, de rechterpols vast met de linkerhand of de linkerpols met de rechterhand en laat de kin voorbij de knieën op de schenen rusten (Afb. 160).
10. Zorg ervoor dat de achterzijde van de benen bij de kniegewrichten stevig op de grond ligt. Strek de spieren aan de achterkant van de dijen stevig en breng de romp zoveel mogelijk naar voren. Dit alles leidt ertoe dat de achterzijden van de kniegewrichten op de grond rusten.
11. Probeer 1 tot 5 minuten te blijven in elk van de bovenstaande posities voor zover ze uitgevoerd kunnen worden en haal hierbij gelijkmatig adem.
12. Gevorderde leerlingen kunnen de handen recht naar voren strekken, de handpalmen op de grond leggen, de duimen voorbij de uitgestrekte voeten tegen elkaar brengen en de kin voorbij de knieën op de schenen laten rusten (Afb. 161). Blijf ongeveer twee minuten in deze houding en haal hierbij diep adem.

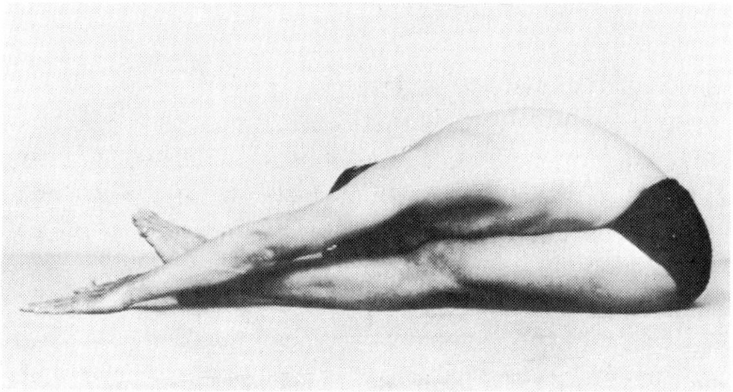

161

13. Adem in, til het hoofd van de knieën en ontspan.
14. Als paschimottānāsana op de juiste wijze wordt uitgevoerd, wordt geen enkele druk of gewicht op de rug gevoeld (Afb. 162).

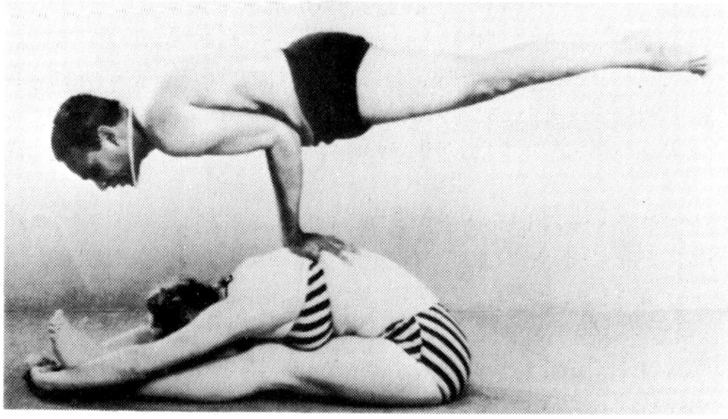

162

Uitwerking

Deze āsana werkt versterkend en stimulerend op de buikorganen en zorgt dat ze niet verslappen. Ook de nieren worden gestimuleerd, de hele wervelkolom ondergaat een verjongingskuur en de spijsvertering wordt bevorderd.

De wervelkolom van een dier heeft een horizontale stand en het hart bevindt zich onder de wervelkolom. Hierdoor blijven ze gezond en hebben ze een groot uithoudingsvermogen. Bij mensen heeft de wervelkolom een vertikale stand en het hart bevindt zich niet onder de wervelkolom; dit betekent dat mensen snel inspanningen voelen en ook vatbaar zijn voor hartkwalen. In Paschimottānāsana is de wervelkolom recht gestrekt en heeft hij een horizontale stand; tevens bevindt het hart zich op een lager niveau dan de wervelkolom. Als men langere tijd deze houding aanneemt worden het hart, de wervelkolom en de buikorganen gemasseerd, wat het lichaam verkwikt en de geest tot rust brengt. Omdat het bekken een grotere strekking krijgt, komt er meer zuurstofrijk bloed in dat gebied en krijgen de geslachtsklieren de vereiste voedingsstoffen uit het bloed toegevoerd. Hierdoor neemt de levenskracht toe, wordt impotentie genezen en de geslachtsdrift beter gereguleerd. Om deze redenen werd deze āsana Brahmacharyāsana genoemd. Brahmacharya betekent celibaat en een Brahmachāri is iemand die zijn geslachtsdrift beheerst.

68. *Parivṛtta Paschimottānāsana* Negen* (Afb. 165)

Paṛivrtta betekent gedraaid, omgewenteld. Paschima betekent letterlijk het westen en heeft betrekking op de gehele achterkant van het lichaam vanaf het hoofd tot aan de hielen. Uttāna betekent een intensieve strekking. In deze variant van Paschimottānāsana wordt de romp naar één kant gedraaid.

Uitvoering

1. Ga op de grond zitten met de benen recht naar voren gestrekt. Strek de knieën stevig; de benen moeten elkaar bij de knieën, enkels, hielen en grote tenen raken (Afb. 77).
2. Adem uit, strek de rechterarm uit naar de linkervoet. Draai de rechter onderarm en de rechterpols op zodanige wijze, dat de rechterduim naar de grond wijst en de rechterpink omhoog wijst. Pak vervolgens met de rechterhand de buitenkant van de linkervoet vast. Adem in.
3. Adem nu uit, strek de linkerarm over de rechter onderarm en houd hierbij de linkerpols omhoog. Draai de linker onderarm en de linkerpols op zodanige wijze, dat de linkerduim naar de grond wijst en de linkerpink omhoog is gericht. Pak de buitenkant van de rechtervoet vast (Afb. 163) en adem in.
4. Adem uit, draai de romp ongeveer 90 graden naar links door de ellebogen te buigen en uit elkaar te bewegen (Afb. 164). Adem in. Adem weer uit, breng het hoofd tussen de armen en kijk omhoog. De achterzijde van de rechter bovenarm ligt in de buurt van de oksel over de linkerknie. Probeer de ribben aan de rechterkant op de linkerdij te laten rusten. (Vooraanzicht: afb. 165. Achteraanzicht: afb. 166). Door de zijwaartse buiging van

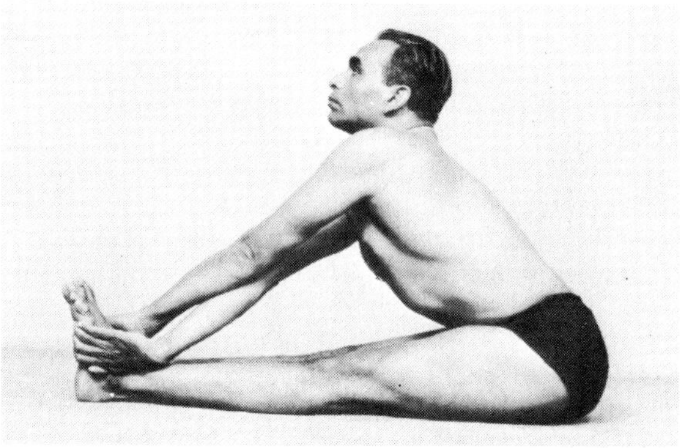

163

de romp wordt de ademhaling versneld. Blijf ongeveer 20 sekonden in deze houding.

5. Adem in, maak de handen los en breng de romp terug in zijn oorspronkelijke positie (Afb. 163).

6. Draai nu de romp naar rechts en herhaal de houding gedurende dezelfde tijd; de uitvoering is hetzelfde als boven, maar het woord 'links' wordt door 'rechts' vervangen en het woord 'rechts' door 'links'.

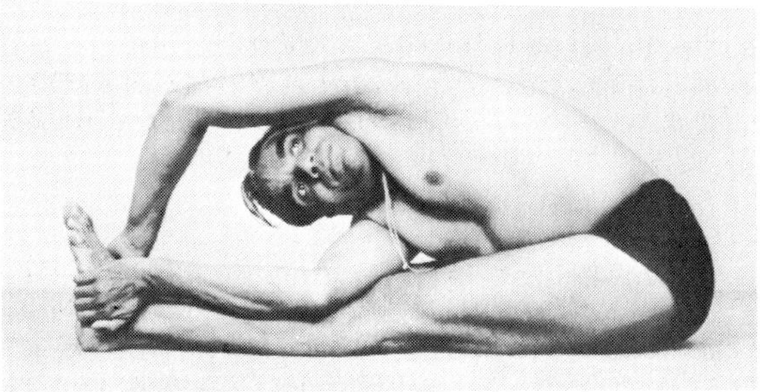

164

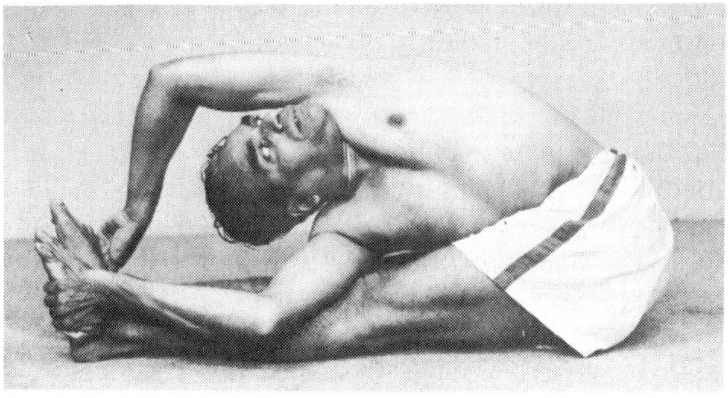

165

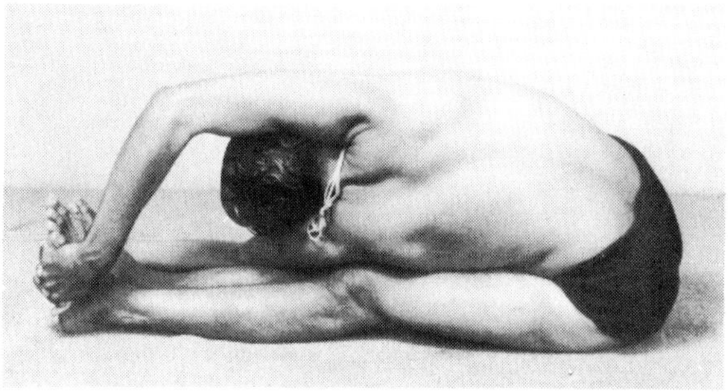

166

Uitwerking
Deze versterkende houding zorgt voor een harmonische ontwikkeling van de buikorganen en maakt dat ze niet slap en traag worden. Ook de nieren worden gestimuleerd, de hele wervelkolom krijgt nieuwe energie toegevoerd, en de spijsvertering wordt bevorderd. De zijwaartse draaiing aktiveert de bloedcirkulatie in de wervelkolom en verlicht rugpijn. Door de strekking van het bekken wordt aan dat gebied meer zuurstofrijk bloed toegevoerd, en de geslachtsklieren nemen de vereiste voedingsmiddelen uit het bloed op. Dit helpt tegen impotentie, verhoogt de levenskracht en reguleert de geslachtsdrift.

69. *Ūrdhva Mukha Paschimottānāsana I* Tien* (Afb. 167)
Ūrdhva (omhoog gericht) en Mukha (gezicht, mond) betekenen in kombinatie, dat het gezicht omhoog is gericht. Paschimottānāsana is een intense strekking van de achterzijde van het lichaam.

Uitvoering
1. Ga op de grond zitten met de benen recht naar voren gestrekt (Afb. 77).
2. Buig de knieën en breng de voeten dichter bij de billen.
3. Pak de tenen vast met de handen, adem uit en strek de benen omhoog in de lucht, strek ze stevig bij de knieën, beweeg de knieschijven in de richting van de dijen en balanceer op de billen; neem hierbij de rug zoveel mogelijk in. Deze houding heeft de volgende naam:

70. *Ubhaya Pādānguṣṭhāsana* Drie* (Afb. 168)
(Ubhaya = beide, pādānguṣṭha = grote teen)
In het begin wordt gemakkelijk over de grond naar achteren gerold en het neemt enige tijd en oefening in beslag om alleen op de billen te kunnen balanceren. Blijf 30 tot 60 sekonden in deze houding, en haal normaal adem.
4. Als het evenwicht bereikt is, worden de tenen losgelaten en de hielen vastgepakt.
5. Strengel, als ook dit laatste geen moeite meer kost, de vingers achter de gestrekte voeten in elkaar en blijf op deze wijze in evenwicht staan.

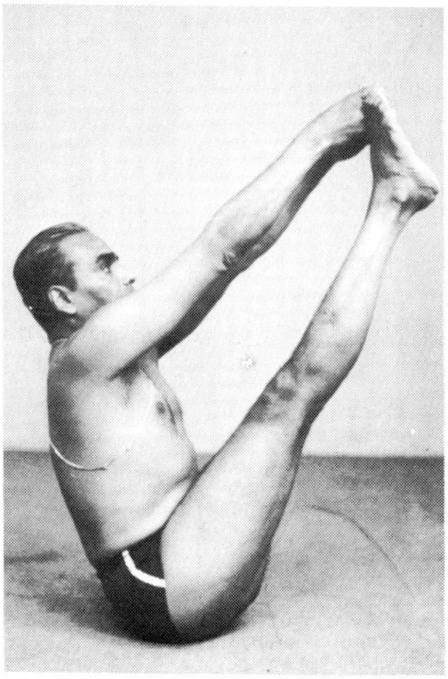

167

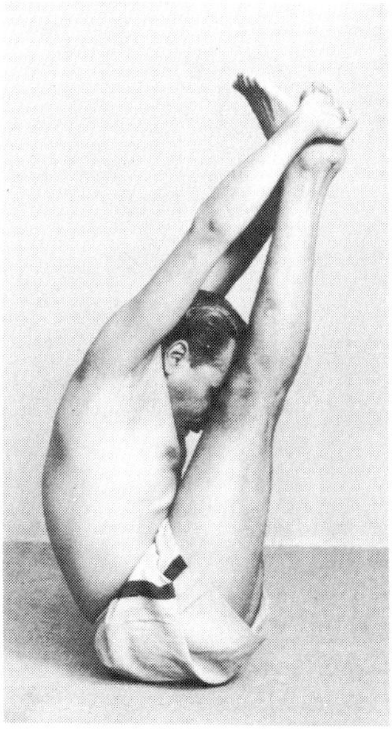

168

Breng daarna het hoofd en de romp dichter bij de benen zonder de positie van de benen te veranderen, strek de nek omhoog en leg tijdens een uitademing het voorhoofd op de knieën (Afb. 168). Strek nu de benen zo volledig mogelijk omhoog en doe hetzelfde met de wervelkolom. Blijf ongeveer 30 sekonden in deze houding; haal hierbij normaal adem.
6. Adem in, maak de handen los, buig de benen, laat ze op de grond komen en ontspan.

71. *Ūrdhva Mukha Paschimottānāsana II* Tien (Afb. 170)

Uitvoering
1. Ga plat op de grond of op een kleed liggen en strek de armen achter het hoofd (Afb. 276).
2. Strek de benen recht uit, maak de knieën stevig en haal een paar keer diep adem.
3. Adem uit en til langzaam de tegen elkaar geplaatste benen boven het hoofd.
4. Strengel de vingers ineen, pak de voetzolen vast en strek de benen recht omhoog, terwijl ook de knieën stevig gestrekt blijven. Laat de gehele rug op de grond liggen (Afb. 169). Haal drie keer diep adem.
5. Adem uit, breng de benen naar de grond achter het hoofd door de ellebogen uit elkaar te bewegen. Probeer het bekken zo dicht mogelijk bij de grond te houden. Zorg dat de benen bij de knieën steeds stevig gestrekt blijven. Laat de kin op de knieën rusten (Afb. 170).
6. Blijf 30 tot 60 sekonden in deze houding; adem hierbij gelijkmatig.

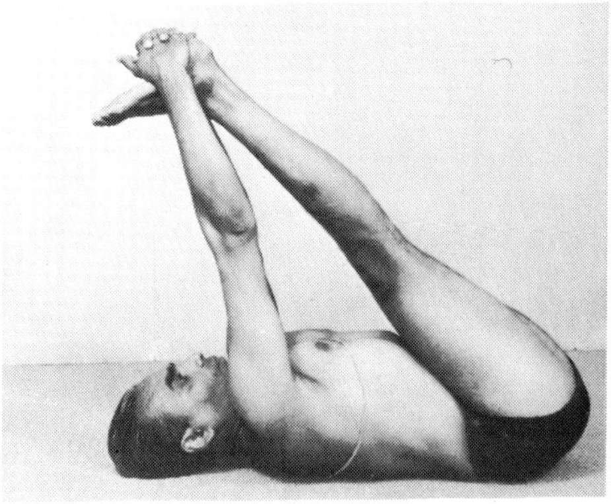

169

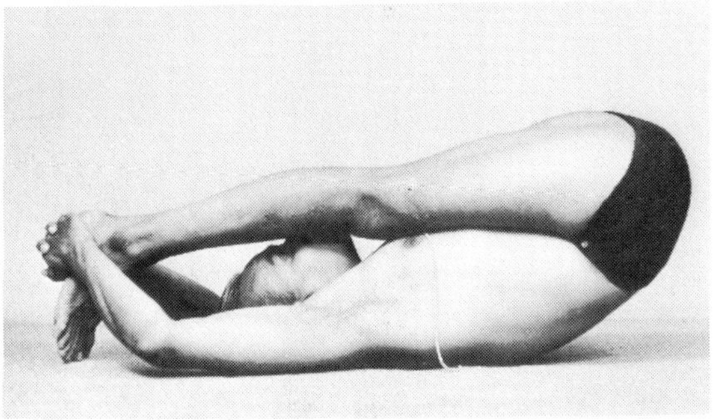

170

7. Adem uit en breng de benen terug in de oorspronkelijke positie (Afb. 169).
8. Adem in, maak de handen los, breng de benen gestrekt naar de grond (Afb. 276) en ontspan.

Uitwerking

De houding versterkt het gevoel voor evenwicht (fysiek en psychisch). De benen worden volledig gestrekt, waardoor de dijen en kuiten in vorm gebracht worden. De oefening heeft dezelfde gunstige uitwerking als Paschimottānāsana (Afb. 160), maar hierbij komt nog dat deze houding hernia voorkomt en ernstige rugklachten verlicht.

72. *Pūrvottānāsana* Eén (Afb. 171)

Pūrva betekent letterlijk het oosten. Het betekent de voorzijde van het gehele lichaam, vanaf het voorhoofd tot aan de tenen. Uttāna betekent een intensieve strekking. In deze houding wordt de hele voorzijde van het lichaam op intensieve wijze uitgerekt.

Uitvoering

1. Ga op de grond zitten met de benen recht naar voren gestrekt. Zet de handpalmen op de grond naast de heupen, waarbij de vingers in de richting van de voeten wijzen (Afb. 77).
2. Buig de knieën en zet de voetzolen en hielen op de grond.
3. Verdeel het gewicht van het lichaam over handen en voeten, adem uit en hef het lichaam van de grond. Strek de armen en de benen en houd de knieën en ellebogen stevig gestrekt. (Afb. 171)
4. De armen staan vanaf de polsen tot aan de schouders loodrecht op de grond. De romp staat vanaf de schouders tot aan het bekken evenwijdig met de grond.
5. Strek de nek uit en breng het hoofd zover mogelijk naar achteren.
6. Blijf één minuut in deze houding; haal hierbij normaal adem.
7. Adem uit, buig de ellebogen en knieën, breng het lichaam omlaag, ga op de grond zitten en ontspan.

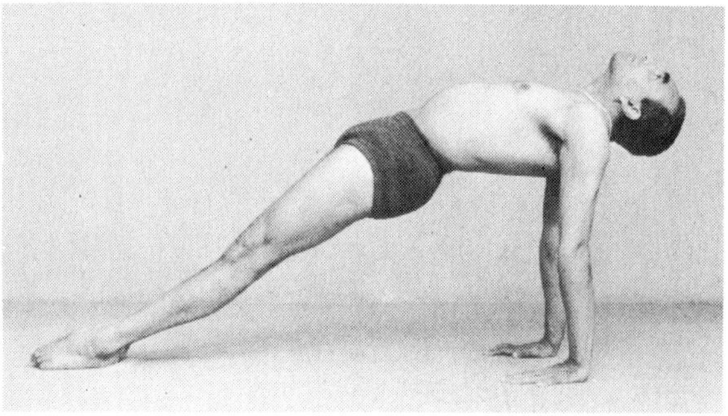

171

Uitwerking
Deze houding versterkt de polsen en enkels, verbetert de beweeglijkheid van de schoudergewrichten en zorgt ervoor dat de borstkas volledig verruimd wordt. Vermoeidheid ten gevolge van inspannende vooroverbuigingen wordt verlicht.

73. *Ākarṇa Dhanurāsana* Elf* (Afb. 173 en afb. 175)
Karṇa betekent het oor.. Het voorvoegsel ā heeft de betekenis van nabijheid, in de richting van. Dhanu betekent boog. In deze houding wordt de linkervoet omhoog gebracht tot de hiel het oor raakt, zoals een boogschutter de boog spant; hierbij houdt de andere hand de rechter grote teen vast, terwijl het rechterbeen gestrekt op de grond ligt. Bij de tweede beweging wordt het opgeheven been gestrekt tot het bijna loodrecht op de grond staat, waarbij de grote teen steeds met de hand wordt vastgehouden als een gespannen boog. De āsana wordt hieronder in twee fasen beschreven.

Uitvoering
1. Ga op de grond zitten met de benen recht naar voren gestrekt. (Afb. 77)
2. Houd de rechter grote teen vast tussen de rechterduim en de wijs- en middelvinger. Houd de linker grote teen op dezelfde wijze vast. (Afb. 153)
3. Adem uit, buig de linker elleboog en hef de linkervoet omhoog door de knie te buigen (Afb. 172). Adem in. Adem uit en breng de linkervoet omhoog tot de hiel in de buurt van het linkeroor komt. Beweeg tegelijkertijd de linkerarm vanuit de schouder naar achteren (Afb. 173). Laat de rechter grote teen niet los. Houd het rechterbeen steeds gestrekt en zorg ervoor dat de gehele achterzijde van het been op de grond rust. Het uitgestrekte rechterbeen mag niet bij de knie gebogen worden.
4. Blijf 15 tot 20 sekonden in deze houding; haal hierbij normaal adem. Dit is de eerste fase.
5. Adem nu uit en breng het rechterbeen gestrekt vertikaal omhoog (Afb. 174). Adem in. Adem uit en breng het been verder naar achteren totdat het het linkeroor raakt (Afb. 175). Houd de tenen van beide voeten goed vast

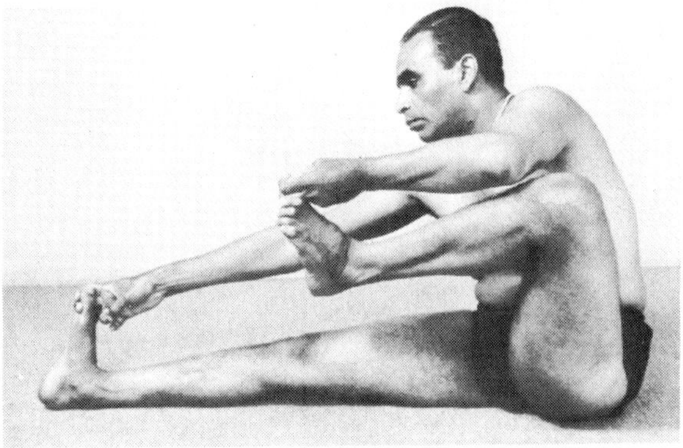

172

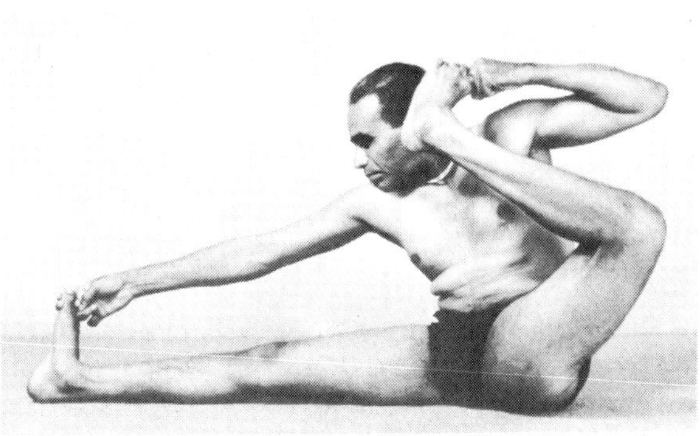

173

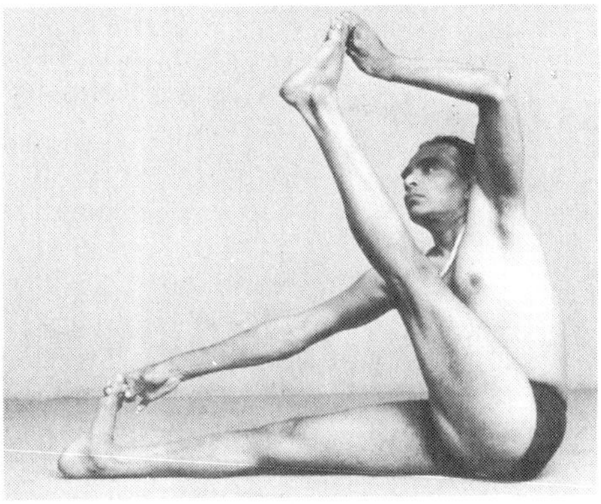

174

en strek beide benen volledig uit. Buig ze niet bij de knieën. Het kost enige tijd om te leren tijdens deze tweede fase in evenwicht te blijven. Blijf 10 tot 15 sekonden in deze houding; haal hierbij normaal adem.

6. Adem uit, buig het linkerbeen bij de knie en breng de linkerhiel naar

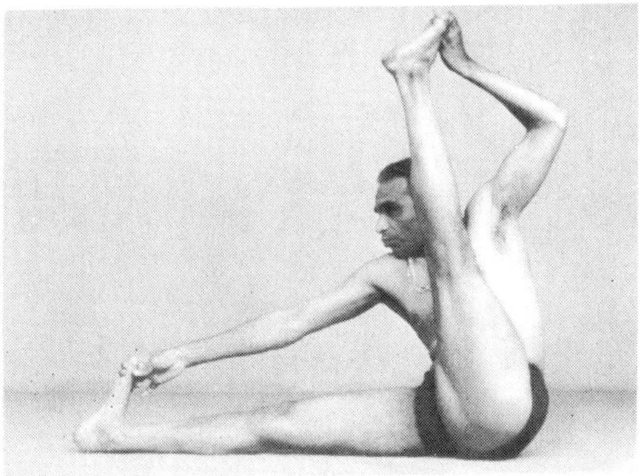

175

het linkeroor, zoals in positie 3 hierboven (Afb. 173). Breng daarna het linkerbeen naar de grond en houd beide benen gestrekt op de grond (Afb. 153).

7. Herhaal de houding aan de rechterzijde, waarbij de rechtervoet in de richting van het rechteroor wordt gebracht. Daarna wordt het rechterbeen vertikaal omhoog gebracht, in de buurt van het rechteroor, terwijl het linkerbeen gestrekt op de grond blijft. Laat de greep van de hand op de tenen niet verslappen. Blijf aan beide kanten even lang in deze positie. Maak vervolgens de handen los en ontspan.

Uitwerking

De beoefening van deze houding maakt de beenspieren zeer flexibel. De buikspieren worden samengenomen, zodat de darmen in beweging komen. Kleine vervormingen van de heupgewrichten verdwijnen. Het ondergedeelte van de wervelkolom wordt eveneens in beweging gebracht. De houding is zeer elegant. Hij moet beoefend worden tot hij zonder inspanning wordt aangenomen; het geheel maakt dan de indruk van een geoefende boogschutter die pijlen afschiet.

74. ***Sālamba Śīrṣāsana I*** Vier* (Afb. 184, afb. 185 en afb. 190)

Sālamba betekent met ondersteuning. Śīrṣa betekent hoofd. Dit is de kopstand, een van de belangrijkste yoga āsana's. Het is de basishouding. Er zijn verschillende varianten, die later als de Śīrṣāsana-cyklus worden beschreven. De beheersing van deze houding leidt tot lichamelijk en mentaal evenwicht. De uitvoering wordt uitvoerig in twee delen beschreven; het eerste deel is voor beginners, het tweede deel voor degenen die in deze houding gemakkelijk in evenwicht kunnen blijven. Speciale aandacht wordt gevraagd voor de wenken met betrekking tot Śīrṣāsana die na de beschrijving van de uitvoering worden gegeven.

Uitvoering voor beginners

1. Spreid een in vieren gevouwen deken op de grond uit en kniel bij de deken.
2. Plaats de onderarmen in het midden van de deken. Zorg er hierbij voor dat de afstand tussen de ellebogen op de grond niet groter is dan de breedte van de schouders.

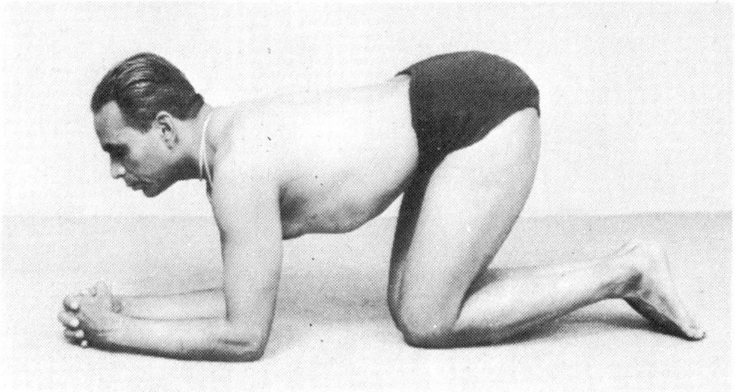

176

3. Strengel de vingers helemaal ineen, met inbegrip van de vingertopjes (Afb. 176), zodat de handpalmen een kom vormen. Plaats de zijkanten van de handpalmen bij de pinken op de deken. Bij het aannemen van de kopstand of bij het balanceeren moeten de vingers stevig in elkaar gestrengeld blijven. Als ze losjes gehouden worden, drukt het lichaamsgewicht er te zwaar op en de armen doen pijn. Denk er dus aan om ze goed in elkaar te sluiten.

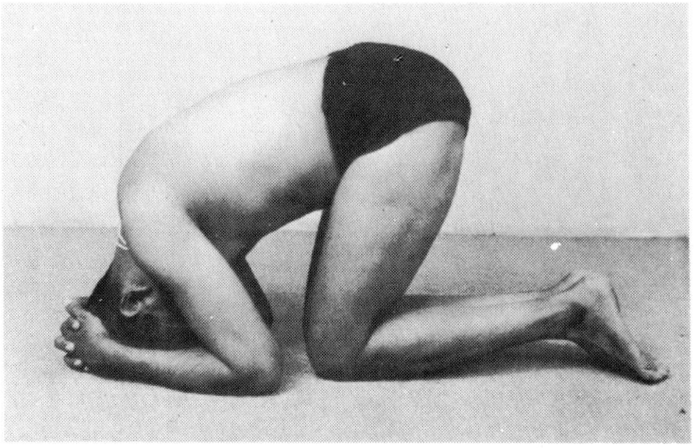

177

4. Laat alleen de kruin van het hoofd op de deken rusten, zodat de achterkant van het hoofd de handpalmen raakt, die in de vorm van een kom staan. (Afb. 177). Steun niet op de deken met het voorhoofd of het achterhoofd, maar alleen met de kruin van het hoofd. Om dit te bereiken moeten de knieën in de richting van het hoofd worden gebracht.
5. Als het hoofd zich in de juiste positie bevindt, worden de knieën van de grond genomen door de tenen dichter bij het hoofd te brengen (Afb. 178).

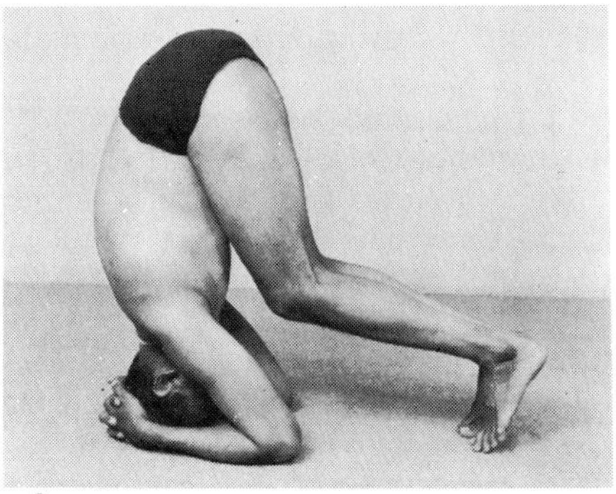

178

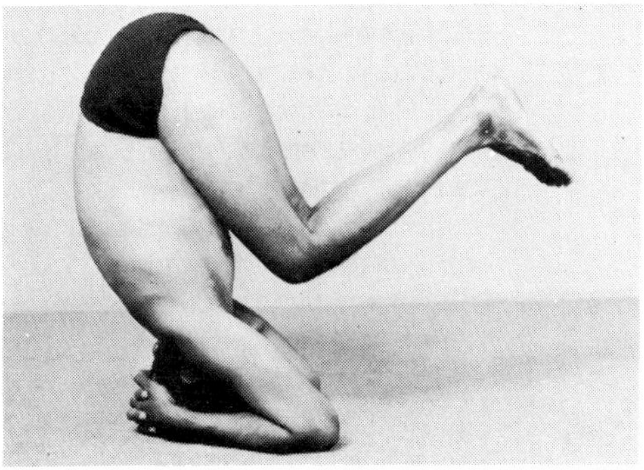

179

6. Adem uit, kom met een lichte zwaaibeweging van de grond en breng de benen met gebogen knieën omhoog (Afb. 179). Breng beide voeten tegelijk van de grond. Als deze positie eenmaal bereikt is, worden stap voor stap de verschillende stadia van beenbewegingen doorlopen, die op de afbeeldin-

gen 180, 181, 182 en 183 getoond worden.

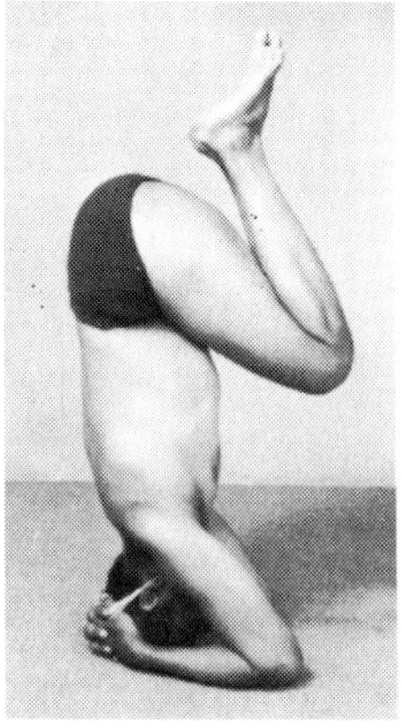
180

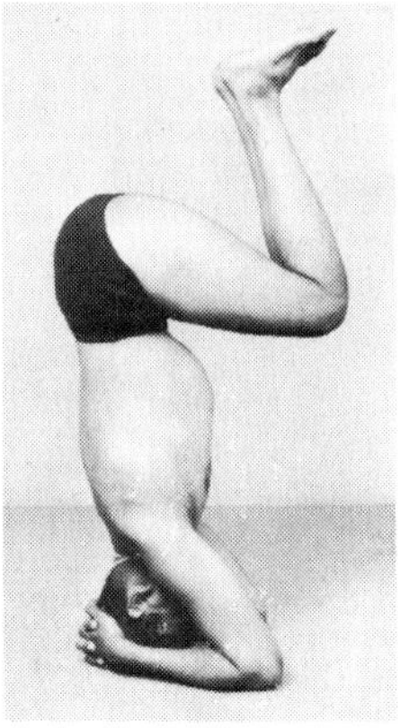
181

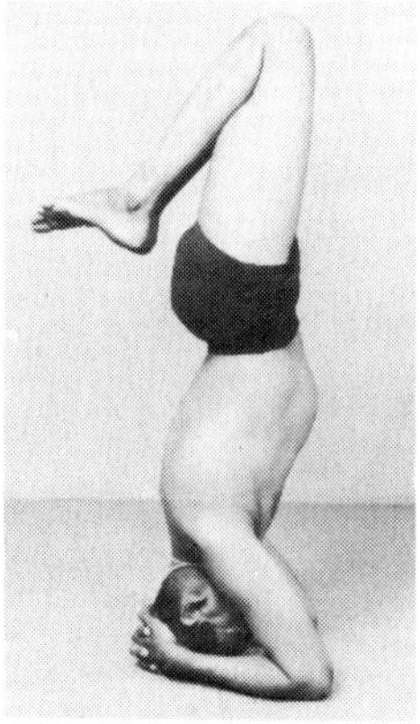
182

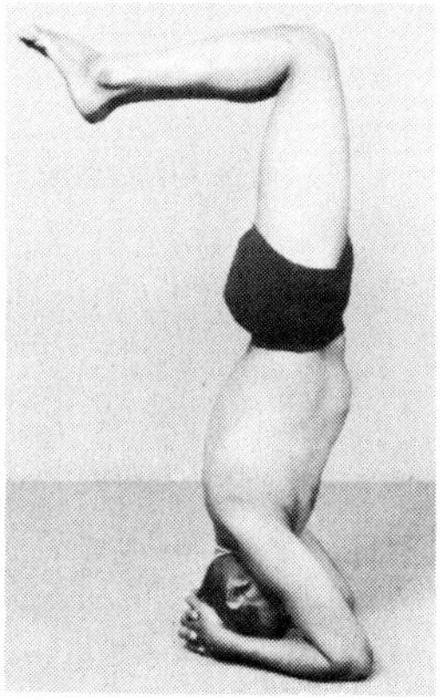
183

7. Strek de benen en ga op het hoofd staan, waarbij het hele lichaam loodrecht op de grond staat (Vooraanzicht: Afb. 184. Achteraanzicht: Afb. 185. Zijaanzicht: Afb. 190).
8. Blijf al naar de bereikte vaardigheid één tot vijf minuten in de eindhouding, buig daarna de knieën en kom in omgekeerde volgorde (resp. de afbeeldingen 183, 182, 181, 180, 179, 178 en 177) terug naar de grond.
9. Een beginneling moet door een vriend geholpen worden of de āsana tegen een muur uitvoeren. Als tegen een muur geoefend wordt, moet de afstand tussen de muur en het hoofd niet meer dan 5 tot 8 centimeter zijn. Als de afstand groter is, wordt de wervelkolom gebogen en puilt de maag uit. Het lichaamsgewicht drukt dan op de ellebogen en het is ook mogelijk dat de stand van het hoofd daardoor verandert. Het hoofd loopt rood aan en de ogen zijn of verdraaid of ze puilen uit. Voor een beginneling is het daarom aanbevelenswaardig om de kopstand in een hoek uit te voeren waar twee muren samenkomen; het hoofd wordt op enkele centimeters afstand van beide muren geplaatst.
10. Als de beginneling de kopstand tegen een muur of in een hoek uitvoert, moet hij na uitademing de benen omhoog zwaaien, met de heupen tegen de muur steunen en de voeten omhoog brengen. In een hoek kan hij met de hielen tegen beide muren steunen. Daarna moet hij de rug vertikaal omhoog strekken, geleidelijk de steun van de muur loslaten en het evenwicht proberen te houden. Bij het naar beneden komen kan hij met de voeten en heupen tegen de muur steunen, naar beneden gaan en knielen, waarbij de knieën op de grond rusten. Zowel het omhoog komen als het naar beneden komen worden gedaan op een uitademing.
11. Het voordeel voor een beginneling om te balanceren in een hoek ligt hierin, dat zijn hoofd en benen zich in de rechte hoek bevinden die door de muren wordt gevormd, waardoor hij met zekerheid de juiste houding bereikt. Die zekerheid bestaat niet bij oefening tegen een muur zonder meer. Omdat het evenwicht wankel is, kan hij van de muur wegzwaaien, of zijn lichaam helt of zwaait naar de sterkste kant, met een knik bij het middel of de heupen, terwijl zijn benen toch tegen de muur blijven staan.

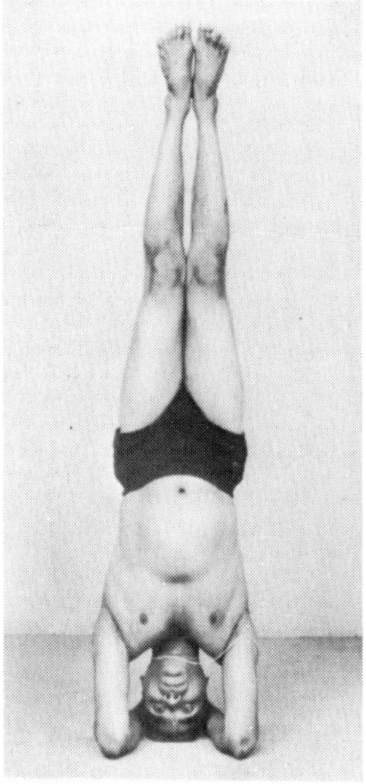

184

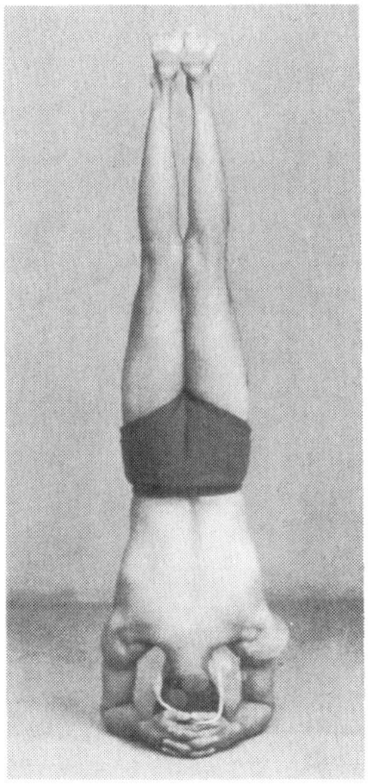

185

De beginneling is niet in staat om vast te stellen dat hij naar één kant overhelt, en zeker niet om dit te korrigeren. Op den duur kan hij op het hoofd leren balanceren, maar ook dan helt zijn lichaam door de macht der gewoonte misschien nog naar één kant of staat zijn hoofd niet recht. Het is even moeilijk om een verkeerde houding in de kopstand te korrigeren als om een slechte gewoonte te veranderen. Bovendien is het heel goed mogelijk dat deze verkeerde houding pijn in het hoofd, de nek, de schouders en de rug oplevert. Maar de twee muren van een hoek helpen de beginneling bij het symmetrisch houden van de āsana.

12. Als het evenwicht eenmaal bereikt is, is het aanbevelenswaardig om met gestrekte benen naar de grond te komen (dus zonder de knieën te buigen), waarbij de heupen naar achteren worden gebracht. In het begin is het niet mogelijk om omhoog of naar beneden te komen zonder de benen te buigen, maar de juiste methode moet geleerd worden. Als de beginneling eenmaal vertrouwd is met de kopstand, zal hij bemerken dat hij er meer baat bij heeft om omhoog en omlaag te gaan met de benen bij elkaar en gestrekt, zonder schokbewegingen.

13. De beginneling heeft tijd nodig om zich in zijn omgeving te kunnen oriënteren als hij de kopstand uitvoert. Alles lijkt aanvankelijk zeer ongewoon. De aanwijzingen en instrukties brengen verwarring teweeg, en het is moeilijk om helder te denken of logisch te handelen. Dit alles berust op de angst om te vallen. De beste manier om vrees te overwinnen is om de situatie waarvoor men bang is, op rustige wijze onder ogen te zien. Dit leidt ertoe dat de dingen in het juiste perspektief worden gezien, waardoor de angst verdwijnt. Omvallen bij het aanleren van de kopstand is lang niet zo erg als we denken. Als men het evenwicht verliest, moeten de in elkaar gestrengelde vingers losgemaakt worden, het hele lichaam moet ontspannen en slap

gemaakt worden en de knieën moeten gebogen worden. Men rolt dan alleen maar omver en kan daarna lachen. Als de vingers niet uit elkaar worden gehaald, vangen ze de schok van de val op, wat nogal pijnlijk is. Als we ons niet ontspannen en slap maken, vallen we met een harde klap op de grond. Als we de knieën buigen, zullen we ze niet gemakkelijk schaven tijdens de val. Als de kopstand tegen een muur of in een hoek beheerst wordt, moet hij in het midden van de kamer geprobeerd worden. Er zullen zich een paar tuimelingen voordoen, en het is nodig om de kunst van het vallen, zoals boven beschreven, te leren. Als de beginneling in het midden van de kamer Śīrṣāsana kan beoefenen, wordt zijn zelfvertrouwen in hoge mate versterkt.

Uitvoering voor degenen die in evenwicht kunnen blijven Acht*

1. Voer de posities 1 tot 4 uit, zoals voor de beginners beschreven is.
2. Strek, nadat het hoofd in de juiste positie staat, de benen uit door de knieën van de grond te tillen. Breng de tenen dichter bij het hoofd en tracht de hielen tegen de grond te drukken, waarbij de rug recht blijft (Afb. 186).
3. Strek het boven- en middengebied van de wervelkolom en blijf ongeveer 30 sekonden in deze houding; haal hierbij gelijkmatig adem.
4. Adem uit, til de hielen op en til de tenen van de grond door een achterwaartse beweging van de heupen. Hef beide benen tegelijk omhoog, waarbij ze stevig gestrekt blijven (Afb. 187). Adem in.
5. Beweeg tijdens een uitademing de benen omhoog, totdat ze evenwijdig met de grond zijn. Deze houding wordt genoemd:

75. *Ūrdhvā Daṇḍāsana* Acht* (Afb. 188)
(Ūrdhvā = omhoog, danda = stok of staf)
Blijf 10 sekonden in deze houding; haal hierbij normaal adem.

6. Adem uit, breng de benen omhoog zoals op Afb. 189, en breng ze vervolgens in de vertikale positie (Zijaanzicht: Afb. 190). Blijf één tot vijf minuten in deze houding, en haal hierbij gelijkmatig adem.
7. Kom geleidelijk omlaag, waarbij de bovenstaande methode in omgekeerde volgorde wordt uitgevoerd (Afbeeldingen 189, 188, 187 en 186). Laat de voeten op de grond rusten, buig de knieën en til het hoofd van de grond of de deken.
8. Bij het omlaag komen is het aanbevelenswaardig om een minuut (of minder als men nog weinig geoefend is) in Ūrdvā Dandāsana te blijven; haal hierbij normaal adem. In deze houding zullen de nek en romp niet loodrecht op de grond staan, maar lichtelijk naar achteren staan. De nek, schouders en wervelkolom zullen zeer sterke spanning ondervinden, en in het begin is men niet in staat meer dan een paar sekonden de benen evenwijdig met de grond te houden. Deze periode wordt langer naarmate nek, schouders, buik en wervelkolom sterker worden.

Wenken met betrekking tot Śīrṣāsana

1. In Śīrṣāsana is het evenwicht op zichzelf niet belangrijk. Men moet de situatie van ogenblik tot ogenblik observeren en erachter komen op welke subtiele wijze de houding verbeterd kan worden. Als we op onze voeten

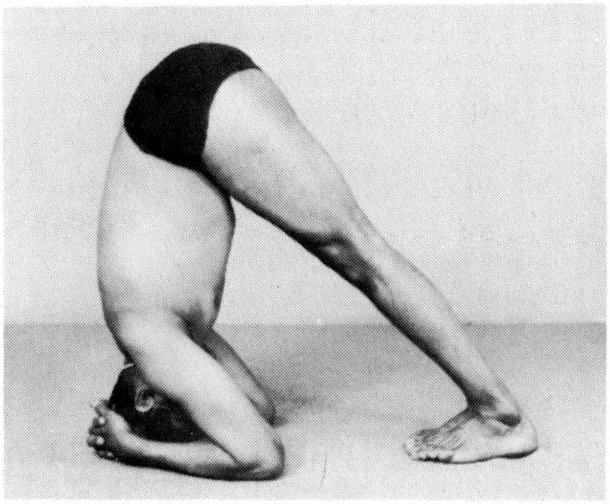

186

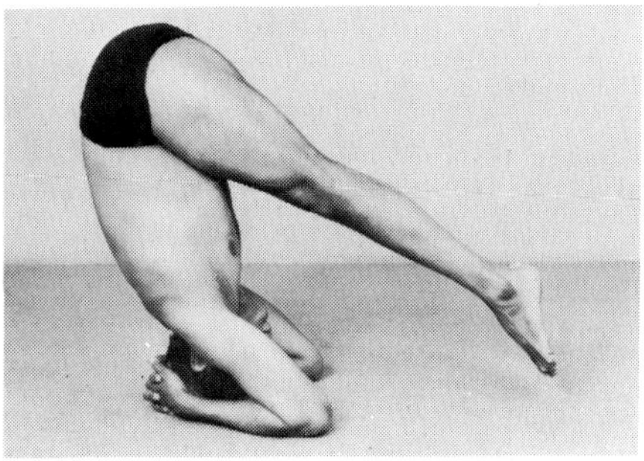

187

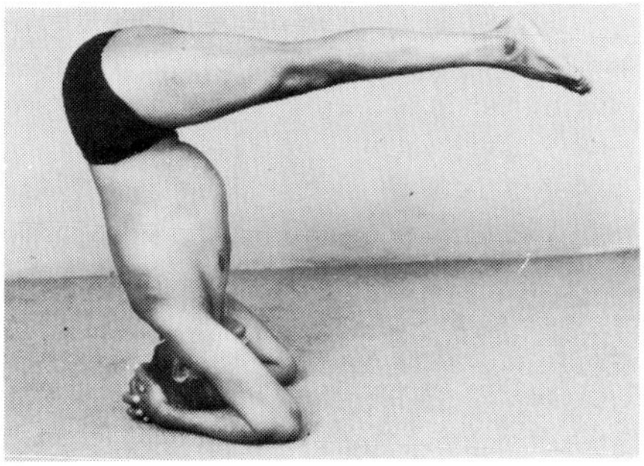

188

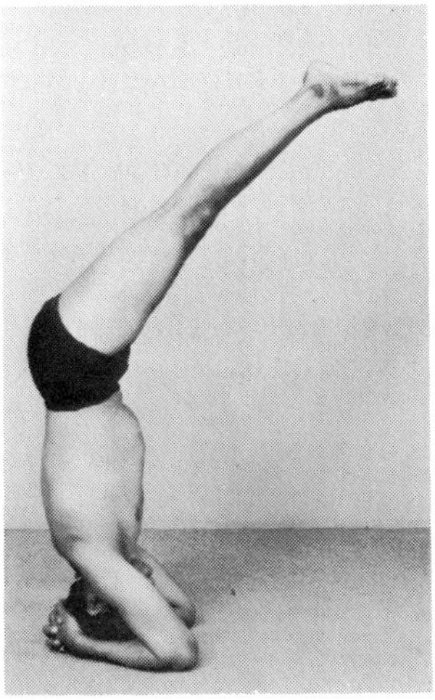

189

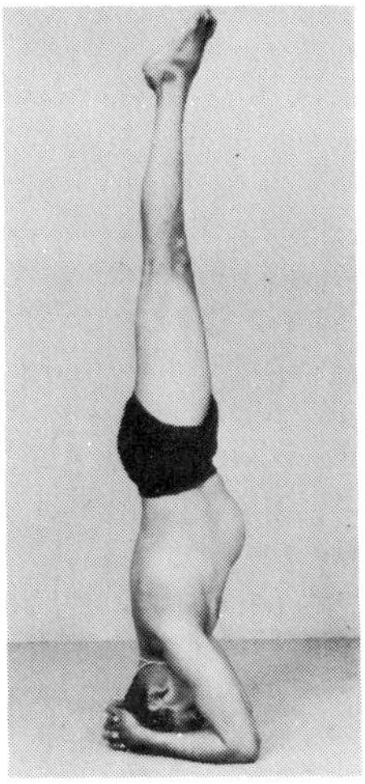

190

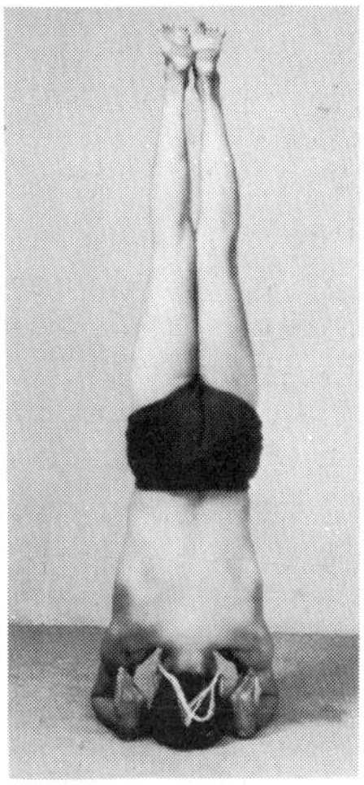

191

staan, hebben we geen extra inspanning, kracht of aandacht nodig, omdat deze houding natuurlijk is. Toch is de juiste methode van staan belangrijk voor ons gedrag en onze houding. Daarom is het noodzakelijk om de juiste methode te beheersen, zoals die beschreven is in de aantekening bij Tādasana. Bij Śīrṣāsana moet men ook de juiste houding onder de knie krijgen, omdat een verkeerd uitgevoerde houding tot hoofd-, nek- en rugklachten leidt.

2. Het hele lichaamsgewicht moet alleen op het hoofd rusten, en niet op de onderarmen en handen. De onderarmen en handen worden slechts ter ondersteuning gebruikt om verstoringen in het evenwicht te korrigeren. Als de houding goed is, heb je het gevoel dat een cirkelvormig gedeelte van het hoofd, ongeveer zo groot als een Indiase roepia, in aanraking is met de deken op de grond.

3. De achterzijde van het hoofd, de romp, de dijen en de hielen moeten in één lijn liggen die loodrecht op de grond staat, en niet naar één kant overhellen. De keel, de kin en het borstbeen moeten ook in één lijn staan, anders wijkt het hoofd af naar één kant of beweegt het naar voren. Wat de in elkaar gestrengelde handen achter het hoofd betreft, moet er op worden gelet dat de handpalmen niet als een klem om het hoofd zitten. De bovenkant en de onderkant van de handpalmen moeten ook recht boven elkaar geplaatst zijn, omdat anders de kruin van het hoofd niet op de juiste wijze op de grond rust.

4. De ellebogen en de schouders moeten ook in een rechte lijn achter elkaar staan; de ellebogen mogen niet uit elkaar worden geschoven. De schouders moeten zo hoog mogelijk boven de grond worden gehouden door ze omhoog te bewegen en zijwaarts uit te strekken. Een goede manier om te leren hoe de schouders het best gestrekt kunnen worden is de volgende: haal de ineengestrengelde vingers uit elkaar, haal de handen achter het hoofd weg en breng de polsen verder uit elkaar, terwijl de ellebogen op dezelfde plaats blijven. Zet de polsen op de grond terwijl de handpalmen naar boven zijn gericht, raak de schouders met de vingers aan en zorg dat de polsen op de grond blijven en het evenwicht niet verloren gaat. (Afb. 191). Hierdoor wordt het evenwicht beter gehandhaafd, en tevens is het een goede voorbereiding op de andere Śīrṣāsana-houdingen, die later beschreven worden.

5. Wat betreft de positie van de romp, moet de rug zowel naar voren als omhoog worden gebracht. Lendenen (middel) en bekken moeten niet naar voren worden gebracht, zodat de hele romp, vanaf de schouders tot aan het bekken, loodrecht ten opzichte van de grond kan blijven. Als de bekkenstreek naar voren afwijkt, betekent dit dat het lichaamsgewicht niet alleen op het hoofd rust, maar ook op de ellebogen, omdat de bovenrug (de borstkas) niet op de juiste wijze gestrekt is. Als het lichaam vanaf de zijkant wordt bekeken, moet het er van de nek tot aan de hielen helemaal recht uitzien.

6. Probeer zoveel mogelijk de dijen, knieën, enkels en tenen samen te voegen. Strek de benen zo volledig mogelijk, met name de achterkant van de knieën en dijen. Als de benen naar achteren hellen, is het nodig om de knieën en de onderbuik boven het schaambeen zo stevig mogelijk te strekken. Dit helpt om de benen in loodrechte stand te houden. Zorg dat de tenen naar boven blijven wijzen. Als de benen naar voren hellen, moet de bovenrug worden gestrekt en het bekken enigermate naar achteren gebracht, tot het recht boven de schouders staat. Het lichaam zal dan heel

licht aanvoelen en de houding werkt verkwikkend en versterkend.
7. Bij het omhoog komen of tijdens de kopstand mogen de ogen nooit met bloed doorlopen zijn. Als dat het geval is, is de houding niet goed.*
8. Hoe lang iemand in Śīrṣāsana kan staan, hangt af van de individuele mogelijkheden en de tijd die men ter beschikking heeft. Men kan de houding zonder bezwaren 10 tot 15 minuten beoefenen. Een beginner kan aanvankelijk 2 minuten in de houding blijven en dit geleidelijk uitbreiden tot 5 minuten. Helemaal in het begin is zelfs één minuut moeilijk, maar als de beginner daar eenmaal toe in staat is, kan hij er zeker van zijn dat hij spoedig in staat zal zijn om Śīrṣāsana te beheersen.
9. Zorg er bij het omhoog komen en bij het omlaag gaan voor, dat beide benen tegelijk dezelfde bewegingen uitvoeren, centimeter voor centimeter. Alle bewegingen moeten uitgevoerd worden tijdens het uitademen. Inademen gebeurt als een bepaalde positie even aangehouden wordt. De uitwerking van het omlaag en omhoog gaan zonder de benen bij de knieën te buigen is, dat de beweging vloeiend, harmonieus en langzaam wordt, terwijl de stroming van het bloed naar het hoofd onder kontrole wordt gehouden. Omdat ook de bloedstroom naar het middel en de benen beheerst wordt, loopt het gezicht niet rood aan vanwege schokkende en haastige bewegingen. Verder bestaat ook niet het gevaar dat men dadelijk na het opstaan het evenwicht verliest vanwege duizeligheid of 'slapende' voeten. In de loop van de tijd wordt het hele bewegingspatroon (omhoog komen, in evenwicht blijven en omlaag komen) bijna zonder inspanning uitgevoerd. In een perfecte Śīrṣāsana wordt het lichaam volledig uitgestrekt en tegelijk wordt een gevoel van komplete ontspanning ondervonden.
10. Het is altijd aan te bevelen om eerst Sarvāngāsana (Afb. 223) goed te leren uitvoeren alvorens met Śīrṣāsana te beginnen. Als de staande houdingen die hiervoor beschreven zijn (Afb. 1 tot en met 36) en de verschillende bewegingen van Sarvāngāsana en Halāsana (Afb. 234 tot en met 271) eerst beheerst worden, zal het niet veel moeite meer kosten om Śīrṣāsana uit te voeren. Als deze elementaire āsana's niet beheerst worden, duurt het langer om Śīrṣāsana onder de knie te krijgen.
11. Als men echter in staat is om in evenwicht te staan in Śīrṣāsana, verdient het de voorkeur om eerst Śīrṣāsana en de Śīrṣāsanacyklus te beoefenen, alvorens enige andere āsana uit te voeren. De reden hiervoor is, dat het niet mogelijk is om te balanceren of in de kopstand te blijven als het lichaam uitgeput is door het verrichten van andere houdingen, of als de ademhaling snel en schokkerig wordt. Als het lichaam vermoeid is of de ademhaling onvrij en ongemakkelijk, gaat het lichaam schokken en wordt het moeilijk in evenwicht te staan. Het is altijd het beste om te beginnen met Śīrṣāsana, als men nog fris is.
12. Śīrṣāsana en de Śīrṣāsana-cyklus moeten altijd gevolgd worden door Sarvāngāsana en de Sarvāngāsana-cyklus. Uit de ervaring is gebleken dat mensen die zichzelf alleen aan Śīrṣāsana wijden zonder de Sarvāngāsanacyklus uit te voeren, neiging hebben om uit hun humeur te raken over onbenullige dingen en snel geïrriteerd worden. De beoefening van Sarvān-

([1]Ik heb deze houding aan een dame van 65 geleerd, die aan groene staar leed. Op het ogenblik zijn haar ogen helemaal tot rust gekomen en heeft ze veel minder pijn. Uit medisch onderzoek bleek dat de spanning in de oogballen verminderd was. Ik vertel dit om de waarde van de goed uitgevoerde kopstand aan te tonen.)

gāsana in kombinatie met Śīrṣāsana zorgt ervoor dat dit soort problemen zich niet voordoen. Zoals Sarvāngāsana de Moeder van alle āsana's is, kan Śīrṣāsana als de Vader van alle āsana's worden beschouwd. En zoals beide ouders nodig zijn om de vrede en harmonie in een huis te bewaren, is de beoefening van beide āsana's noodzakelijk om het lichaam gezond - het denken rustig en vredig te houden.

Uitwerking van Śīrṣāsana

In de oude boeken wordt Śīrṣāsana de koning van alle āsana's genoemd, en de redenen hiervoor zijn niet moeilijk te vinden. Als we geboren worden, komt normaal gesproken eerst het hoofd naar buiten en daarna komen de ledematen. De schedel omsluit de hersenen, die het zenuwstelsel en de zintuigelijke organen beheersen. De hersenen vormen de zetel van de intelligentie, kennis, onderscheidingsvermogen, wijsheid en vermogen om te handelen. Ze vormen de zetel van Brahman, de ziel. Een land kent geen voorspoed als het staatshoofd niet goed funktioneert; op dezelfde wijze kan het menselijk lichaam niet gedijen zonder gezonde hersenen.

In de *Bhagavad-Gītā* staat: 'Harmonie (sattva), beweeglijkheid (rajas), traagheid (tamas), dit zijn de uit stof geboren kwaliteiten; ze leggen, Oh grote wapendrager (Arjuna), de onvernietigbare bewoner van het lichaam in boeien.' (Veertiende Hoofdstuk, vers 5). Al deze hoedanigheden komen uit de hersenen voort, en soms overheerst de ene kwaliteit en soms de andere. Het hoofd is het centrum van sattvische hoedanigheden die betrekking hebben op onderscheidingsvermogen; de romp is het centrum van rājasische hoedanigheden die betrekking hebben op hartstocht, emoties en handelingen; het gebied beneden het middenrif is het centrum van tāmasische hoedanigheden die betrekking hebben op zinnelijk plezier, zoals het genieten van voedsel en drank, en de opwinding en het genot van sex.

De regelmatige beoefening van Śīrṣāsana zorgt ervoor, dat gezond zuiver bloed door de hersencellen stroomt. Dit verjongt ze, zodat de denkkracht toeneemt en de gedachten helderder worden. De āsana is een opwekkend middel voor mensen die snel vermoeide hersenen hebben. Hij zorgt voor de juiste bloedtoevoer naar de hypofyse en de pijnappelklier in de hersenen. Onze groei, gezondheid en vitaliteit hangen af van het juiste funktioneren van deze twee klieren.

Mensen die lijden aan slapeloosheid, een slecht geheugen of gebrek aan levenskracht hebben, zijn hersteld na regelmatige en juiste beoefening van deze āsana, en zijn bronnen van energie geworden. De longen worden sterk genoeg om elk klimaat te kunnen doorstaan en elke arbeid aan te kunnen, waardoor men geen last meer heeft van verkoudheid, hoesten, angina, onwelriekende adem en hartkloppingen. Het lichaam blijft warm. In kombinatie met de variaties van Sarvāngāsana (Afb. 234 tot en met 271) vormt deze āsana een weldaad voor mensen die aan konstipatie (verstopping van de darmen) lijden. Door regelmatige beoefening van Sirsāsana wordt het hemoglobine-gehalte van het bloed aanmerkelijk verhoogd.

Het is niet aan te bevelen om met Śīrṣāsana en Sarvāngāsana te beginnen, als men lijdt aan hoge of lage bloeddruk.

Door regelmatige en nauwkeurige beoefening van Śīrṣāsana wordt het lichaam ontwikkeld, het denken gedisciplineerd en de horizon van de geest verruimd. Men blijft evenwichtig en vol zelfvertrouwen onder pijnlijke of plezierige omstandigheden, bij winst of verlies, bij eer of vernedering, overwinning of nederlaag.

De Śīrṣāsana-cyklus
Śīrṣāsana heeft een aantal variaties, die achter elkaar beoefend kunnen worden nadat men niet minder dan 5 minuten in Sālamba Śīrṣāsana I (Afb. 184) heeft gestaan, en indien mogelijk langer, tot aan 15 minuten. Daarna besteedt men aan elke kant 20 tot 30 sekonden aan de nu volgende variaties.

76. *Sālamba Śīrṣāsana II* Vijf* (Afb. 192)

Uitvoering
1. Spreid een in vieren gevouwen deken op de grond uit en kniel vlak bij deze deken.
2. Plaats de rechter handpalm vlak buiten de rechterknie op de grond en de linker handpalm vlak buiten de linkerknie. De handpalmen moeten evenwijdig aan elkaar staan en de vingers moeten recht in de richting van het hoofd wijzen. De afstand tussen de handpalmen op de grond mag niet groter zijn dan de breedte van de schouders.
3. Breng de knieën naar het hoofd en plaats de kruin van het hoofd in het midden van de deken.
4. Strek, nadat het hoofd in de juiste positie is gebracht, de benen stevig uit door de knieën van de grond te nemen. Breng de tenen nog dichter bij het hoofd en druk de hielen tegen de grond, waarbij de rug recht gehouden wordt.

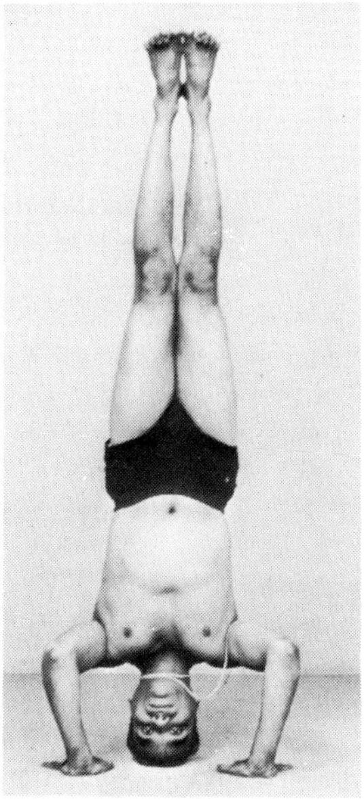

192

5. Strek het bovenste deel van de wervelkolom door de borst naar voren te brengen en blijf enkele sekonden in deze houding. Haal 3 of 4 keer adem.
6. Adem uit, kom met een lichte zwaaibeweging van de grond en hef de benen omhoog door de knieën te buigen. Beide voeten moeten tegelijk worden opgetild. Als deze positie bereikt is, worden de benen omhoog gestrekt; adem dan uit, zorg dat de tenen omhoog wijzen, strek de knieën stevig en sta in evenwicht (Afb. 192).
7. In de evenwichtspositie bevinden zich alleen de kruin en de twee handen op de grond. De onderarmen worden vanaf de polsen tot aan de ellebogen loodrecht op de grond gehouden en ze zijn evenwijdig aan elkaar. Ook de bovenarmen moeten vanaf de ellebogen tot aan de schouders evenwijdig met de grond en met elkaar zijn.
8. Volg hierna de uitvoering en de wenken onder Sālamba Śīrṣāsana I voor degenen die in evenwicht kunnen blijven staan.
9. Beheersing van deze variant van de kopstand is noodzakelijk om de andere gevorderde āsana's, zoals Bakāsana (afb. 410), Ūrdhva Kukkutāsana (Afb. 419), Gālavāsana (Afb. 427 en 428) en Kouṇḍinyāsana (Afb. 438), etc. te kunnen leren.

De Śīrṣāsana-cyklus (vervolg)

77. *Sālamba Śīrṣāsana III* Acht* (afb. 194 en 195)

Uitvoering

1. Kniel vlak bij de deken op de grond. Plaats de knieën ongeveer 30 centimeter uit elkaar.
2. Keer de handpalmen om en plaats ze op de deken tussen de knieën, zodat de vingers in de richting van de voeten wijzen. De onderarmen moeten vanaf de pols tot aan de elleboog loodrecht op de grond en evenwijdig met elkaar worden gehouden. De afstand tussen de handpalmen mag niet groter zijn dan die tussen de schouders.
3. Plaats de kruin van het hoofd vlak achter de polsen op de deken. Het voorhoofd is naar de binnenzijde van de polsen gericht. Het hoofd moet midden tussen de handen worden geplaatst, zodat de kruin zich op even grote afstand van beide handpalmen op de grond bevindt.
4. Druk de polsen en de handpalmen stevig naar beneden, adem uit, til de voeten van de grond, breng de benen loodrecht omhoog en balanceer. Maak de afstand tussen de ellebogen niet groter, maar probeer ze juist zo dicht mogelijk bij elkaar te brengen (Afb. 193).
5. Sta in deze houding een minuut in evenwicht; haal hierbij normaal adem. Adem uit en breng de benen rustig naar de grond.
6. Tracht, als de boven beschreven variant van Śīrṣāsana beheerst wordt, de handen zo dicht mogelijk bij elkaar te brengen totdat de zijkanten van de handpalmen en de pinken elkaar raken (Vooraanzicht: Afb. 194. Zijaanzicht: Afb. 195). Leer ook omhoog en omlaag te komen met gestrekte benen, dus zonder ze bij de knieën te buigen (Afb. 196 en 197).

Deze variant van Śīrṣāsana maakt het evenwicht steviger en versterkt het zelfvertrouwen.

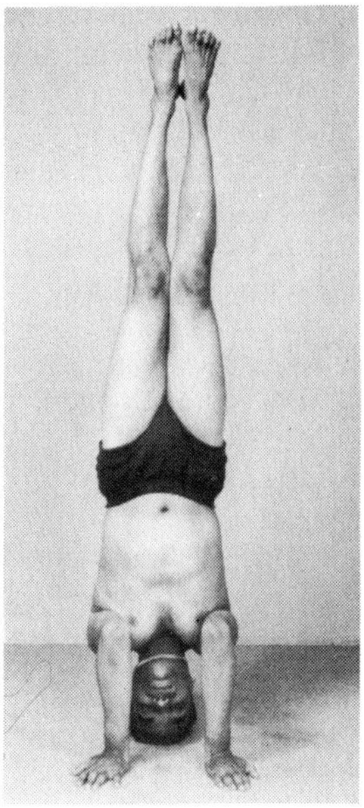

193

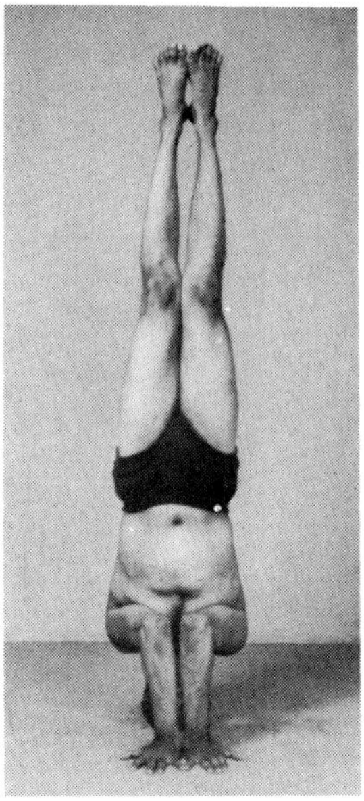

194

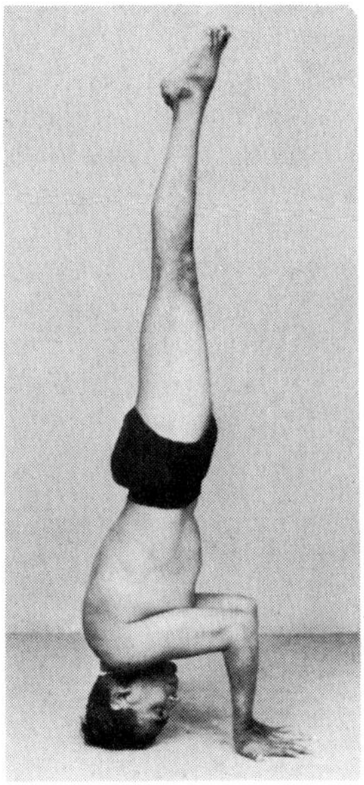

195

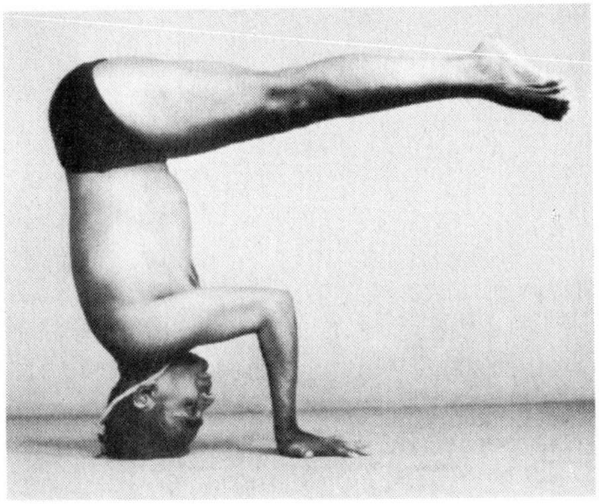

197

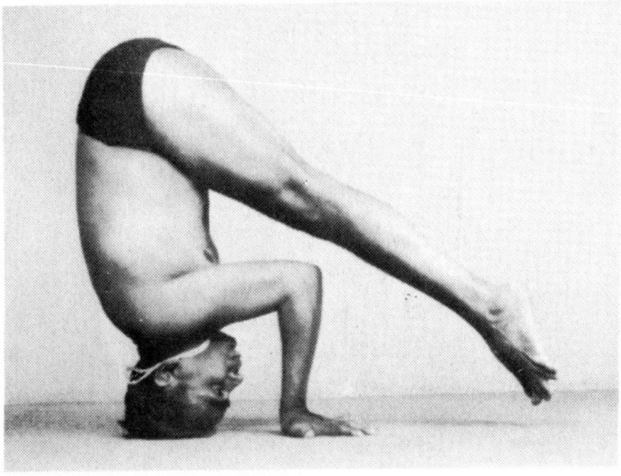

196

78. *Baddha Hasta Śīrṣāsana* Vier* (Afb. 198)
Baddha betekent gebonden, gevangen, in toom gehouden. Hasta betekent hand. Dit is een variant van de kopstand.

Uitvoering

1. Spreid een in vieren gevouwen deken op de grond uit, en kniel er vlak bij.
2. Vouw de armen voor de borst en pak de rechter bovenarm bij het elleboggewricht vast met de linkerhand. Pak op gelijke wijze de linker bovenarm met de rechterhand vast.

3. Plaats de ellebogen en de gevouwen onderarmen op de deken. Buig naar voren en zet de kruin vlak achter de gevouwen onderarmen op de deken. Het voorhoofd bevindt zich vlak achter de in elkaar gesloten onderarmen.
4. Til de knieën van de grond en strek de benen tot ze recht zijn.
5. Na het gewicht over het hoofd en de ellebogen te hebben verdeeld, worden de onderarmen naar beneden gedrukt; adem vervolgens uit, breng de romp in een rustige beweging enigszins naar achteren zonder de handen los te laten en breng de benen omhoog (Afb. 198).

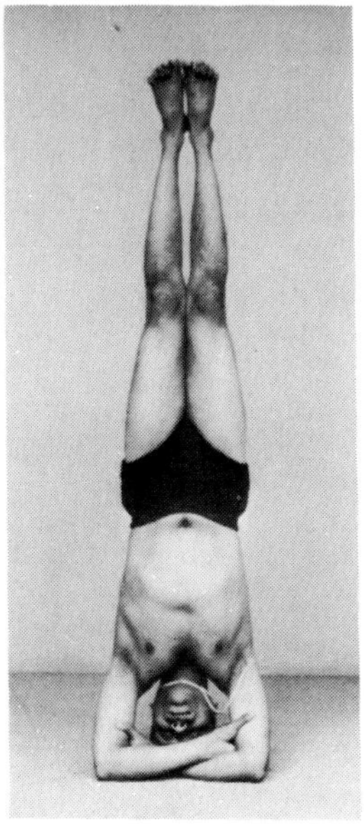

198

6. Terwijl de benen loodrecht omhoog worden gebracht, draagt de nek het lichaamsgewicht en ondervindt de druk. Breng de benen omhoog tot verlichting van de druk op nek en onderarmen wordt gevoeld, en strek het bovenste gedeelte van de romp naar voren. Zorg ervoor dat het lichaam stevig gestrekt is als het gevoel van lichtheid begint. Volg de beschrijvingen en wenken met betrekking tot Sālamba Śīrṣāsana I voor degenen die in evenwicht kunnen staan.
7. Blijf een minuut rechtop in de kopstand. Adem dan uit, breng de heupen enigszins naar achteren zonder de ellebogen op te tillen, en breng de benen zachtjes naar de grond. Tracht de benen gestrekt te houden; buig ze niet bij de knieën terwijl ze naar beneden gaan.

79. *Mukta Hasta Śīrṣāsana* Zes* (Afb. 200 en 201)
Mukta betekent vrij. Hasta betekent hand. Dit is de moeilijkste te leren variant van Śīrṣāsana. Als deze houding gemakkelijk kan worden uitgevoerd, beheerst men de kopstand perfect. Het is vergelijkenderwijs gemakkelijk om in deze āsana in evenwicht te staan, maar het is buitengewoon

moeilijk om omhoog en omlaag te gaan zonder de benen bij de knieën te buigen.

Uitvoering

1. Spreid een in vieren gevouwen deken op de grond en kniel daar vlak bij.
2. Buig de romp naar voren en plaats de kruin van het hoofd op de deken.
3. Strek de armen stevig voor de borst uit in de richting van de voeten en steun met de achterkant van de polsen op de grond. Houd de armen bij de ellebogen gestrekt met de handpalmen omhoog. De afstand tussen de polsen moet even groot zijn als die tussen de schouders.
4. Hef de romp omhoog tot deze loodrecht op de grond staat. Druk de polsen licht tegen de grond, adem uit en til de voeten op (Afb. 199). Strek de benen stevig en hef ze langzaam omhoog tot ze loodrecht ten opzichte van de grond staan (Zijaanzicht: Afb. 200).

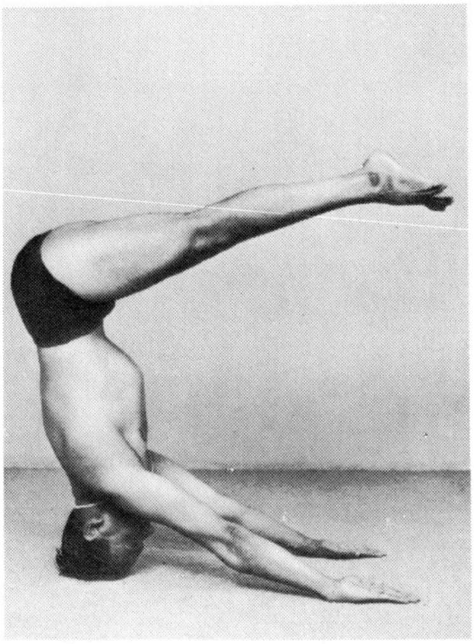

199

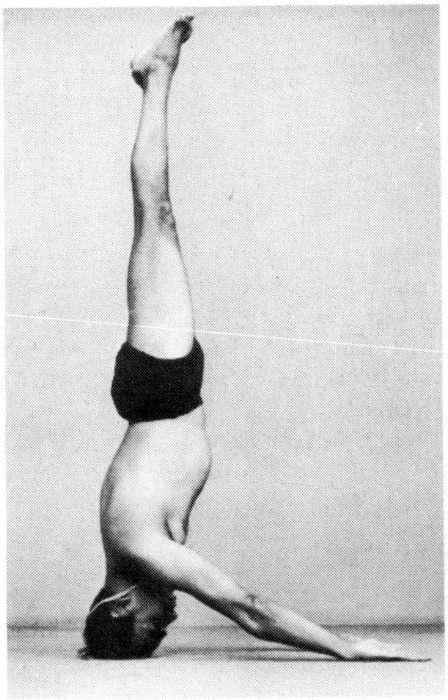

200

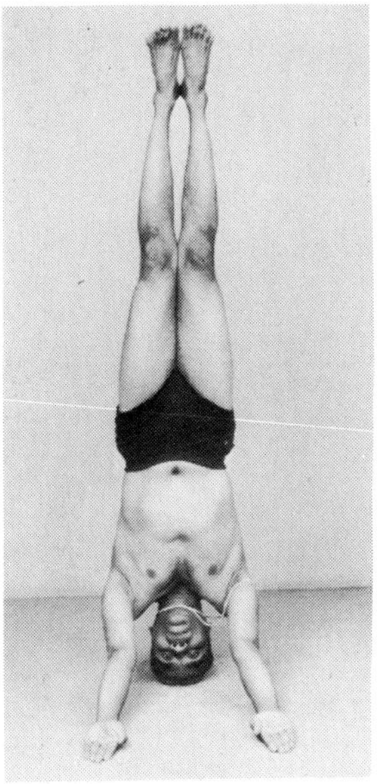

201

5. Blijf een minuut in deze houding, en adem hierbij normaal. Houd de armen recht, strek de ellebogen en breng de schouders zo hoog mogelijk boven de grond, zonder de positie van de polsen te veranderen (Vooraanzicht: Afb. 201).
6. Adem uit, kom met de heupen enigszins naar achteren en breng de benen langzaam naar de grond, waarbij het lichaamsgewicht iets meer op de polsen komt te rusten.
7. Til daarna het hoofd van de grond, ga zitten en ontspan.

Opmerking. Als de varianten van Śīrṣāsana eenmaal beheerst worden, is het mogelijk om de stand van de handen te wijzigen, terwijl alleen op het hoofd gebalanceerd wordt. Het is dan niet meer nodig om eerst weer omlaag te komen, om de positie van de handen te veranderen. Men moet dit geleidelijk leren, anders worden de nek en de schouders te zwaar belast.

80. *Pārśva Śīrṣāsana* Acht* (Afb. 202 en 203)

Pārśva betekent zijde of flank. In deze variant van Śīrṣāsana worden de romp en benen zijwaarts gedraaid (naar rechts en naar links) terwijl men in balans is, en zonder de positie van hoofd of handen te wijzigen.

Uitvoering

1. Begin met de gestrekte Sālamba Śīrṣāsana I (Afb. 184); adem uit en breng de wervelkolom met een draaiing naar rechts. Draai het hele lichaam, met uitzondering van hoofd en handen, zijwaarts (Vooraanzicht: Afb. 202. Achteraanzicht: Afb. 203).

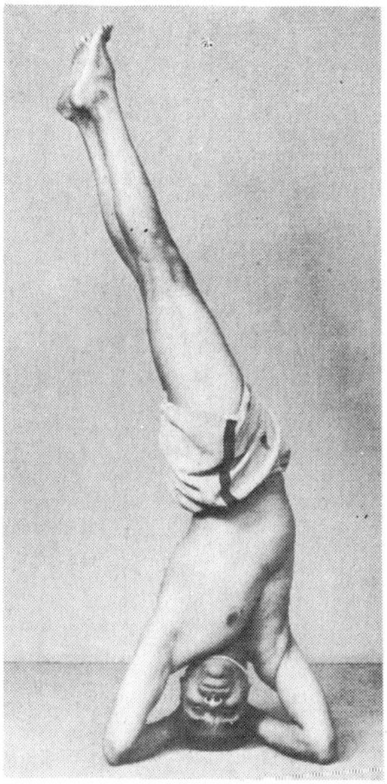

202

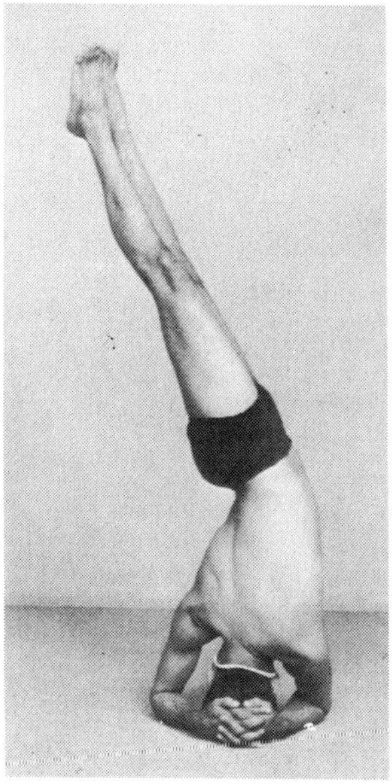

203

2. De benen en de navel moeten 90 graden zijwaarts gedraaid zijn ten opzichte van hun oorspronkelijke stand, zoals de foto's laten zien. Men moet de strekking in de buurt van de zwevende ribben voelen.
3. Blijf 20 tot 30 sekonden in deze houding, en adem hierbij normaal.
4. Adem uit, keer terug naar het midden in Sālamba Śīrṣāsana I. Adem in, adem uit en herhaal de houding aan de linkerzijde gedurende even lange tijd. Adem uit en keer terug naar het midden in Sālamba Sirsāsana I.

Uitwerking

Deze āsana maakt de wervelkolom sterk en elastisch.

81. *Parivṛttaikapāda Śīrṣāsana* Tien* (afb. 205, 206 en 207)
Parivṛtta betekent gedraaid, omgewenteld. Eka betekent één en pāda betekent been. In deze variant van Śīrṣāsana worden de benen naar voren en achteren gespreid en daarna worden de romp en benen zijwaarts gedraaid (aan beide zijden), terwijl in evenwicht wordt gestaan zonder verstoring van de positie van het hoofd of de handen.

Uitvoering

1. Deze āsana wordt na Pārśva Śīrṣāsana (Afb. 202) uitgevoerd door de benen uit elkaar te brengen, beweeg het rechterbeen naar voren en het linkerbeen even ver naar achteren (Afb. 204). Adem dan uit, draai de wervelkolom naar links zodat de benen een zijwaartse beweging met de klok mee maken van 90 graden (Zijaanzicht: Afb. 205).

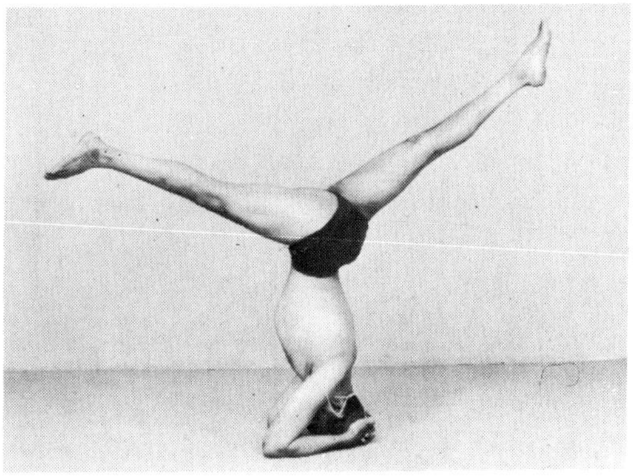

204

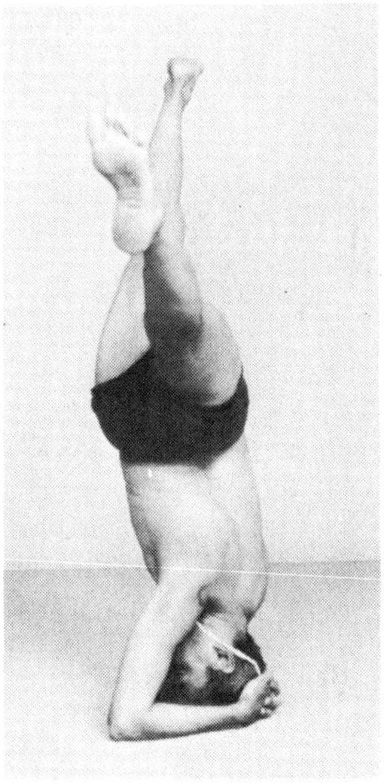

205

2. Houd, na de zijwaartse draaiing de benen zo stevig mogelijk gestrekt door de achterbeenspieren, de spieren van de knieën en de kuiten flink stevig te maken.
3. Spreid de benen nog verder uit elkaar en blijf 20 tot 30 sekonden in deze houding; probeer normaal adem te halen.
4. Adem uit, keer terug naar het midden in Sālamba Śīrṣāsana I. Breng nu het linkerbeen naar voren en het rechterbeen naar achteren, draai de wervelkolom naar rechts zodat de benen 90 graden tegen de klok in zijwaarts draaien (Vooraanzicht: Afb. 206. Achteraanzicht: Afb. 207). Blijf even lang als aan de andere kant in deze houding. Adem uit en keer terug in Sālamba Śīrṣāsana I.

Uitwerking

Deze āsana ontwikkelt de beenspieren en heeft een heilzame en regenererende invloed op de nieren, blaas, prostaat en ingewanden.

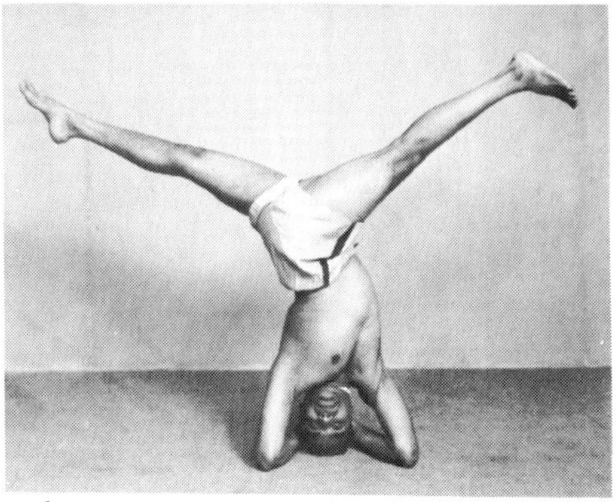

206

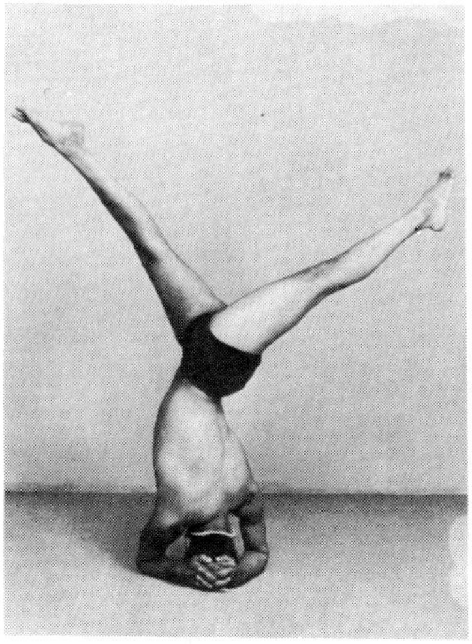

207

82. *Eka Pāda Śīrṣāsana* Elf* (Afb. 208 en 209)
Eka betekent één. Pāda betekent been. Deze variant van Śīrṣāsana wordt uitgevoerd door één been voor het hoofd op de grond te brengen, terwijl het andere been vertikaal omhoog wordt gehouden.

Uitvoering

1. Blijf eerst zo lang als mogelijk is in Sālamba Śīrṣāsana I staan; adem uit, en breng het rechterbeen op de grond vóór het hoofd (Zijaanzicht: Afb. 208).
2. Terwijl het rechterbeen naar beneden wordt gebracht en op de grond staat, moet het linkerbeen vertikaal omhoog worden gehouden zoals in Śīrṣāsana.
3. In het begin is er een zeer grote spanning op de nek. Het linkerbeen gaat ook naar beneden hangen in dezelfde richting als het rechterbeen. Om dit tegen te gaan moeten de benen bij de knieën stevig gestrekt worden; strek ook de spieren aan de achterzijde van de dijen van beide benen. Neem ook de spieren van de onderbuik samen.
4. De knieën en tenen van beide benen moeten zich boven elkaar bevinden en niet zijwaarts hellen.
5. Blijf 10 tot 20 sekonden in deze houding en haal hierbij diep adem. Adem uit, en til het rechterbeen omhoog in Śīrṣāsana.
6. Blijf enige tijd in Śīrṣāsana, en breng dan het linkerbeen naar de grond (Vooraanzicht: Afb. 209). Houd het even lang op de grond als het rechterbeen, adem dan uit en keer terug in Śīrṣāsana.
7. Houd de benen stevig gestrekt terwijl ze omlaag en omhoog worden gebracht, en buig ze niet bij de knieën. Als de knieën worden gebogen, gaat het evenwicht op het hoofd verloren.

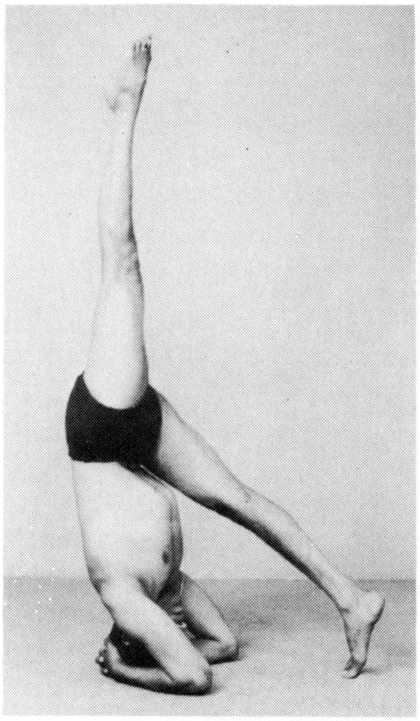

208

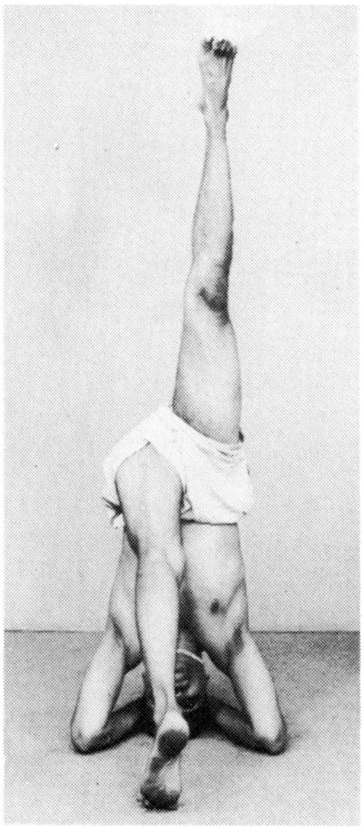

209

Uitwerking
Dit is een moeilijke houding, dus is het heel goed mogelijk dat de grond in het begin niet geraakt wordt. Naarmate de benen soepeler worden en de rug sterker, zullen de benen geleidelijk de grond aanraken en er tenslotte op rusten zonder dat het evenwicht op het hoofd verloren gaat. Deze āsana versterkt de nek en ook de buikwand. De buikorganen worden samengenomen en gaan steeds beter funktioneren

83. *Pārśvaika Pāda Śīrṣāsana* Twaalf* (Afb. 210)
Pārśva betekent zijwaarts. Eka is één en pāda is het been. In deze houding wordt één been zijwaarts naar de grond gebracht in één lijn met het hoofd, terwijl het andere been vertikaal omhoog wordt gehouden.

Uitvoering
1. Voer deze houding uit nadat Eka Pāda Śīrṣāsana (Afb. 208 en 209), zoals die hiervoor is beschreven, uitgevoerd is.
2. Adem uit en breng het rechterbeen zijwaarts naar rechts, waarbij het op de grond geplaatst wordt in hetzelfde vertikale vlak als het hoofd (dus niet achter of voor het hoofd; afb. 210). Houd het linkerbeen recht omhoog zoals in Śīrṣāsana.
3. Het is moeilijker om in deze houding de kopstand te handhaven dan in Eka Pāda Śīrṣāsana. Om in deze positie op het hoofd te kunnen balanceren, moeten de spieren aan de achterzijde van de dijen van beide benen gestrekt worden, strek ook de knieën en de spieren van de lies aan de zijkant van de buik stevig op, aan de kant waar het been naar beneden is.
4. Blijf 10 tot 20 sekonden in deze houding en haal hierbij diep adem.

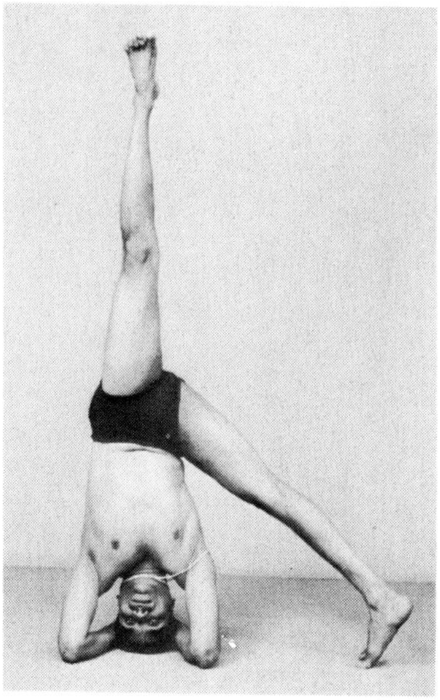

210

Strek de achterbeenspieren en dijen, en breng het rechterbeen tijdens een uitademing in de Śīrṣāsana-positie.

5. Blijf enige tijd in Śīrṣāsana, adem uit, breng het linkerbeen zijwaarts naar beneden tot het op dezelfde hoogte als het hoofd op de grond staat. Blijf ook 10 tot 20 sekonden in deze houding. Adem dan uit, en keer terug in Śīrṣāsana.

6. Buig niet de knieën tijdens het omlaag of omhoog brengen van de benen, want dan gaat het evenwicht verloren.

Uitwerking

Deze āsana maakt de nek, buikwand en dijen zeer krachtig. De ingewanden en de wervelkolom worden soepeler en sterker.

84. *Ūrdva Padmāsana in Śīrṣāsana* Zes* (Afb. 211)

Ūrdhva betekent boven of hoog. Padmāsana (Afb. 104) is de lotushouding die eerder beschreven is. In deze variant wordt Padmāsana in de kopstand uitgevoerd.

Uitvoering

1. Deze houding moet verricht worden nadat de Eka Pāda (Afb. 208 en 209) en de Pārśvaika Pāda Śīrṣāsana's uitgevoerd zijn. Daarna worden de benen gekruist als in Padmāsana. Plaats eerst de rechtervoet over de linkerdij en dan de linkervoet over de rechterdij.

2. Breng de knieën dichter naar elkaar toe en strek de dijen vertikaal omhoog (Afb. 211).

3. Blijf een halve minuut in deze positie, waarbij diep en gelijkmatig

geademd wordt. Adem uit en breng de dijen zover mogelijk naar achteren (Afb. 212).

4. Haal de benen uit elkaar en keer terug in Śīrṣāsana. Kruis nu de benen andersom, waarbij eerst de linkervoet over de rechterdij wordt gelegd en daarna de rechtervoet over de linkerdij. Blijf ook een halve minuut in deze houding en breng daarna de dijen naar achteren.

5. Bij het omhoog strekken van de dijen mag de positie van het hoofd of de nek niet gewijzigd worden.

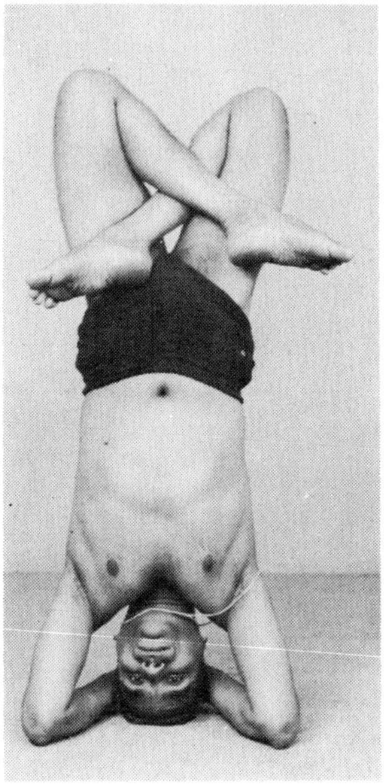

211

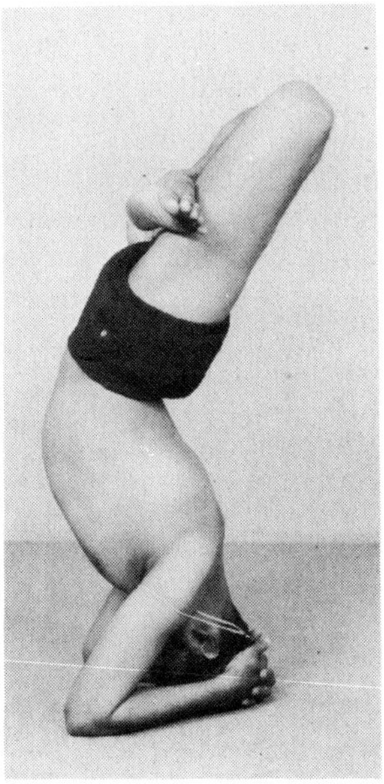

212

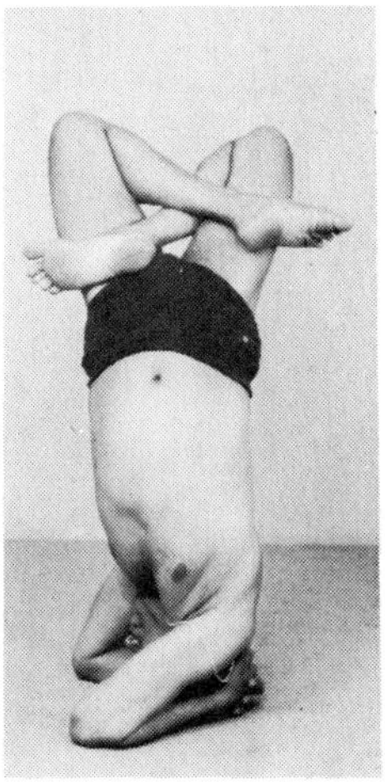

213

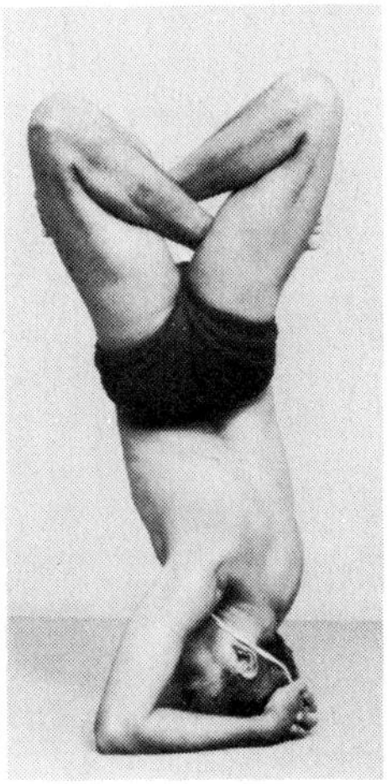

214

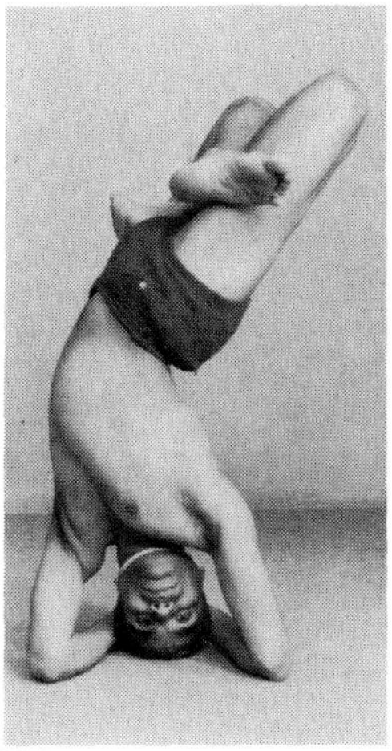

215

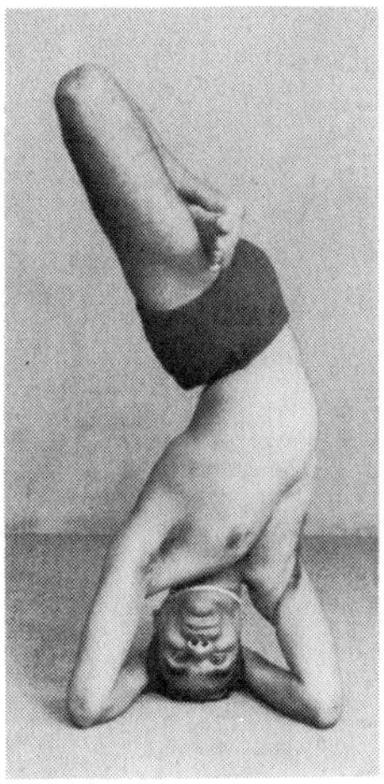

216

Uitwerking
Deze houding zorgt dat de bovenrug, de ribben en het bekkengebied extra worden uitgerekt. Hierdoor wordt de borst volledig verruimd en de bloedcirkulatie in de bekkenstreek wordt gestimuleerd. Om het geheel nog meer te strekken, kan de houding worden uitgevoerd door de romp zijwaarts te draaien tijdens de kopstand. Dit wordt genoemd:

85. ***Pārśva Ūrdhva Padmāsana in Śīrṣāsana*** Zeven* (Afb. 213 tot en met 216)
(Pārśva betekent flank).

86. ***Piṇḍāsana in Śīrṣāsana*** Zes* (Afb. 218)
Piṇḍa betekent embryo. Vanuit Padmāsana in de kopstand (Afb. 211) worden de benen omlaag gebracht, vanuit de heupen, zodat ze de oksels raken.

Uitvoering
1. Voer Padmāsana in Śīrṣāsana uit zoals hiervoor beschreven (Afb. 211). Adem uit, buig de benen vanuit de heupen (Afb. 217) en haal twee keer adem. Adem uit en breng de benen omlaag tot ze de armen bij de oksels raken (Afb. 218).
2. Blijf 20 tot 30 sekonden in deze houding en adem hierbij normaal.
3. Adem in, keer terug in Ūrdhva Padmāsana, haal de benen uit elkaar en blijf enige tijd in Śīrṣāsana. Kruis de benen dan andersom en herhaal de houding.

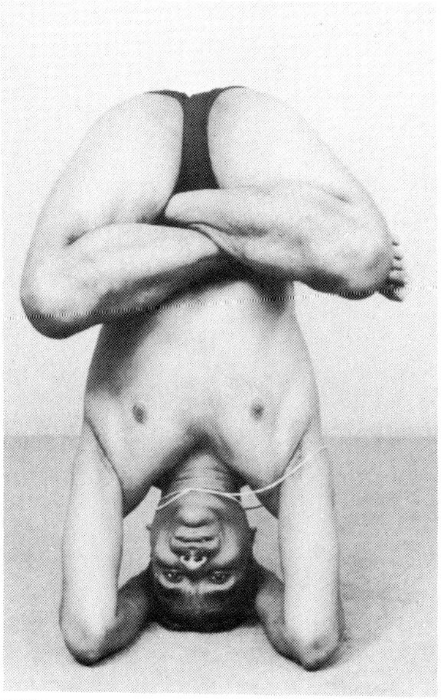
217

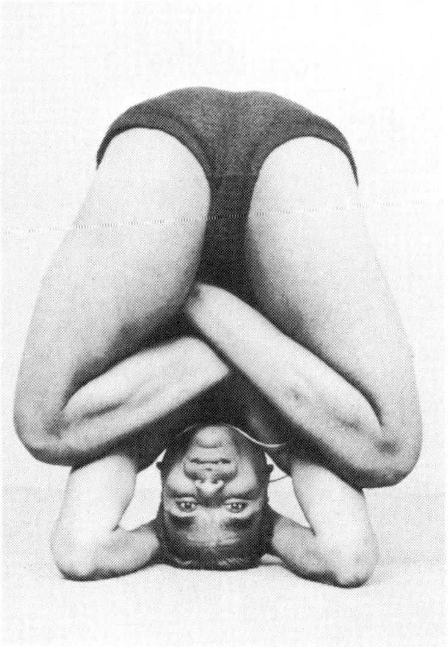
218

4. Ontspan de gekruiste benen één voor één, strek ze terug in Śīrṣāsana en breng ze dan tijdens een uitademing langzaam en gestrekt naar de grond.

Uitwerking
Deze houding heeft dezelfde uitwerking als de vorige. Verder worden de buikorganen geregenereerd omdat ze samen worden genomen en de bloedtoevoer groter wordt.

87. *Sālamba Sarvāngāsana I* Twee* (Afb. 223, 224 en 234)
Ālamba betekent stut of steun, en sa betekent samen met of begeleid door. Sālamba betekent dus ondersteund of gestut. Sarvānga (Sarva = alle, geheel, helemaal, kompleet; anga = lid of lichaam) betekent het hele lichaam of alle leden (ledematen). In deze houding heeft het gehele lichaam profijt van de oefening, vandaar de naam.

Uitvoering voor beginners
1. Ga plat op de rug op een kleed liggen en houd hierbij de benen gestrekt en stevig bij de knieën. Plaats de handen naast de benen met de handpalmen omlaag (Afb. 219). Haal een paar keer diep adem.
2. Adem uit, buig de knieën en breng de benen naar de maag, totdat de dijbenen tegen de maag drukken (Afb. 220). Haal twee keer adem.
3. Til tijdens een uitademing de heupen van de grond en zet de handen op de heupen door de armen bij de ellebogen te buigen (Afb. 221). Haal twee keer adem.
4. Adem uit, breng de romp ondersteund door de handen loodrecht

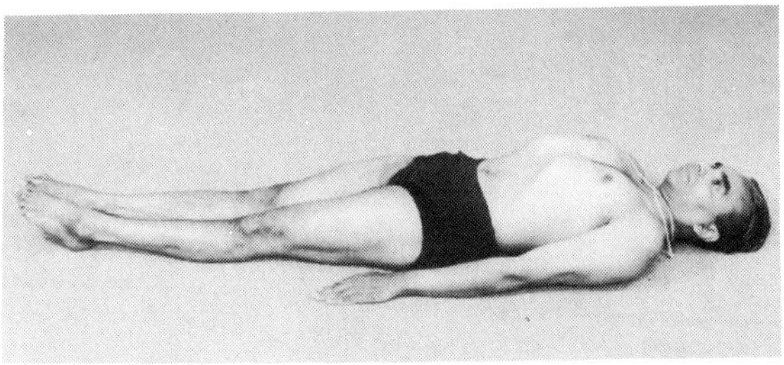

219

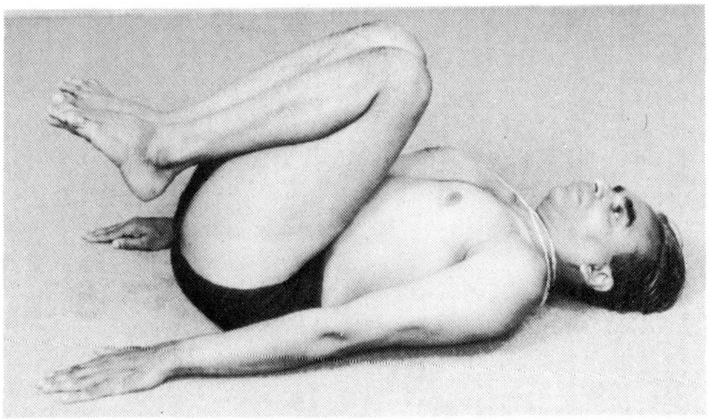

220

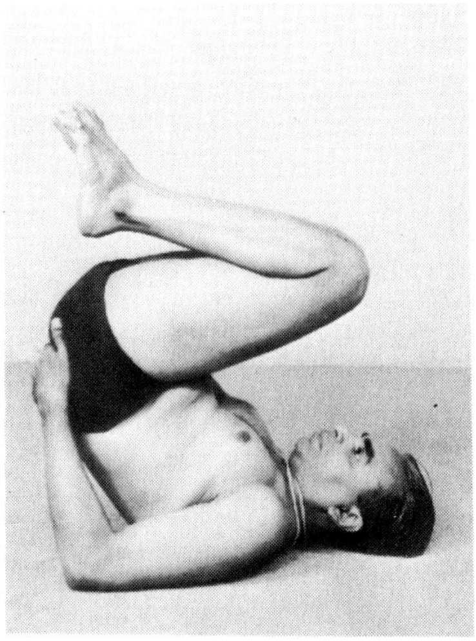

221

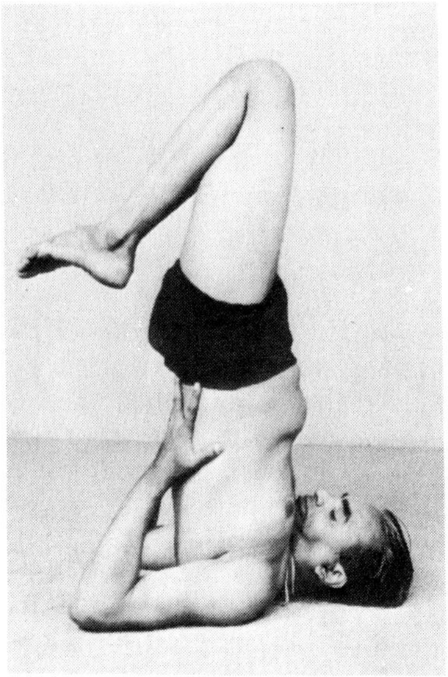

222

omhoog tot de borstkas de kin raakt (Afb. 222).
5. Alleen de achterkant van het hoofd, de nek, de schouders en de achterkanten van de armen tot aan de ellebogen mogen op de grond komen. Plaats de handen in het midden van de wervelkolom zoals op Afb. 222. Haal twee keer adem.

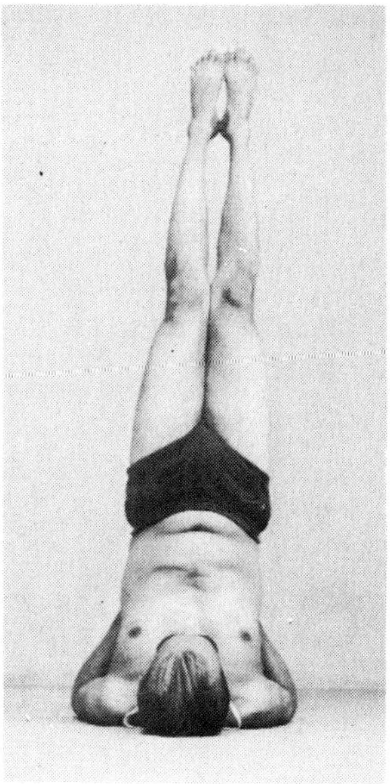

223

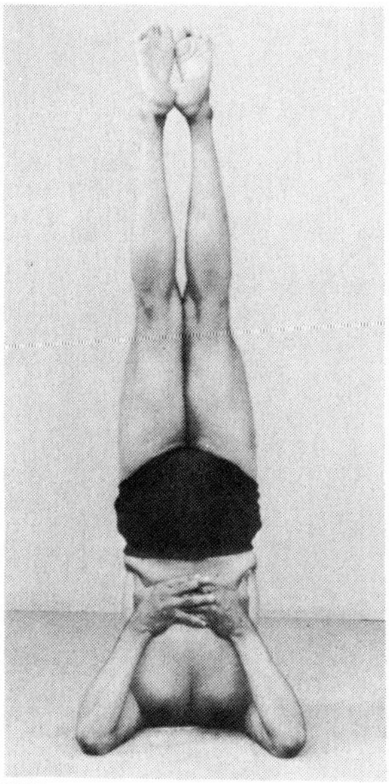

224

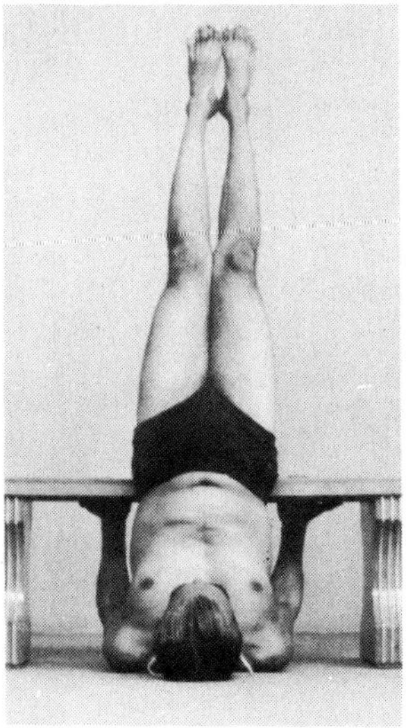

225

6. Adem uit en strek de benen recht uit terwijl de tenen omhoog wijzen (Vooraanzicht: Afb. 223. Achteraanzicht: Afb. 224).
7. Blijf 5 minuten in deze houding, en haal hierbij gelijkmatig adem.
8. Adem uit, kom langzaam naar beneden, maak de handen vrij, ga plat liggen en ontspan.
9. Als de āsana niet zonder steun kan worden uitgevoerd, kan deze met behulp van een bankje beoefend worden. Zie Afb. 225.

Uitvoering voor gevorderde leerlingen
1. Ga plat op de rug op een kleed liggen.
2. Houd de benen gestrekt en stevig bij de knieën. Plaats de handen naast de benen met de handpalmen naar beneden (Afb. 219).
3. Haal een paar keer diep adem. Adem langzaam uit en til tegelijkertijd beide benen samen op en breng ze in een rechte hoek ten opzichte van het lichaam zoals op Afb. 226, 227 en 228. Blijf in deze houding en adem in, waarbij de benen stil gehouden worden.
4. Adem uit, til de benen nog verder omhoog door de heupen en de rug van de grond te heffen, en druk hierbij de handpalmen zachtjes tegen de grond, zoals in Afb. 229, 230 en 231.
5. Buig de ellebogen nadat de hele romp van de grond is, en plaats de handpalmen op de achterkant van de ribben, terwijl de schouders goed op de grond blijven staan (Afb. 232).
6. Maak gebruik van de handpalmen om de romp en de benen vertikaal omhoog te brengen zoals op Afb. 233, zodat het borstbeen tegen de kin

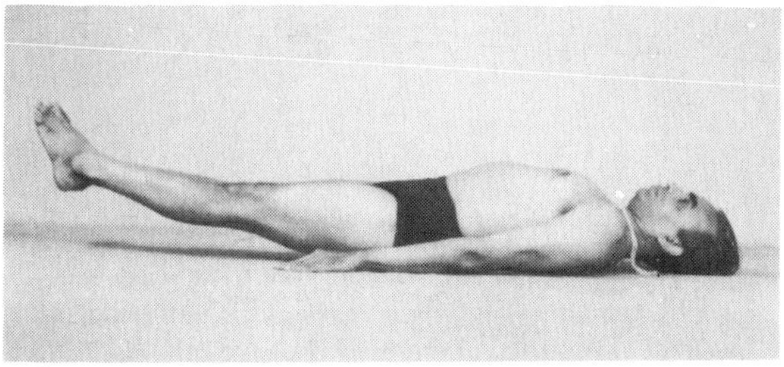

226

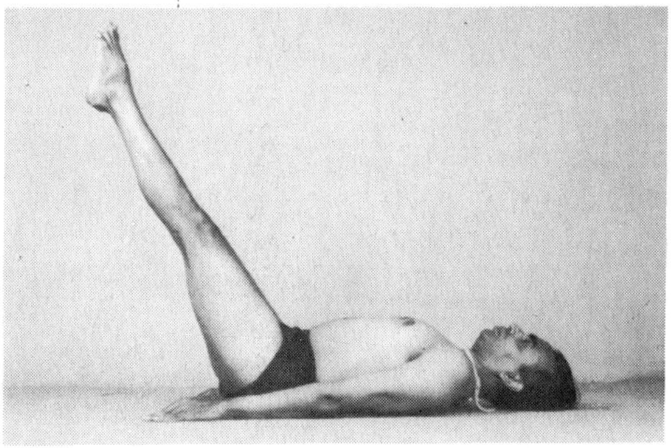

227

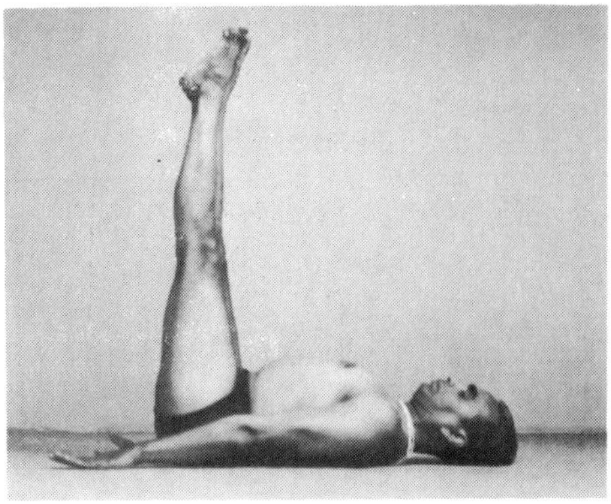

228

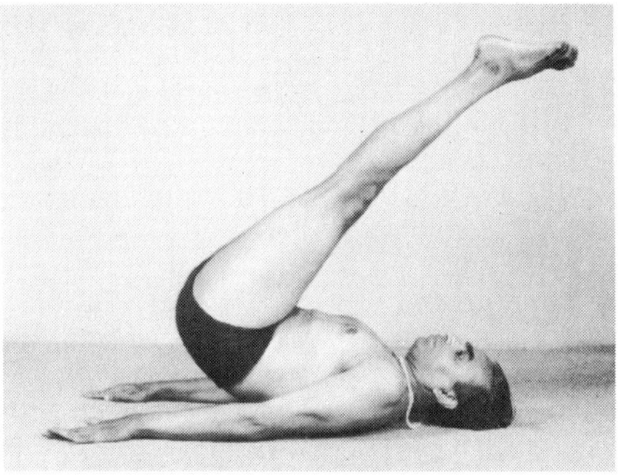

229

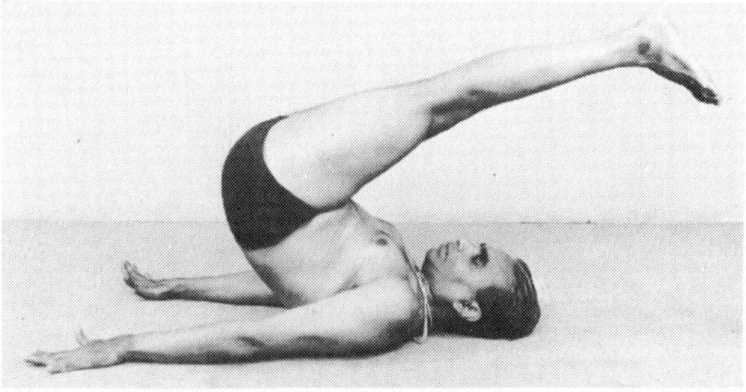

230

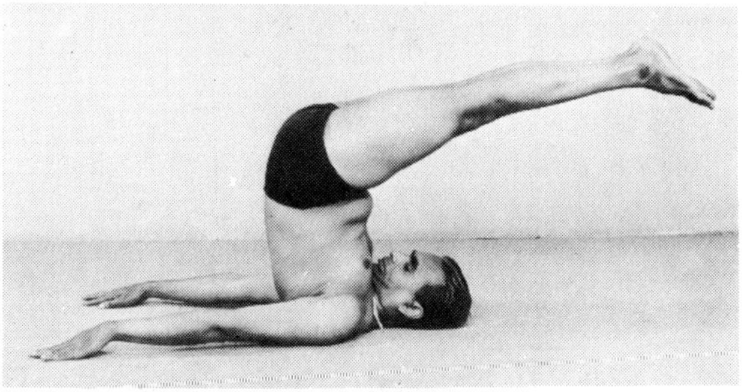

231

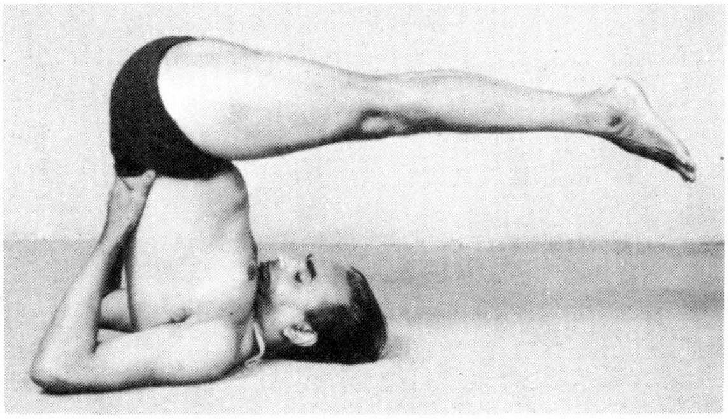

232

aandrukt en de kin tegen het borstbeen. Het samengenomen zijn van de keel en het drukken van de kin tegen het borstbeen alsof het een stevig slot is, staat bekend als Jālandhara Bandha. Denk eraan dat de borstkas naar voren moet worden gebracht om de kin aan te raken, en dat de kin niet in de richting van de borst mag worden gebracht. Als dit laatste wordt gedaan, wordt de wervelkolom niet volledig gestrekt, en is de uitwerking van deze āsana minder sterk dan mogelijk is.

7. Alleen de achterzijde van het hoofd en de nek, de schouders en het bovengedeelte van de armen tot aan de ellebogen moeten goed op de grond komen. De rest van het lichaam moet één rechte lijn vormen, loodrecht op de grond. Dit is de eindhouding (Zijaanzicht: Afb. 234).

8. In het begin komen de benen gemakkelijk uit de loodrechte stand. Om dit te korrigeren moeten de spieren aan de achterkant van de dijen stevig vertikaal omhoog gestrekt worden.

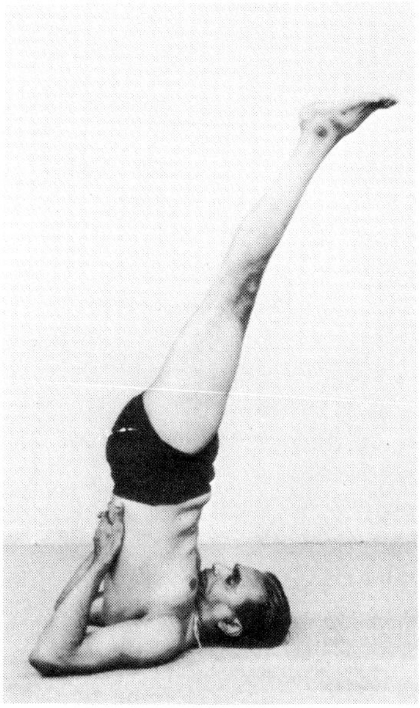

233

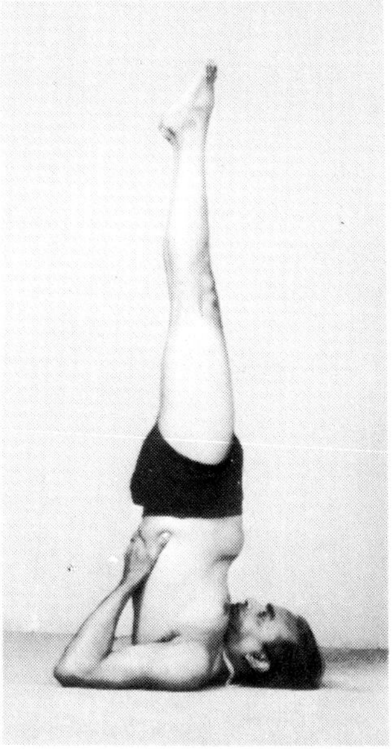

234

9. De ellebogen mogen niet verder uit elkaar staan dan de schouders. Tracht de schouders van de nek weg te strekken en tevens de ellebogen dicht bij elkaar te brengen. Als de ellebogen uit elkaar gaan, kan de romp niet op de juiste wijze omhoog worden gebracht, en ziet de houding er niet uit zoals gewenst is. Let er ook op dat de nek recht ligt, waarbij het midden van de kin op het borstbeen rust. In het begin zal de nek naar één kant bewegen en als dit niet gekorrigeerd wordt, treedt pijn op en wordt de nek geforceerd.

10. Blijf niet minder dan 5 minuten in deze houding. Breid deze periode geleidelijk uit tot 15 minuten; dit heeft geen schadelijke gevolgen.

11. Maak de handen vrij, kom naar de grond terug, ga plat liggen en ontspan.

Omdat het hele lichaamsgewicht op de nek en schouders rust, en omdat de handen worden gebruikt om dit gewicht te 'stutten', wordt deze āsana Sālamba Sarvāngāsana genoemd. In Sarvāngāsana bestaan verschillende variaties, die aan de hiervoor beschreven basishouding toegevoegd kunnen worden.

Uitwerking

Er kan niet genoeg nadruk op het belang van Sarvāngāsana worden gelegd. Het is een van de grootste giften die de wijzen uit de oudheid aan de mensheid geschonken hebben. Sarvāngāsana is de Moeder van de āsana's. Zoals een moeder streeft naar harmonie en geluk in huis, streeft deze āsana naar de harmonie en het geluk van het menselijk organisme. Het is een panacee voor de meest voorkomende kwalen. In het menselijk organisme bevinden zich verschillende endokrine klieren ofwel klieren met inwendige sekretie die doorbloed zijn, voedingsstoffen aan het bloed onttrekken en hormonen afscheiden die tot taak hebben om lichaam en zenuwstelsel op juiste en evenwichtige wijze te ontwikkelen en te laten funktioneren. Als de klieren niet goed funktioneren, worden er geen hormonen geproduceerd, en het lichaam begint in verval te raken. Het is opmerkelijk dat vele āsana's een direkte uitwerking op de klieren hebben en ze beter doen funktioneren. Sarvāngāsana doet dit voor de schildklier en de bijschildklier die beide in de nekstreek liggen; de goede werking berust op de verhoogde bloedtoevoer vanwege het stevige 'slot', dat de kin vormt. Verder beweegt het aderlijk bloed zich ongestoord door de zwaartekracht naar het hart, omdat het lichaam zich in omgekeerde houding bevindt. Gezond bloed kan volop naar de nek en de borststreek stromen. Dit brengt verbetering aan in de toestand van mensen die last hebben van kortademigheid, hartkloppingen, astma, bronchitis en keelklachten. Omdat het hoofd in deze omgekeerde houding stevig op zijn plaats blijft, en de bloedtoevoer naar het hoofd geregeld wordt door het 'slot' van de kin, komen de zenuwen tot rust en verdwijnt hoofdpijn, zelfs als die chronisch is. Door herhaaldelijke beoefening van deze āsana verdwijnen verkoudheden en andere neuskwalen. De kalmerende werking van deze houding op de zenuwen brengt verbetering aan in de toestand van mensen die last hebben van te hoge bloeddruk, prikkelbaarheid, slechtgehumeurdheid, zenuwinzinkingen en slapeloosheid. De veranderde werking van de zwaartekracht heeft ook invloed op de buikorganen, waardoor de darmen vrij kunnen bewegen en konstipatie verdwijnt. Ten gevolge hiervan wordt het lichaam bevrijd van gifstoffen en voelt men zich volstromen met energie. De āsana wordt aanbevolen voor degenen die klachten bij het urineren of een verschoven uterus hebben, bij menstruatieklachten, aambeien en hernia. Ook treedt verbetering op bij epilepsie, gebrek aan levenskracht en bloedarmoede. Het is niet overdreven om te zeggen dat een persoon die regelmatig Sarvāngāsana beoefent nieuwe kracht en vitaliteit opdoet, en zich gelukkig en vol zelfvertrouwen zal voelen. Nieuw leven stroomt in hem, zijn denken wordt rustig en hij wordt vervuld met levensvreugde. Als deze āsana na een langdurige ziekte regelmatig tweemaal per dag beoefend wordt, keert de verloren levenskracht terug. De Sarvāngāsana-cyklus aktiveert de buikorganen en brengt verlichting voor mensen die aan maag- en ingewandszweren, hevige buikpijnen en dikke-darmontsteking lijden. Mensen met te hoge bloeddruk moeten niet beginnen met Sālamba Sarvāngāsana I tenzij ze eerst niet minder dan 3 minuten Halāsana (Afb. 244) uitgevoerd hebben.

De Sarvāngāsana-cyklus
De verschillende variaties kunnen meteen nadat gedurende 5 tot 10 minuten, of meer als dit mogelijk is, Sarvāngāsana I (Afb. 223) beoefend is, uitgevoerd worden; doe dit per keer 20 tot 30 sekonden aan elke kant, behalve Halāsana, wat minstens 3 tot 5 minuten achtereen moet duren.

88. ***Sālamba Sarvāngāsana II*** Drie* (Afb. 235)
Deze houding is een beetje moeilijker dan de eerste houding.

Uitvoering
1. Voer Sālamba Sarvāngāsana I uit (Afb. 223).
2. Maak de handen los van de achterzijde van de romp, strengel de vingers ineen, draai de polsen om en strek de armen uit. De duimen zullen dan de grond aanraken en de handpalmen zijn naar buiten gericht (Afb. 235). Het hoofd bevindt zich aan één kant van het vertikaal opgestrekte lichaam en de armen bevinden zich aan de andere kant.
3. Houd de benen en de rug zo onbeweeglijk mogelijk.
4. Deze houding kan gedurende een minuut worden uitgevoerd nadat Sarvāngāsana I gedaan is.

Uitwerking
Omdat het evenwicht gehouden wordt door het strekken van de rugspieren en het lichaamsgewicht op de achterzijde van de nek rust, worden rug en nek sterker. De armspieren worden ook veerkrachtiger en sterker.

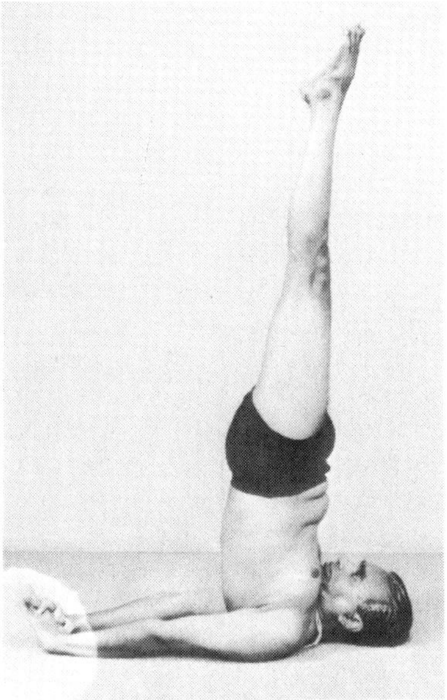

235

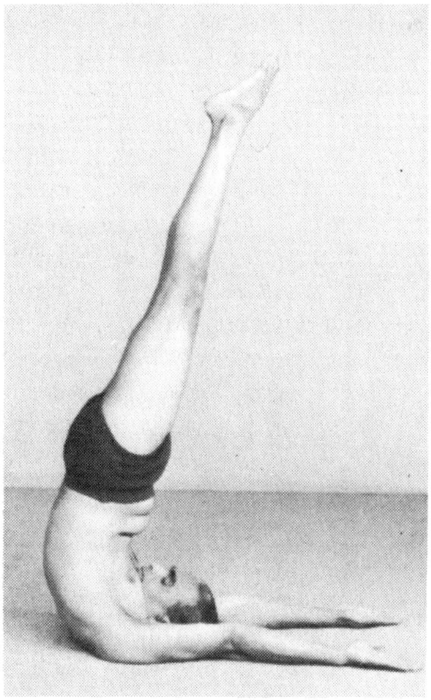

236

89. *Nirālamba Sarvāngāsana I* Drie (Afb. 236)
Ālamba betekent stut, steun, terwijl nir duidt op weg van, zonder, vrij van. Nirālamba betekent dus zonder steun. Deze variant van Sarvāngāsana is moeilijker dan de eerdere twee varianten, omdat in deze houding het lichaam geen steun krijgt van de armen en de spieren van nek, rug en buik het lichaamsgewicht moeten dragen en de balans handhaven; dit laatste leidt ertoe dat deze spieren versterkt worden.

Uitvoering
1. Voer Sālamba Sarvāngāsana I uit (Afb. 223).
2. Maak de handen los, breng ze over het hoofd, laat de uitgestrekte armen op de grond rusten aan dezelfde kant van het vertikale lichaam als het hoofd en sta in evenwicht (Afb. 236).
3. Deze houding kan ook gedurende een minuut worden aangenomen.

90. *Nirālamba Sarvāngāsana II* Vier* (Afb. 237)
Dit is de moeilijkste van de Sarvāngāsana-houdingen. In deze houding kunnen de ruggewervels meer gestrekt worden dan in de andere Sarvāngasana's; dit is behulpzaam bij het bereiken van een perfecte Sālamba Sarvāngāsana (Afb. 223).

Uitvoering
1. Uitgaande van de vorige houding worden de handen omhoog gebracht en de handpalmen op of naast de knieën geplaatst (Afb. 237). Laat de benen niet op de handpalmen steunen.

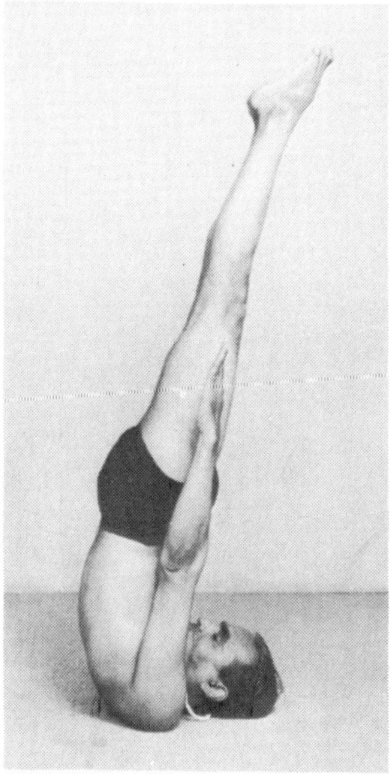

237

2. Blijf een minuut in deze houding. Ga daarna enige tijd in Sālamba Sarvāngāsana I staan, kom dan in Halāsana (Afb. 244) en ga verder met de andere Sarvāngāsana-variaties.

Uitwerking
Door de beoefening van deze verschillende Sarvāngāsana-variaties wordt het hele lichaam verfrist en geregenereerd door een krachtiger bloedcirkulatie en door de verwijdering van giftige afvalstoffen. Deze āsana's hebben de stimulerende werking van een tonicum. Als men herstelt van een ziekte, kunnen ze toegepast worden om sneller het gevoel van zwakte kwijt te raken.

91. *Halāsana* Vier* (Afb. 224)
Hala betekent ploeg; deze houding lijkt op de vorm van een ploeg, vandaar de naam. De houding maakt deel uit van Sarvāngāsana I en vormt daar een vervolg op.

Uitvoering
1. Voer Sālamba Sarvāngāsana I (Afb. 223) uit met een stevig 'slot', dat door de kin gevormd wordt.
2. Maak het 'slot' los, breng de romp enigszins omlaag, breng de armen en de benen over het hoofd en laat de tenen op de grond rusten (Afb. 238).

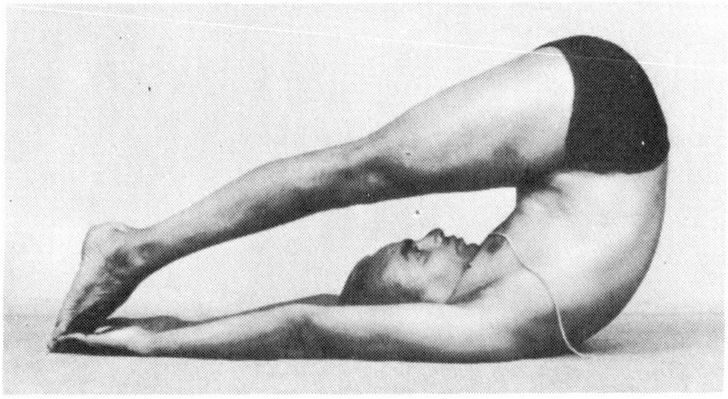

238

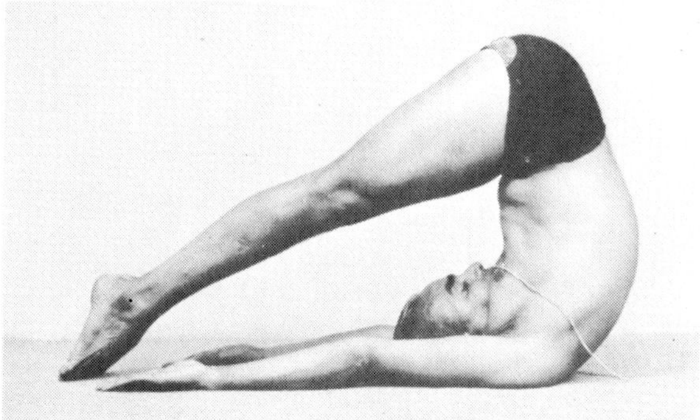

239

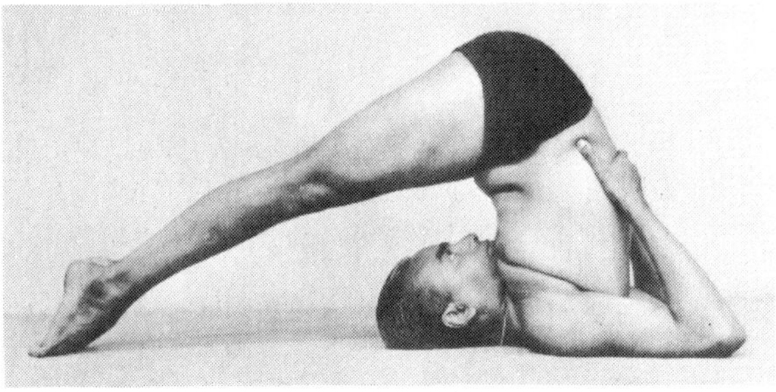
240

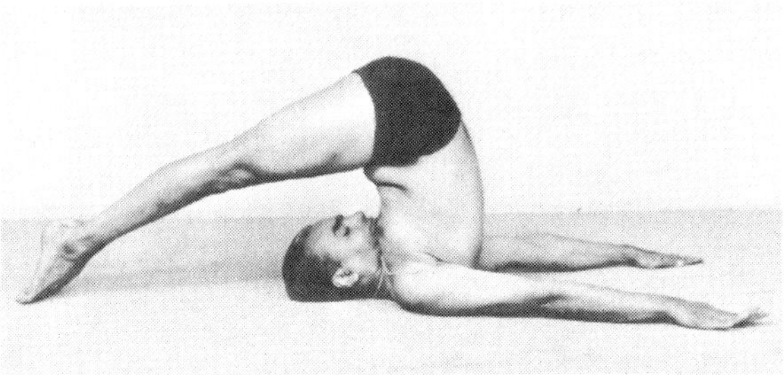
241

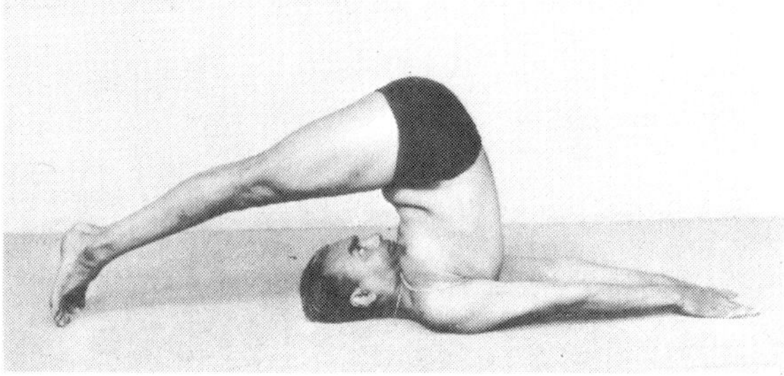
242

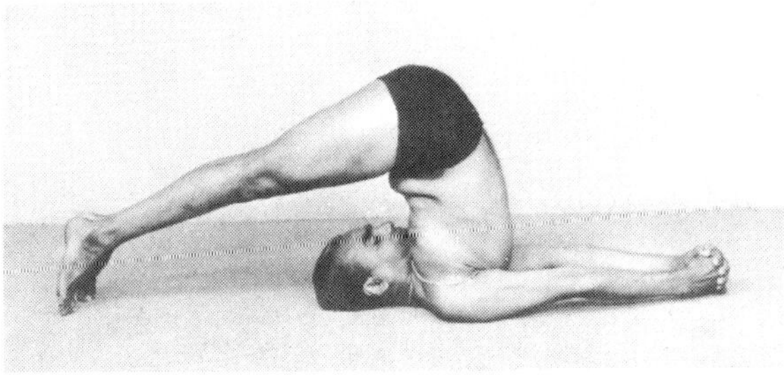
243

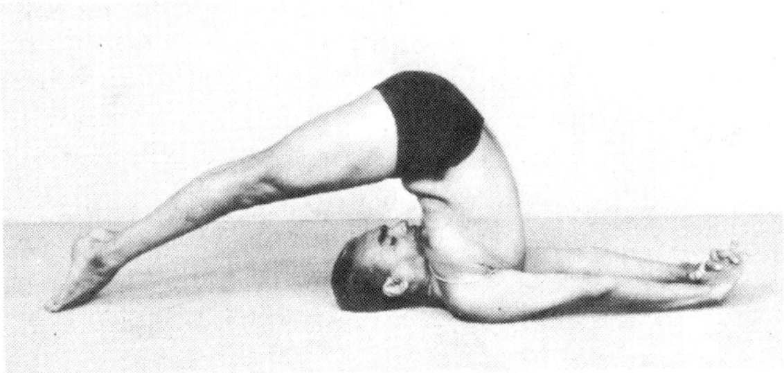
244

3. Strek de knieën stevig door de spieren vanaf de knieën aan de achterkant van de dijen omhoog te brengen en strek de romp omhoog (Afb. 239).
4. Plaats de handen in het midden van de rug en oefen druk uit om de romp loodrecht op de grond te krijgen (Afb. 240).
5. Strek de armen op de grond in een richting tegengesteld aan die van de benen (Afb. 241).
6. Haak de duimen in elkaar en strek de armen en benen (Afb. 242).
7. Strengel de vingers in elkaar (Afb. 243) en draai de polsen op zodanige wijze dat de duimen op de grond komen (Afb. 244). Strek de handpalmen samen met de vingers, strek ook de armen bij de ellebogen uit en breng ze zover mogelijk weg van de schouders.
8. De benen en de handen zijn in tegengestelde richtingen gestrekt, waardoor de wervelkolom volledig uitgerekt wordt.
9. Bij het ineenstrengelen van de vingers is het aanbevelenswaardig om de wijze waarop dit gebeurt te veranderen. Als bijvoorbeeld de rechterduim het eerst de grond raakt, blijf dan een minuut in die positie. Haal de vingers daarna uit elkaar en breng eerst de linkerduim op de grond, waarna ook de ineenstrengeling, vinger voor vinger, een verschuiving ondergaat, en tenslotte de armen weer een minuut gestrekt worden. Dit leidt tot een harmonieuze ontwikkeling en grotere elasticiteit van beide schouders, ellebogen en polsen.
10. In het begin is het moeilijk om de vingers ineen te strengelen. Na geleidelijke oefening van de boven beschreven houdingen wordt dit op den duur steeds eenvoudiger.
11. In het begin is het ook moeilijk om de tenen stevig op de grond achter het hoofd te houden. Als je langer en steviger gestrekt blijft in Sarvāngāsana I (Afb. 223) alvorens over te gaan tot Halāsana, zullen de tenen langer op de grond blijven.
12. Blijf één tot vijf minuten in de houding die bereikbaar is, en haal hierbij normaal adem.
13. Maak de handen los. Breng de benen omhoog, ga in Sarvāngāsana I staan en kom langzaam op de grond terug. Ga plat op de rug liggen en ontspan.

Uitwerking

De uitwerking van Halāsana is dezelfde als die van Sarvāngāsana I (Afb. 223). Daar komt nog bij, dat de buikorganen worden samengenomen, wat een verjongende invloed heeft. Aan de wervelkolom wordt extra bloed toegevoerd vanwege het voorover buigen, en dit helpt rugpijn te verlichten. Kramp in de handen wordt genezen door het in elkaar strengelen en strekken van de handpalmen en de vingers. Mensen die last hebben van stijve schouders en ellebogen, spit in de rug en jicht vinden baat bij deze āsana's. Ook snijdende pijn in de maag vanwege gasvorming wordt verzacht: er treedt onmiddellijk een gevoel van verlichting op. De houding is goed voor mensen met een neiging tot hoge bloeddruk. Als ze eerst Halāsana beoefenen en daarna Sarvāngāsana I, zullen ze geen last hebben van bloedstuwing naar het hoofd of een opgeblazen gevoel in het hoofd. Halāsana is een voorbereidende houding op Paschimottānāsana (Afb. 160). Naarmate men vorderingen maakt met betrekking tot Halāsana, wordt de rug beweeglijker, waardoor Paschimottānāsana goed kan worden uitgevoerd.

Opmerking. De hierna volgende uitvoering van Halāsana wordt aanbevolen aan mensen met hoge bloeddruk, alvorens ze beginnen met Sālamba Sarvāngāsana I.

1. Ga plat op de rug op de grond liggen.
2. Adem uit, breng de benen langzaam omhoog tot ze loodrecht op de grond staan en blijf 10 sekonden in deze houding; haal daarbij normaal adem.
3. Adem uit, breng de benen over en achter het hoofd en raak met de tenen de grond aan. Houd de tenen op de grond en de benen stevig gestrekt bij de knieën.
4. Als het moeilijk is om de tenen op de grond te houden, zet dan een stoel of een bankje achter het hoofd en laat de tenen daar op staan.
5. Als de ademhaling zwaar of snel wordt, steun dan niet met de tenen op de grond, maar op een bankje of een stoel. Er zal dan geen druk of opgeblazen gevoel in het hoofd zijn.
6. Strek de armen over het hoofd, breng ze op de grond en blijf 3 minuten in deze houding; haal hierbij normaal adem.
7. Kijk gedurende het uitvoeren van de āsana met gesloten ogen naar het topje van de neus.

92. *Karṇapīdāsana* Eén* (Afb. 246)

Karṇa betekent oor. Pīda betekent pijn, ongemak of druk. Dit is een variatie van Halāsana en kan samen met Halāsana worden uitgevoerd.

Uitvoering

1. Voer Halāsana (Afb. 244) uit; buig, nadat de tijdslimiet voor deze houding bereikt is, de knieën en laat de rechterknie naast het rechteroor rusten en de linkerknie naast het linkeroor.
2. Beide knieën moeten op de grond rusten en tegen de oren drukken.
3. Houd de tenen uitgestrekt en breng de hielen en tenen tegen elkaar. Steun met de handen op de achterzijde van de ribben (Afb. 245) of strengel de vingers ineen en strek de armen uit (Afb. 246) zoals bij Halāsana.
4. Blijf een halve minuut of een minuut in deze houding; haal hierbij normaal adem.

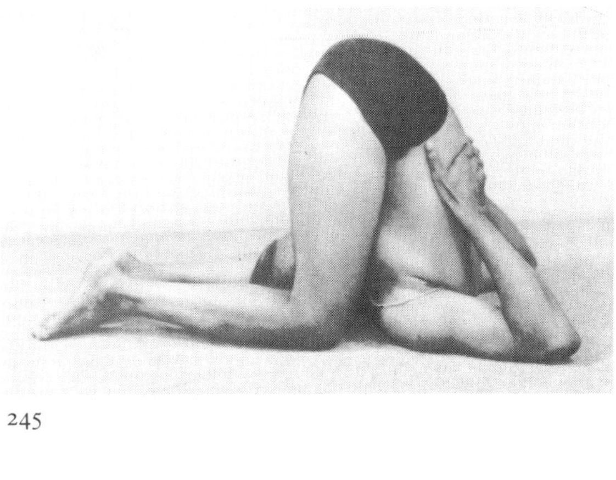

245

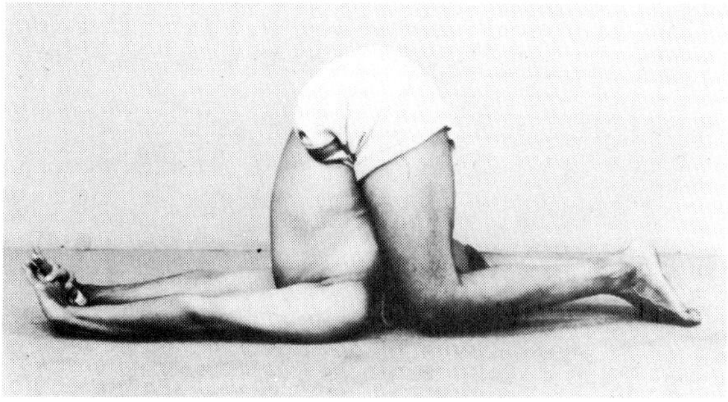

246

Uitwerking
Deze āsana geeft rust aan de romp, het hart en de benen. De wervelkolom wordt meer gestrekt tijdens het buigen van de knieën, en dit stimuleert de bloedcirkulatie rond de taille.

93. ***Supta Koṇāsana*** Twee* (Afb. 247)
Supta betekent gaan liggen en koṇa betekent hoek. Het is een variatie van Halāsana waarin de benen worden gespreid.

Uitvoering
1. Strek vanuit Karṇapīḍāsana (Afb. 246) de benen recht en spreid de benen zo ver mogelijk uit elkaar.
2. Breng de romp goed omhoog en strek de knieën stevig.
3. Pak de rechterteen vast met de rechterhand en de linkerteen met de linkerhand. Houd de hielen omhoog. Breng nadat de tenen vastgehouden worden, het bovenste deel van de wervelkolom nog verder omhoog en verleng de achterbeenspieren (Afb. 247 en 248).
4. Blijf 20 tot 30 sekonden in deze houding; haal hierbij normaal adem.

Uitwerking
Deze houding maakt de benen soepel en stevig en helpt bij het samennemen van de buikorganen.

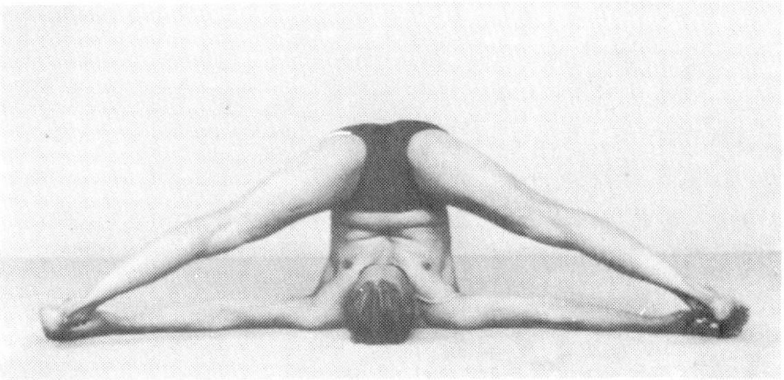

247

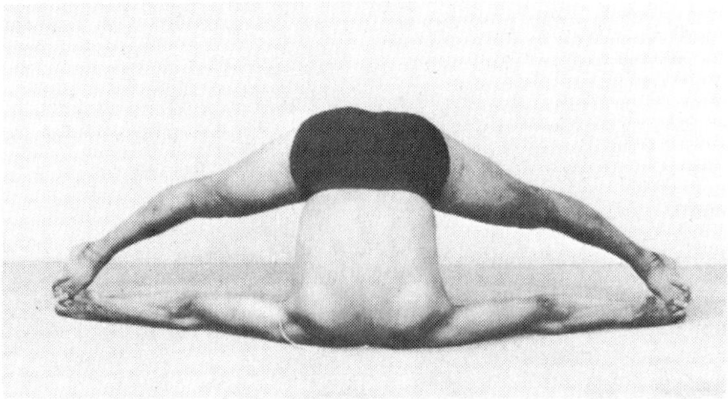

248

94. *Pārśva Halāsana* Vier* (Afb. 249)
In Halāsana (Afb. 244) staan beide benen achter het hoofd. In deze houding staan ze aan één kant van en op dezelfde hoogte als (dus niet voor of achter) het hoofd. Dit is de zijwaartse ploeghouding.

Uitvoering
1. Voer Supta Koṇāsana (Afb. 247) uit en kom terug in Halāsana.
2. Plaats de handpalmen op de achterkant van de ribben (Afb. 240).
3. Breng beide benen zo ver mogelijk naar links.
4. Beide knieën worden stevig omhoog gestrekt, til ook de romp omhoog met behulp van de handpalmen en houd de benen gestrekt (Afb. 249).

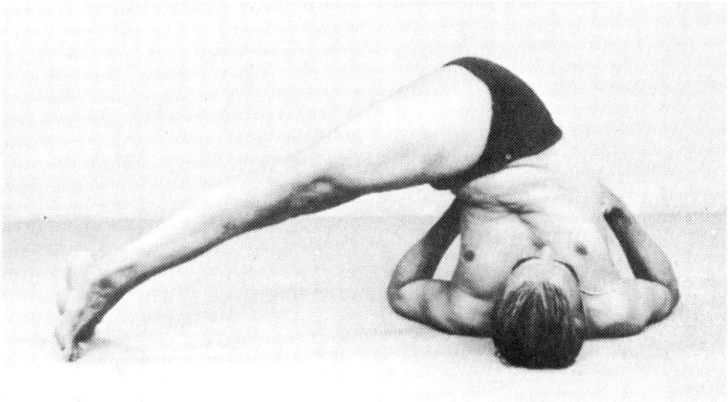

249

5. Blijf een halve minuut in deze houding; haal hierbij normaal adem.
6. Adem uit, breng de benen naar rechts totdat ze op één lijn met het hoofd komen, en blijf een halve minuut in deze houding. Breng geen wijzigingen aan in de positie van de borstkas en romp terwijl de benen in beweging zijn. Borstkas en romp moeten in dezelfde stand blijven als in Sarvāngāsana of Halāsana.

Uitwerking
In deze āsana beweegt de wervelkolom zijwaarts en wordt daardoor veerkrachtiger. Ook de dikke darm komt flink in beweging, omdat hij tijdens het uitvoeren van de āsana omgekeerd wordt; dit leidt tot volledige ontlas-

ting. Mensen die aan akute of chronische konstipatie lijden, de moeder van verschillende kwalen, vinden zeer veel baat bij deze āsana. We voelen ons niet prettig als in de buurt van ons huis vuilnis wordt gestort. Hoeveel te meer zullen we ons niet prettig voelen als in ons eigen organisme giftige afvalstoffen zich ophopen? Als deze afvalstoffen niet uitgescheiden worden, zullen kwalen ons lichaam als dieven binnensluipen en ons van onze gezondheid beroven. Als de darmen niet vrijelijk kunnen bewegen, wordt het denken traag en dof. en voelt men zich opgeblazen en geïrriteerd. Deze āsana helpt ons om de darmen vrij te laten bewegen en daarmee onze gezondheid te behouden.

95. *Eka Pāda Sarvāngāsana* Vijf* (Afb. 250)

Eka betekent één, enkelvoudig. Pāda betekent voet. In deze variatie van Sarvāngāsana, bevindt zich één been op de grond in Halāsana, terwijl de andere zich samen met de romp in vertikale positie bevindt.

Uitvoering

1. Voer Sālamba Sarvāngāsana I (Afb. 223) uit.
2. Houd het linkerbeen omhoog in Sarvāngāsana. Adem uit en breng het rechterbeen naar de grond tot het zich in Halāsana-positie bevindt (Afb. 250). Het moet stevig gestrekt en recht blijven en mag niet buigen bij de knie.

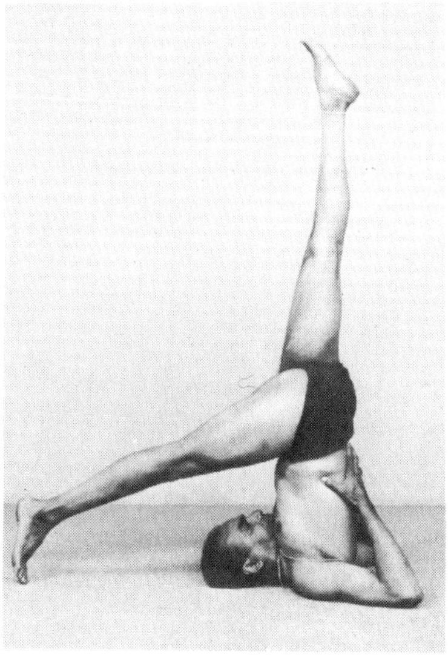

250

3. Terwijl het rechterbeen op de grond staat, moet de linkerknie stevig gestrekt blijven en niet naar één kant overhellen. Het linkerbeen moet recht blijven en boven het hoofd staan.
4. Blijf 20 sekonden in deze houding, terwijl de ademhaling normaal is.
5. Adem uit, breng het rechterbeen in Sarvāngāsana terug, en breng ver-

volgens het linkerbeen naar de grond in Halāsana, waarbij het rechterbeen vertikaal en stevig gestrekt omhoog blijft. Het optillen van het been vanaf de grond tot het terugkeert in Sarvāngāsana oefent de buikorganen meer dan als beide benen omlaag worden gebracht in Halāsana.
6. Blijf ook 20 sekonden in deze houding.

Uitwerking
Deze āsana heeft een regulerende werking op de nieren en de beenspieren.

96. ***Pārśvaika Pāda Sarvāngāsana*** Zes* (Afb. 251)
Pārśva betekent zijde. In Eka Pāda Sarvāngāsana (Afb. 250) staat het laagste been achter het hoofd, terwijl het hier zijwaarts staat, op dezelfde hoogte als de romp.

Uitvoering
1. Voer Eka Pāda Sarvāngāsana aan beide kanten uit zoals hierboven beschreven is en keer terug in Sarvāngāsana.
2. Adem uit, breng het rechterbeen zijwaarts naar de grond tot het zich op dezelfde hoogte (op één lijn) met de romp bevindt (Afb. 251). Houd het rechterbeen recht en stevig gestrekt en buig het niet bij de knie.

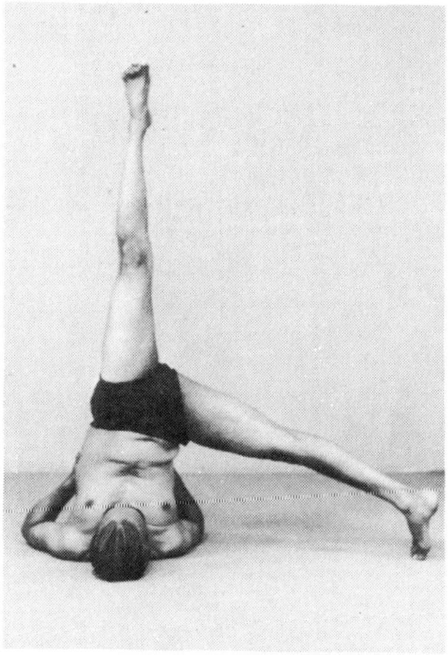

251

3. Het linkerbeen dat vertikaal omhoog staat, moet recht blijven en mag niet naar rechts afwijken. De ribben moeten met de handpalmen opgetild worden om de borstkas volledig te doen uitzetten.
4. Blijf 20 sekonden in deze houding met een normale ademhaling, adem uit, en kom terug in Sarvāngāsana. Doe dit alles ook met het andere been gedurende even lange tijd en keer terug in Sarvāngāsana.

Uitwerking
Deze houding verlicht konstipatie en heeft een stimulerende en regenererende invloed op de nieren.

97. ***Pārśva Sarvāngāsana*** Negen* (Afb. 254)
Pārśva betekent zijde of flank. Deze variatie van Sarvāngāsana wordt uitgevoerd door de romp zijwaarts te draaien.

Uitvoering
1. Draai vanuit Sālamba Sarvāngāsana I (Afb. 223) de romp en de benen naar rechts.
2. Plaats de linker handpalm op de linkerheup, zodat het staartbeen op de pols rust (Afb. 252). Breng het lichaam op de linkerhand omlaag en draag het lichaamsgewicht op de linker elleboog en de linkerpols (Afb. 253).

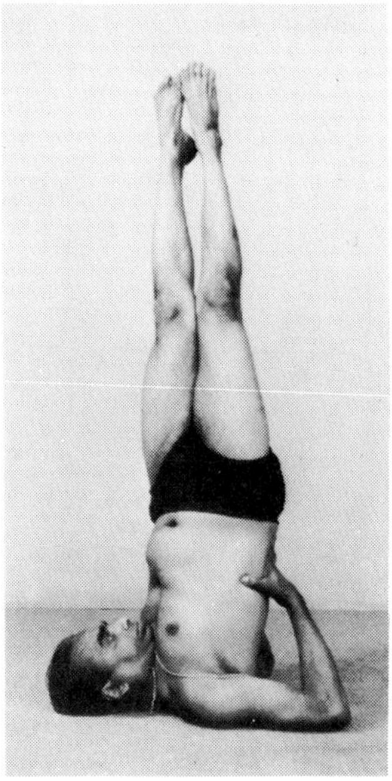

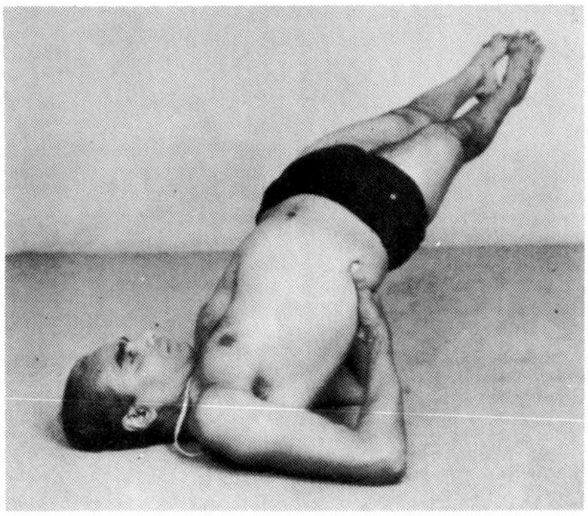

253

252

3. De rechter handpalm blijft evenals in Sarvāngāsana aan de achterkant van de bovenrug.
4. Breng de benen in een hoek over de linker handpalm (Afb. 254), blijf 20 sekonden in deze positie en haal hierbij normaal adem.
5. Adem uit, kom terug in Sālamba Sarvāngāsana I en herhaal de oefening aan de rechterkant, gedurende even lange tijd (Afb. 255).

Uitwerking
Deze āsana versterkt de polsen. Ook is het een goede oefening voor de lever, de alvleesklier, de milt en verzekert deze organen van een overvloedige doorbloeding. Daardoor worden deze organen in een gezonde konditie gehouden.

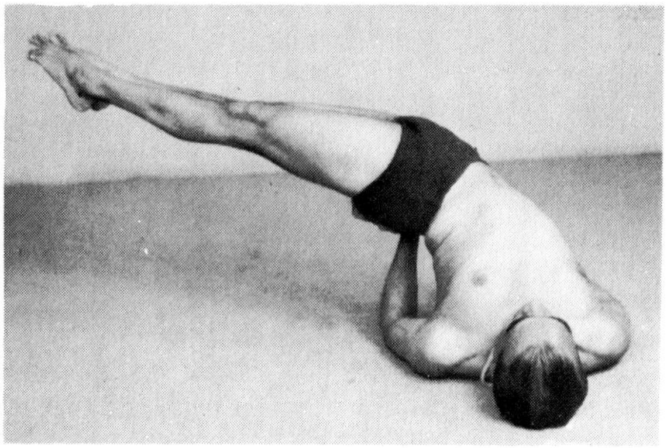

254

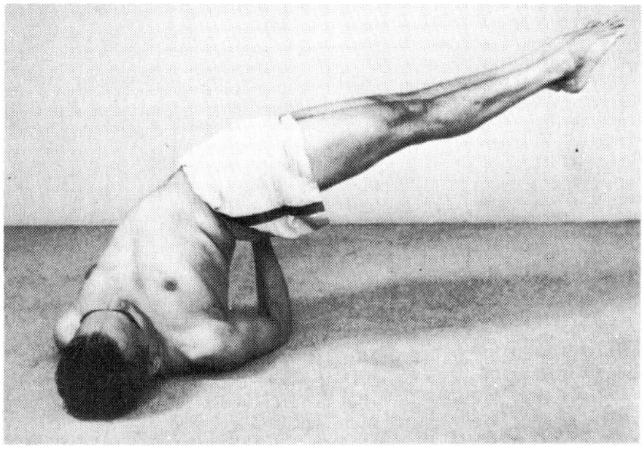

255

98. ***Setu Bandha Sarvāngāsana*** – ook genaamd *Uttāna Mayūrāsana* Tien* (Afb. 259)
Setu betekent brug en Setu Bandha betekent de vorming of konstruktie van een brug. In deze houding wordt het lichaam achterover gebogen, terwijl het op de schouders, voetzoelen en hielen staat. De boog wordt door de handen bij het middel ondersteund. Ut betekent intens en tān betekent strekken. Deze āsana lijkt op een uitgestrckte pauw (Mayūra), vandaar de naam.

Uitvoering

1. Voer Sālamba Sarvāngāsana (Afb. 223) uit.
2. Zet de handpalmen stevig op de rug, strek de wervelkolom omhoog, breng de benen recht naar achteren (Afb. 256) of buig de knieën (Afb. 257) en breng de benen over de polsen naar achteren op de grond (Afb. 258). Strek de benen uit en houd ze bij elkaar (Afb. 259).
3. Het hele lichaam vormt een brug, waarvan het gewicht door de ellebogen en de polsen gedragen wordt. De enige delen van het lichaam die in kontakt zijn met de grond zijn de achterkant van het hoofd en de nek, de schouders, de ellebogen en de voeten. Blijf een halve minuut in deze hou-

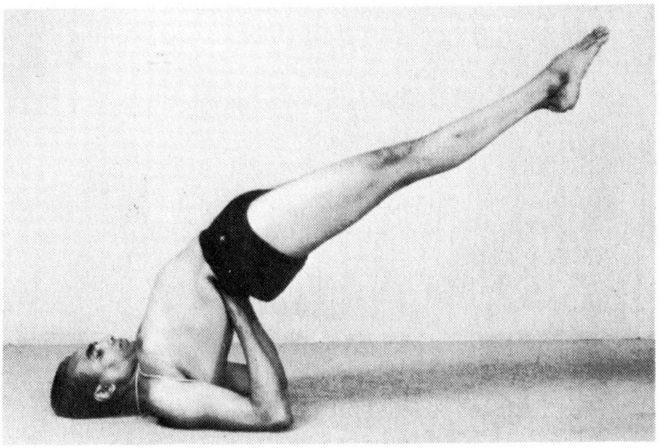

256

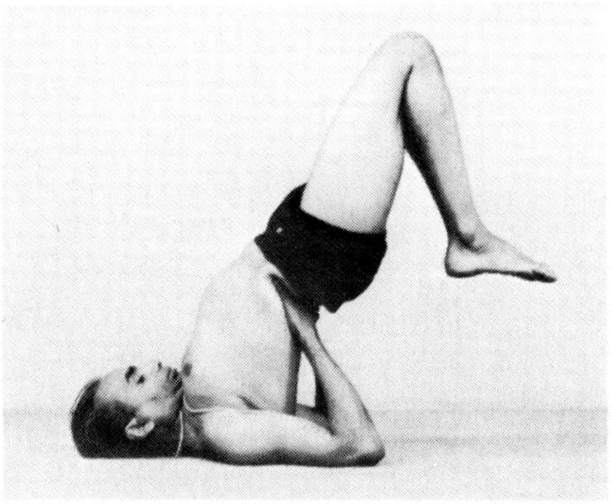

257

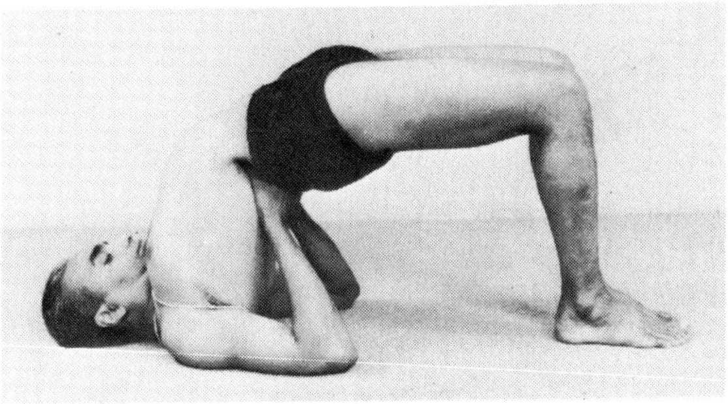

258

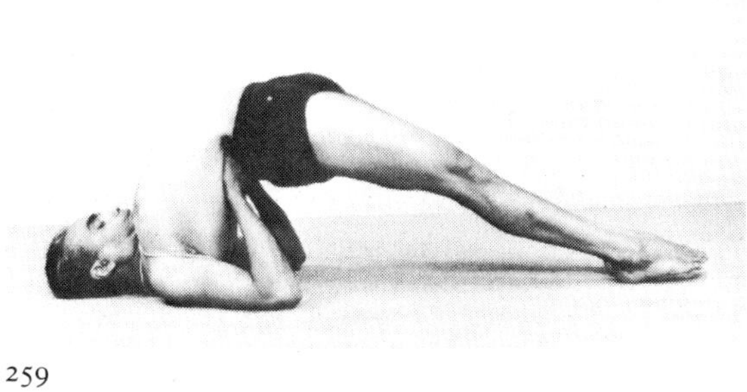

259

ding, en adem hierbij normaal.

4. Het is mogelijk om de druk op de ellebogen en de polsen te verminderen door de wervelkolom in de richting van de nek te strekken, waarbij de hielen stevig op de grond blijven.

99. *Eka Pāda Setu Bandha Sarvāngāsana* - ook genaamd *Eka Pāda Uttāna Mayūrāsana* Elf* (Afb. 260)

Eka betekent één en pāda betekent voet. Dit is een variatie van de voorgaande āsana, met één voet hoog in de lucht.

Uitvoering

1. Blijf een halve tot een hele minuut in Setu Bandha Sarvāngāsana (Afb. 259), adem uit en til het rechterbeen omhoog tot het loodrecht ten opzichte van de grond staat (Afb. 260). Strek beide benen volledig en blijf 10 sekonden in deze houding.
2. Adem in, breng het rechterbeen naar de grond, adem uit, breng het linkerbeen in loodrechte stand en strek beide benen volledig uit. Blijf ook in deze houding 10 sekonden. Adem in en breng het been naar de grond.

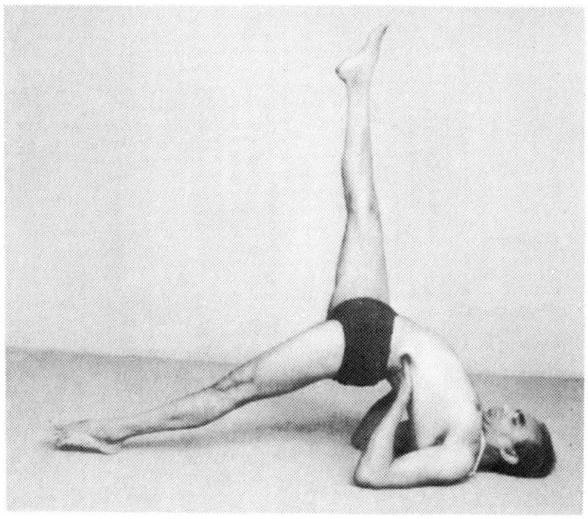

260

3. Adem uit, zwaai de benen terug in Sarvāngāsana (Afb. 223), kom langzaam naar de grond terug door de handen van de rug te verwijderen en rust uit op de grond.

Uitwerking *van Setu Bandha Sarvāngāsana en Eka Pāda Setu Bandha Sarvāngāsana*

Deze twee āsana's geven de wervelkolom een achterwaartse beweging en heffen hiermee de spanning in de nek op, die door de verschillende andere variaties van Sarvāngāsana werd veroorzaakt. Een gezonde en buigzame wervelkolom duidt op een gezond zenuwstelsel. Als de zenuwen gezond zijn, is een mens gezond van lichaam en geest.

100. *Ūrdhva Padmāsana in Sarvāngāsana* Vier* (Afb. 261)

Ūrdhva betekent boven, hoog. Padma betekent lotus. In deze variatie van Sarvāngāsana worden de benen niet recht omhoog gehouden maar bij de knieën gebogen, en op zodanige wijze gekruist dat de rechtervoet op de linkerdij rust en de linkervoet op de rechterdij, zoals in de lotushouding (Afb. 104).

Uitvoering

1. Buig vanuit Sālamba Sarvāngāsana de benen bij de knieën en kruis ze. Breng eerst de rechtervoet over de linkerdij, en daarna de linkervoet over de rechterdij.
2. Strek de gekruiste benen vertikaal omhoog, breng de knieën dichter bij elkaar en beweeg de benen vanuit het bekken zo ver als mogelijk is naar

achteren (Afb. 261).

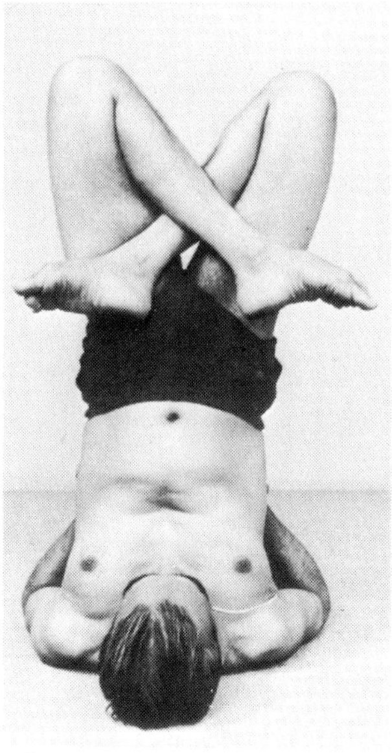

261

3. Blijf 20 tot 30 sekonden in deze houding, en haal hierbij diep en gelijkmatig adem.
4. De strekking kan nog intensiever worden door in deze houding de romp zijwaarts te draaien, waarbij de aanwijzingen bij Pārśva Sarvāngāsana (Afb. 254) worden gevolgd. Dit wordt genoemd:

101. ***Pārśva Ūrdhva Padmāsana in Sarvāngāsana*** Zeven* (Afb. 262 tot en met 265)
(Pārśva betekent flank).

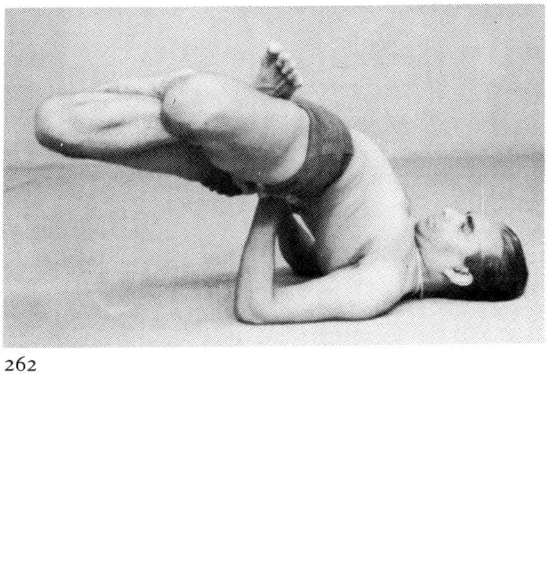

262

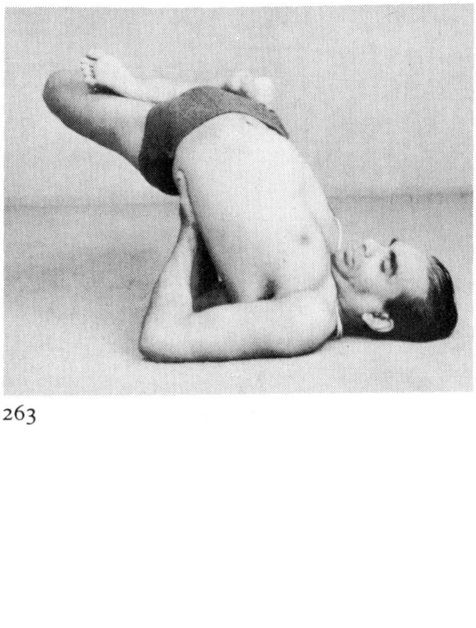

263

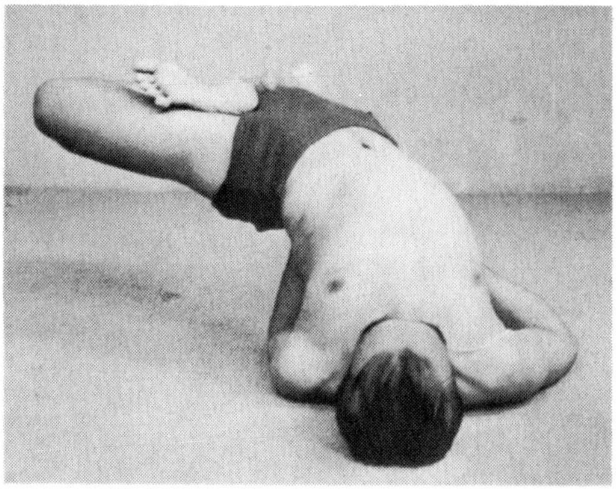
264

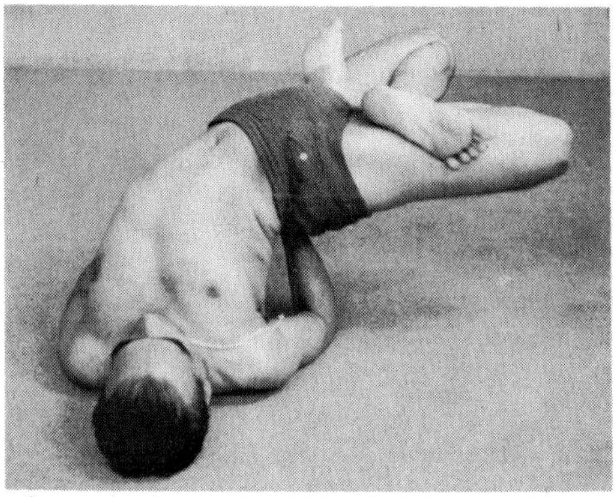
265

5. Blijf aan elke kant 10 tot 15 sekonden in deze houding, en adem hierbij normaal.
6. Adem uit, kom terug in Ūrdhva Padmāsana en rust even.
7. Buig de romp nu tijdens een uitademing achterover (Afb. 266), op de wijze die beschreven is bij Setu Bandha Sarvāngāsana (Afb. 259). Strek de dijen steeds verder naar achteren, totdat de knieën op de grond rusten en het lichaam een brug over de handen vormt. Dit wordt genoemd:

102. ***Uttāna Padma Mayūrāsana*** Vijfentwintig* (Afb. 267)
Uttāna betekent een intensieve strekking, padma is een lotus en mayūra is een pauw.

8. Blijf 10 tot 15 sekonden in deze houding en haal hierbij normaal adem.
9. Adem uit, kom terug in Ūrdhva Padmāsana.
10. Haal de benen uit elkaar, keer terug in Sālamba Sarvāngāsana en herhaal de houding door eerst de linkervoet over de rechterdij te plaatsen en daarna de rechtervoet over de linkerdij. Blijf even lang in al deze posities als hiervoor.

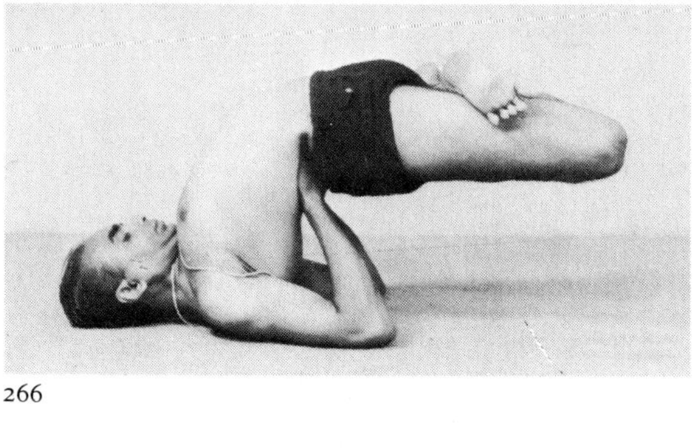
266

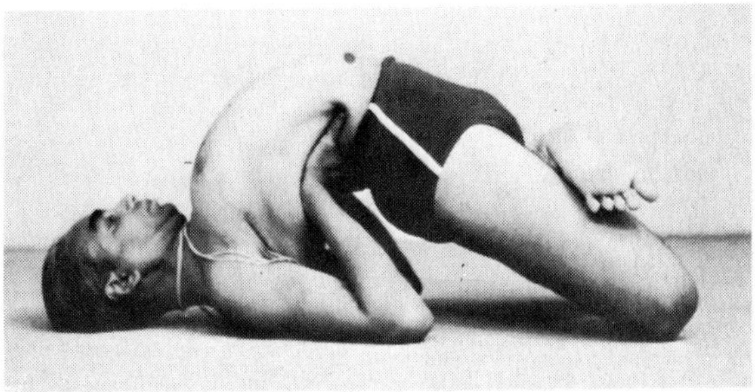

267

103. *Piṇḍāsana in Sarvāṅgāsana* Vijf* (Afb. 269)
Piṇḍa betekent embryo of foetus. In deze variatie van Sarvāṅgāsana, die een vervolg vormt op de vorige houding, worden de gebogen en gekruiste benen omlaag gebracht tot ze op het hoofd rusten. De houding lijkt op die van een embryo in de baarmoeder, vandaar de naam.

Uitvoering
1. Adem vanuit Ūrdhva Padmāsana in Sarvāṅgāsana (Afb. 261) uit, en buig de gekruiste benen vanuit de heupen in de richting van het hoofd.

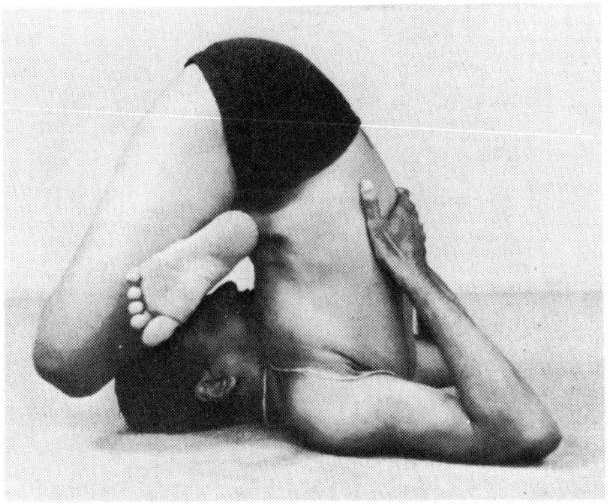

268

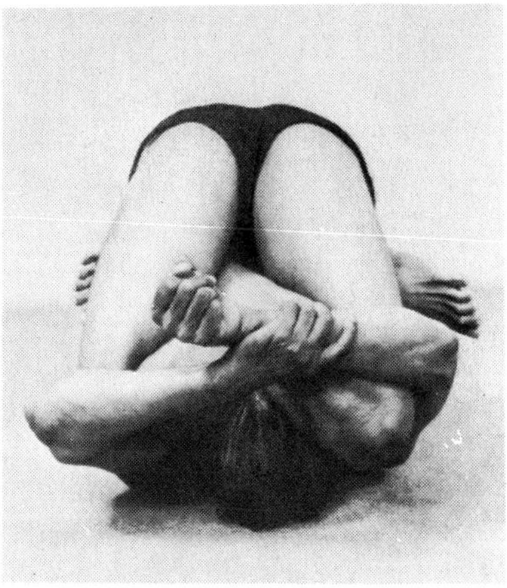

269

2. Laat de benen over het hoofd rusten (Afb. 268).
3. Maak de handen los van de rug en pak de benen met de handen vast (Afb. 269). Terwijl ze worden vastgepakt, beweegt de romp dichter naar de nek toe om de benen goed te laten steunen.
4. Blijf 20 tot 30 sekonden in deze positie, haal hierbij normaal adem en keer terug in Ūrdhva Padmāsana in Sarvāṅgāsana.

104. *Pārśva Piṇḍāsana in Sarvāṅgāsana* Acht* (Afb. 270 en 271)
Pārśva betekent zijde of flank. In deze Piṇḍāsana-variatie van de vorige

houding worden beide gebogen knieën zijwaarts gebracht en aan dezelfde kant van de romp op de grond geplaatst. Dit is de zijwaartse embryohouding in Sarvāngāsana.

Uitvoering

1. Na de handen vanuit Pinḍāsana (Afb. 269) vrijgemaakt te hebben, worden ze naar achteren gebracht en worden de handpalmen tegen de achterzijde van de ribben geplaatst (Afb. 268).
2. Draai de heupen zijwaarts naar rechts, adem uit en breng beide knieën naar de grond. De linkerknie moet zich naast het rechteroor bevinden (Afb. 270).

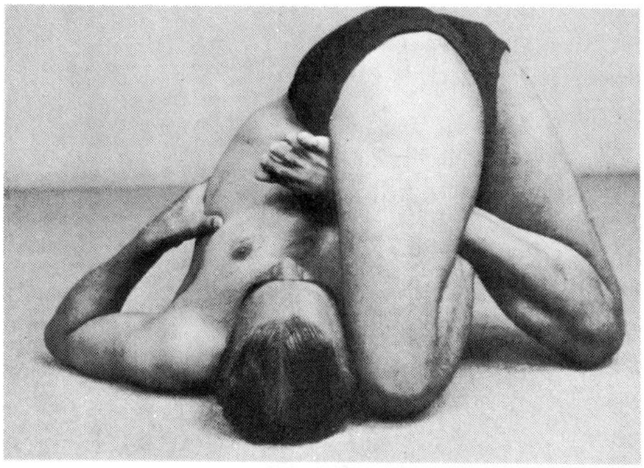

270

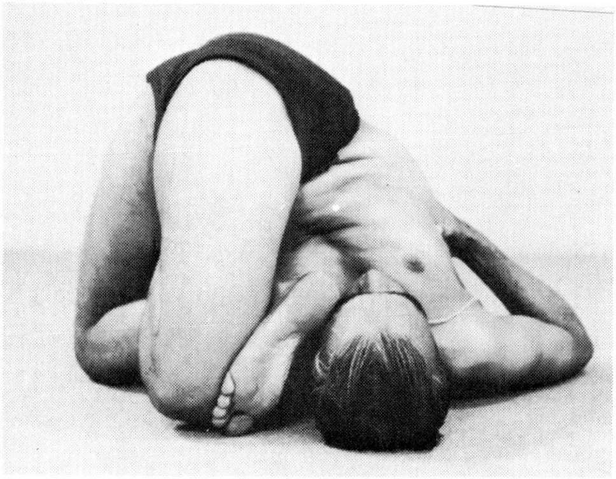

271

3. De linkerschouder zal in het begin van de grond komen. Duw de schouder tegen de grond en druk de linkerhand stevig tegen de rug. Als dit niet wordt gedaan, gaat het evenwicht verloren en rol je om naar één kant.
4. Vanwege de zijwaartse draai zal de ademhaling aanvankelijk snel en moeilijk zijn, omdat het middenrif in deze positie onder druk staat.
5. De knie naast het oor zal in het begin niet op de grond rusten, dit lukt pas na langdurige oefening.
6. Blijf 20 tot 30 sekonden in deze houding en adem hierbij normaal.
7. Adem uit, kom omhoog vanaf de rechterkant en breng de gekruiste benen over naar links, zodat de linkervoet zich vlak bij het linkeroor bevindt (Afb. 271). Blijf ook 20 tot 30 sekonden in deze positie.
8. Keer terug in Ūrdhva Padmāsana (Afb. 261). Haal de benen uit de lotushouding en keer terug in Sālamba Sarvāngāsana.
9. Kruis nu de benen andersom door de linkervoet eerst over de rechterdij te leggen en daarna de rechtervoet over de linkerdij.
10. Herhaal de bewegingen zoals ze hiervoor beschreven zijn, opnieuw aan beide kanten.

***Uitwerking** van Ūrdhva Padmāsana en Pārśva Pinḍāsana, beide in Sarvāngāsana*

Omdat de benen op twee manieren worden gekruist, wordt op beide zijden van de buik en de dikke darm gelijke druk uitgeoefend, waardoor konstipatie tegengegaan wordt. Voor degenen die aan chronische konstipatie lijden is het aanbevelenswaardig om langer in Pārśva Piṇḍāsana te blijven: één minuut aan elke kant heeft een zeer krachtige uitwerking. Snijdende maagpijn wordt door deze houdingen verlicht. Personen met uiterst buigzame knieën kunnen deze houdingen met gemak uitvoeren. Voor veel mensen is het echter moeilijk om de benen te kruisen in Padmāsana. Voor deze mensen is het aanbevelenswaardig om langer in Pārśva Halāsana (Afb. 249) te blijven. (In die laatste houding worden de wervelkolom en de romp ook zijwaarts gedraaid, maar de benen blijven recht). In al deze houdingen gaat het ademen aanvankelijk snel en moeizaam. Tracht normaal te blijven ademhalen.

Opmerking. In deze variaties van Sarvāngāsana ondergaat de wervelkolom voorwaartse, zijwaartse en achterwaartse buigingen. In Halāsana, Eka Pāda Sarvāngāsana, Karṇa Pīdāsana en Piṇḍāsana buigt de wervelkolom in voorwaartse richting. In Pārśvaika Pāda Sarvāngāsana, Pārśva Halāsana en Pārśva Piṇḍāsana buigt de wervelkolom zijwaarts, evenals in Pārśva Sarvāngāsana en in Pārśva Ūrdhva Padmāsana. In Setu Bandha en Uttana Padma Mayūra krijgt de wervelkolom een achterwaartse buiging. Deze buigingen versoepelen en versterken de wervelkolom aan alle kanten en houden hem gezond.

Er is een verhaal dat in het Krita Tijdperk (het eerste Tijdperk van het Universum) een groot aantal Dānavā's (reuzen en demonen) onder leiding van Vṛtra onoverwinnelijk werden en de Deva's (of goden) in alle richtingen verspreidden. Omdat de goden zich realiseerden dat ze hun macht niet konder herwinnen alvorens Vṛtra vernietigd zou worden, gingen ze op bezoek bij hun oervader, Brahmā, de schepper. Brahmā instrueerde hen om Viṣṇu te raadplegen, die ze aanraadde om de beenderen van de wijze Dadhīcha te verkrijgen en daarvan een wapen te maken waarmee demonen gedood konden worden. De goden verschenen voor de wijze en verzochten hem, in overeenstemming met het advies van Viṣṇu, zijn beenderen te schenken. De wijze stelde zijn lichaam ter beschikking ten behoeve van de goden. Uit de wervelkolom van Dadhīcha werd Vajra, de bliksem, vervaardigd; Indra, de koning van de goden, wierp deze naar Vṛta en doodde hem

Het verhaal is symbolisch. De Dānavā's vertegenwoordigen de tāmasische kwaliteiten in mensen en ziekten. De Deva's vertegenwoordigen gezondheid, harmonie en vrede. Om de tāmasische kwaliteiten en de ziekten die daaruit voortvloeien te vernietigen en gezondheid en geluk te verwerven, moeten we onze wervelkolom sterk als een bliksemschicht maken, zoals de wervelkolom van Dadhīcha. Dan zullen we overvloedig kunnen genieten van gezondheid, harmonie en geluk.

105. *Jaṭhara Parivartanāsana* Vijf* (Afb. 274 en 275)

Jaṭhara betekent maag, buik. Parivartana betekent omkeren, omrollen, omdraaien.

Uitvoering

1. Ga plat op de rug op de grond liggen (Afb. 219).
2. Strek beide armen zijwaarts uit in één lijn met de schouders zodat het

lichaam op een kruis lijkt.
3. Adem uit, til beide benen tegelijk op tot ze loodrecht ten opzichte van de grond staan. Ze moeten zeer stevig gestrekt blijven, dus buig ze niet bij de knieën (Afb. 272).

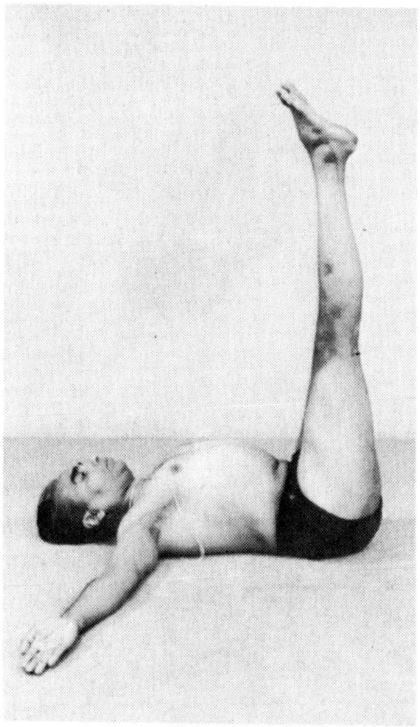

272

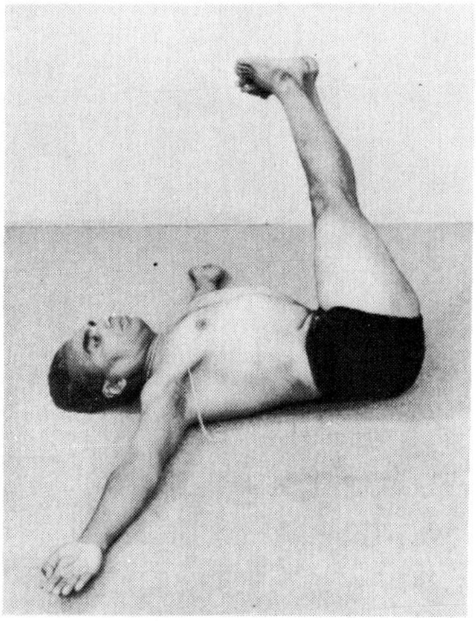

273

4. Blijf gedurende enkele ademhalingen in deze positie. Adem dan uit, en breng beide benen links zijwaarts (Afb. 273) naar de grond, tot de tenen van de linkervoet bijna de vingertoppen van de uitgestrekte linkerhand raken (Afb. 274). Probeer de rug stevig op de grond te houden. In het begin zal de rechterschouder van de grond komen. Om dit te voorkomen kan een vriend worden gevraagd om de schouder omlaag te drukken, of pak een zwaar meubelstuk met de rechterhand vast vanaf het moment dat de benen zijwaarts naar links gaan.
5. Beide benen moeten tegelijk omlaag gaan, terwijl de knieën steeds stevig gestrekt blijven. Probeer het lendegedeelte van de rug zo veel mogelijk op de grond te houden en draai de benen alleen vanuit de heupen. Als de benen zich dicht bij de uitgestrekte linkerhand bevinden, wordt de buik naar rechts gebracht.
6. Blijf 20 sekonden in deze houding, en houd de benen steeds stevig gestrekt. Breng vervolgens de nog steeds stevig gestrekte benen terug in de loodrechte stand en adem hierbij uit (Afb. 272).
7. Houd de benen gedurende enkele ademhalingen loodrecht en herhaal vervolgens de bewegingen door de benen naar rechts omlaag te brengen en de buik naar links te draaien (Afb. 275). Blijf ook 20 sekonden in deze houding en keer, tijdens een uitademing, terug in de houding met de benen loodrecht omhoog (Afb. 272), breng daarna de benen rustig naar de grond (Afb. 219) en ontspan.

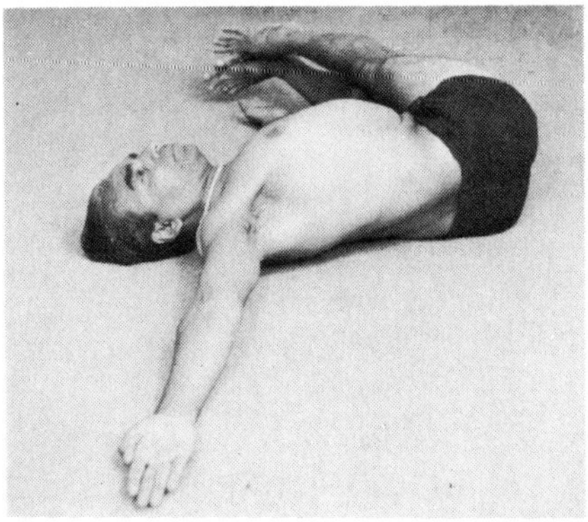

274

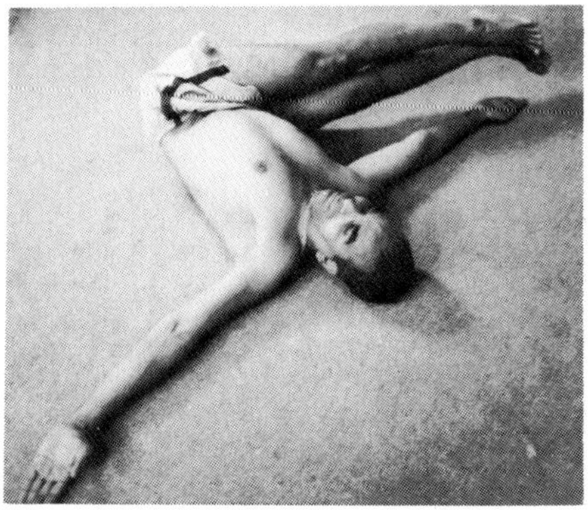

275

Uitwerking
Deze āsana is geschikt om overmatige vetvorming te bestrijden. Lever, milt en alvleesklier worden gestimuleerd, trage werking van deze organen wordt opgeheven. Ook een maagcatarre wordt genezen, en de ingewanden worden versterkt. Door regelmatige beoefening van deze houding blijven alle buikorganen 'in vorm'. Ook kwetsuren in het lagere gedeelte van de rug en in de heupstreek vinden er baat bij.

106. *Ūrdhva Prasarita Pādāsana* Eén* (Afb. 276 t/m 279)
Ūrdhva betekent rechtop, boven, hoog. Prasarita betekent uitgestrekt, uitgespreid. Pāda betekent voet.

Uitvoering
1. Ga plat op de grond liggen, strek de benen uit en houd ze vooral bij de knieën stevig. Plaats de handen naast de benen (Afb. 219).
2. Adem uit, breng de armen over het hoofd en strek ze recht uit (Afb. 276). Haal 2 keer adem.

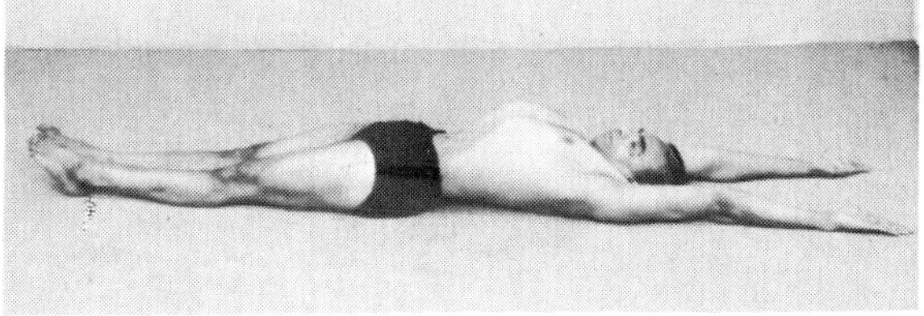

276

3. Adem uit, til de benen op tot ze een hoek van 30 graden met de grond vormen (Afb. 277) en blijf 15 tot 20 sekonden in deze positie; haal hierbij normaal adem.
4. Adem uit, breng de benen omhoog tot ze een hoek van 60 graden met de grond vormen (Afb. 278) en blijf 15 tot 20 sekonden in deze houding; haal hierbij normaal adem.

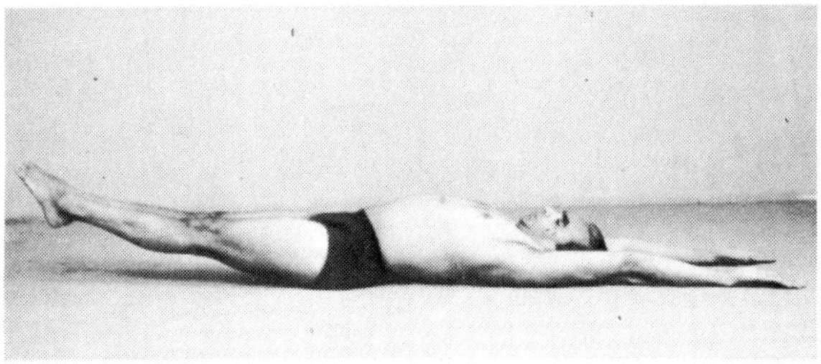

277

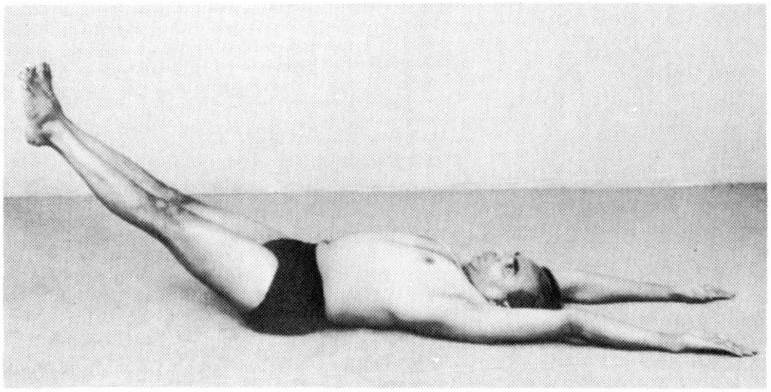

278

5. Adem weer uit, breng de benen nog hoger tot ze loodrecht op de grond staan (Afb. 279) en blijf 30 tot 60 sekonden in deze houding; haal normaal adem.

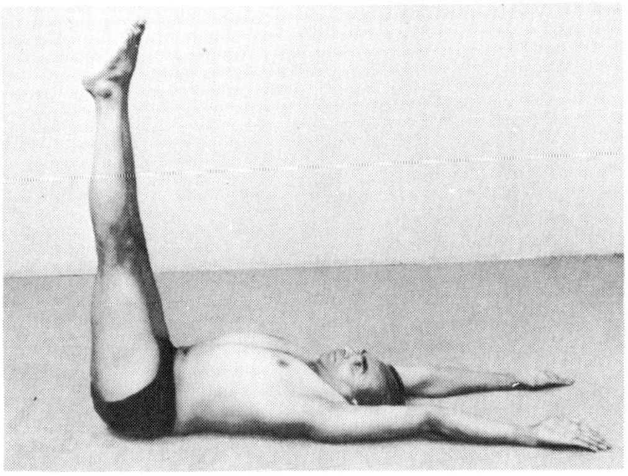

279

6. Adem nu uit, breng de benen langzaam omlaag naar de grond en ontspan.
7. Herhaal de posities van 2 t/m 6 drie of vier keer.

Opmerking. Als je niet alle posities achter elkaar kunt uitvoeren, doe ze dan in 3 stappen, en rust steeds even uit.

Uitwerking
Deze āsana is bijzonder geschikt om vetvorming rond de buik tegen te gaan. Hij versterkt het lendegedeelte van de rug, brengt de buikorganen in goede konditie, en vormt een goede remedie tegen maagklachten en winderigheid.

107. *Chakrāsana* Vier* (Afb. 280 t/m 283)
Chakra betekent wiel. Ga voor deze houding plat op de grond liggen, til beide benen op, breng ze samen recht omhoog en daarna over het hoofd in Halāsana (Afb. 239). Plaats de handen naast de oren en rol over het hoofd. Dit rollen lijkt op de beweging van een wiel, vandaar de naam.

Uitvoering
1. Ga plat op de rug op de grond liggen (Afb. 219).
2. Adem uit, til beide benen tegelijk omhoog, breng ze over het hoofd en laat de tenen op de grond rusten zoals in Halāsana (Afb. 239). Haal 2 of 3 keer adem.
3. Breng de handen over het hoofd, buig de ellebogen en plaats de handpalmen op de grond naast de schouders, waarbij de vingers weg van de voeten wijzen (Afb. 280).
4. Adem uit, druk de handpalmen op de grond en strek de benen nog meer, zodat de achterkant van de nek omhoog kan worden gebracht; rol over het hoofd naar achteren zoals op de Afbeeldingen 281, 282 en 283.
5. Strek nu de armen stevig uit en ga in Adho Mukha Svānāsana staan (Afb. 75).
6. Buig de ellebogen, breng de romp omlaag naar de grond, draai op de rug en ontspan.

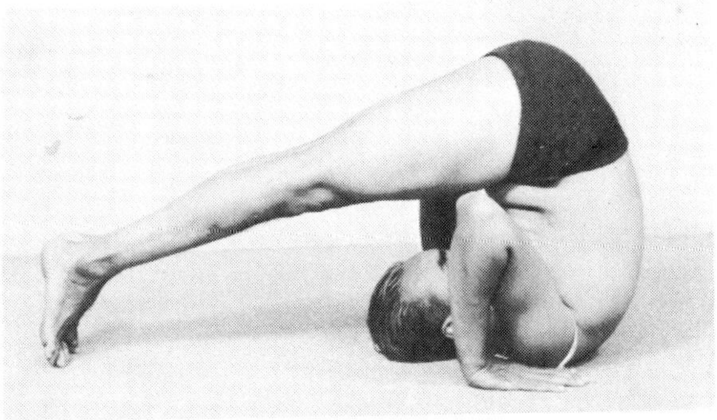

280

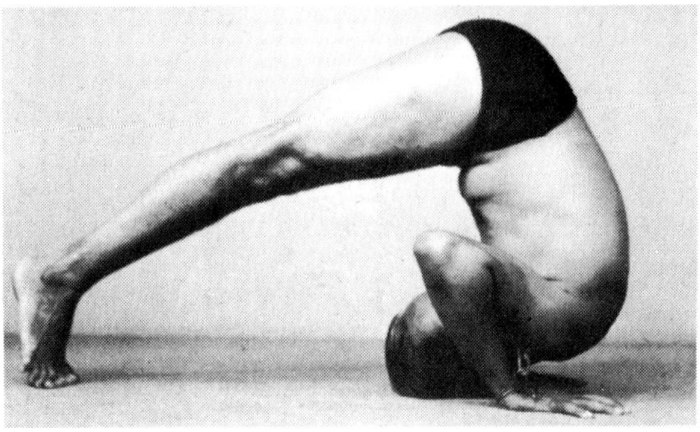

281

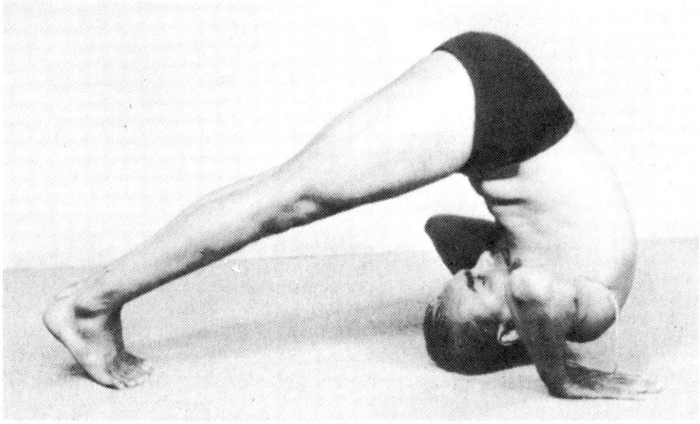

282

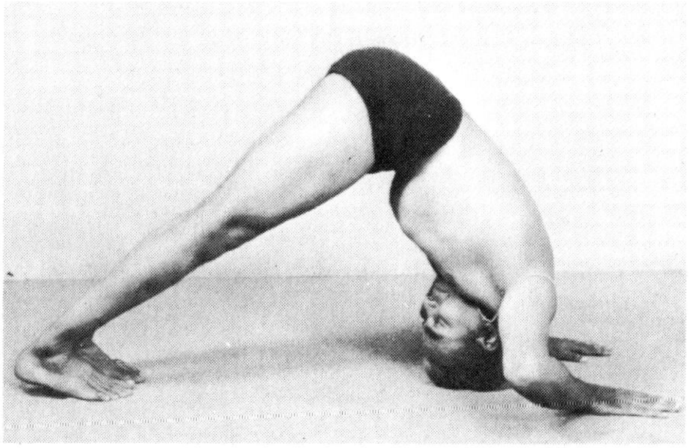

283

Uitwerking

Deze āsana herstelt de harmonieuze werking van de buikorganen en versterkt de wervelkolom. De rollende beweging (het 'wiel') stimuleert de bloedcirkulatie rond de wervelkolom en voert deze nieuwe energie toe. De houding is ook geschikt voor mensen die aan maagklachten lijden of een traag werkende lever hebben.

108. ***Supta Pādānguṣṭhāsana*** Dertien* (Afb. 285)

Supta betekent gaan liggen. Pāda is voet. Anguṣṭha betekent grote teen. Deze āsana wordt in drie delen uitgevoerd.

Uitvoering

1. Ga plat op de rug liggen, strek beide benen en houd daarbij vooral de knieën stevig (Afb. 219).
2. Adem in, til het linkerbeen van de grond tot het loodrecht staat. Houd het rechterbeen volledig gestrekt op de grond en laat de rechterhand op de rechterdij rusten.
3. Til de linkerarm op en pak de linker grote teen tussen de duim en de wijs- en middelvinger van de linkerhand (Afb. 284). Haal 3 of 4 keer diep adem.

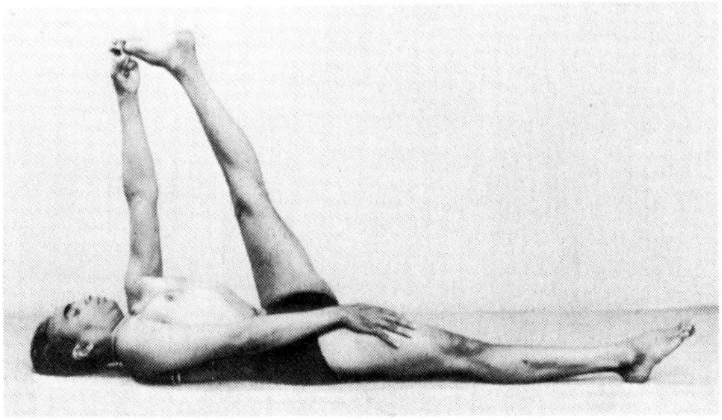

284

4. Adem uit, til het hoofd en de romp van de grond, buig de linkerarm bij de elleboog en breng het linkerbeen met de hand in de richting van het hoofd zonder het been bij de knie te buigen. Breng het been omlaag, til het hoofd en de romp samen op en laat de kin op de linkerknie rusten (Afb. 285). Blijf ongeveer 20 sekonden in deze positie, en houd het rechterbeen volledig gestrekt op de grond; haal hierbij normaal adem.

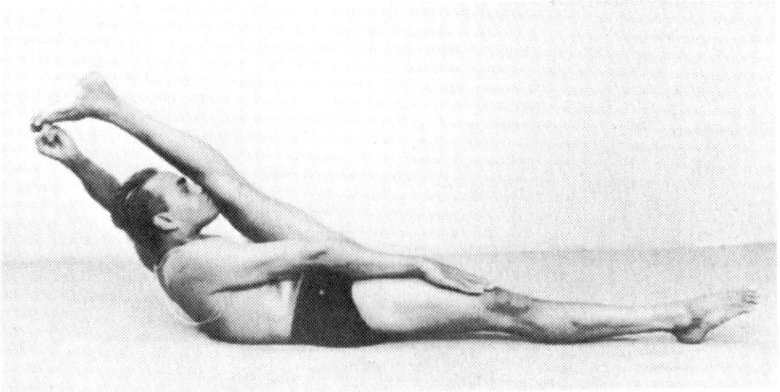

285

5. Adem in, leg het hoofd en de romp terug op de grond en breng het linkerbeen weer in loodrechte stand (Afb. 284). Hiermee is het eerste deel voltooid.
6. Adem uit, pak de linker grote teen vast, buig de linkerknie en breng de vastgepakte teen in de richting van de rechter schouder. Buig de linker elleboog, strek de linkerarm achter het hoofd en breng het hoofd omhoog in de ruimte tussen de linker onderarm en de linker scheen (Afb. 286). Haal een paar keer diep adem.
7. Adem in, breng het hoofd terug naar de grond, breng de linkerarm voor het hoofd en strek de linkerarm en het linkerbeen. Breng het linkerbeen

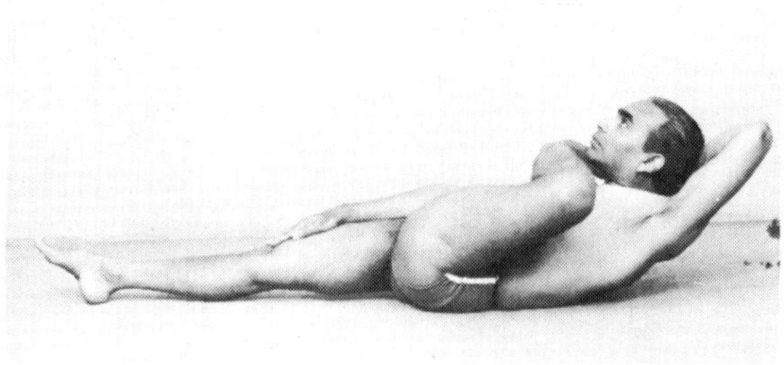

286

terug in loodrechte stand, en blijf steeds de teen vasthouden (Afb. 284). Gedurende deze beweging blijft ook het rechterbeen steeds volledig uitgestrekt op de grond en de rechterhand rust op de rechterdij. Hiermee wordt het tweede deel voltooid.

8. Adem uit en breng, zonder de stand van hoofd en romp te wijzigen of het rechterbeen van de grond te tillen, de linkerarm en het linkerbeen zijwaarts naar links naar de grond (Afb. 287). Laat de teen niet los en breng de linkerarm op gelijke hoogte als de schouders op de grond. Blijf 20 sekonden in deze positie zonder het linkerbeen bij de knie te buigen. Adem normaal.

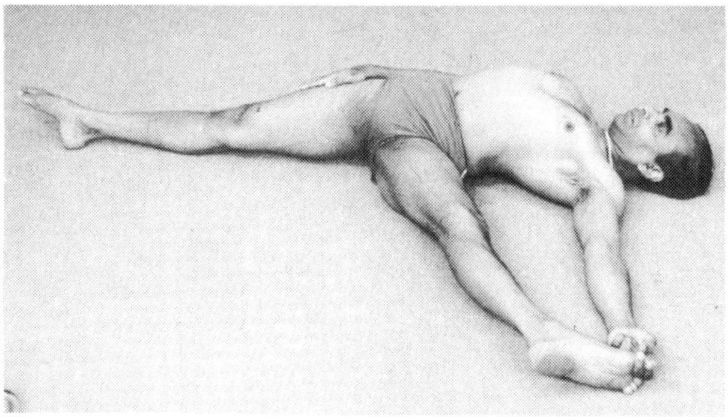

287

9. Adem nu in en breng het linkerbeen, zonder het bij de knie te buigen, terug in loodrechte stand; hierbij wordt de linker grote teen steeds vastgehouden en blijft het rechterbeen in dezelfde stand gestrekt op de grond (Afb. 284).

10. Adem uit, laat de teen los, leg het linkerbeen naast het rechterbeen op de grond terug en houd de linkerhand op de linkerdij. Hiermee wordt het derde deel voltooid. In het begin is het moeilijk om het gestrekte been tijdens deze drie bewegingen recht en op de grond te houden. Vraag daarom een vriend of hij het been omlaag wil houden door vlak boven de knie druk op de dij uit te oefenen, of druk de voet tegen een muur.

11. Als de drie delen aan de linkerkant voltooid zijn, komt de rechterkant aan de beurt: adem een paar keer diep in, en herhaal de bewegingen aan de rechterkant, waarbij in de bovenstaande posities het woord 'rechts' steeds door 'links' wordt vervangen en omgekeerd.

Uitwerking
De benen zullen door het beoefenen van deze āsana op harmonische wijze ontwikkeld worden. Personen die aan ischias lijden of verlammingsverschijnselen aan de benen vertonen, hebben zeer veel baat bij deze āsana. De bloedcirkulatie in benen en heupen wordt gestimuleerd, waardoor de zenuwen in deze lichaamsdelen beter gaan funktioneren. De houding maakt stijve heupgewrichten soepel en voorkomt hernia. Hij kan zowel door mannen als vrouwen beoefend worden.

109. ***Anantāsana*** Negen* (Afb. 290)
Ananta is een van de namen voor Viṣṇu en ook voor het 'rustbed' van Viṣṇu, de slang Śeṣa. Volgens de Hindoe-mythologie slaapt Viṣṇu in de oerzee op zijn rustbank Śeṣa, de slang met duizend hoofden. In zijn slaap groeit een lotus uit zijn navel. In die lotus wordt de Schepper Brahmā geboren, die de wereld vorm geeft. Na de schepping ontwaakt Viṣṇu, en gaat weer heersen in de hoogste hemel, Vaikuṇṭha. De houding waarin Viṣṇu zich bevindt, is uitgebeeld in de tempel die gewijd is aan Lord Ananta Padmanābha (padma = lotus; nābha = navel) in Trivandrum in Zuid-India.

Uitvoering
1. Ga plat op de rug liggen (Afb. 219). Adem uit, draai naar links, waarbij de zijkant van het lichaam op de grond ligt en in kontakt met de grond blijft.
2. Til het hoofd op, strek de linkerarm voorbij het hoofd in het verlengde van het lichaam, buig de linker elleboog, til de onderarm op en laat het hoofd op de linker handpalm rusten; deze handpalm moet boven het oor geplaatst worden (Afb. 288). Blijf een paar sekonden in deze positie en haal hierbij normaal of diep adem.

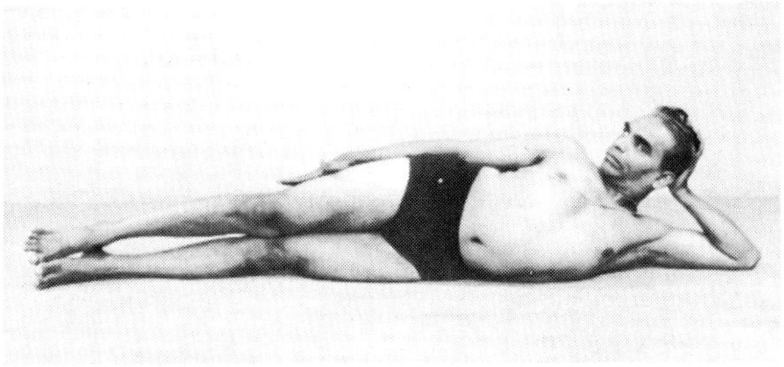

288

3. Buig de rechterknie en pak de rechter grote teen vast met de rechter duim en de wijs- en middelvinger van de rechterhand (Afb. 289).
4. Adem uit, strek de rechterarm en het rechterbeen samen vertikaal omhoog (Afb. 290). Blijf 15 tot 20 sekonden in deze houding, en haal erbij normaal adem.
5. Adem uit, buig de rechterknie en keer terug in de positie die onder 2 is beschreven.

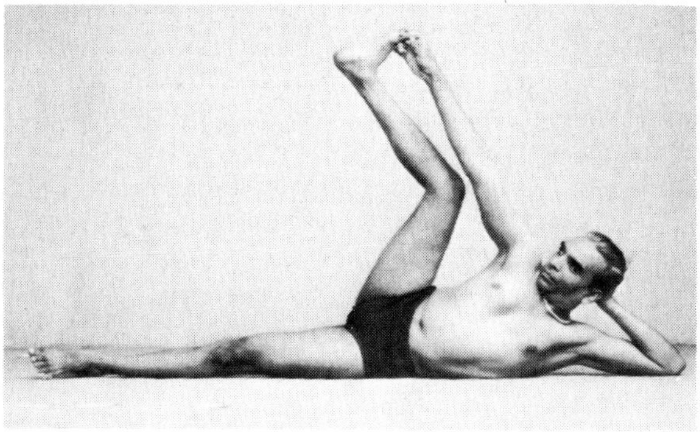

289

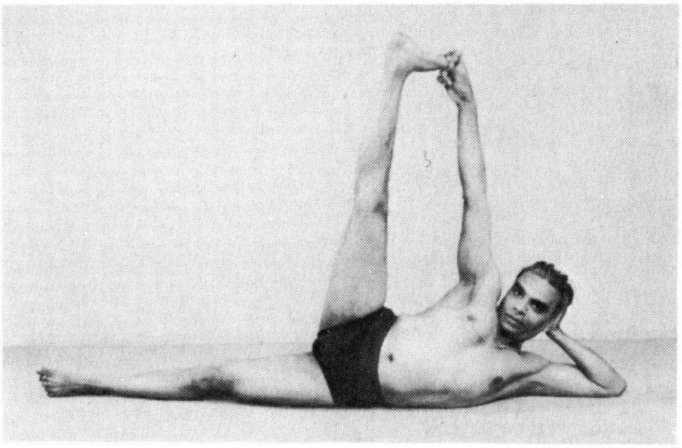

290

6. Breng het hoofd van de rechter handpalm omlaag en rol op de rug (Afb. 219).
7. Herhaal de houding aan de andere kant, eveneens 15 tot 20 sekonden en ontspan dan.

Uitwerking

De bekkenstreek vindt baat bij deze oefening en de achterbeenspieren worden soepeler en sterker. De āsana werkt ook verzachtend op rugpijn en voorkomt hernia.

110. ***Uttāna Pādāsana*** Negen* (Afb. 292)

Uttāna betekent uitgestrekt of op de rug liggend met het gezicht omhoog. Pāda betekent been.

Uitvoering

1. Ga plat op de rug liggen met de voeten tegen elkaar en de knieën stevig gestrekt (Afb. 219). Haal 3 of 4 keer adem.
2. Adem uit, til de rug van de grond en buig deze achterover in de vorm van een boog door de nek te strekken en het hoofd naar achteren te bren-

gen, totdat de kruin op de grond rust (Afb. 291). Als het moeilijk blijkt te zijn om de kruin op de grond te brengen, plaats dan de handen naast het hoofd, til de nek op en breng het hoofd zo ver mogelijk naar achteren door de boven- en onderrug van de grond omhoog te tillen. Laat vervolgens de armen aan de zijkanten rusten. Haal 2 of 3 keer adem.

3. Strek de rug en til de benen tijdens een uitademing op, tot ze een hoek van ongeveer 40 tot 45 graden met de grond maken. Til de armen op, voeg de handpalmen samen en houd de armen evenwijdig met de benen (Afb. 292). De armen en de benen moeten stevig gestrekt blijven en mogen niet worden gebogen bij de ellebogen of knieën. Houd de benen bij de dijen, knieën, enkels en voeten tegen elkaar.

4. Strek de ribben volledig uit en blijf een halve minuut in deze houding; haal hierbij normaal adem. Het lichaam moet alleen door te steunen op de kruin van het hoofd en de billen in balans gehouden worden.

5. Adem uit, breng de benen en armen naar de grond, maak de nek recht laat de stand die het hoofd had los, breng de romp omlaag en ontspan plat op de rug op de grond.

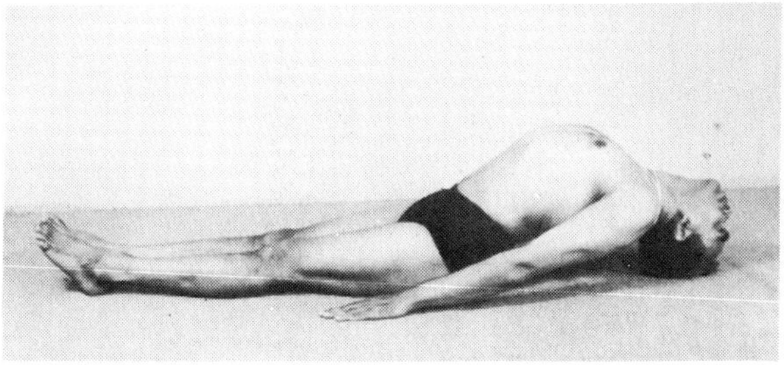

291

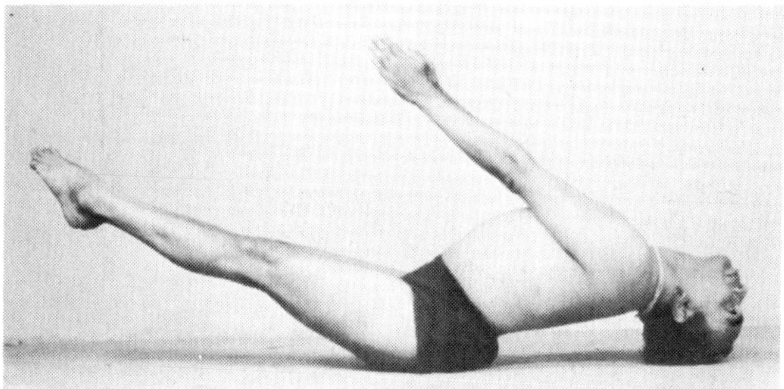

292

Uitwerking

De āsana zorgt voor volledige verruiming van de borstkas en houd het bovengedeelte van de wervelkolom soepel en gezond. Nek en rug krijgen nieuwe energie toegevoerd en de aktiviteit van de schildklier wordt gereguleerd door de toevoer van gezond bloed. De buikspieren worden gestrekt en versterkt.

111. *Setu Bandhāsana* Veertien* (Afb. 296)

Setu betekent brug. Setu bandha betekent de konstruktie van een brug. In deze houding vormt het hele lichaam een boog en wordt aan de ene kant gedragen door de kruin van het hoofd en aan de andere kant door de voeten, vandaar de naam.

Uitvoering

1. Ga plat op de rug op de grond liggen (Afb. 219). Haal een paar keer diep adem.
2. Buig de knieën, spreid de benen bij de knieën uit elkaar en breng de hielen naar binnen in de richting van de billen.
3. Houd de hielen tegen elkaar en plaats de buitenkanten stevig op de grond.
4. Breng de handen naast het hoofd en til tijdens een uitademing de romp omhoog, buig het lichaam achterover om zo met de kruin van het hoofd op de grond te kunnen rusten (Afb. 293). Breng het hoofd zo ver mogelijk naar achteren door de nek omhoog te strekken en de boven- en onderrug van de grond te tillen.
5. Vouw de armen over de borst en pak de linker elleboog vast met de rechterhand en de rechter elleboog met de linkerhand (Afb. 294). Haal 2 of 3 keer adem.

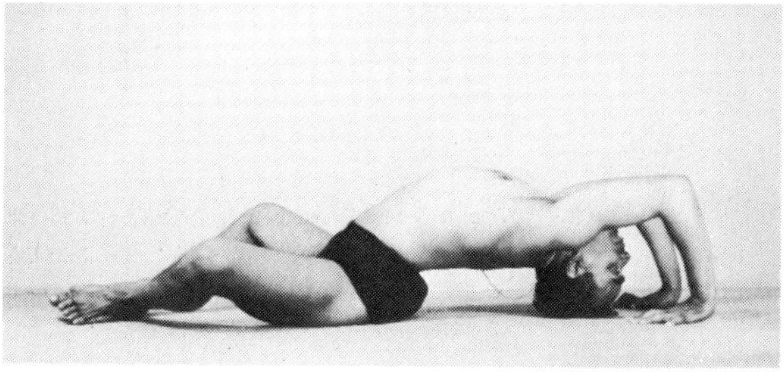

293

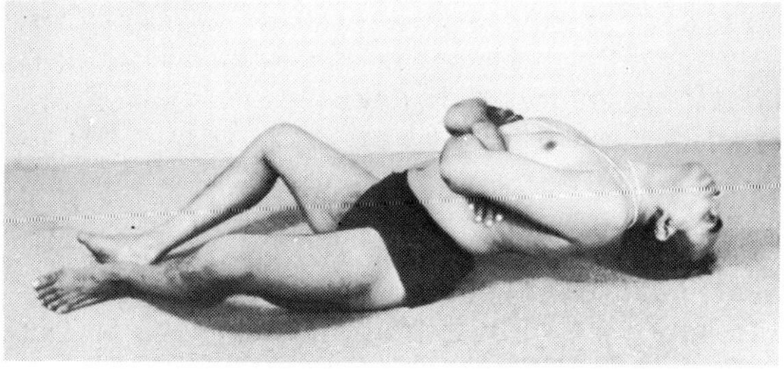

294

6. Adem uit, breng de heupen omhoog (Afb. 295) en strek de benen uit tot ze recht zijn (Afb. 296). Breng de voeten tegen elkaar en druk ze stevig tegen de grond. Het hele lichaam vormt nu een brug of een boog. De ene kant wordt ondersteund door de kruin van het hoofd en de andere kant door de voeten.
7. Blijf een paar sekonden in deze houding; haal hierbij normaal adem.
8. Adem uit, haal de armen uit elkaar en plaats de handen op de grond,

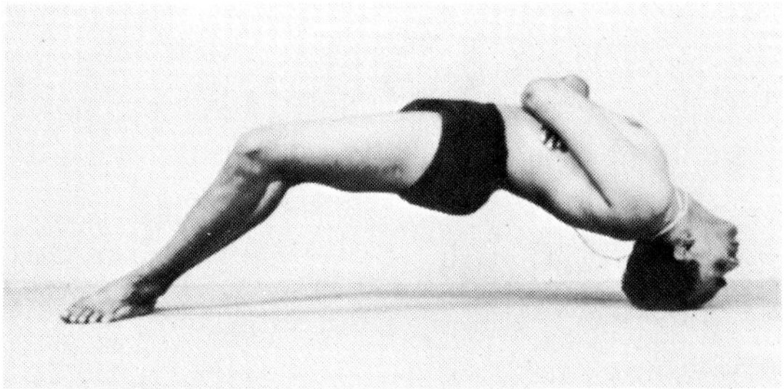

295

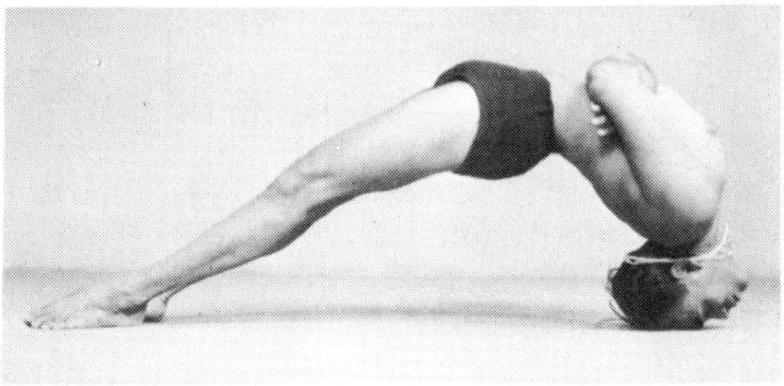

296

buig de knieën, breng de benen en de romp omlaag naar de grond, laat de stand, die het hoofd had, los, maak de nek weer recht, ga plat op de rug liggen en ontspan.

Uitwerking

De āsana versterkt de nek en regenereert de nekstreek, de boven- en onderrug en het heiligbeensgedeelte van de wervelkolom. De strekspieren van de rug worden zeer krachtig en de heupen worden samengenomen en steviger. De pijnappelklier, de hypofyse, de schildklier en de bijnieren krijgen zeer veel bloed toegevoerd, waardoor hun werking in harmonie wordt gebracht.

112. ***Bharadvājāsana I*** Eén* (Afb. 297 en 298)

Bharadvāja was de vader van Droṇa, de militaire instrukteur van de Kaurava's en Pāṇḍava's, die de grote oorlog uitvochten die in de Mahābhārata beschreven is. Deze āsana is gewijd aan Bharadvāja.

Uitvoering

1. Ga op de grond zitten met de benen recht naar voren gestrekt (Afb. 77).
2. Buig de knieën, breng de benen naar achteren en plaats beide voeten aan de rechterzijde naast de heup.
3. De billen zijn op de grond, draai de romp ongeveer 45 graden naar

links, maak de rechterarm recht en plaats de rechterhand op de buitenkant van de linkerdij in de buurt van de linkerknie. Schuif de rechterhand onder de linkerknie, zodat de handpalm de grond aanraakt.
4. Adem uit, draai de linkerarm vanuit de schouder achter de rug, buig de linker elleboog en pak met de linkerhand de rechter bovenarm boven de rechter elleboog vast.
5. Draai de nek naar rechts en kijk over de rechter schouder (Afb. 297 en 298).

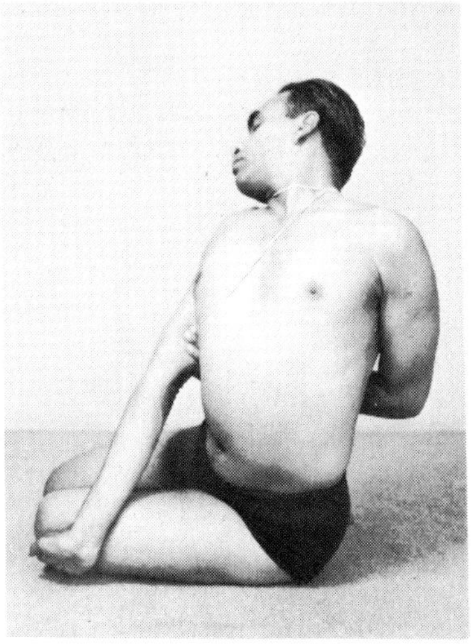

297

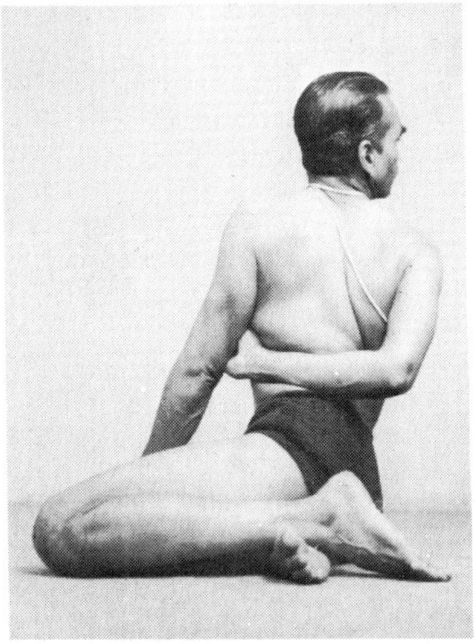

298

6. Blijf een halve minuut in deze houding, en haal hierbij diep adem.
7. Maak de linkerhand los van de rechterarm, strek de benen en herhaal de houding aan de andere kant. Breng hier beide voeten naast de linkerheup, draai de romp naar rechts, strek de linkerarm, plaats de linker handpalm onder de rechterknie en pak de linker bovenarm bij de elleboog met de rechterhand vast achter de rug. Blijf ook een halve minuut in deze houding.

Uitwerking
Deze eenvoudige āsana heeft uitwerking op het gebied van de boven- en onderrug van de wervelkolom. Mensen met een zeer stijve rug vinden de andere zijwaarts draaiende houdingen buitengewoon moeilijk. Deze houding helpt de rug soepel te maken. Mensen met jicht vinden er veel baat bij.

113. ***Bharadvājāsana II*** Twee* (Afb. 299 en 300)

Uitvoering
1. Ga op de grond zitten met de benen recht naar voren gestrekt (Afb. 77).

2. Buig het linkerbeen bij de knie, pak de linkervoet met de handen vast en zet de voet aan de bovenkant van de rechterdij in de buurt van het bekken, op zodanige wijze dat de linkerhiel zich dicht bij de navel bevindt. Het linkerbeen bevindt zich dan in de halve lotushouding.
3. Buig de rechtervoet bij de knie, breng de rechtervoet naar achteren en laat de rechterhiel naast de rechterheup rusten. De binnenkant van de rechterkuit raakt de buitenkant van de rechterdij. Houd beide knieën dicht bij elkaar op de grond.
4. Adem uit, draai de linkerarm vanuit de schouder achter de rug, buig de linker elleboog, breng de linkerhand nabij de rechterheup en pak de linkervoet met de linkerhand vast.
5. Strek de rechterarm, plaats de rechterhand aan de buitenkant van de linkerdij dichtbij de linkerknie. Schuif de rechterhand onder de linkerknie, waarbij de handpalm de grond raakt en de vingers naar rechts wijzen (Afb. 299 en 300).

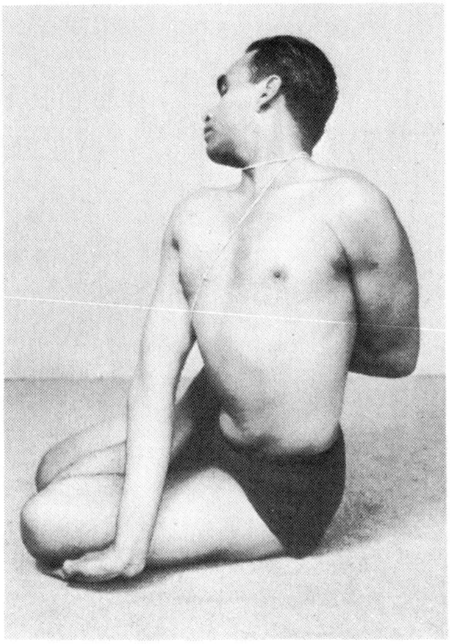

299

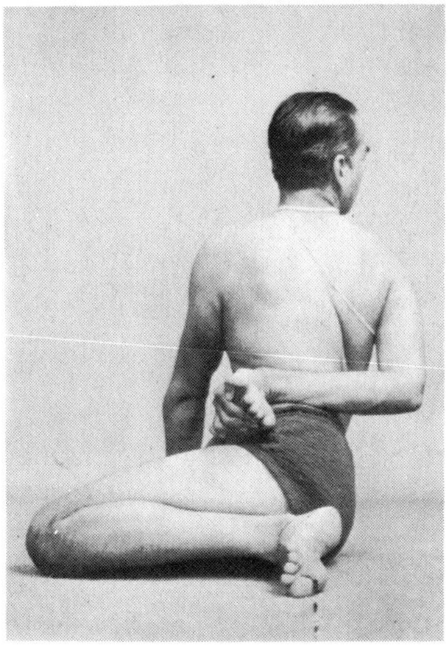

300

6. Houd de linkervoet stevig vast en draai de romp zo ver naar links als mogelijk is. Draai de nek in een van beide richtingen en kijk over de schouder.
7. Blijf een halve minuut tot een minuut in deze houding en haal hierbij normaal of diep adem.
8. Kom uit de houding terug en herhaal deze dan aan de andere kant, ook weer gedurende een halve tot een hele minuut. In dit geval wordt de rechtervoet aan de bovenkant van de linkerdij geplaatst en wordt door de rechterhand van achter de rug vastgepakt. Het linkerbeen wordt bij de knie gebogen en de linkerhiel rust op de grond naast de linkerheup. De linkerhand wordt onder de rechterknie geplaatst en de romp wordt zo ver mogelijk naar rechts gedraaid.
9. Nadat de āsana aan beide kanten uitgevoerd is, worden de benen en de

armen gestrekt ontspan in deze houding.

Uitwerking
Knieën en schouders worden door de beoefening van deze houding soepeler. Mensen, die al een soepel bewegende wervelkolom hebben, zullen er niet zoveel aan hebben, maar mensen met bijvoorbeeld jicht vinden er wel veel baat bij.

114. *Marīchyāsana III* Tien* (Afb. 303 en 304)
Dit is een van de zittende zijwaarts draaiende houdingen.

Uitvoering
1. Ga op de grond zitten met de benen recht naar voren gestrekt (Afb. 77).
2. Buig de linkerknie, plaats de zool en de hiel van de linkervoet op de grond. De scheen van het linkerbeen moet loodrecht op de grond staan en de kuit moet de dij raken. Plaats de linkerhiel dichtbij het perineum. De binnenkant van de linkervoet moet de binnenkant van de gestrekte rechterdij raken.
3. Draai tijdens een uitademing de wervelkolom 90 graden naar links, op zodanige wijze dat de borstkas voorbij de gebogen linkerdij komt en breng

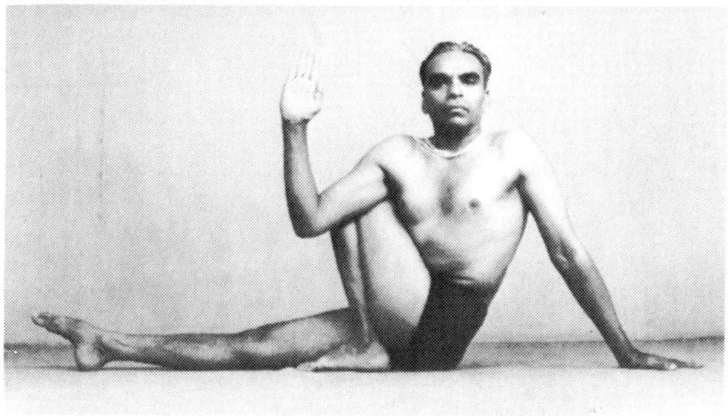

301

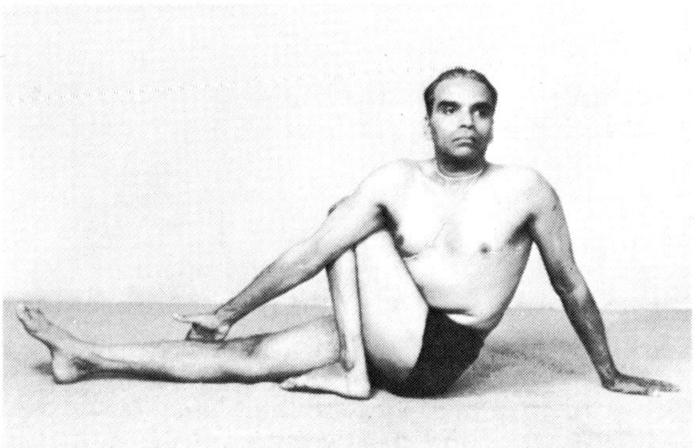

302

de rechterarm over de linkerdij (Afb. 301).

4. Plaats de rechterschouder voorbij de linkerknie en strek de rechterarm naar voren uit door de wervelkolom nog meer naar links te draaien en het ruggedeelte waar zich de rechter zwevende ribben bevinden te strekken (Afb. 302). Haal 2 keer adem.

5. Draai de rechterarm tijdens een uitademing om de linkerknie heen, buig de rechter elleboog en breng de rechterpols aan de achterkant van het middel. Adem in en blijf enige tijd in deze houding.

6. Adem diep uit en draai de linkerarm vanuit de schouder achter de rug. Pak de linkerhand achter de rug met de rechterhand vast of omgekeerd (Afb. 303 en 304). In het begin is het moeilijk om de romp zijwaarts te draaien, maar met de nodige oefening is het mogelijk om met de oksel de gebogen knie te raken. Het is ook moeilijk om de vingers van de ene hand met de andere vast te pakken nadat de arm rond de knie is gedraaid. Geleidelijk leert men de vingers vast te pakken, daarna de handpalm en tenslotte kan men de hand achter de rug bij de pols vasthouden.

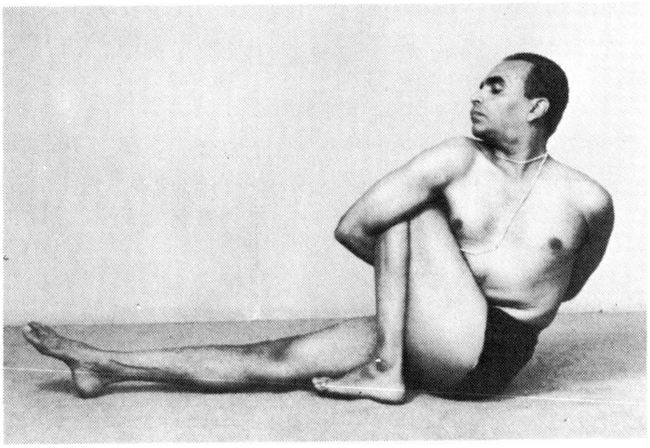

303

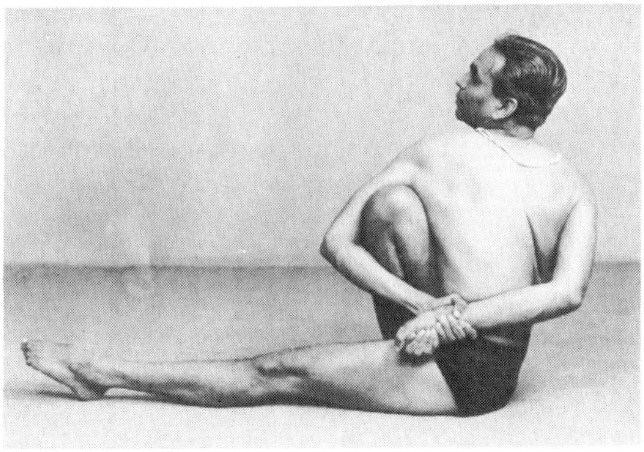

304

7. De rechterarm moet stevig om de linker gebogen knie sluiten. Er mag geen ruimte zijn tussen de rechter oksel en de gebogen linkerknie.

8. Draai, nadat de handen elkaar achter de rug hebben vastgepakt, de

wervelkolom nog meer naar links door aan de in elkaar gehaakte handen te trekken.

9. Het hele gestrekte been moet recht en stevig op de grond blijven, maar in het begin is dit niet goed mogelijk. Strek de spieren van dit been op zodanige wijze, dat de knieschijf omhoog wordt gebracht in de richting van de dij, en strek ook de spieren van de kuit van dit been stevig. Als aan dit alles voldaan is, blijft het been stevig en gestrekt op de grond.

10. Blijf een halve minuut tot een minuut in deze houding en haal hierbij normaal adem. De nek wordt naar links of naar rechts gedraaid, zodat men naar de tenen van het gestrekte been of over de schouder kan kijken.

11. Haal de handen uit elkaar en draai de romp weer in zijn oorspronkelijke positie. Breng het gebogen been naar de grond en strek het volledig uit.

12. Herhaal daarna de houding aan de andere kant. Buig deze keer de rechterknie en zet de rechtervoet stevig op de grond, op zodanige wijze dat de rechterhiel het perineum en de binnenkant van de rechtervoet de gestrekte linkerdij raakt. Draai de romp ongeveer 90 graden naar rechts, zodat de linker oksel de gebogen rechterknie raakt. Draai tijdens een uitademing de linkerarm om de rechterknie heen en breng de linkerhand aan de achterkant van het middel. Breng vervolgens de rechterarm vanuit de schouder achter de rug, buig de rechter elleboog, beweeg de rechterhand naar de linkerhand en grijp deze vast (of omgekeerd). Draai nog meer naar rechts en kijk hetzij naar de tenen van het gestrekte linkerbeen hetzij over de rechter schouder. Blijf ook aan deze kant een halve minuut tot een minuut in deze houding. Haal de handen uit elkaar, draai de romp terug in zijn oorspronkelijke stand, strek het rechterbeen op de grond en ontspan.

Uitwerking

Door regelmatige beoefening van deze āsana verdwijnen hevige rugpijnen, spit en heupklachten spoedig. De lever en de milt worden samengenomen, waardoor hun normale werking wordt hersteld en ze soepeler en sterker worden. Verrekkingen en gewrichtsverschuivingen in de schouder vinden er baat bij en de schouders kunnen vrijer en losser bewegen. Ook de ingewanden ondergaan een stimulerende invloed van deze āsana. Op magere mensen heeft de houding minder uitwerking; voor hen zijn er betere houdingen, die later beschreven worden. De āsana maakt ook de omvang van de buik minder, als dat nodig is.

115. *Marīchyāsana IV* Elf* (Afb. 305)

In deze variatie worden de bewegingen van Marīchyāsana II (Afb. 146) en Marīchyāsana III (Afb. 303) gekombineerd.

Uitvoering

1. Ga op de grond zitten met de benen recht naar voren gestrekt (Afb. 77).

2. Buig het rechterbeen bij de knie en plaats de rechtervoet aan de bovenkant van de linkerdij. De rechterhiel moet tegen de navel drukken en de tenen dienen gestrekt te zijn en zoveel mogelijk naar voren te wijzen.

Het rechterbeen bevindt zich nu in halve Padmāsana.

3. Buig het linkerbeen bij de knie, zet de zool en de hiel van de linkervoet plat op de grond. Houd de scheen loodrecht op de grond, op zodanige wijze dat de linkerdij en de kuit elkaar raken en de linkerhiel het perineum raakt.

4. Draai de wervelkolom tijdens een uitademing 90 graden naar links, zodat de rechter oksel de buitenkant van de linkerdij raakt.

5. Plaats de rechterschouder voorbij de linkerknie en strek de rechterarm naar voren door de wervelkolom nog meer naar links te draaien en het ruggedeelte aan de achterkant van de zwevende ribben uit te strekken. Adem in.

6. Adem uit, breng de rechterarm om de linkerknie heen, buig de rechter elleboog en plaats de rechterhand aan de achterkant van het middel. De linkerknie wordt stevig omsloten door de rechter oksel. Adem in.

7. Draai nu, tijdens een diepe uitademing de linkerarm vanuit de schouder achter de rug en pak achter de rug de rechterhand vast met de linkerhand. Strek de borstkas en breng de wervelkolom omhoog (Afb. 305 en 306).

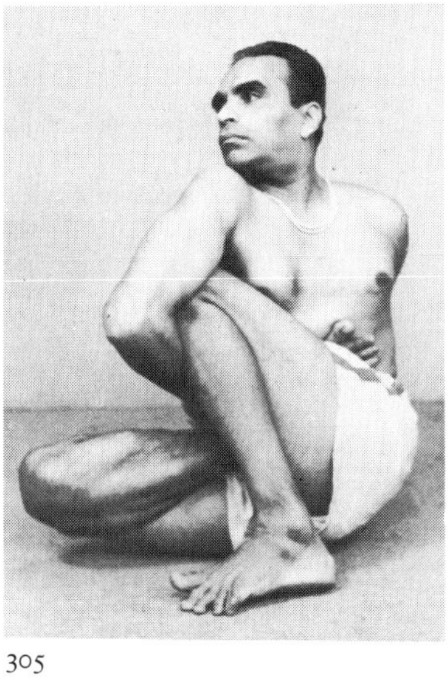

305

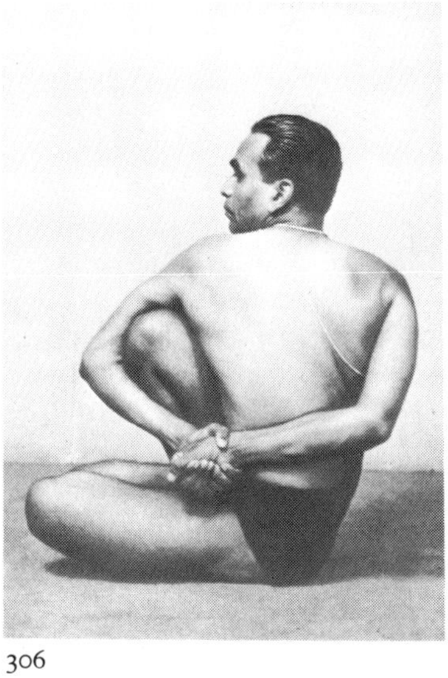

306

8. Blijf 30 sekonden in deze houding. De ademhaling gaat sneller dan normaal.

9. Haal de handen uit elkaar en strek de benen.

10. Herhaal vervolgens de houding aan de andere kant, waarbij 'rechts' door 'links' vervangen wordt en omgekeerd. Blijf aan beide kanten even lang in deze houding. Haal de handen uit elkaar, strek de benen en ontspan.

Uitwerking

De druk van de hiel tegen de navel en het vastpakken van de handen achter de rug hebben een verjongende werking op de zenuwen rond de navel. Lever, milt en alvleesklier ondergaan een regenererende invloed. Kalkafzetting in de schoudergewrichten wordt opgelost en de schouders gaan vrijer en losser bewegen.

116. *Ardha Matsyendrāsana I* Acht* (Afb. 311 en 312)

Ardha betekent half. In de *Haṭha Yoga Pradīpikā* wordt Matsyendra genoemd als een van de grondleggers van Haṭha Vidyā. Volgens het verhaal ging Heer Śiva eens naar een eenzaam eiland, waar hij zijn gemalin Pārvati inwijdde in de geheimen van Yoga. Een vis in de buurt van het strand luisterde gekoncentreerd, zonder enige beweging te maken, naar dit alles. Śiva, die zich realiseerde dat de vis Yoga had geleerd, sprenkende water op het dier, en onmiddellijk nam de vis een goddelijke vorm aan en werd Matsyendra (Heer van de Vissen); daarna verspreidde hij de kennis van Yoga. Paripūrṇa Matsyendrāsana (Afb. 336 en 339), een āsana waarin de wervelkolom maximaal gedraaid wordt, is opgedragen aan Matsyendra. Ardha Matsyendrāsana is een gematigder versie van die āsana.

Uitvoering

1. Ga op de grond zitten met de benen recht naar voren gestrekt (Afb. 77).
2. Buig de linkerknie en breng dij en kuit bij elkaar; til het zitvlak van de grond, plaats de linkervoet onder de billen en ga op de linkervoet zitten, op zodanige wijze dat de linkerhiel onder de linkerbil rust. De voet die als zitplaats wordt gebruikt, moet horizontaal op de grond blijven, waarbij de buitenkant van de enkel en de kleine teen op de grond rusten. Als de voet niet op deze wijze wordt neergezet, is het onmogelijk om erop te zitten. Zorg voor een goed evenwicht in deze positie.
3. Buig vervolgens de rechterknie, til het rechterbeen van de grond en plaats het aan de buitenkant van de linkerdij op de grond, op zodanige wijze dat de buitenkant van de rechter enkel de buitenkant van de linkerdij raakt. Blijf in evenwicht in deze houding en houd de rechter scheen loodrecht op de grond (Afb. 307).
4. Draai de romp 90 graden naar rechts, tot de linker oksel de buitenkant van de rechterdij raakt. Breng de oksel voorbij de rechterknie (Afb. 308). Adem uit, strek de linkerarm vanuit de schouder en draai deze arm om de rechterknie. Buig de linker elleboog en breng de linkerpols naar de achterkant van het middel.
5. De linkerarm moet de gebogen rechterknie stevig omsluiten en er mag geen ruimte zijn tussen de linker oksel en de gebogen rechterknie. Dit wordt bereikt door tijdens een uitademing de romp naar voren te bewegen. Blijf enige tijd in deze houding en haal 2 keer adem.
6. Adem diep uit en breng de rechterarm vanuit de schouder naar achteren, buig de rechter elleboog, breng de rechterhand achter het middel en pak de rechterhand vast met de linkerhand of omgekeerd. In het begin kan je één of twee vingers vastpakken. Na de nodige oefening is het mogelijk om achter de rug de handpalmen te pakken, en vervolgens de polsen (Afb. 309).
7. De nek kan naar links worden gedraaid, waarna over de linker schou-

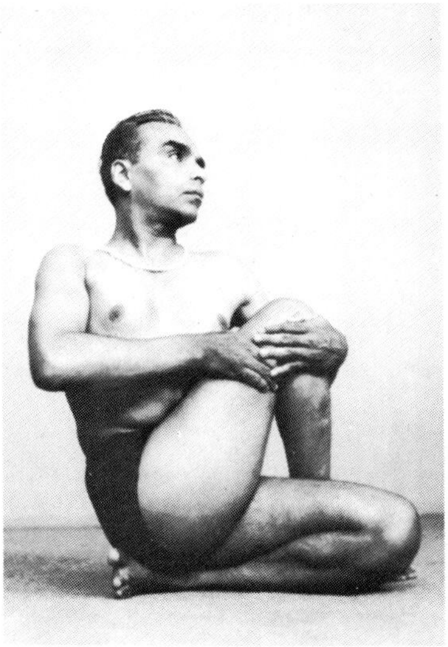

307

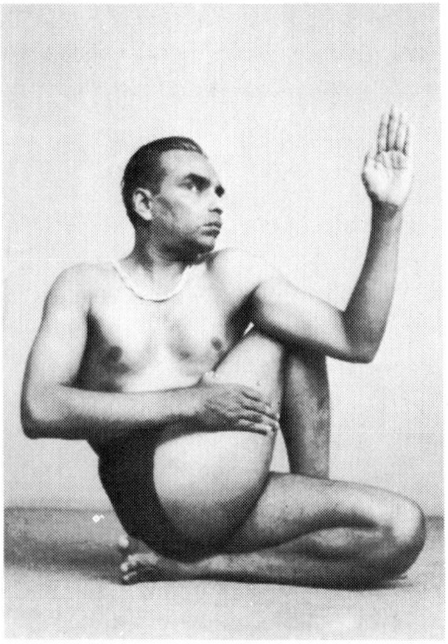

308

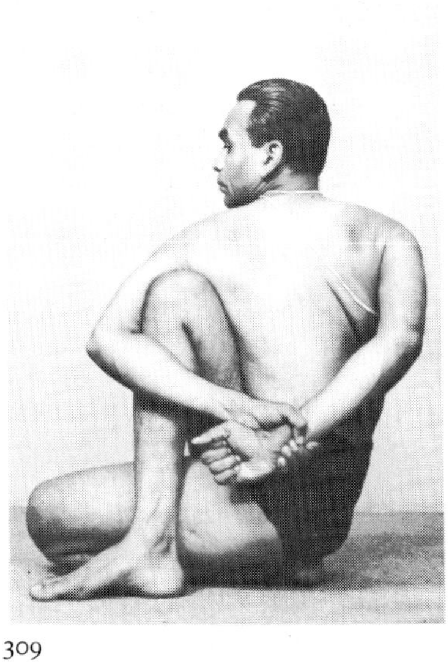

309

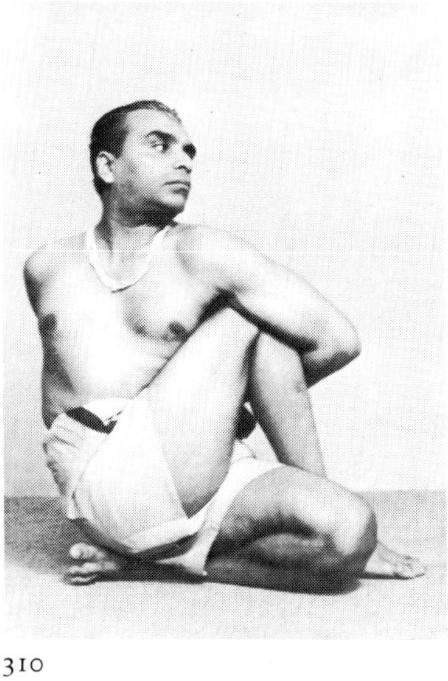

310

der wordt gekeken (Afb 310), of naar rechts, waarna naar de plaats tussen de wenkbrauwen wordt gekeken (Afb. 311 en 312). De draaiing van de wervelkolom is groter als de nek naar links gedraaid wordt dan in het andere geval.

8. Door de draaiing van de wervelkolom wordt het middenrif samengedrukt, waardoor de ademhaling in het begin kort en snel is. Word hier niet zenuwachtig van. Na enige oefening kan de houding met een normale ademhaling gedurende een halve tot een hele minuut worden gehandhaafd.

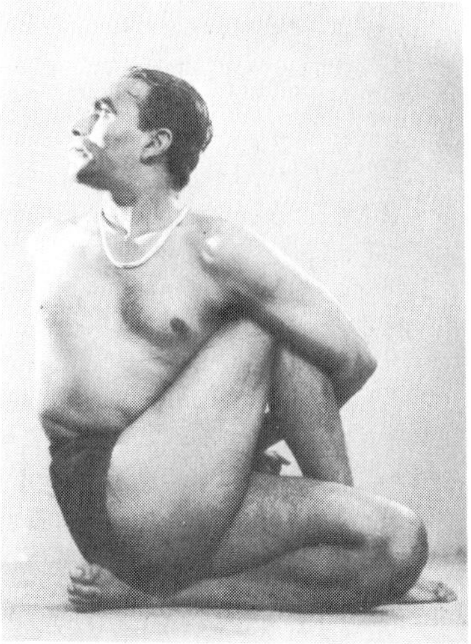

311

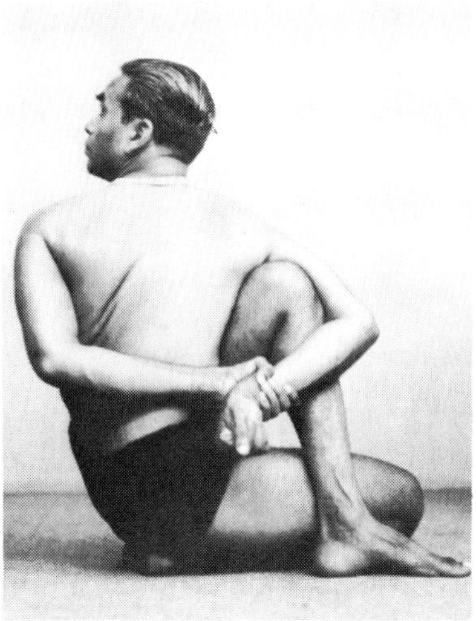

312

9. Haal de handen uit elkaar, haal de rechtervoet van de grond en strek het rechter- en vervolgens het linkerbeen.

10. Herhaal de houding aan de andere kant en doe er even lang over. Buig in dit geval het rechterbeen en ga op de rechtervoet zitten, op zodanige wijze dat de rechterhiel zich onder de rechterbil bevindt. Plaats het linkerbeen over het rechterbeen en laat de linkervoet op zodanige wijze op de grond rusten, dat de buitenkant van de linker enkel de buitenkant van de

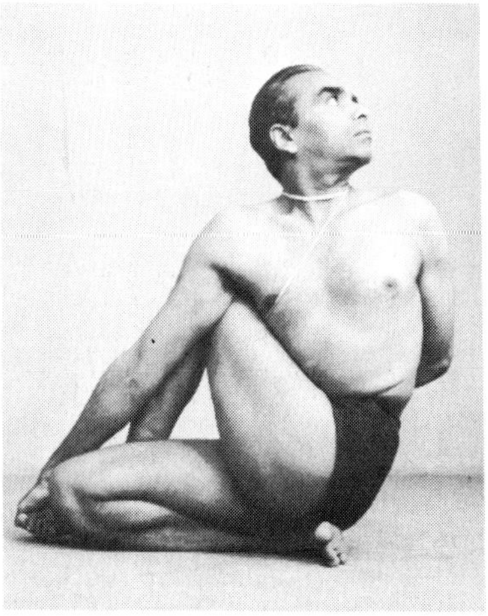

313

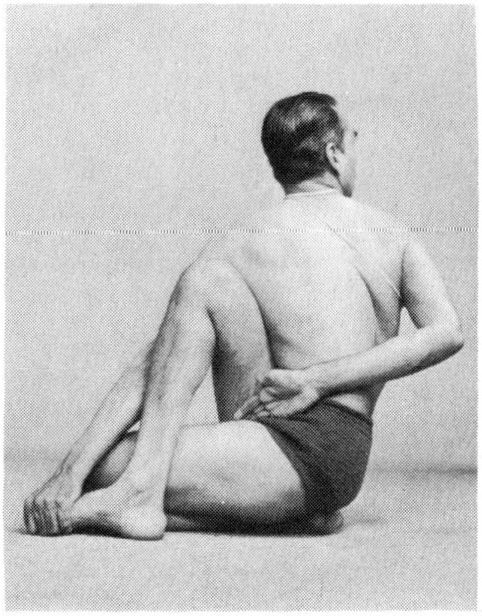

314

rechterdij raakt. Draai de romp 90 graden naar links, plaats de rechter oksel voorbij de linkerknie en draai de rechterarm om de linkerknie heen. Buig de rechter elleboog en breng de rechterhand achter het middel. Blijf enige tijd in deze houding en haal 2 keer adem. Adem weer volledig uit en breng de linkerarm vanuit de schouder naar achteren, buig de linker elleboog en pak achter de rug met een van de handen de pols van de andere hand vast. Kom dan weer uit de houding terug en ontspan.

11. In het begin is het misschien niet mogelijk om een van de armen om de tegenoverliggende knie te draaien. Probeer in dat geval de tegenoverliggende voet vast te pakken, waarbij de arm bij de elleboog gestrekt blijft (Afb. 313 en 314). Het kost ook tijd om achter de rug met de ene hand de andere hand te pakken. Geleidelijk kunnen de armen achter de rug steeds meer gestrekt worden en is men in staat om eerst de vingers, daarna de handpalmen, vervolgens de polsen en als de houding eenmaal beheerst wordt zelfs de onderarmen boven de polsen vast te pakken. Beginners, die het moeilijk vinden om op de voet te zitten, kunnen op de grond gaan zitten (Afb. 315 en 316).

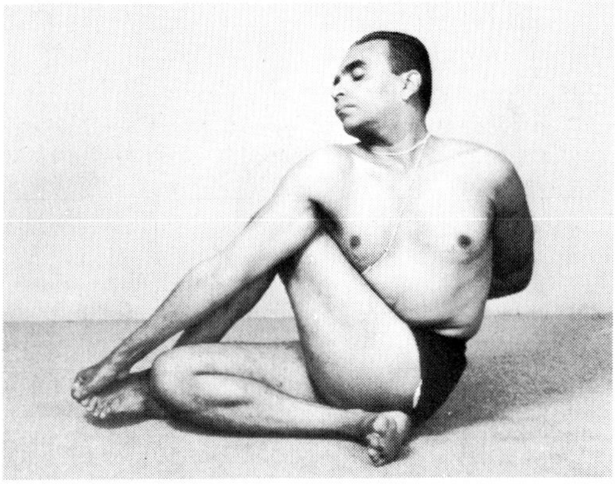

315

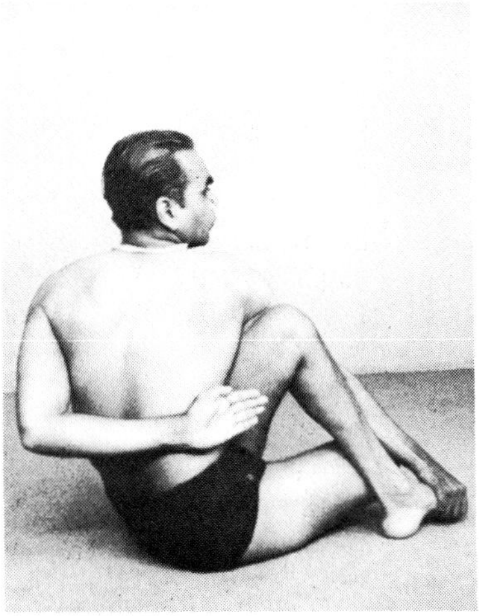

316

Uitwerking

De beoefening van deze āsana heeft dezelfde gunstige uitwerking als bij Marīchyāsana vermeld is (Houding 114 en Afb. 303). Maar omdat de reeks bewegingen in dit geval intensiever is, is de uitwerking ook sterker. In Marīchyāsana III wordt het bovengedeelte van de buik samengedrukt. In dit geval profiteert vooral het ondergedeelte van de buik van de oefening. De prostaat en de blaas worden bij regelmatige oefening niet vergroot.

117. ***Mālāsana I*** Acht* (Afb. 321)

Mālā betekent guirlande, krans. Er zijn twee verschillende uitvoeringen van deze āsana, die hieronder worden beschreven.

Uitvoering

1. Hurk neer met de voeten tegen elkaar. De voetzolen en hielen moeten volledig op de grond staan. Breng het zitvlak van de grond en blijf zo in evenwicht (Afb. 317).

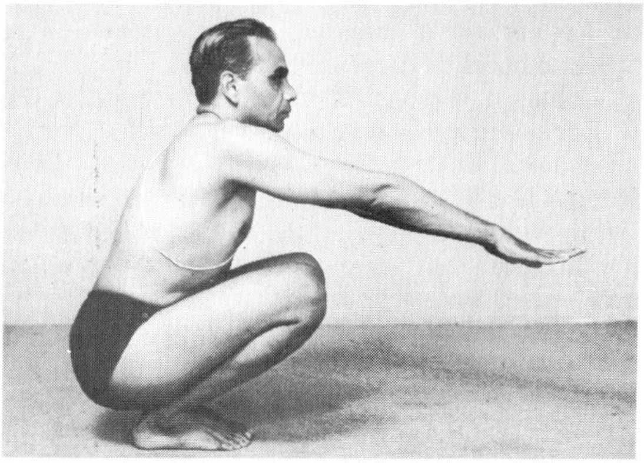

317

2. Breng nu de knieën uit elkaar en romp naar voren.
3. Adem uit, breng de bovenarmen voor de gebogen knieën en laat de handpalmen op de grond rusten (Afb. 318).

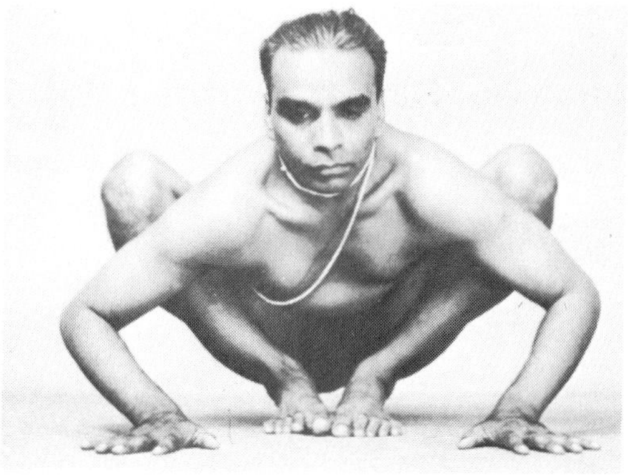

318

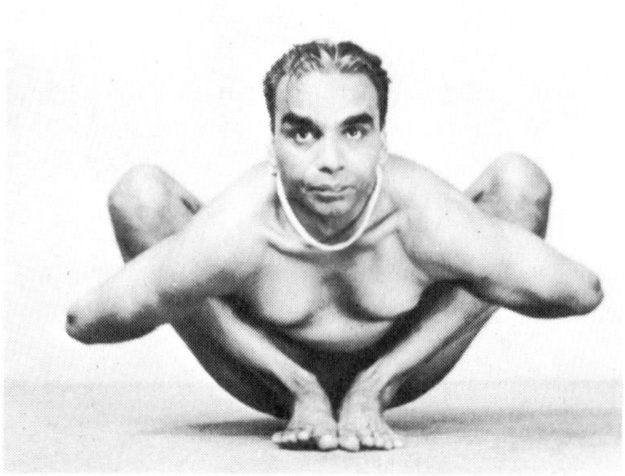

319

4. Breng de handen één voor één achter de rug en grijp met de vingers in elkaar (Afb. 319 en 320).
5. Strek vervolgens de rug en de nek op.
6. Blijf 30 tot 60 sekonden in deze houding en haal normaal adem.
7. Adem nu uit, buig naar voren en laat het hoofd op de grond rusten (Afb. 321). Blijf ook 30 tot 60 sekonden in deze houding en haal normaal adem.
8. Adem in, til het hoofd van de grond en keer terug in positie 5.
9. Haal de handen uit elkaar en rust uit op de grond.

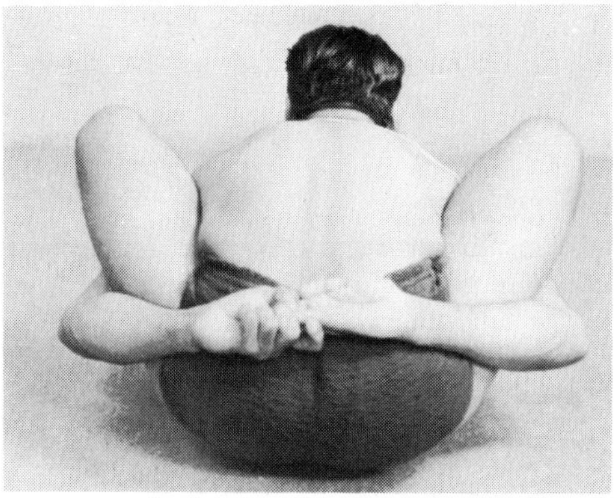

320

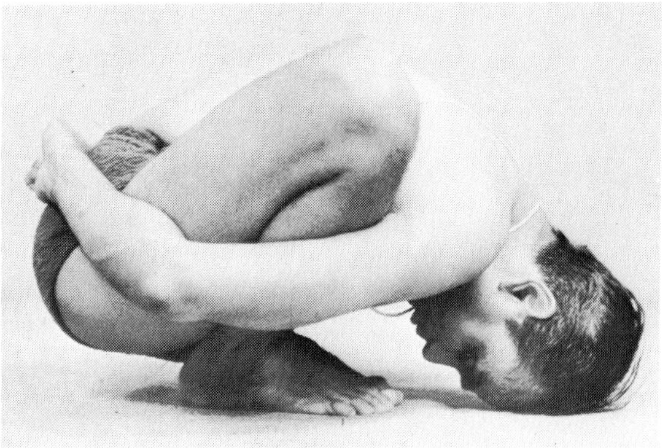

321

Uitwerking
De āsana heeft zeer gunstige invloed op de werking van de buikorganen en verzacht rugpijn.

118. ***Mālāsana II*** Twee* (Afb. 322)

1. Hurk neer met de voeten tegen elkaar. De voetzolen en hielen moeten volledig op de grond staan. Til het zitvlak van de grond en blijf zo in evenwicht (Afb. 317).
2. Breng de dijen en knieën uit elkaar en beweeg de romp naar voren tot de oksels voorbij de knieën komen.
3. Buig naar voren en pak de achterkant van de enkels vast.
4. Adem uit nadat de enkels vastgepakt zijn, breng het hoofd omlaag naar de tenen en rust met het voorhoofd op de tenen (Afb. 322).

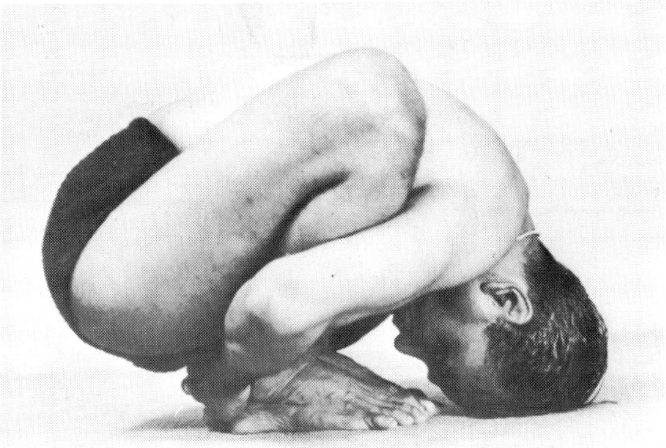

322

5. Blijf ongeveer een minuut in deze houding en haal normaal adem.
6. Adem in, til het hoofd op, laat de enkels los en ontspan op de grond.

Uitwerking
Door deze houding uit te voeren worden de buikorganen geoefend en win-

nen ze aan kracht. Vrouwen die ernstige rugpijn hebben tijdens de menstruatieperiode, hebben er veel baat bij en de pijn neemt snel af.

In deze twee houdingen hangen de armen van de nek als een bloemslinger, vandaar de naam.

119. *Pāśāsana* Vijftien* (Afb. 328 en 329)

Pāśā betekent lus of koord. In deze houding wordt op de grond gehurkt, de romp ongeveer 90 graden naar één kant gedraaid, één arm om beide dijen gedraaid en de andere arm vanuit de schouder gedraaid, zodat de handen achter de rug elkaar kunnen pakken. De armen worden als een lus of strik gebruikt om de romp bij de benen te houden, vandaar de naam.

Uitvoering

1. Hurk op de grond en zorg dat voetzolen en hielen volledig in kontakt met de grond zijn.
2. Houd de knieën en voeten bij elkaar, til het zitvlak van de grond en bewaar het evenwicht (Afb. 317).
3. Draai, als het evenwicht eenmaal verzekerd is, de romp ongeveer 90 graden naar rechts, totdat de linker oksel voorbij de buitenkant van de rechterdij in de buurt van de rechterknie komt (Afb. 323). Om maximaal te kunnen draaien wordt de linkerknie enkele centimeters naar voren gebracht.

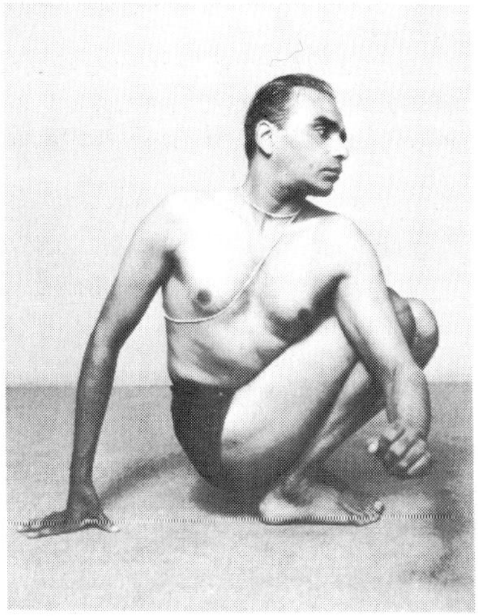

323

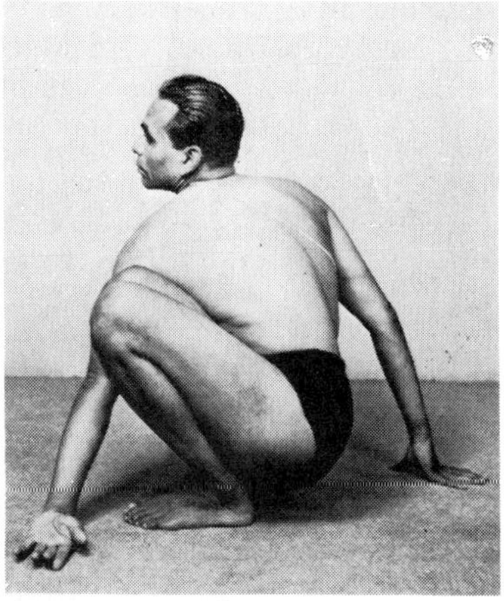

324

4. Adem uit, strek de linkerarm vanuit de schouder (Afb. 324), laat geen ruimte tussen de linker oksel en de rechterdij, draai de linkerarm om de rechterdij en breng, terwijl de linker elleboog in de richting van het linkerbeen wordt gebogen, de linkerhand dichtbij de linkerheup. Adem in.
5. Adem uit, draai de rechterarm vanuit de schouder achter de rug, buig de rechter elleboog en haak de vingers achter de rug dichtbij de linkerheup in elkaar (Afb. 325).

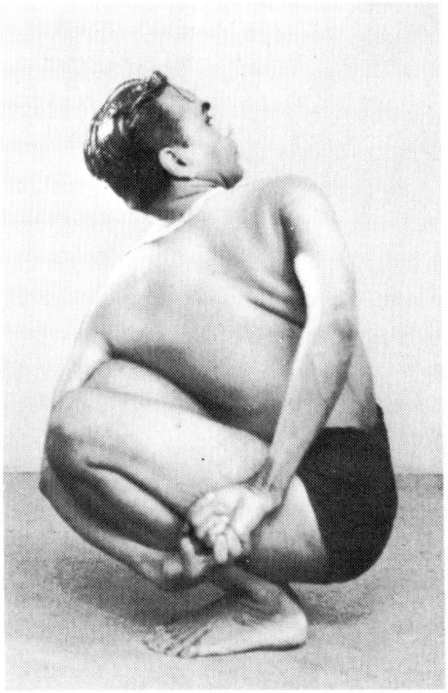

325

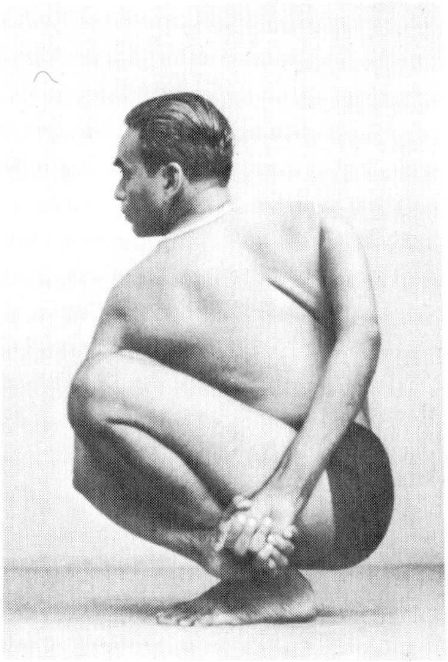

326

6. Pak daarna de handpalmen vast (Afb. 326) en als dit eenmaal gemakkelijk is de polsen (Afb. 327, 328 en 329).
7. Strek de kuitspieren stevig om het evenwicht te bewaren, draai de wervelkolom zo ver naar rechts als mogelijk is en blijf 30 tot 60 sekonden in deze houding met een normale ademhaling. Draai de nek en kijk over een

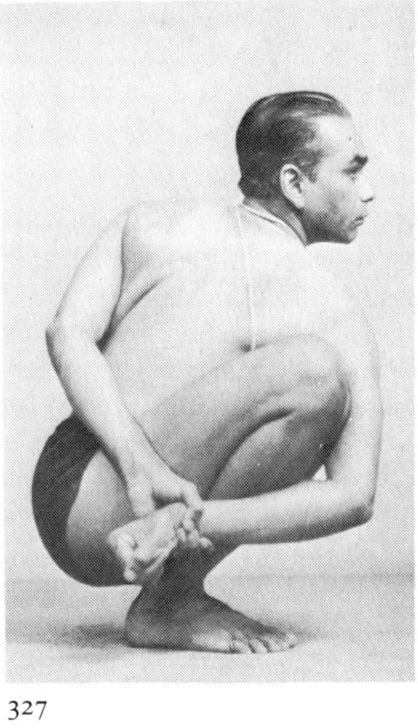

327

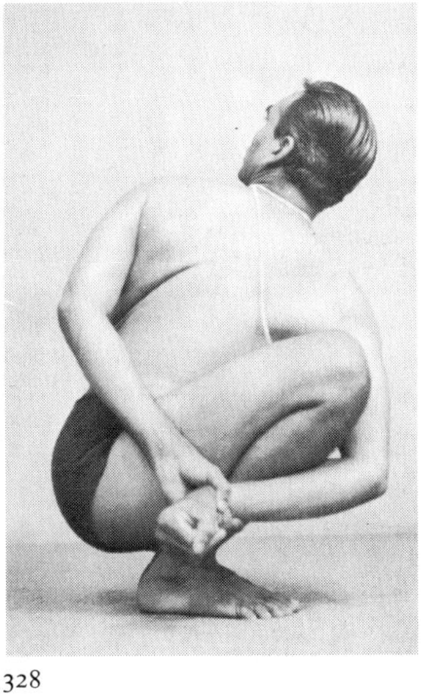

328

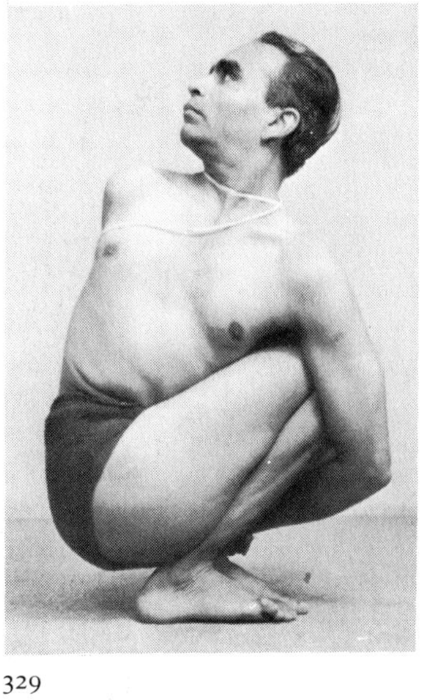

329

van beide schouders.

8. Haal de handen uit elkaar en herhaal de houding aan de andere kant. Draai in dit geval de romp naar links, breng de rechterarm om de linkerzij, buig de rechter elleboog en breng de rechterhand dichtbij de rechterheup. Draai vervolgens tijdens een uitademing de linkerarm vanuit de schouder naar achteren, buig de linker elleboog en pak de rechterhand achter de rug vast met de linkerhand, dichtbij de rechterheup.

Uitwerking

De houding geeft kracht en buigzaamheid aan de enkels. Mensen die werk verrichten waarbij ze urenlang moeten staan, kunnen hun voeten in deze houding laten uitrusten. De wervelkolom wordt soepel en sterk; iemand die de houding regelmatig beoefent wordt leniger en vlugger. De schouders kunnen vrijelijk bewegen en worden sterker. De houding gaat vetvorming rond de buik tegen, de buikorganen worden gemasseerd en tegelijk wordt de borstkas volledig verruimd. De oefening is intensiever dan Ardha Matsyendrāsana I en II (Afb. 311 en 330), en heeft dus ook een diepere uitwerking. Trage werking van lever, milt en alvleesklier wordt genezen en de houding is aanbevelenswaardig voor mensen die aan suikerziekte lijden. Ook de spijsvertering wordt verbeterd.

120. *Ardha Matsyendrāsana II* Negentien* (Afb. 330 en 331)

Deze āsana is een variant van Ardha Matsyendrāsana I (Afb. 311) en geeft een grotere zijwaartse draaiing aan de wervelkolom.

Uitvoering

1. Ga op de grond zitten met de benen recht naar voren gestrekt (Afb. 77).
2. Buig de rechterknie en plaats de rechtervoet aan de bovenkant van de linkerdij, waarbij de hiel tegen de navel drukt.
3. Adem uit, draai de romp 90 graden naar links, breng de linkerarm vanuit de schouder achter de rug, buig de linker elleboog en pak met de linkerhand de rechter enkel of scheen vast.
4. Het linkerbeen moet steeds goed gestrekt op de grond blijven, de zool van de linkervoet of de linker grote teen wordt met de rechterhand vastgepakt en de rechterarm moet daarbij gestrekt blijven. In het begin is het moeilijk om het linkerbeen steeds gestrekt op de grond te houden. In dat geval is het goed om de linkerknie te buigen, de linker grote teen met de rechterhand vast te pakken en daarna zowel de rechterarm als het linkerbeen te strekken. Draai de nek naar rechts en kijk over de rechter schouder (Afb. 330 en 331).
5. Houd de knieën dicht bij elkaar en blijf 30 tot 60 sekonden met een normale ademhaling in deze houding, hoewel dit in het begin lastig is omdat de ademhaling wordt versneld door de zijwaartse draaiing.
6. Laat de benen los, strek ze en herhaal de houding daarna aan de andere kant, waarbij het woord 'links' vervangen moet worden door 'rechts' en omgekeerd.
7. Blijf aan beide kanten even lang in deze houding en ontspan dan.

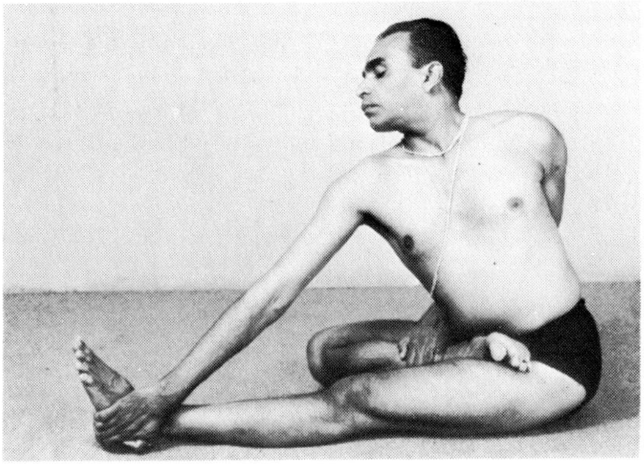

330

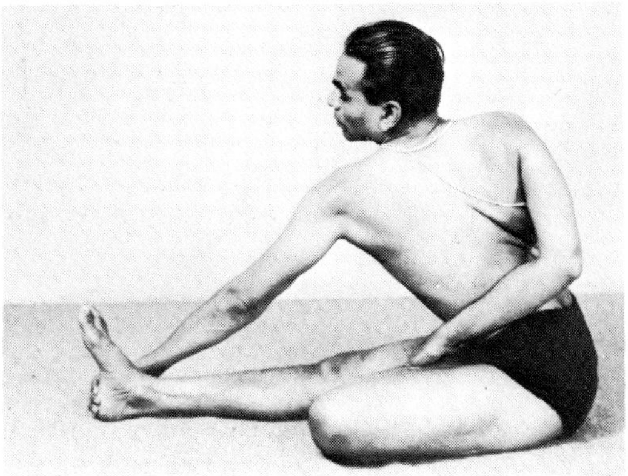

331

Uitwerking
De buikorganen gaan weer goed werken en herstellen zich omdat ze aan één kant worden samengenomen en aan de andere kant gestrekt. De zijwaartse draaiing van de wervelkolom leidt ertoe, dat rugpijn, spit en pijn in de heupgewrichten spoedig verdwijnen. De nekspieren worden krachtiger en de schouderbewegingen verlopen soepeler. Vergroting van de prostaat en de blaas worden tegengegaan bij regelmatige beoefening van deze āsana. Met behulp van deze houding is men eerder in staat om Paripūrṇa Matsyendrāsana (Afb. 336 en 339) uit te voeren; bij deze laatste āsana wordt de wervelkolom maximaal zijwaarts gedraaid.

121. ***Ardha Matsyendrāsana III*** Tweeëntwintig* (Afb. 332 en 333)

Uitvoering
1. Ga op de grond zitten met de benen recht naar voren gestrekt (Afb. 77).
2. Buig de linkerknie en plaats de linkervoet aan de bovenkant van de rechterdij, waarbij de hiel tegen de navel wordt gedrukt.
3. Buig de rechterknie, til het rechterbeen van de grond en plaats het aan de buitenkant van de linkerdij. De buitenkant van de rechter enkel raakt dan de buitenkant van de op de grond rustende linkerdij. Haal 2 of 3 keer adem.
4. Adem uit, draai de romp 90 graden naar rechts en breng de linker schouder voorbij de rechterknie. Laat geen ruimte tussen de linker oksel en de rechterdij en pak de rechtervoet vast met de linkerhand.
5. Breng de rechterarm achter de rug, waarbij deze bij de elleboog gebogen wordt en laat de hand op de rug steunen.
6. Draai de nek naar rechts, til de kin op en kijk hetzij naar de plaats tussen de wenkbrauwen of naar het topje van de neus (Afb. 332 en 333).
7. Blijf 30 tot 60 sekonden in deze houding, al naar gelang de mogelijkheden. De ademhaling zal sneller gaan, maar probeer zo normaal mogelijk te ademen.

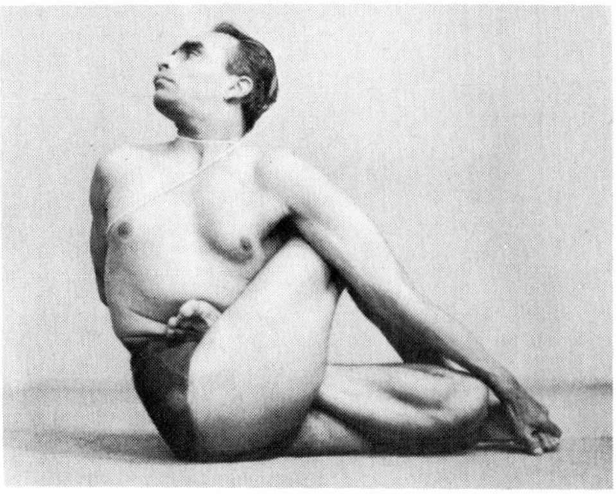

332

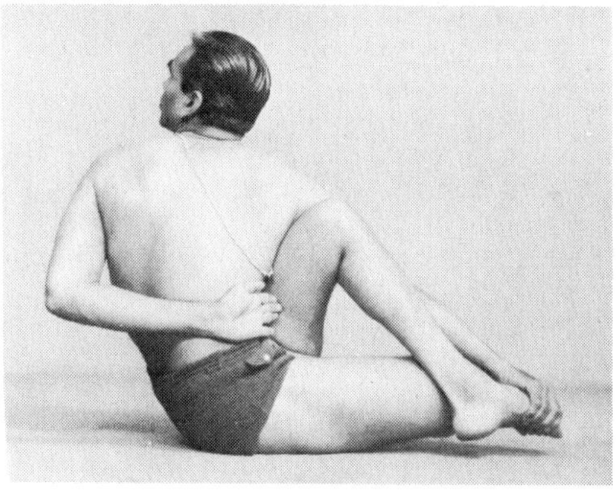

333

8. Laat de rechtervoet los, til deze voet over de linkerdij en strek het rechterbeen recht uit. Haal vervolgens het linkerbeen uit de gebogen stand en strek het ook recht uit.
9. Herhaal de houding aan de andere kant, doe er even lang over en ontspan daarna.

Uitwerking
De buikorganen worden geaktiveerd en gemasseerd, wat ze gezond houdt. De wervelkolom wordt in zijn oorspronkelijke werking hersteld en blijft veerkrachtig. Deze houding vormt een voorbereiding op Paripūrṇa Matsyendrāsana (Afb. 336 en 339).

122. *Paripūrṇa Matsyendrāsana* Achtendertig* (Afb. 336 en 339)
Paripūrṇa betekent geheel of volledig. Matsyendra was een van de grondleggers van Haṭha Vidyā.

In vers 27 van de *Haṭha Yoga Pradīpikā* staat: 'Matsyendrāsana verhoogt de eetlust door het maagvuur aan te blazen en vernietigt verschrikkelijke lichaamskwalen; de beoefening van deze houding wekt Kuṇḍalinī op en maakt de maan stabiel.'

Men zegt dat de adem in het rechter neusgat heet is en de adem in het linker neusgat koud. Daarom wordt de adem in het rechter neusgat de zonneadem genoemd en de rechter nāḍi wordt aangeduid als piṅgalā (met de kleur van vuur); de adem van het linker neusgat wordt de maanadem genoemd en de linker nāḍi wordt aangeduid als iḍā. De maan die in iḍā reist, sprenkelt zijn nektar door het hele organisme, en de zon die door piṅgalā reist droogt het hele organisme uit, want het menselijk lichaam wordt beschouwd als een universum in het klein. Men zegt dat de maan zich bij de wortel van het gehemelte bevindt en voortdurend koele, buitengewoon smakelijke nektar afscheidt; deze nektar wordt verspild om er het maagvuur mee op te stoken. Matsyendrāsana voorkomt deze verspilling. Deze āsana is opgedragen aan de grondlegger van Haṭha Vidyā, Matsyendra.

Uitvoering

1. Ga op de grond zitten met de benen recht naar voren gestrekt (Afb. 77).
2. Buig de rechterknie en plaats de rechtervoet aan de bovenkant van de linkerdij, waarbij de rechterhiel tegen de navel drukt. Buig de linkerknie omhoog en breng deze knie dichtbij de borst.
3. Adem uit, draai de romp naar links, breng de linkerarm vanuit de schouder achter de rug en pak met de linkerhand de rechter enkel vast (Afb. 334). Pak de enkel stevig vast. Dit is het eerste stadium.
4. Til de linkervoet over de rechterdij en plaats deze voet op de grond bij de buitenkant van de rechterknie (Afb. 335). Haal een paar keer adem. Dit is het tweede stadium.

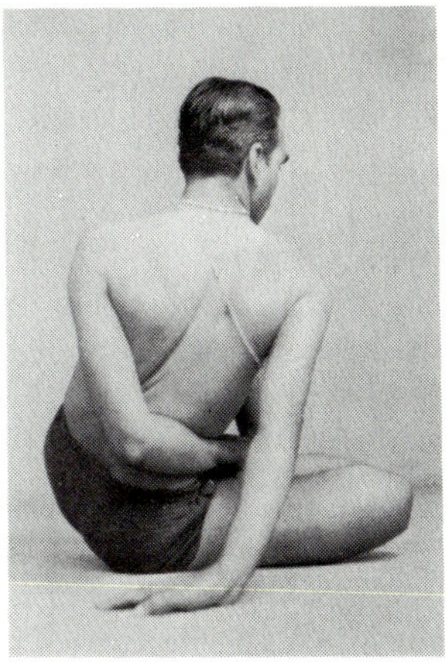

334

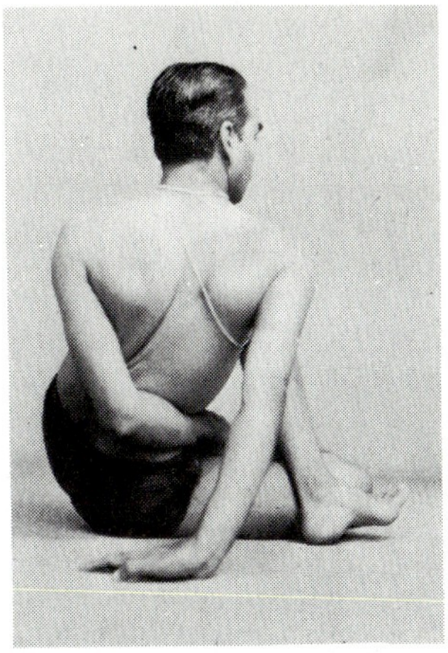

335

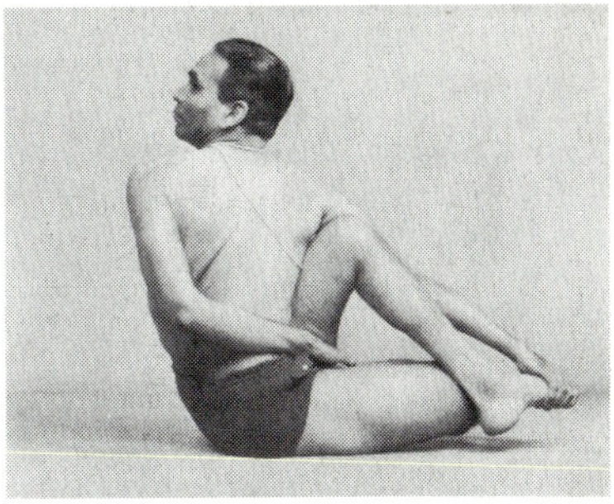

336

5. Adem weer uit, draai de romp naar links om de rechter schouder voorbij de linkerknie te brengen en pak de linkervoet vast met de rechterhand. Draai de nek naar links, til de kin op en kijk omhoog (Afb. 336). Dit is het laatste stadium van de āsana. Blijf 30 tot 60 sekonden in deze houding, al naar gelang de mogelijkheden. Vanwege de druk op het middenrif verloopt de ademhaling sneller.
6. Laat eerst de linkervoet los, til deze voet over de rechterdij en strek het linkerbeen weer recht. Laat vervolgens de rechter enkel los, strek het rechterbeen ook recht en ontspan.
7. In deze houding wordt de wervelkolom tot het uiterste gedraaid, het is eenvoudiger om alle bewegingen tijdens het uitademen te verrichten.

De volgende uitvoering moet gebruikt worden om aan de andere kant te oefenen.

1. Ga op de grond zitten met de benen recht naar voren gestrekt. Buig de linkerknie en plaats de linkervoet aan de bovenkant van de rechterdij, waarbij de linkerhiel tegen de navel drukt.
2. Adem uit, draai de romp naar rechts, breng de rechterarm vanuit de schouder achter de rug, pak de linker enkel stevig vast met de rechterhand en buig het rechterbeen omhoog (Afb. 337). Dit is het eerste stadium.

3. Til de rechtervoet over de linkerdij en zet de voet op de grond bij de buitenkant van de linkerknie (Afb. 338). Haal een paar keer adem. Dit is het tweede stadium.

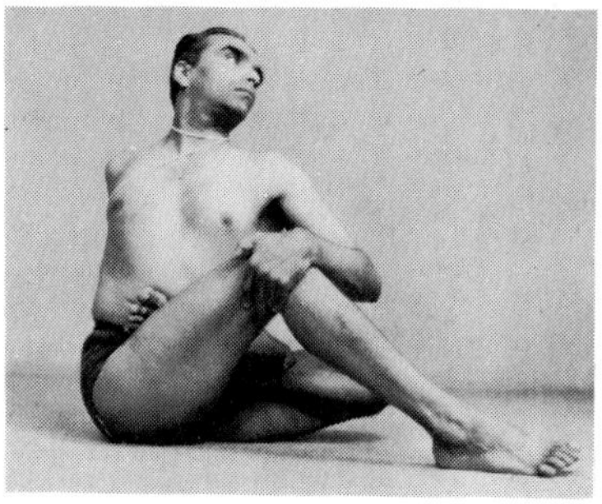

337

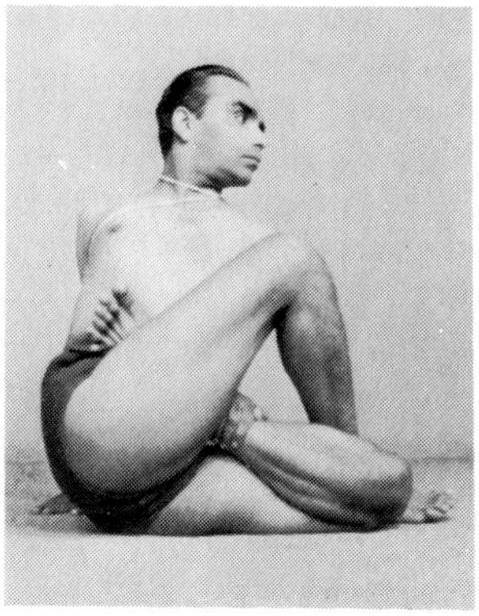

338

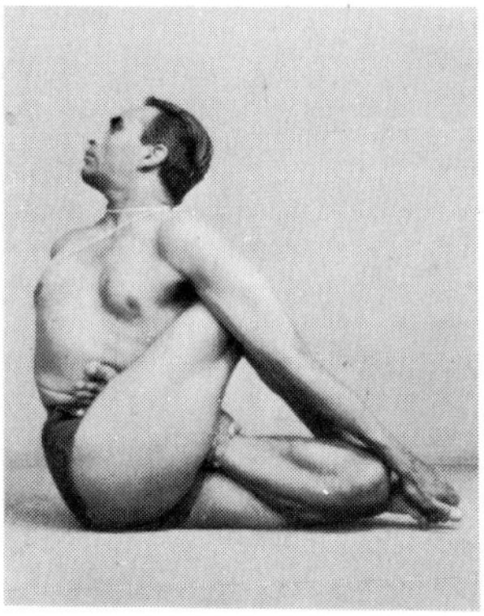

339

4. Adem weer uit, draai de romp naar rechts om de linker schouder voorbij de rechterknie te brengen en pak met de linkerhand de rechtervoet vast. Draai de nek naar rechts, til de kin op en kijk omhoog (Afb. 339). Dit is het laatste stadium. Blijf aan deze kant even lang in deze houding als aan de andere kant.
5. Laat de rechtervoet los, til deze voet over de linkerdij en strek het rechterbeen. Laat daarna de linker enkel los, strek het linkerbeen en ontspan.

Uitwerking
Deze moeilijke zijwaartse draaiing maakt de wervelkolom veerkrachtiger en sterker door een overvloedige hoeveelheid bloed naar de zenuwen van de wervelkolom toe te voeren. De maagaktiviteit wordt gestimuleerd, waardoor het voedsel beter verteerd wordt en gifstoffen worden afgevoerd. Omdat de wervelkolom en de buik gezond blijven, komen lichaam en geest tot rust. De wervelkolom wordt maximaal zijwaarts gedraaid.

123. ***Aṣṭāvakrāsana*** Dertien* (Afb. 342 en 343)
Deze āsana is opgedragen aan de wijze Aṣṭāvakra, de geestelijk leraar van Koning Janaka van Mithilā, die de vader van Sītā was. Volgens het verhaal maakte de vader van de wijze, Kagola (of Kahola) verschillende fouten bij het reciteren van de Veda's (de heilige schriften), terwijl zijn zoon zich in de baarmoeder van zijn vrouw bevond. Toen de ongeboren zoon dit hoorde, lachte hij. De vader werd hier woedend over en sprak over zijn zoon de vloek uit dat hij geboren moest worden als Aṣṭāvakra. Hierdoor werd hij geboren met misvormingen op acht plaatsen. Deze verminkingen leverden hem de naam Aṣṭāvakra ofwel Acht-Misvormingen op. De vader van de wijze werd in een filosofisch debat verslagen door Vaṇḍi, de hofgeleerde van Mithilā. De wijze was al een groot geleerde toen hij nog een jongen was en nam wraak voor de nederlaag van zijn vader door een debat van Vaṇḍi

te winnen; hierna werd hij leraar van Janaka. Zijn vader zegende hem, zijn misvormingen verdwenen en hij werd recht van lijf en leden.

De āsana wordt in twee stadia gegeven.

Uitvoering

1. Ga met de voeten ongeveer 45 centimeter uit elkaar staan.
2. Buig de knieën, zet de rechter handpalm op de grond tussen de voeten en plaats de linker handpalm op de grond vlak voorbij de linkervoet.
3. Breng het rechterbeen over de rechterarm en laat de achterkant van de rechterdij op de achterkant van de rechterarm rusten, vlak boven de elleboog. Breng het linkerbeen tussen de armen naar voren tussen de armen, maar dichtbij de rechterarm (Afb. 340).
4. Adem uit en til beide benen van de grond. Sla de benen over elkaar door de linkervoet op de rechtervoet bij de enkel te zetten (Afb. 341) en strek de benen zijwaarts naar rechts (Afb. 342). De rechterarm wordt tussen de dijen vastgehouden en is enigszins gebogen bij de elleboog. De linkerarm moet recht zijn. Sta in deze houding enige tijd in evenwicht op de handen en haal hierbij normaal adem. Dit is het eerste stadium.

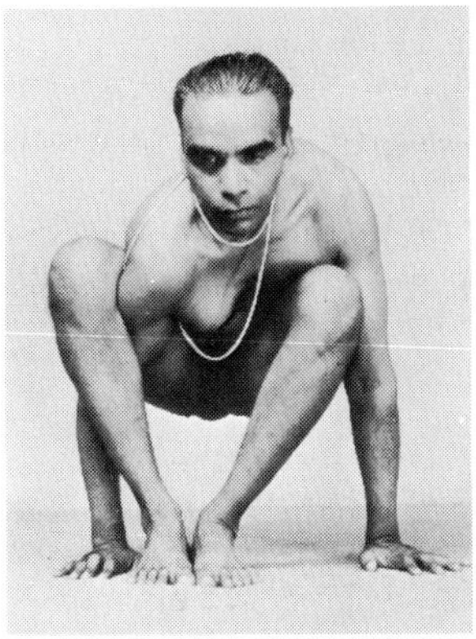

340

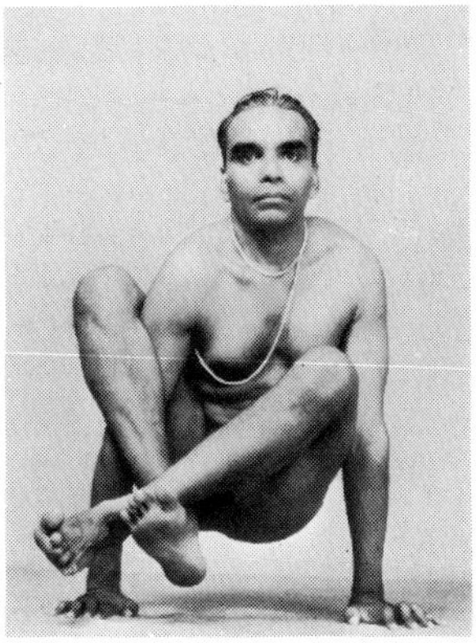

341

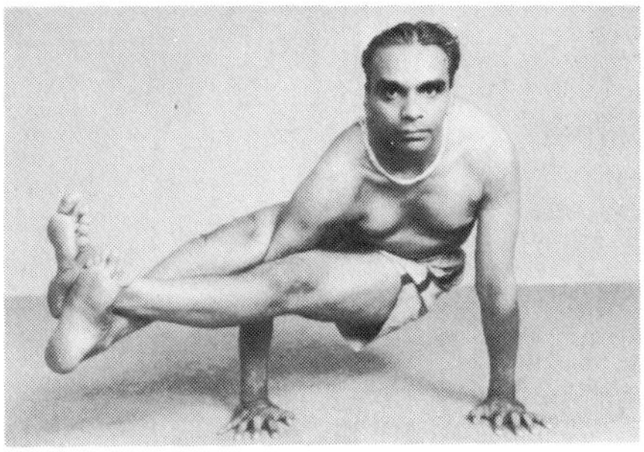

342

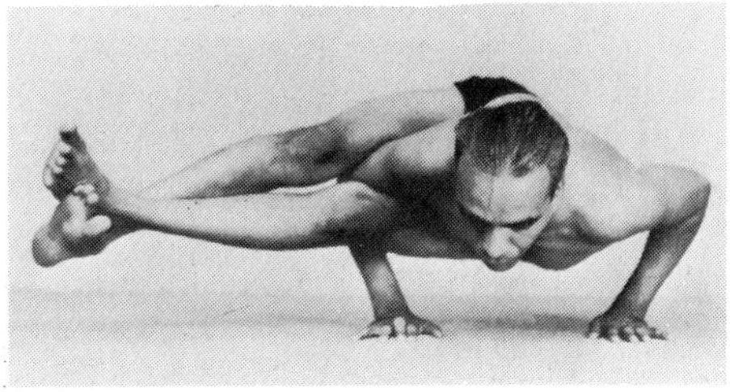

343

5. Adem nu uit, buig de ellebogen en breng hoofd en romp omlaag tot ze evenwijdig met de grond zijn (Afb. 343). Beweeg hoofd en romp van de ene

naar de andere kant en haal hierbij normaal adem. Dit is het tweede stadium.
6. Adem in, strek de armen, breng de romp omhoog (Afb. 342), haal de benen uit elkaar en breng ze naar de grond.
7. Herhaal de houding aan de andere kant, waarbij het woord 'rechts' in de posities 2 t/m 5 door 'links' vervangen wordt en omgekeerd.

Uitwerking
Deze āsana versterkt de polsen en armen en ontwikkelt ook de spieren van de buik.

124. ***Eka Hasta Bhujāsana*** Vijf* (Afb. 344)
Eka betekent één. Hasta betekent hand en bhuja betekent arm.

Uitvoering
1. Ga op de grond zitten met de benen recht naar voren gestrekt (Afb. 77).
2. Adem uit, buig het rechterbeen bij de knie, pak het met de rechterhand bij de enkel vast en plaats het op de achterkant van de rechter bovenarm. De achterkant van de rechterdij zal nu de achterkant van de rechter bovenarm raken. Plaats het been zo hoog mogelijk.
3. Zet de handpalmen op de grond en hef tijdens een uitademing het hele lichaam boven de grond en sta in evenwicht (Afb. 344).
4. Blijf 20 tot 30 sekonden in deze houding en adem normaal.
5. Houd het linkerbeen tijdens het balanceren steeds gestrekt en evenwijdig met de grond.
6. Adem uit, breng de romp naar de grond, maak het linkerbeen los van de arm, strek het recht naar voren uit en herhaal de houding aan de andere kant, ook weer 20 tot 30 sekonden.

Uitwerking
Deze āsana versterkt de armen en stimuleert de buikorganen.

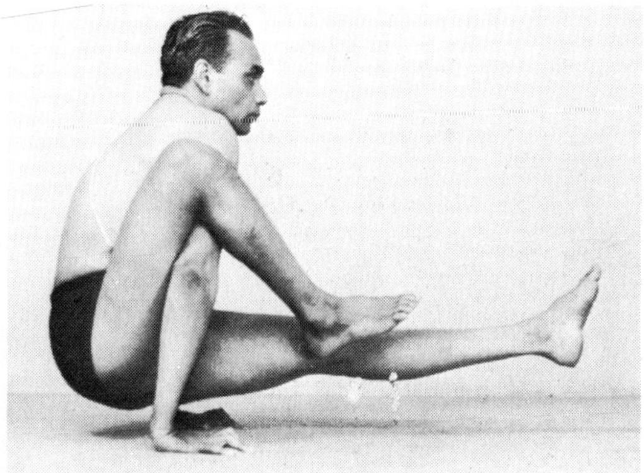
344

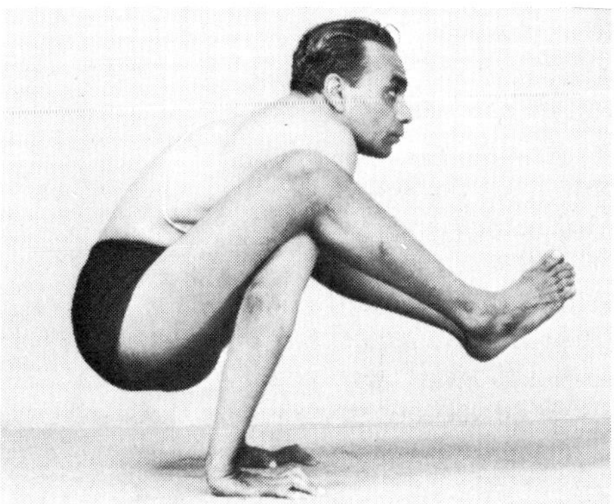
345

125. *Dwi Hasta Bhujāsana* Vier* (Afb. 345)
Dwi betekent twee of beide, hasta betekent hand en bhuja arm. Het is een variatie op Eka Hasta Bhujāsana (Afb. 344).

Uitvoering
1. Ga met de voeten ongeveer 45 centimeter uit elkaar staan.
2. Buig de knieën en zet de handpalmen op de grond tussen de voeten.
3. Breng het rechterbeen over de rechterarm en laat de achterkant van de rechterdij op de achterkant van de rechter bovenarm rusten. Plaats de linkerdij op dezelfde wijze op de linkerarm.
4. Adem uit, til de voeten van de grond en balanceer op de handen. Strek de armen tot ze recht zijn houd de voeten tegen elkaar en zo hoog mogelijk (Afb. 345).
5. Blijf 20 tot 30 sekonden in deze houding en haal hierbij normaal adem.
6. Adem uit, buig de ellebogen, breng het lichaam naar de grond, maak de benen los van de armen, strek ze recht naar voren en ontspan.

Uitwerking
De uitwerking is hetzelfde als bij Eka Hasta Bhujāsana.

126. *Bhujapīdāsana* Acht* (Afb. 348)
Bhuja betekent arm of schouder. Pīda betekent pijn of druk. In deze āsana balanceert het lichaam op de handen door de achterkant van de knieën op de schouders te laten rusten, vandaar de naam.

Uitvoering
1. Ga in Tāḍāsana staan (Afb. 1). Spreid de benen tot de voeten ongeveer 60 centimeter uit elkaar staan.
2. Buig voorover en buig de knieën.
3. Zet de handpalmen ongeveer 45 centimeter uit elkaar op de grond, tussen de benen (Afb. 346).
4. Laat de achterkant van de dijen op de achterkant van de bovenarmen rusten. Laat de dijen op het middengedeelte van de bovenarmen, tussen de schouders en de ellebogen, rusten.
5. Til in het begin bij het plaatsen van de dijen in deze positie de hielen van de grond.
6. Adem uit, til langzaam en één voor één de tenen van de grond, balanceer op de handen (Afb. 347) en sla de voeten bij de enkels over elkaar (Afb. 348). In het begin zullen de benen naar beneden glijden en is het moeilijk om het evenwicht te bewaren. Probeer, om het evenwicht te bewaren, de achterkant van de dijen zo hoog mogelijk op de bovenarmen te plaatsen. De armen zullen bij de ellebogen enigszins gebogen zijn. Probeer de armen zoveel mogelijk te strekken en breng het hoofd omhoog.
7. Blijf zo lang in de evenwichtspositie als de polsen in staat zijn om het lichaamsgewicht te dragen en haal hierbij normaal adem. Haal dan de voeten uit elkaar door de benen één voor één naar achteren te brengen (Afb. 349 en 350) en laat ze op de grond rusten. Til de handen van de grond en ga weer in Tāḍāsana (Afb. 1) staan.

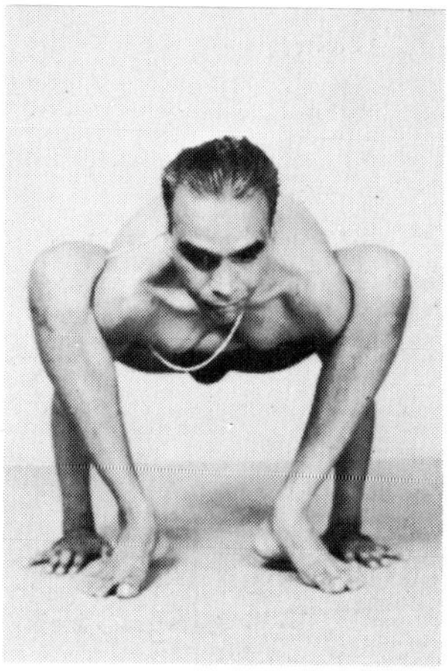

346

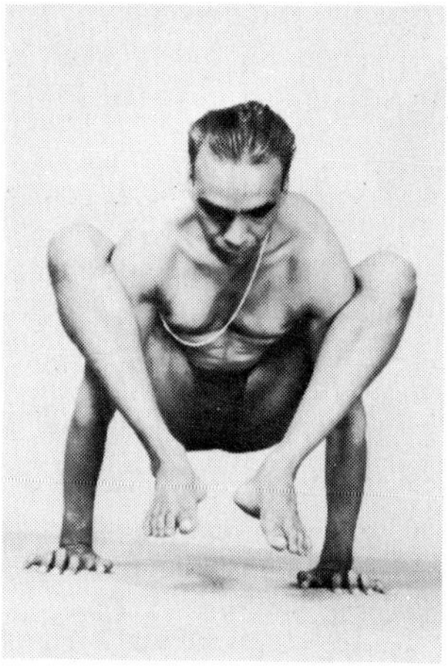

347

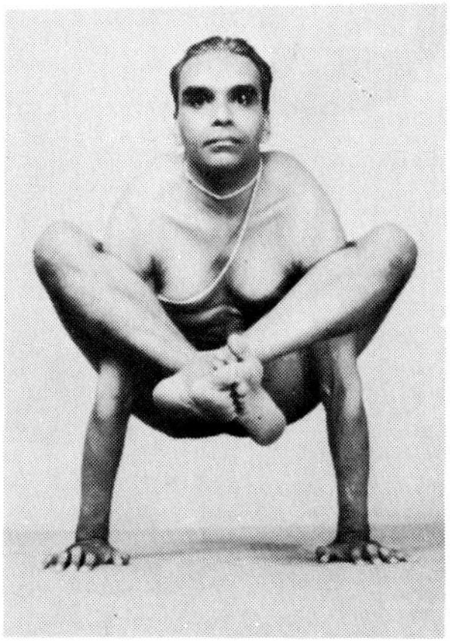

348

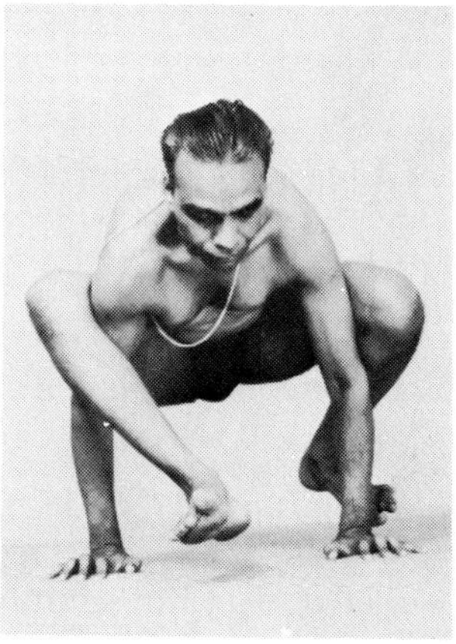

349

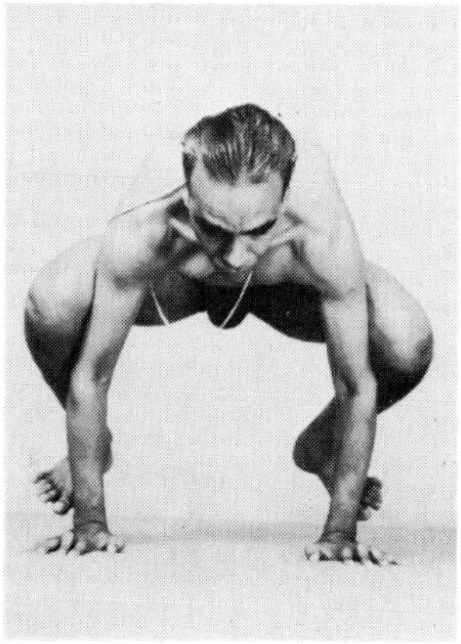

350

8. Herhaal de houding met de enkels door ze andersom over elkaar te slaan. Als eerst de rechtervoet over de linkervoet, bij de enkel, is gebracht, wordt nu, bij de herhaling, de linkervoet over de rechtervoet, ook weer bij de enkel, geplaatst.

Uitwerking

Door de beoefening van deze āsana worden de handen en de polsen sterk, evenals de buikspieren; dit laatste omdat de buik wordt samengenomen. Het lichaam zal licht aanvoelen. De kleine armspieren worden ontwikkeld en krijgen hun normale veerkracht terug door deze oefening, die geen speciale apparatuur of trainingsruimte nodig heeft. De verschillende gedeelten van het lichaam vormen de gewichten en tegengewichten. Alles wat nodig is, is wilskracht.

127. *Mayūrāsana* Negen* (Afb. 354)
Mayūra betekent pauw.

Uitvoering
1. Kniel op de grond met de knieën enigszins uit elkaar.
2. Buig voorover, keer de handpalmen om en zet ze op de grond. De pinken moeten elkaar raken en de vingers moeten naar de voeten wijzen (Afb. 351).
3. Buig de ellebogen en houd de onderarmen bij elkaar. Laat het middenrif op de ellebogen rusten en de borst op de achterzijde van de bovenarmen (Afb. 352).
4. Strek de knieën totdat de benen recht zijn en bij elkaar en houd ze zo stevig gestrekt (Afb. 353).
5. Adem uit, breng het lichaamsgewicht op de polsen en handen, til de benen van de grond (hetzij één voor één, hetzij samen) en strek tegelijk de romp en het hoofd naar voren. Houd het hele lichaam evenwijdig aan de grond met de benen stevig recht gestrekt en de voeten bij elkaar (Afb. 354).
6. Blijf zo lang mogelijk in deze houding, waarbij de tijdsduur geleidelijk wordt opgevoerd, tot deze tussen de 30 en 60 sekonden bedraagt. Oefen geen druk uit op de ribben. Het middenrif staat onder druk, waardoor de ademhaling zwaarder gaat.

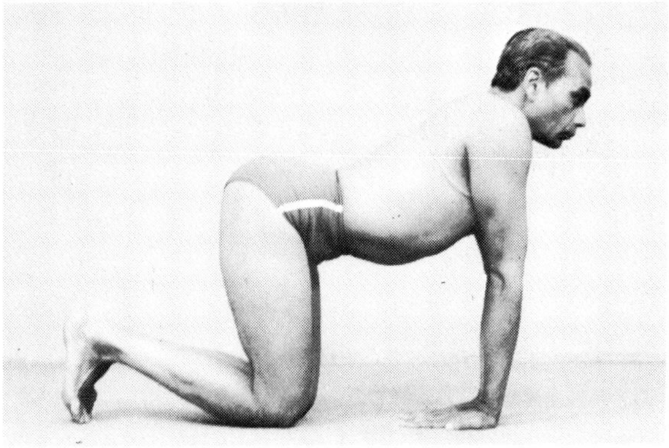

351

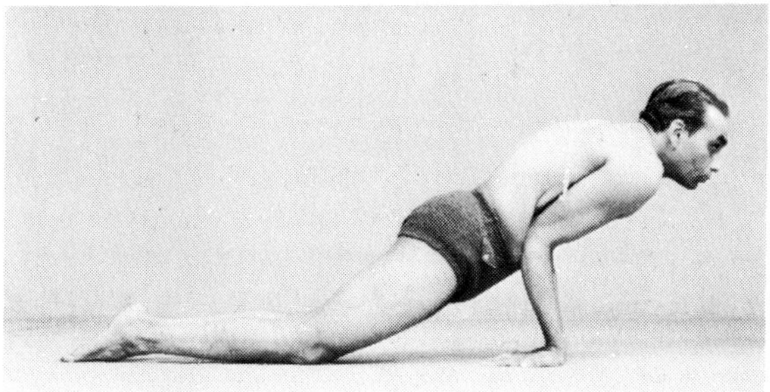

352

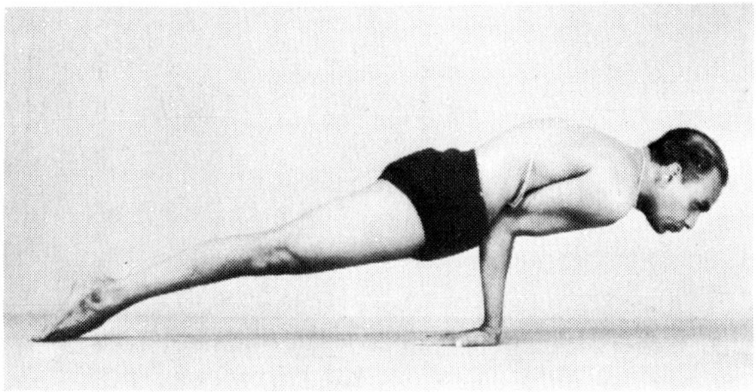

353

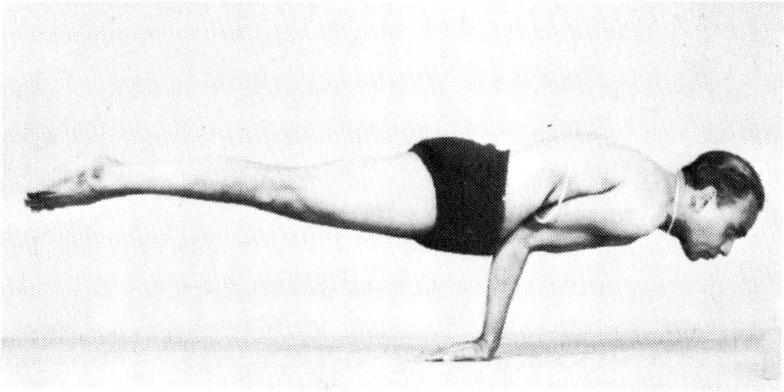

354

7. Breng het hoofd naar de grond en vervolgens de benen. Plaats de knieën naast de handen op de grond, til dan de handen op en ontspan.
8. Leer, als deze houding beheerst wordt, de benen tijdens het beoefenen van de houding te kruisen als in Padmāsana (Afb. 104), in plaats van de benen recht uitgestrekt te houden. Deze variatie staat bekend als:

128. *Padma Mayūrāsana* Tien* (Afb. 355)

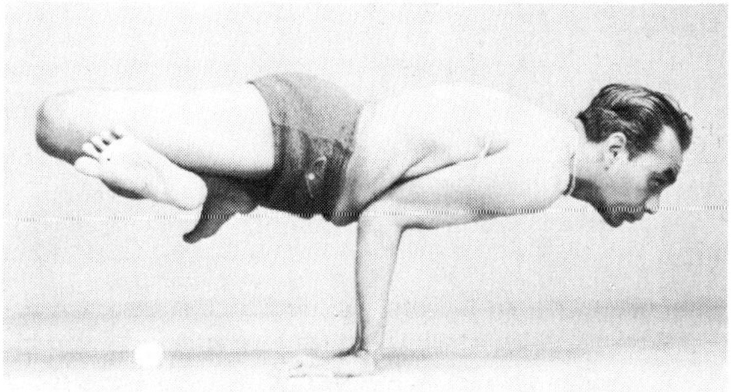

355

Uitwerking

Deze āsana heeft een buitengewoon stimulerende invloed op de buik. De ellebogen leveren druk tegen de buikaorta en dit leidt ertoe dat het bloed op de gewenste wijze cirkuleert in de buikorganen. Dit verbetert de spijsvertering, geneest maag- en miltkwalen en voorkomt de opeenhoping van gifstoffen ten gevolge van verkeerde eetgewoonten. Personen die aan suikerziekte lijden, vinden baat bij deze houding. Zoals een pauw slangen vernietigt, ruimt deze āsana gifstoffen in het lichaam op. Ook de onderarmen, polsen en ellebogen worden versterkt.

129. ***Haṃsāsana*** Tien* (Afb. 356)

Haṃsa betekent zwaan. Deze houding lijkt zeer veel op Mayūrāsana (Afb. 354), alleen de handen zijn anders geplaatst. In Mayūrāsana raken de pinken elkaar en wijzen de vingers in de richting van de voeten, terwijl in Hamsāsana de handen op zodanige wijze worden geplaatst, dat de duimen elkaar raken en de vingers in de richting van het hoofd wijzen. De houding lijkt op een evenwichtshouding uit de moderne gymnastiek.

Uitvoering

1. Kniel op de grond met de knieën enigszins uit elkaar.
2. Buig voorover en zet de handpalmen op de grond. De duimen moeten elkaar raken en de vingers wijzen naar voren.
3. Buig de ellebogen en houd de onderarmen tegen elkaar. Laat het middenrif op de ellebogen rusten en de borst op de achterkant van de bovenarmen.
4. Strek de benen één voor één tot ze recht zijn en houd ze tegen elkaar.
5. Adem uit, breng de romp naar voren, draag het lichaamsgewicht op de polsen en handen, til de benen van de grond en houd ze stevig recht gestrekt met de voeten tegen elkaar en evenwijdig met de grond (Afb. 356).

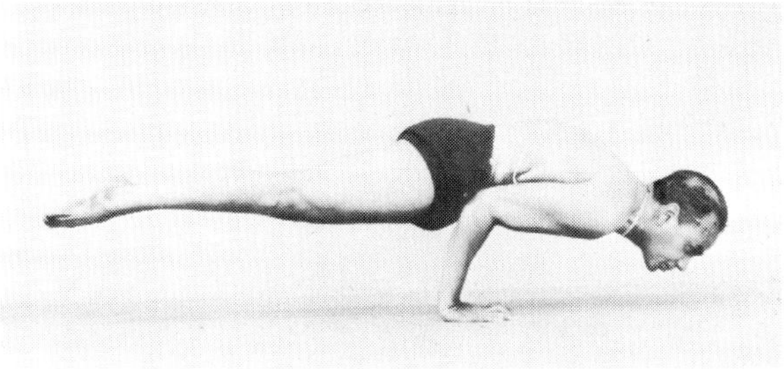

356

6. Balanceer zo lang mogelijk in deze houding zonder de adem in te houden. De onderarmen zullen niet loodrecht op de grond blijven vanwege de grotere druk op de polsen ten gevolge van de stand van de handen. Het is moeilijker om in Haṃsāsana het evenwicht te bewaren dan in Mayūrāsana. Omdat het middenrif onder druk staat, verloopt de ademhaling moeilijk en zwaar. De onderarmen dragen niet het lichaamsgewicht, zoals bij Mayūrāsana.
7. Adem uit en laat het hoofd en de tenen op de grond komen. Zet de knieën op de grond naast de handen, neem het lichaamsgewicht van de ellebogen af, til de handen en het hoofd van de grond en ontspan.

Uitwerking

Deze āsana heeft een stimulerende en regenererende invloed op het buikgedeelte van het lichaam, omdat vanwege de druk van de ellebogen tegen de buikaorta een goede bloedcirkulatie in de buikorganen plaats vindt. Dit verbetert de spijsvertering en voorkomt de opeenhoping van gifstoffen in het organisme. Ellebogen, onderarmen en polsen worden ontwikkeld en versterkt.

130. *Pīnchā Mayūrāsana* Twaalf* (Afb. 357)

Pīncha betekent kin of veer. Mayūra betekent pauw. Bij het begin van het regenseizoen in India dansen de pauwen. Als ze beginnen heffen ze hun slepende staartveren omhoog en spreiden ze ze uit om er waaiers van te maken. In deze houding worden de romp en de benen van de grond geheven en het lichaam balanceert op de onderarmen en de handpalmen. De houding lijkt op een pauw die begint te dansen. De houding wordt in twee stadia weergegeven: in het tweede stadium worden de handen van de grond getild en de handpalmen in de vorm van een kom onder de kin geplaatst, terwijl het evenwicht alleen op de ellebogen wordt gehandhaafd. Het tweede stadium staat bekend als Śayanāsana (Afb. 358).

Uitvoering

1. Kniel op de grond. Buig voorover en plaats de ellebogen, onderarmen en handpalmen op de grond. De afstand tussen de ellebogen mag niet groter zijn dan die tussen de schouders. Houd de onderarmen en handen evenwijdig met elkaar.
2. Strek de nek en til het hoofd zo hoog mogelijk op.
3. Adem uit, zwaai de benen omhoog en probeer in evenwicht te staan, zonder de benen voorbij het hoofd te laten hangen (Afb. 357).

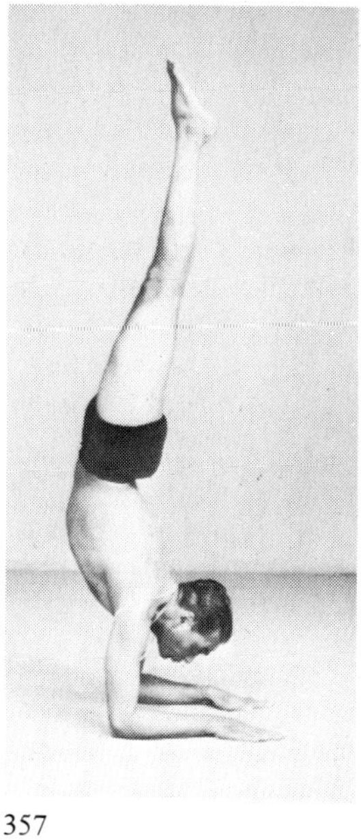

357

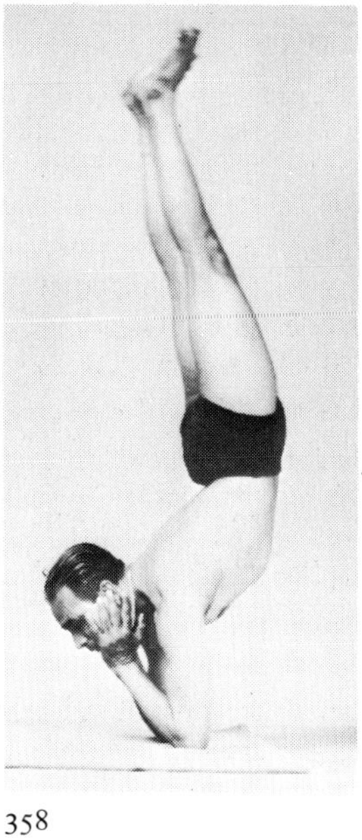

358

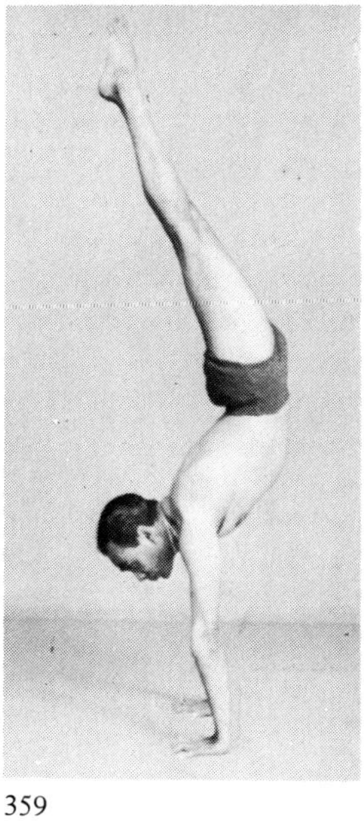

359

4. Strek de borststreek vertikaal omhoog. Houd de benen vertikaal omhoog gestrekt en bij de knieën en enkels tegen elkaar. De tenen moeten omhoog wijzen.
5. Strek de beenspieren bij de heupen en knieën stevig. Strek tijdens het balanceren de schouders omhoog en houd de dijen stevig gestrekt. Blijf een minuut in deze evenwichtsstand. Dit is het eerste stadium. Probeer in het begin het evenwicht te bewaren door de houding tegen een muur uit te voeren, zodat je niet kunt omvallen. Leer geleidelijk de wervelkolom en schouders te strekken en het hoofd omhoog te houden; als het evenwicht eenmaal beheerst wordt, kan de houding in het midden van de kamer uitgevoerd worden.
6. Als het eerste stadium goed beheerst wordt en er geen moeilijkheden met het evenwicht meer zijn, worden de handen één voor één van de grond getild, de polsen tegen elkaar gebracht en de handpalmen in de vorm van een kom onder de kin geplaatst. Het lichaam balanceert in dit tweede stadium van de houding alleen op de ellebogen. Dit is moeilijk, maar door vastberaden en regelmatige oefening bereikt men het tenslotte. Dit tweede stadium staat bekend als de rusthouding:

131. *Śayanāsana* Vijftien* (Afb. 358)

Uitwerking

De houding ontwikkelt de spieren van de schouders en de rug. De wervelkolom wordt veerkrachtig en sterk en de buikspieren worden gestrekt.

132. *Adho Mukha Vṛkṣāsana* Tien* (Afb. 359)

Adho Mukha betekent met het gezicht naar beneden. Vṛkṣa betekent boom. De houding is de handstand uit de moderne gymnastiek.

Uitvoering

1. Ga in Tāḍāsana (Afb. 1) staan. Buig voorover en zet de handpalmen op ongeveer 30 centimeter afstand van een muur. De afstand tussen de handpalmen moet gelijk zijn aan die tussen de schouders. Houd de armen volledig uitgestrekt.
2. Breng de benen naar achteren en buig de knieën. Adem uit, zwaai de benen omhoog tegen de muur en sta in evenwicht. Als de handen ver van de muur worden gehouden, zal de wervelkolom, als de benen tegen de muur staan, een grote buiging maken en dit leidt tot grote spanning. Als de handen te ver van de muur staan, is het ook moeilijk om in evenwicht te staan. Blijf een minuut in deze houding en haal hierbij normaal adem.
3. Als men geleerd heeft op de handen tegen de muur te balanceren, worden de voeten van de muur gehaald. Daarna wordt de houding midden-in de kamer geprobeerd. Houd de benen volledig gestrekt en zorg dat de tenen naar boven wijzen. Til het hoofd zo ver mogelijk op (Afb. 359).

Uitwerking

De houding leidt tot harmonieuze ontwikkeling van het lichaam. Schouders, armen en polsen worden versterkt en de borstkas wordt volledig verruimd.

133. *Kūrmāsana* Veertien* (Afb. 363 en 364)

Kūrma betekent schildpad. De āsana is opgedragen aan Kūrma de Schildpad-inkarnatie van Viṣṇu, de onderhouder van het heelal. Vele goddelijke schatten waren verloren gegaan in een overstroming van het hele universum, met inbegrip van amṛta (nektar), waarmee de goden hun jeugd bewaren. Om de verloren schatten terug te krijgen sloten de goden een verbond met de demonen, en gezamenlijk begonnen ze de kosmische oceaan te karnen. Viṣṇu werd een grote schildpad en dook naar de bodem van de oceaan. Op zijn rug droeg hij de Berg Mandara als karnstok en om de berg had zich de goddelijke slang Vāsuki als touw geslingerd. De oceaan werd gekarnd door de gezamenlijke krachtsinspanning van de goden en demonen door aan de slang te trekken en door de berg rond te draaien. Uit de gekarnde oceaan kwamen amṛta en verschillende andere schatten te voorschijn, waaronder ook Lakṣmī, gemalin van Viṣṇu, de godin van weelde en schoonheid.

De houding wordt in drie stadia beschreven. Het laatste stadium lijkt op een schildpad, die kop en ledematen onder zijn schild heeft teruggetrokken; dit stadium wordt Supta Kūrmāsana (Afb. 368), de slapende schildpadhouding, genoemd.

Uitvoering

1. Ga op de grond zitten met de benen recht naar voren gestrekt (Afb. 77). Breng de benen uit elkaar tot de afstand tussen de twee knieën ongeveer 45 centimeter is.
2. Buig de knieën en til ze omhoog door de voeten in de richting van de romp te brengen.
3. Adem uit, buig de romp voorover en schuif de handen één voor één onder de knieën (Afb. 360 en 361). Breng ook de armen onder de knieën en strek ze recht zijwaarts uit. Laat de schouders op de grond rusten en houd ook de handpalmen op de grond (Afb. 362). Adem in.
4. Adem uit, strek de romp nog meer, rek de nek uit en breng achtereenvolgens het voorhoofd, de kin en de borstkas omlaag naar de grond. Strek vervolgens de benen weer recht uit (Afb. 363 en 364). De knieën zullen dan vlakbij de oksels zijn en de achterkant van de knieën raakt de achterkant van de bovenarmen dichtbij de oksels.
5. Maak de strekking geleidelijk intensiever, totdat de kin en de borstkas op de grond rusten. Strek de benen ook volledig uit en druk de hielen tegen de grond. Dit is het eerste stadium. Blijf 30 tot 60 sekonden in deze houding.
6. Draai nu de polsen op zodanige wijze dat de handpalmen omhoog wijzen en breng, terwijl de benen, de romp en het hoofd in dezelfde stand blijven, de armen vanuit de schouders naar achteren en strek ze recht uit, zodat de onderarmen zich dichtbij de heupgewrichten bevinden (Afb. 365). Blijf 30 tot 60 sekonden in deze positie zonder de ellebogen te buigen. Dit is het tweede stadium.
7. Buig de knieën en til ze omhoog. Til vervolgens de borstkas een klein eindje van de grond, breng de handen achter de rug door de armen bij de

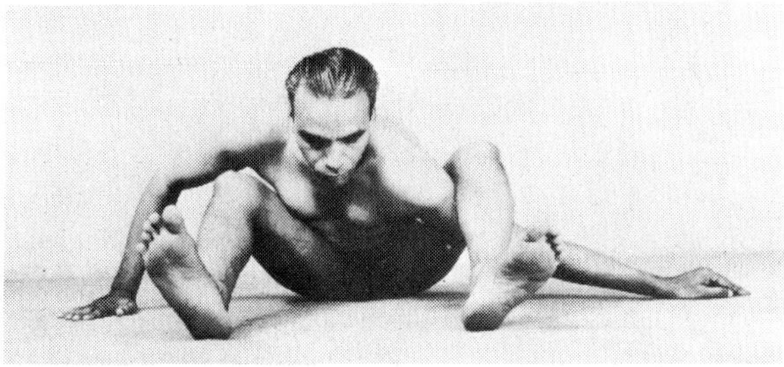

360

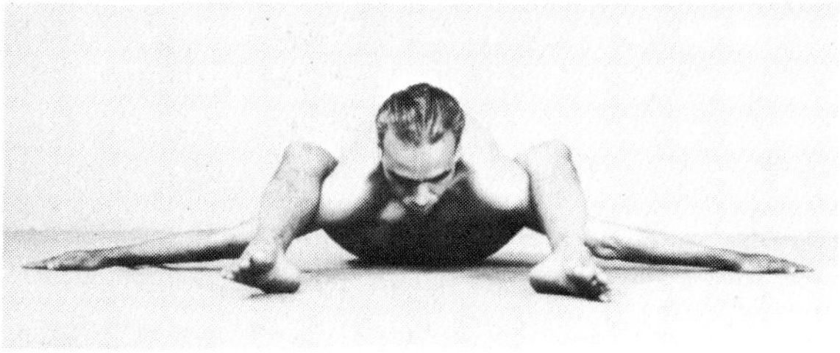

361

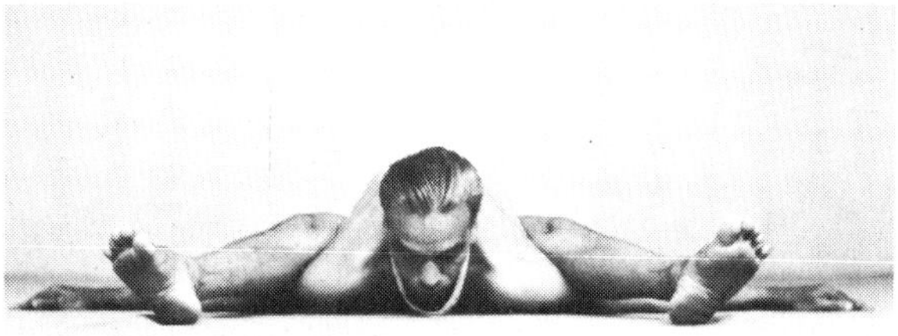

362

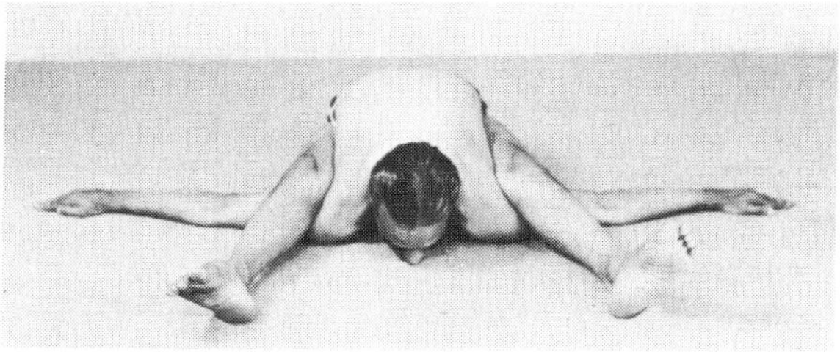

363

ellebogen te buigen en pak de handen samen (Afb. 366).

8. Breng nu de voeten in de richting van het hoofd. Sla de voeten bij de enkels over elkaar door de rechtervoet over de linkervoet te plaatsen of omgekeerd (Afb. 367).

9. Adem uit, schuif het hoofd tussen de voeten en breng het voorhoofd op

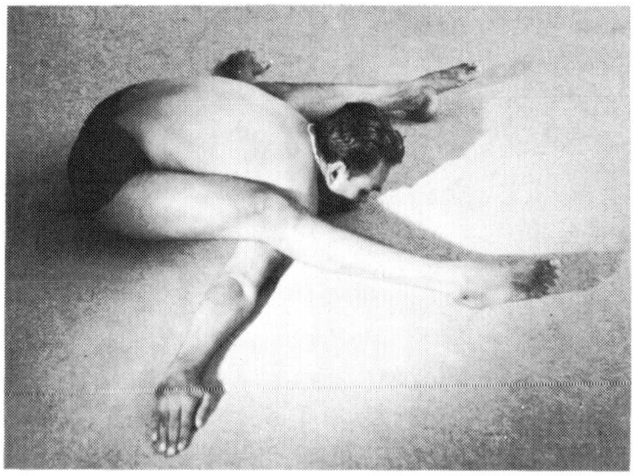

364

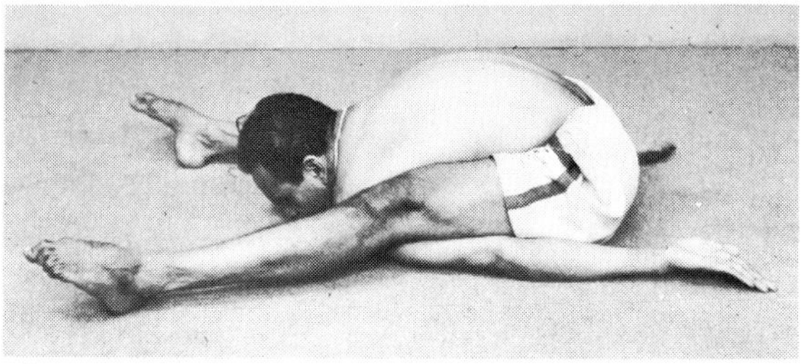

365

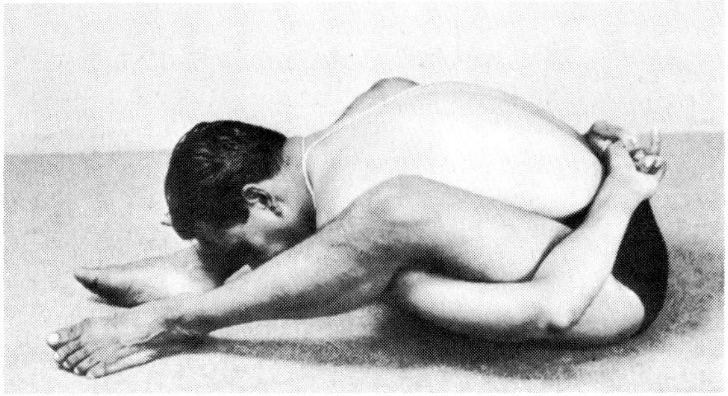

366

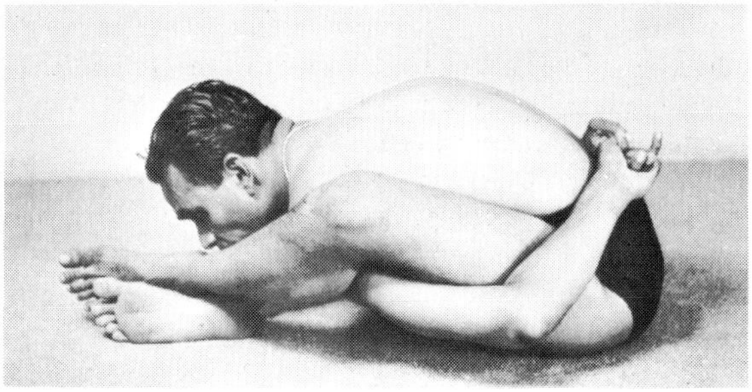

367

de grond. De achterkant van het hoofd zal hierbij de in elkaar gehaakte voeten dichtbij de enkels raken. Dit is het laatste stadium, dat bekend staat als:

134. ***Supta Kūrmāsana*** Veertien* (Afb. 368)
Blijf één tot twee minuten in deze houding. Het is aanbevelenswaardig om de voeten ook andersom over elkaar te slaan, zodat als eerst de rechtervoet over de linkervoet is geplaatst, nu de linkervoet over de rechtervoet wordt geplaatst. Hiermee worden de benen in gelijke mate ontwikkeld.
10. Adem in, til het hoofd op en maak de handen en voeten los; strek de benen recht uit, ga dan achterover op de grond liggen en ontspan.
11. Adem tijdens de drie boven beschreven stadia steeds normaal.

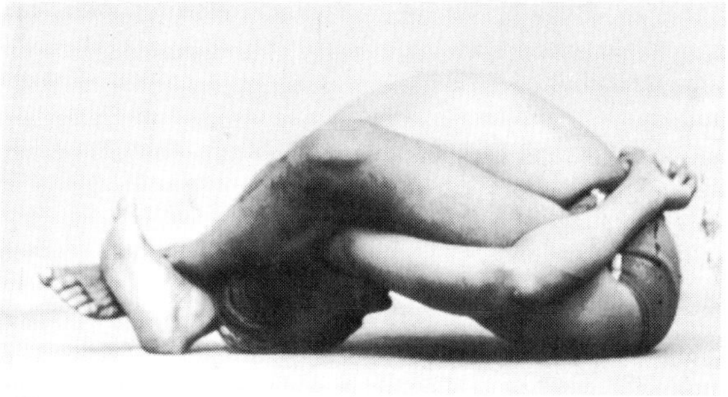

368

Uitwerking
Deze houding is voor een yogi heilig. Toen de Gezegende Heer aan Arjuna de eigenschappen van een sthita-prajñā (iemand met een stabiele gemoedstoestand) beschreef, zei hij: 'Als ḥij, zoals een schildpad zijn ledematen aan alle kanten intrekt en zijn zinnen terugtrekt van de zintuiglijke voorwerpen, bereikt hij het juiste evenwicht in zijn denken en begrijpen.' (*Bhagavad Gītā*, tweede hoofdstuk, vers 58). In deze houding worden de ledematen ingetrokken en het lichaam lijkt op een schildpad. Het denken wordt rustig en samenhangend, en men blijft gelijkmoedig onder vreugdevolle en verdrietige omstandigheden. De geest heeft geen angst bij pijn en staat neutraal tegenover pleziertjes, terwijl emoties als hartstocht, vrees en boosheid hun greep op de psyche verliezen.

Op zuiver lichamelijk niveau is de uitwerking ook sterk. De wervelkolom krijgt zijn oorspronkelijke veerkracht terug, de buikorganen worden geaktiveerd, men voelt zich energiek en gezond. De houding heeft een kalmerende invloed op de hersenzenuwen, en nadat de āsana is uitgevoerd, voelt men zich fris als na een lange ongestoorde slaap.

Deze āsana bereidt de leerling voor op het vijfde stadium van yogabeoefening, namelijk Pratyāhāra (het terugtrekken van de zintuigen van objekten in de buitenwereld).

135. ***Eka Pāda Śīrṣāsana*** Vijftien* (Afb. 371)
Eka betekent één. Pāda betekent been of voet. Śīrṣa betekent hoofd.

Uitvoering

1. Ga op de grond zitten met de benen recht naar voren gestrekt (Afb. 77).

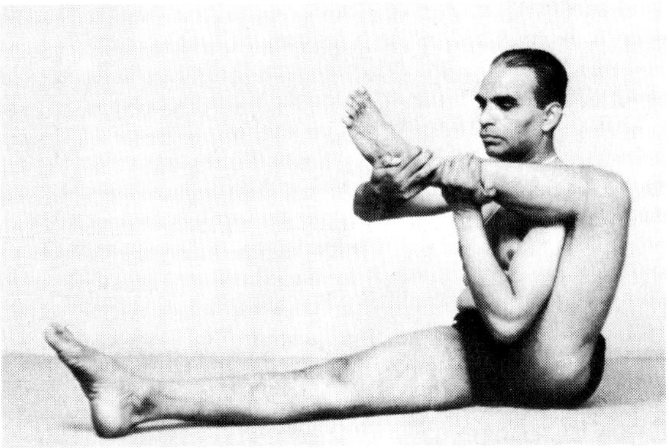

369

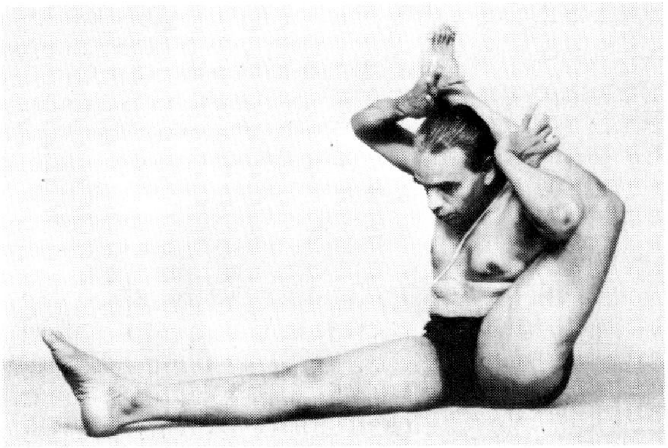

370

2. Buig de linkerknie, til de linkervoet op en breng deze dichtbij de romp door de linker enkel met beide handen vast te houden (Afb. 369).
3. Adem uit, breng de linkerdij omhoog en naar achteren, buig de romp een weinig voorover en zet het linkerbeen aan de achterkant van de nek (Afb. 370). De buitenkant van het linker onderbeen, vlak boven de enkel, raakt de achterkant van de nek.
4. Breng de nek en het hoofd omhoog, houd de rug recht, laat de linker enkel los en vouw de handen voor de borst (Afb. 371). De achterkant van de linkerdij zal dan de achterkant van de linkerschouder raken. Als het hoofd niet op de juiste wijze omhoog wordt gehouden, glijdt het been uit de nek weg. Het rechterbeen moet gestrekt op de grond liggen. De hele achterzijde van het rechterbeen moet de grond raken, en de tenen wijzen naar voren.
5. Blijf 15 tot 60 sekonden in deze houding, en haal hierbij diep adem.
6. Haal de handpalmen uit elkaar, pak de linker enkel met beide handen vast, breng het linkerbeen naar de grond en strek het.

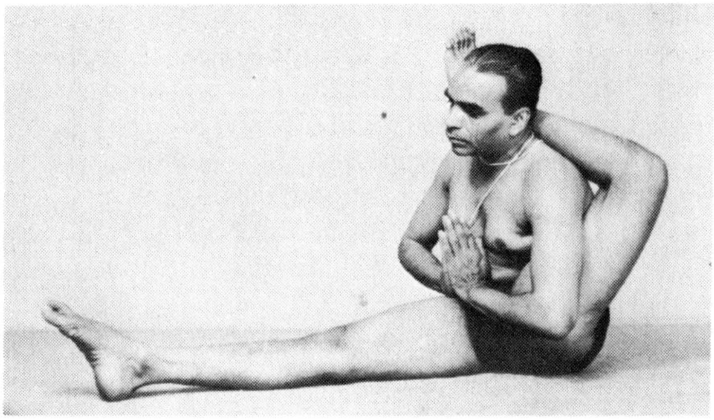

371

7. Herhaal de houding aan de rechterkant, waarbij het rechterbeen achter de nek wordt geplaatst. Het linkerbeen moet gestrekt op de grond liggen. Blijf aan beide kanten even lang in deze houding.

Uitwerking

Door de beoefening van deze houding worden de nek en de rug sterker, terwijl de dijen en de achterbeenspieren volledig gestrekt worden. De buikspieren worden samengenomen en de spijsvertering verloopt beter. Pas tijdens het beoefenen van deze houding wordt duidelijk hoeveel druk het been, dat in de nek ligt, uitoefent.

Eka Pāda Śīrṣāsana Cyklus

De āsana's, die hierna worden besproken, kunnen achter elkaar worden uitgevoerd als vervolg op Eka Pāda Śīrṣāsana (Afb. 371). Het is niet nodig om ze afzonderlijk te beoefenen.

Voer eerst de hele cyklus van āsana's uit te beginnen met Eka Pāda Śīrṣāsana met een van de benen tegen de achterkant van de nek geplaatst. Rust dan een paar minuten uit en herhaal de cyklus met het andere been tegen de achterkant van de nek. Deze houdingen vergen veel inspanning en het kost veel oefening om ze onder de knie te krijgen.

136. ***Skandāsana*** Zestien* (Afb. 372)

Skanda is de naam van Kārtikeya, de god van de Oorlog, wiens geboorte onderwerp is van *Kumāra-saṁbhava*, het epische gedicht dat door Kālidasa geschreven is. Eens werden de goden in moeilijkheden gebracht door de demon Tāraka; er was voorspeld dat deze demon alleen vernietigd zou kunnen worden door de zoon van Śiva en Pārvatī, de mooie dochter van de berg Himālaya. Maar de goden hadden er niet veel vertrouwen in dat Śiva spoedig een zoon zou krijgen, want hij was na de dood van zijn vrouw Satī voortdurend in meditatie verzonken. Pārvatī, die de reïncarnatie was van Satī, werd er door de goden op uitgezonden om Śiva het hof te maken, maar ondanks haar vele pogingen om zijn aandacht te trekken, nam hij geen notitie van haar. Vasanta, de god van de Lente, en Kāma, de god van de Liefde, deden hun best om Pārvatī te helpen bij het veroveren van Śiva.

Kāma schoot met zijn pijl van begeerte op hem en verstoorde zijn meditatie. Śiva opende zijn derde oog en met de vlammen die daaruit kwamen werd Kāma tot as verbrand. Om haar echtgenoot, uit een vorig leven, terug te winnen, besloot Pārvatī Śiva te volgen in zijn ascetische levenswijze. Ze legde haar sieraden af en trok zich als kluizenaar terug op een bergtop in de buurt van Śiva; in deze vermomming trok zij de aandacht van Śiva, die al getroffen was door de pijl van Kāma, en hij werd verliefd op haar. Śiva en Pārvatī werden tijdens een uitvoerige ceremonie, waarbij alle goden aanwezig waren, in de echt verbonden. Pārvatī bracht de oorlogsgod Skanda ter wereld, die op volwassen leeftijd de demon Tāraka doodde.

Uitvoering

1. Voer Eka Pāda Śīrṣāsana (Afb. 371) uit.
2. Buig de romp tijdens een uitademing voorover en pak het gestrekte rechterbeen met beide handen vast, zoals in Paschimottānāsana (Afb. 160), en laat de kin op de rechterknie rusten.
3. Strek de kin zoveel mogelijk naar voren om te voorkomen dat het been wegglijdt.
4. Blijf ongeveer 20 sekonden in deze houding en haal hierbij diep adem.

137. *Buddhāsana* Tweeëntwintig* (Afb. 373)

Buddha betekent verlicht. Deze āsana is een vervolg op Skandāsana (Afb. 372).

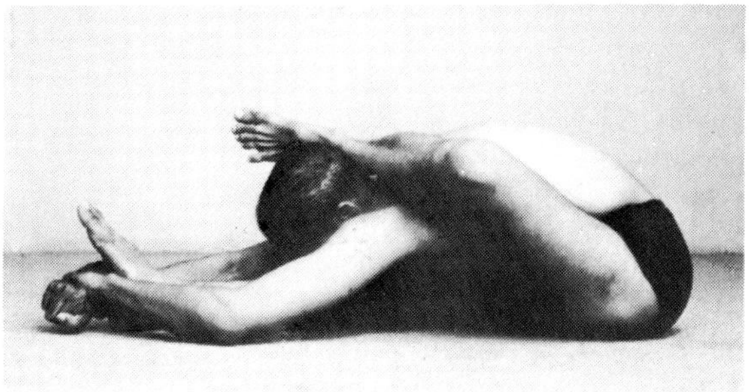

372

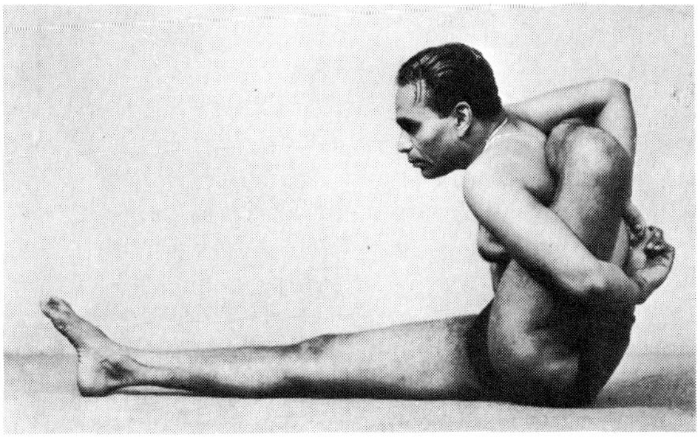

373

Uitvoering

1. Begin met Skandāsana (Afb. 372) met het linkerbeen in de nek, adem in en breng het hoofd en de romp omhoog.
2. Pak de linker enkel vast met de linkerhand en breng het been nog meer omlaag.
3. Til de rechterarm vanuit de schouder omhoog, breng deze arm zijwaarts en draai de onderarm naar achteren om hem van boven de linkervoet over de linker enkel te brengen. Laat met de linkerhand de linker enkel los, draai de linkerarm om de linkerdij, en pak met de linkerhand de rechterhand vast (Afb. 373).
4. Blijf ongeveer 15 sekonden in deze houding en haal hierbij diep adem. Adem in, breng het hoofd en de romp omhoog.

138. *Kapilāsana* Tweeëntwintig* (Afb. 374)

Kapila was de naam van een grote wijze, die de grondlegger is geweest van het filosofische systeem van de Sankhya. Deze āsana is een vervolg op Buddhāsana (Afb. 373).

Uitvoering

1. Zit in Buddhāsana met het linkerbeen in de nek, zorg dat de linkerhand de rechterhand blijft vasthouden, adem uit, buig de romp voorover en laat de kin op de gestrekte rechterknie rusten zoals in Paschimottānasana (Afb. 160).
2. Blijf 10 tot 15 sekonden in deze houding en haal hierbij diep adem. Adem in, breng het hoofd en de romp omhoog en maak de handen los.

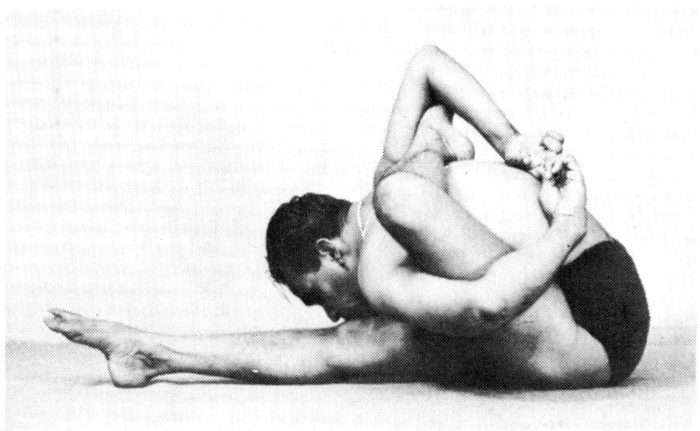

374

139. *Bhairavāsana* Zestien* (Afb. 375)

Bhairava betekent verschrikkelijk, ontzagwekkend. Dit is een van de acht aspekten van Śiva.

Uitvoering

1. Doe de handen vanuit Kapilāsana (Afb. 374) uit elkaar, adem uit en leun achterover.
2. Vouw de armen voor de borst. Houd het rechterbeen gestrekt en recht

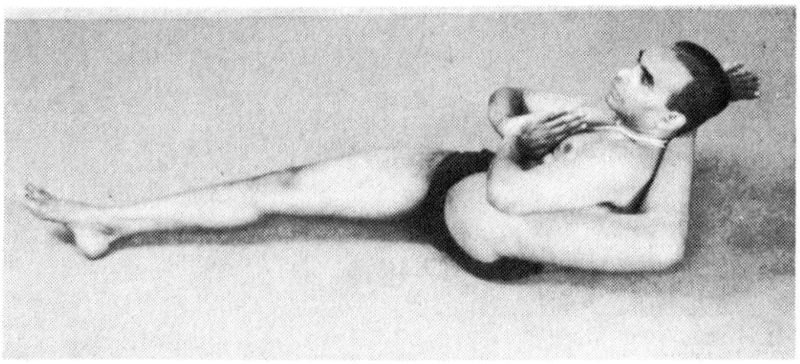

375

op de grond (Afb. 375).
3. Blijf ongeveer 20 sekonden in deze houding en haal hierbij diep adem.

140. ***Kāla Bhairavāsana*** Negentien* (Afb. 378)
Kāla Bhairava is Śiva in zijn verschrikkelijke aspekt als vernietiger van het heelal, een personifikatie van het destruktieve beginsel.

Uitvoering
1. Na Bhairavāsana (Afb. 375) worden de armen van de borst gehaald en door druk van de palmen op de grond wordt in Eka Pāda Śīrṣāsana teruggekeerd (Afb. 371). De handpalmen moeten naast de heup op de grond gehouden worden.
2. Breng het rechterbeen zijwaarts naar rechts.
3. Adem uit, hef het lichaam van de grond (Afb. 376) en haal twee keer adem.
4. Adem uit, haal de rechterarm van de grond, draai de romp naar rechts en leg de rechterarm langs de rechterdij (Afb. 377). Haal twee keer adem.
5. Strek nu de rechterarm vertikaal omhoog (Afb. 378).
6. Het hele lichaam balanceert zijwaarts op de linker handpalm en de buitenkant van de rechtervoet, waarbij het rechterbeen een hoek van 30 graden maakt met de grond.
7. Blijf ongeveer 20 sekonden in deze houding en haal hierbij diep adem.

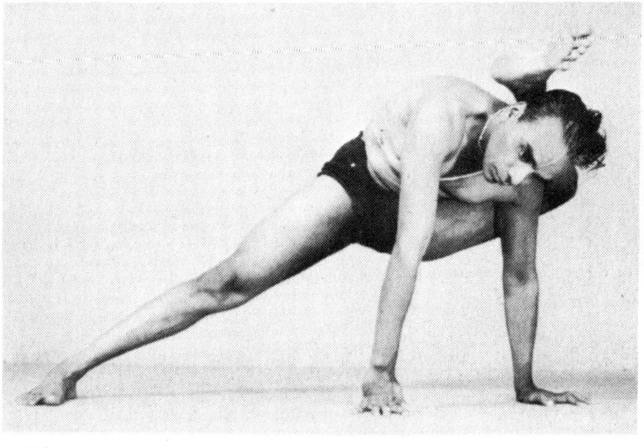

376

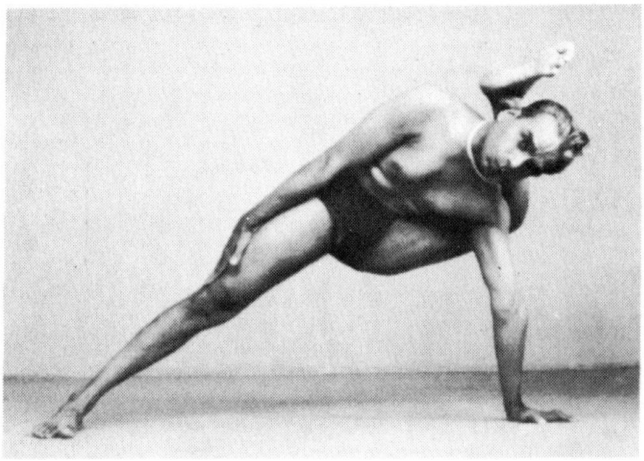

377

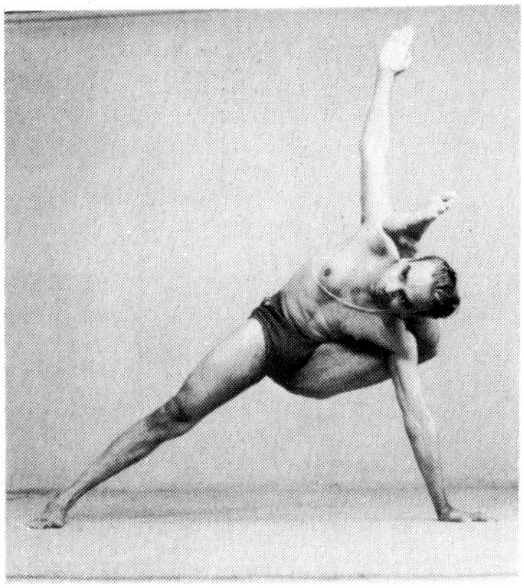

378

141. ***Chakorāsana*** Twintig* (Afb. 379 en 380)
Chakora is een patrijsachtige vogel, die volgens de legende van manestralen leeft.

Uitvoering
1. Zet vanuit Kāla Bhairavāsana (Afb. 378) de rechter handpalm op de grond, buig de rechterknie en ga op de grond zitten met het linkerbeen in de nek; kom op deze wijze terug in Eka Pāda Śīrṣāsana (Afb. 371).
2. Druk de handpalmen naast de heupen op de grond.
3. Til de heupen van de grond en laat het lichaam op de handpalmen balanceren. Til het uitgestrekte rechterbeen omhoog tot het een hoek van ongeveer 60 tot 75 graden vormt met de grond (Afb. 379 en Afb. 380). Blijf zo lang mogelijk in deze houding, en haal hierbij normaal adem.

142. ***Dūrvāsāsana*** Eénentwintig* (Afb. 383)
Dūrvāsa was de naam van een zeer lichtgeraakte wijze, wiens kwaadheid spreekwoordelijk is geworden.

Uitvoering
1. Plaats, vanuit Chakorāsana (Afb. 379) het uitgestrekte rechterbeen op de grond. Buig de rechterknie en hurk neer door de handpalmen op de grond te plaatsen.
2. Plaats daarna de handpalmen op de rechterdij. Adem uit, druk de handpalmen op de rechterdij, breng de romp omhoog en ga geleidelijk op het rechterbeen staan, maak het recht door de spieren stevig te strekken (Afb. 382).
3. Breng het middel en de borstkas omhoog, vouw de handen voor de borst en laat het lichaam op het rechterbeen balanceren (Afb. 383). Het linkerbeen ligt dwars over de achterzijde van de nek. Tracht normaal adem te halen.

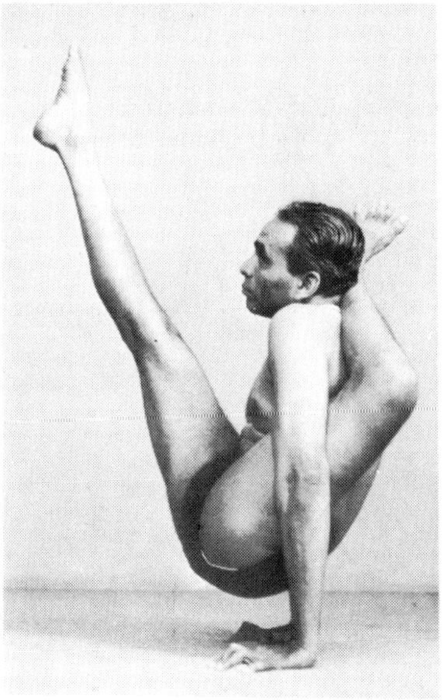

379

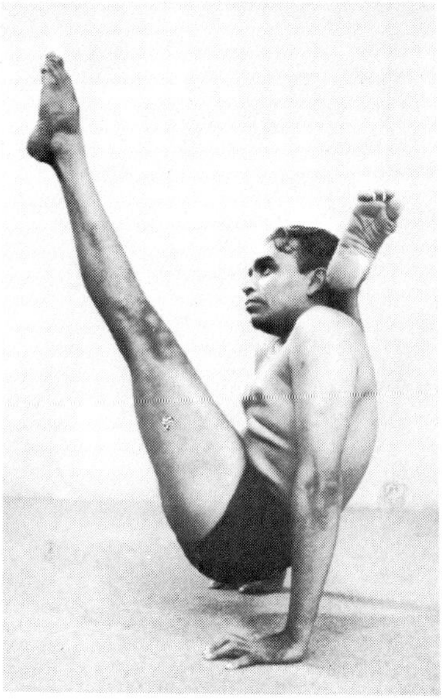

380

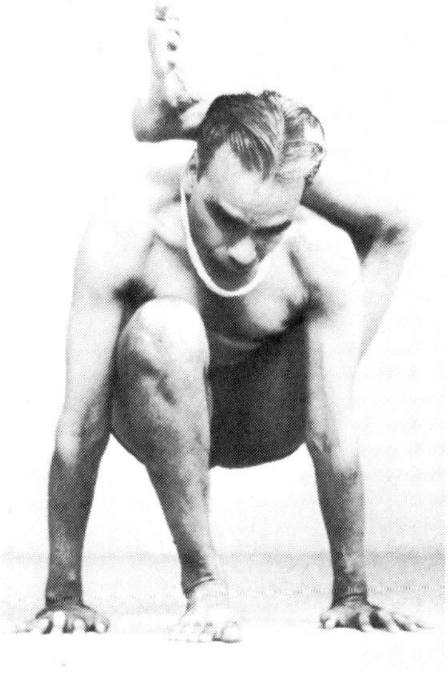

381

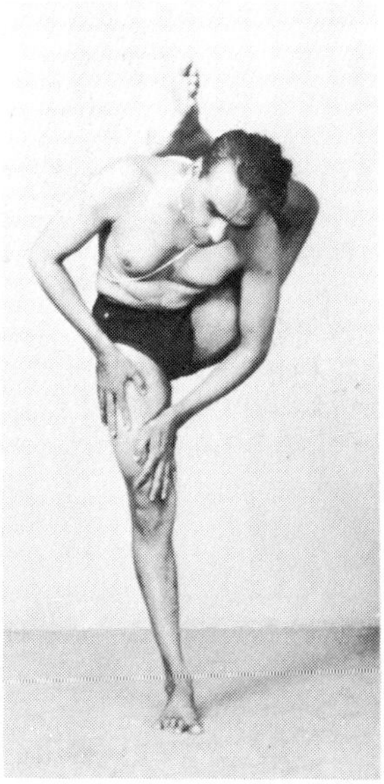

382

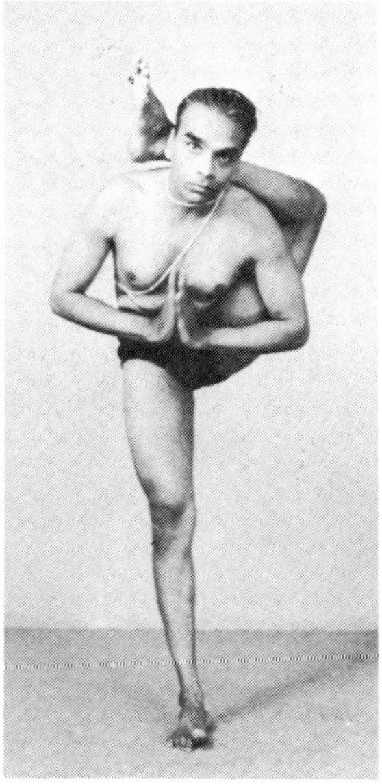

383

4. Blijf zo lang mogelijk in deze houding. Omdat het moeilijk is om he evenwicht te bewaren, is het goed om in het begin de steun van een muur o een vriend te zoeken.

143. *Ruchikāsana* Achttien* (Afb. 384 en 385)
Ruchika was de naam van een wijze, de grootvader van Bhagavān Paraśurāma, de zesde inkarnatie van Viṣṇu.

Uitvoering

1. Buig vanuit Dūrvāsāsana (Afb. 383) de romp tijdens een uitademing voorover en steun met de handpalmen aan beide kanten van de rechtervoet op de grond (Afb. 384 en 385).
2. Laat het hoofd op de rechterknie rusten zonder het linkerbeen uit de achterzijde van de nek te laten glippen. Strek dan langzamerhand de nek uit tot de kin de rechterknie raakt, zoals in Uttānāsana (Afb. 48).
3. Blijf ongeveer 15 sekonden in deze houding en haal hierbij normaal adem.
4. Buig de rechterknie, ga op de grond zitten, haal het linkerbeen uit de nek en ontspan.

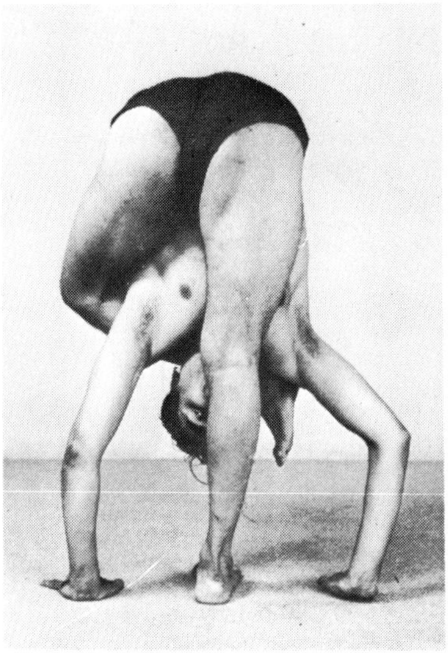

384

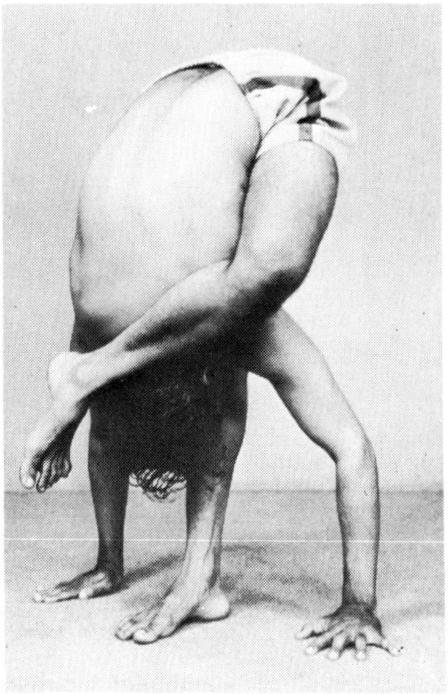

385

5. Breng vervolgens het rechterbeen achter de nek en herhaal de hiervoor beschreven cyklus van āsana's, waarbij het woord 'rechts' door 'links' wordt vervangen en omgekeerd.

Uitwerking *van de āsana's in de Eka Pāda Śīrṣāsana Cyklus*

De verschillende bewegingen in deze cyklus van āsana's hebben een stimulerende werking op de spier- en zenuwstelsels en op de bloedsomloop in het hele lichaam. Aan de wervelkolom wordt rijkelijk bloed toegevoerd, waardoor de zenuwenergie in de chakra's (de subtiele 'vliegwielen' van het menselijk lichaam) toeneemt. Door deze houdingen wordt de borstkas verruimd, de ademhaling wordt voller en het lichaam sterker; zenuwtrillingen houden op, en ook de kwalen die hiertoe leiden doen zich niet meer voor. Omdat zuiver bloed aan elk gedeelte van het lichaam wordt toegevoerd, worden gifstoffen verwijderd; het opgehoopte bloed wordt teruggevoerd naar hart en longen en daar gezuiverd. Door de beoefening van deze āsana's neemt het hemoglobine-gehalte van het bloed toe, lichaam en geest worden krachtiger en men kan meer werk verzetten.

144. ***Viranchyāsana I*** Negentien* (Afb. 386 en 387)

Virancha of Viranchi is een van de namen van Brahmā, het hoogste Wezen, de eerste godheid van de Hindoe-Drieëenheid, aan wie de schepping van de wereld is toevertrouwd.

Uitvoering

1. Ga op de grond zitten met de benen recht naar voren gestrekt (Afb. 77).
2. Buig de rechterknie en zet de rechtervoet aan de bovenkant van de linkerdij in halve Padmāsana.
3. Buig de linkerknie, breng de voet dichtbij de romp en pak de linker enkel met beide handen vast. Adem uit, breng de linkerdij omhoog en naar achteren, buig de romp een beetje voorover en plaats het linkerbeen op de achterkant van de nek.
4. Breng het hoofd en de nek omhoog, houd de rug recht en laat de linker enkel los.
5. Til nu de linkerarm vertikaal omhoog, buig deze bij de elleboog en breng hem aan de achterkant van de nek over het linkerbeen, dat dwars over de nek ligt. Breng de rechterarm omlaag, buig deze arm bij de elleboog en til de rechter onderarm achter de rug omhoog, tot de rechterhand zich op dezelfde hoogte als en tussen de schouderbladen bevindt. Grijp de handen achter de rug, tussen de schouders, in elkaar (Afb. 386 en 387).

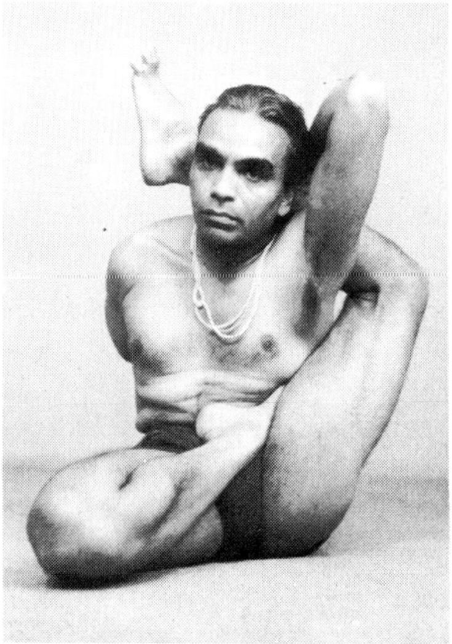

386

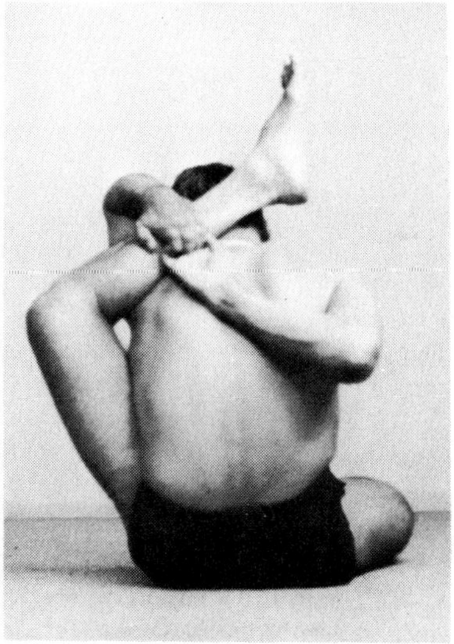

387

6. Blijf 10 tot 20 sekonden in deze houding en haal hierbij normaal adem. Haal de handen uit elkaar, laat het linkerbeen zakken, strek het rechterbeen en keer terug in positie 1.
7. Herhaal de houding aan de andere kant en doe er even lang over; lees hierbij voor 'links' 'rechts' en omgekeerd.

145. *Viranchyāsana II* Tien* (Afb. 388)

Uitvoering

1. Ga op de grond zitten met de benen recht naar voren gestrekt (Afb. 77).
2. Buig het linkerbeen bij de knie en breng het naar achteren. Plaats de linkervoet bij het heupgewricht, zorg dat de tenen naar achteren wijzen en laat ze op de grond rusten. Het linkerbeen bevindt zich nu in Virāsana (Afb. 89).

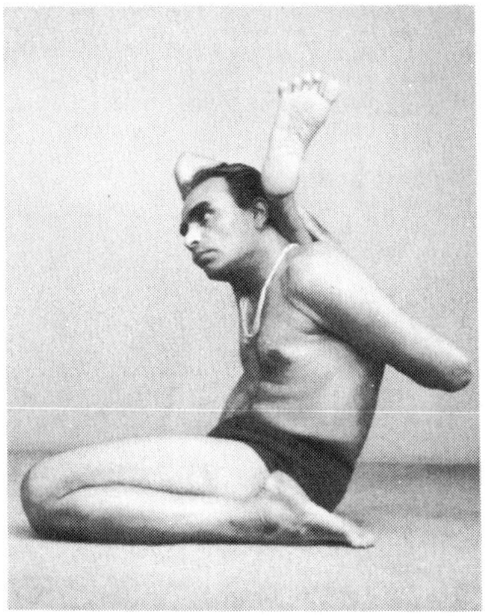

388

3. Volg daarna de aanwijzingen die hiervoor gegeven zijn voor Viranchyāsana I (Afb. 386).

Uitwerking

Beide houdingen versterken de rug en de nek, terwijl de schouderbewegingen vrijer worden. De dijen en de achterbeenspieren worden volledig uitgestrekt, de buikspieren worden samengenomen en de spijsvertering verloopt beter.

146. *Yoganidrāsana* Achttien* (Afb. 391)

Nidrā betekent slaap. Yoganidrā is een toestand tussen slaap en waken in. Het is ook de naam die aan de slaap van Viṣṇu wordt gegeven op het einde van een Yuga, een wereldtijdperk. In deze houding worden de benen aan de achterkant van de nek over elkaar geslagen en de handen pakken elkaar achter de rug, welke op de grond steunt. De benen vormen het kussen van de Yogi en de rug is zijn rustbed. Door de beoefening van deze houding wordt het lichaam zeer snel warmer. Yogi's die op grote hoogten wonen, passen deze houding toe om warm te blijven.

Uitvoering

1. Ga plat op de rug op de grond liggen (Afb. 219).
2. Buig beide knieën en breng de benen over het hoofd.
3. Adem uit, breng het rechterbeen door de rechtervoet met beide handen vast te pakken, langs de rechterschouder en plaats de rechtervoet stevig aan de achterkant van de nek, zoals bij Eka Pāda Śīrṣāsana (Afb. 389).

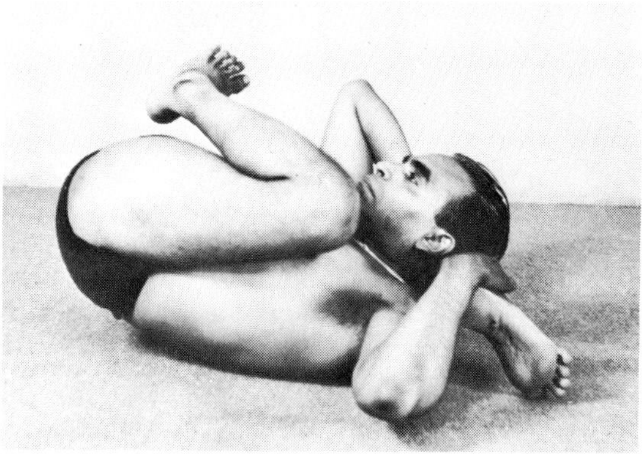

389

4. Haal enkele keren adem en handhaaf de stand van het rechterbeen.
5. Adem uit, en breng het linkerbeen met behulp van de linker handpalm achter de linkerschouder; plaats het daarna onder het rechterbeen (Afb. 390). Zet de voeten bij de enkels klem.
6. Til de schouders een flink stuk omhoog, breng de armen achter de rug en grijp met de vingers in elkaar (Afb. 391). De achterkant van de bovenarmen zal dan de achterkant van de dijen raken. Haal een paar keer adem.
7. Adem uit, breng de borstkas een flink stuk omhoog en strek de nek naar achteren. Dit is de eindhouding (die het omgekeerde is van Supta Kūrmāsana, Afb. 368). Blijf 30 tot 60 sekonden in deze houding, en tracht hierbij normaal te ademen.
8. Adem uit, haal de handen achter de rug uit elkaar, evenals de benen achter de nek.
9. Rust uit op de grond, en houd de benen enige tijd gestrekt.
10. Herhaal vervolgens de houding aan de andere kant en doe er even lang over; plaats hierbij het linkerbeen aan de achterkant van de nek en schuif het rechterbeen eronder.
11. Haal de handen en de benen uit elkaar en rust uit op de grond.
12. Kruis niet eerst de benen en breng ze daarna achter de nek. De āsana wordt dan niet op de juiste wijze ondergaan. Het ene been moet eerst aan de achterkant van de nek worden gebracht en daarna moet het andere been onder het eerste worden geschoven. Alvorens de benen achter de nek

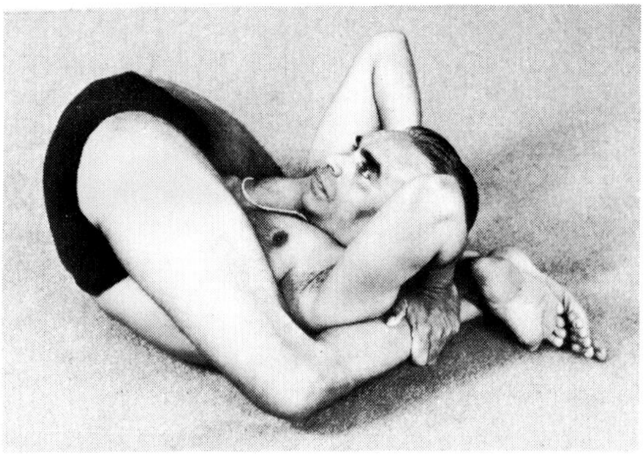

390

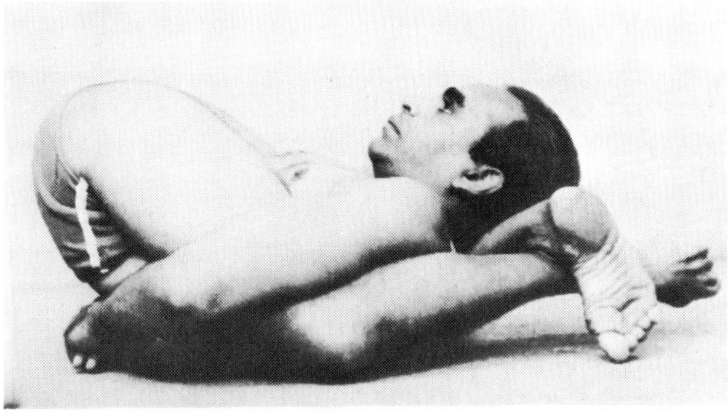

391

komen te liggen, worden de nek en de bovenrug zoveel mogelijk omhoog gebracht en de schouders uitgestrekt, zodat deze laatste niet bekneld raken tussen de borst en de benen. Dit leidt tot de juiste uitvoering van de houding.

Uitwerking

In deze houding wordt de wervelkolom volledig naar voren gestrekt en dit levert een plezierig gevoel in de rug op. Het is een van de beste vooroverbuigingen. Zelfs de maximale strekking van Paschimottānāsana (Afb. 106) geeft niet hetzelfde gevoel van behaaglijke ontspanning, gemak en rust als de juiste beoefening van Yoganidrāsana. Bij de achteroverbuigingen worden de longen maximaal uitgezet en de buikspieren maximaal gerekt. In deze āsana worden de longen en de buikspieren juist volledig samengenomen. Binnen korte tijd werken de nieren, de lever, de milt, de ingewanden, de galblaas, de prostaat en de urineblaas weer op volle kracht. Als de houding regelmatig beoefend wordt, doen zich geen klachten meer voor met betrekking tot de buikorganen. Ook de geslachtsklieren worden positief beïnvloed, waarbij energie vrijgemaakt wordt die het hele organisme vitaler maakt. De zenuwen komen tot rust, er is meer energie in het lichaam aanwezig en denken en werken verlopen beter.

147. *Dwi Pāda Śīrṣāsana* Vierentwintig* (Afb. 393)
Dwi Pāda (dwi = twee of beide; pāda = been of voet) betekent van beide voeten. In Eka Pāda Śīrṣāsana (Afb. 371) wordt één been aan de achterkant van de nek geplaatst. In deze āsana worden beide benen achter de nek geplaatst; de handen worden voor de borst gevouwen en het lichaam balanceert op een klein gedeelte van het zitvlak bij het staartbeen. Dit is moeilijk; men is geneigd achterover te vallen. De houding lijkt zeer veel op Yoganidrāsana (Afb. 391), maar hier bevindt het lichaam zich in vertikale positie, terwijl in Yoganidrāsana de rug op de grond rust.

Uitvoering
1. Ga op de grond zitten met de benen recht naar voren gestrekt (Afb. 77).
2. Buig de knieën en breng de voeten dichtbij de romp.
3. Adem uit, pak de rechter enkel met beide handen vast, breng de rechterdij omhoog en naar achteren, buig de romp enigszins voorover en plaats het rechterbeen aan de achterkant van de nek, zoals bij Eka Pāda Śīrṣāsana. De achterkant van de rechterdij raakt dan de achterkant van de rechter schouder. Haal de handen van de enkel af, en haal enige keren adem.
4. Adem uit, pak de linker enkel vast met de linkerhand, breng de linkerdij omhoog en naar achteren en plaats het linkerbeen over het rechterbeen op dezelfde wijze als boven is beschreven. Haal de hand van de linker enkel af, maar houd de voeten bij de enkels stevig in elkaar gehaakt. Plaats de handen naast de heupen op de grond en balanceer rechtop op het gedeelte van het zitvlak dat vlakbij het staartbeen ligt (Afb. 392). Dit vereist oefening. Tracht normaal te blijven ademen.
5. Til de handen van de grond, vouw ze voor de borst en bewaar enkele sekonden het evenwicht in de vertikale positie of zolang als mogelijk is, tussen de 10 en 30 sekonden (Afb. 393). Dit is de eindhouding.

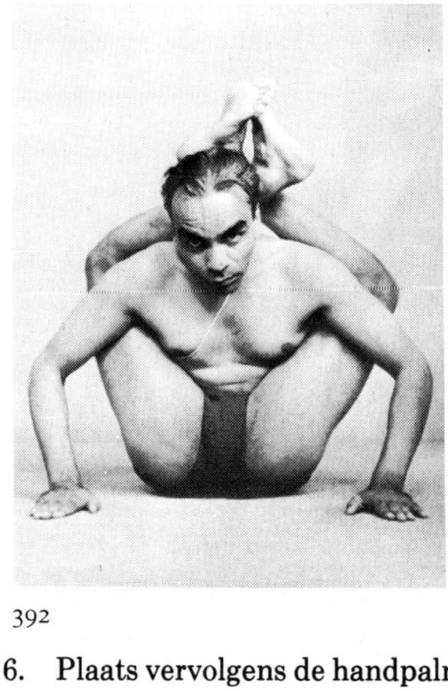
392

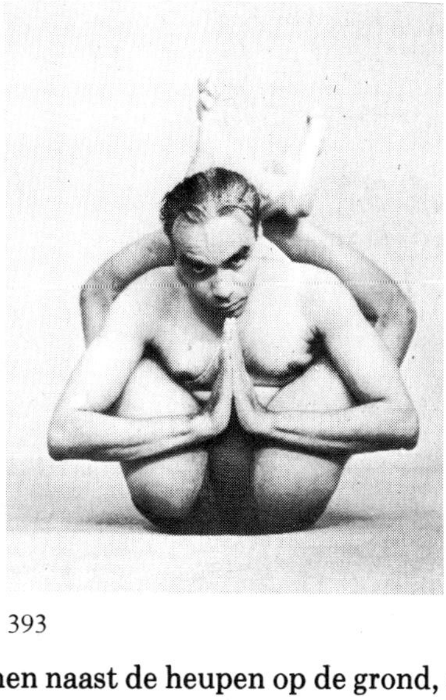
393

6. Plaats vervolgens de handpalmen naast de heupen op de grond, adem

uit, strek de armen en breng het lichaam omhoog door het gewicht op de handen te dragen. Zorg dat de enkels niet uit elkaar schieten (Afb. 394). Blijf 10 tot 20 sekonden in deze houding, al naar gelang de mogelijkheden.
7. Haal de enkels uit elkaar, strek de benen vertikaal omhoog en balanceer op de handen. Dit wordt genoemd:

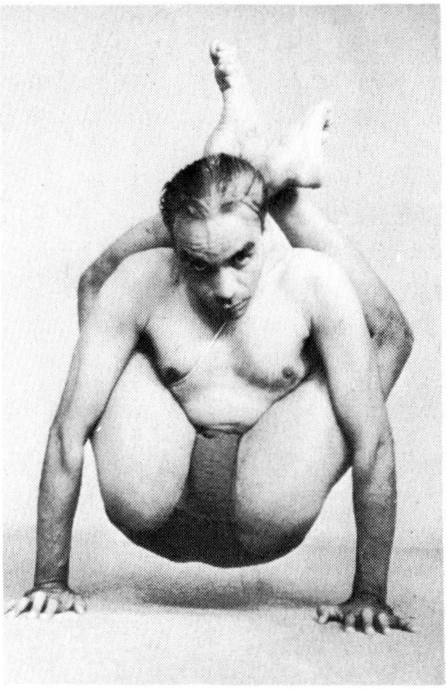
394

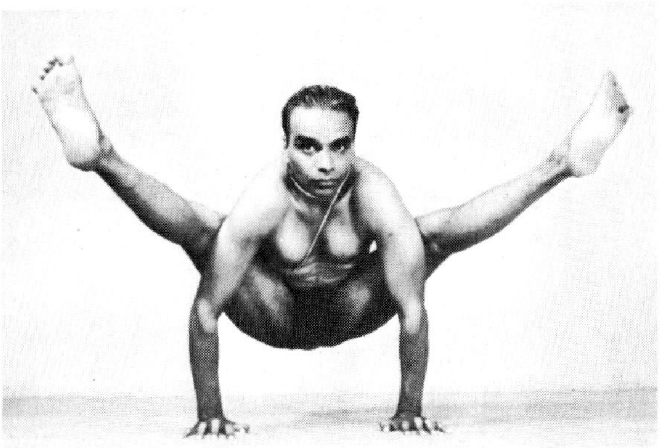
395

148. ***Tittibhāsana*** Tweeëntwintig* (Afb. 395)
Tittibha is een insekt, een soort vuurvlieg.

Buig, na een paar sekonden in deze houding te zijn gebleven, de benen bij de knieën, breng het lichaam naar de grond, haal de benen van de armen af, strek ze recht naar voren en rust een paar sekonden uit.
8. Herhaal de bewegingen, maar plaats deze keer eerst het linkerbeen op de achterkant van de nek en daarna het rechterbeen bovenop het linkerbeen. Ontspan tenslotte op de grond.

Uitwerking
In deze āsana worden de longen en de buikspieren op zeer stevige wijze samengenomen. De wervelkolom wordt volledig naar voren gestrekt en de buikorganen hebben snel baat bij de oefening. De uitwerking is hetzelfde als bij Yoganidrāsana (Afb. 391), maar de dijbenen worden hier meer gestrekt en er wordt meer druk op de nek, het heiligbeen- en lendegedeelte van de wervelkolom en de buik gevoeld.

149. ***Vasiṣṭhāsana*** Achttien* (Afb. 398)
Vasiṣṭha was een beroemde wijze of ziener, de familiepriester van het zonneras van koningen en de schrijver van verschillende Vedische hymnen, in het bijzonder de zevende Maṇḍala van de Ṛg Veda. Hij was een typische

vertegenwoordiger van de brahmaanse waardigheid en macht, en is een van de zeven wijzen die geïdentificeerd worden met de sterren van de Grote Beer. De rivaliteit tussen hem en de koninklijke wijze Viśvāmitra, een kṣatriya (een man uit de krijgerskaste) die zichzelf door zijn vroomheid en ascetisme opwerkte tot de status van brahmaan, vormt het onderwerp van vele legenden. De āsana is opgedragen aan de wijze Vasiṣṭha.

Uitvoering

1. Ga in Tāḍāsana staan (Afb. 1). Buig voorover, plaats de handpalmen op de grond en breng de benen ongeveer 1 meter 20 tot 1 meter 50 naar achteren, alsof je Adho Mukha Śvānāsana uitvoert (Afb. 75).
2. Draai het hele lichaam zijwaarts naar rechts en balanceer alleen op de rechterhand en -voet. De buitenkant van de rechtervoet moet stevig op de grond staan. Plaats de linkervoet tegen de rechtervoet, laat de linker handpalm op de linkerheup rusten en sta in evenwicht, waarbij het lichaam recht gehouden wordt (Afb. 396). Om de kunst van het balanceren in deze positie te leren, is het het beste om dicht bij een muur te oefenen, waarbij dan de binnenkant van de rechtervoet tegen deze muur steunt.

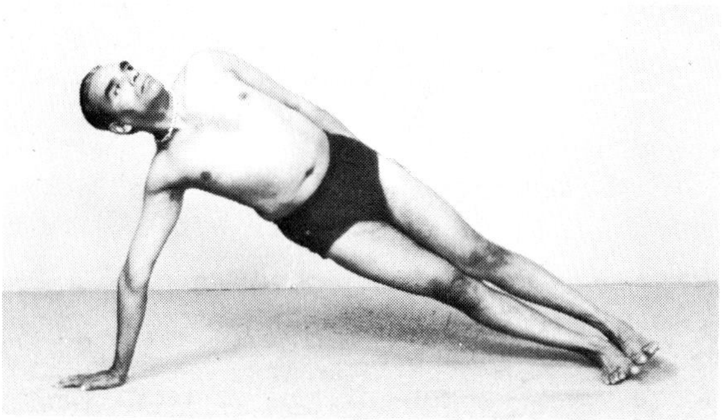

396

3. Adem uit, buig het linkerbeen bij de knie, breng het lichaam enigszins naar voren en pak de linker grote teen vast tussen de duim en de wijs- en middelvinger van de linkerhand (Afb. 397). Breng de linkerarm en het linkerbeen vertikaal omhoog (Afb. 398). De greep op de teen is gelijk aan die bij Supta Pādānguṣṭhāsana (Afb. 284). Balanceer ongeveer 20 tot 30 sekonden in deze positie, waarbij de armen en benen stevig gestrekt blijven; haal hierbij diep adem.
4. Laat de teen los, laat de linkervoet weer tegen de rechtervoet rusten en breng de linkerhand weer op de heup.
5. Adem uit, draai het lichaam naar links, zodat het alleen op de linkerhand en de linkervoet balanceert. Herhaal de houding aan deze kant en doe er even lang over; 'links' in het bovenstaande moet door 'rechts' vervangen worden en omgekeerd.

Uitwerking

Deze houding versterkt de polsen, oefent de benen en werkt stimulerend op de lende- en stuitbeengedeelten van de wervelkolom.

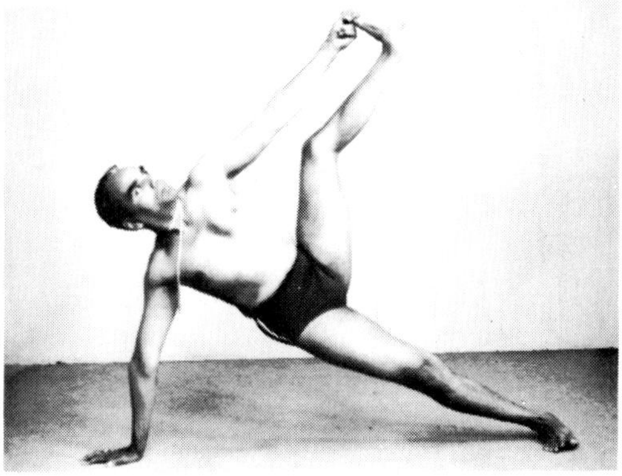

397

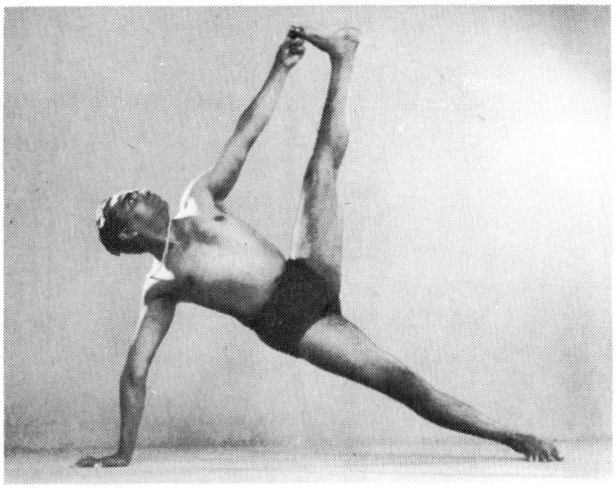

398

150. ***Kaśyapāsana*** Negentien* (Afb. 399 en 400)
Deze āsana is opgedragen aan de wijze Kaśyapa, zoon van de wijze Marīchi, een zoon van Brahmā. Hij leverde een belangrijk aandeel aan het scheppingswerk. Volgens het verhaal huwde Kaśyapa de dertien dochters van Dakṣa. Bij Aditi verwekte hij de twaalf Aditya's (de goden) en bij Diti de Daitya's (de demonen). Bij zijn andere vrouwen verwekte hij een gevarieerde en omvangrijke reeks nakomelingen, zoals slangen, vogels en nimfen van de maankonstallaties. Hij was zodoende de vader van Sūrya (de zonnegod) en alle levende wezens; hij wordt dikwijls Prajāpati (de Stamvader) genoemd.

Uitvoering
1. Ga in Tāḍāsana staan (Afb. 1). Buig voorover, laat de handpalmen op de grond rusten, zoals in Uttānāsana (Afb. 47) en breng de benen ongeveer 1 meter 20 tot 1 meter 50 naar achteren, in Adho Mukha Śvānāsana (Afb. 75).
2. Draai het hele lichaam zijwaarts naar rechts en balanceer op de rechterhand en -voet. De buitenkant van de rechtervoet moet stevig op de grond staan. Plaats de linkervoet tegen de rechtervoet, laat de linker handpalm op de linkerheup rusten en sta in evenwicht met gestrekt lichaam (Afb. 396).
3. Adem uit, buig de linkerknie en plaats de linkervoet aan de bovenkant van de rechterdij, zoals in halve Padmāsana. Breng de linkerarm vanuit de schouder achter de rug en pak met de linkerhand de linker grote teen vast. Dit is de eindhouding (Afb. 399 en 400). Balanceer enige tijd in deze houding; haal hierbij diep adem. De hele borstkas en de uitgestrekte rechterarm moeten in één vlak staan.
4. Adem uit, laat de linkervoet los, plaats deze weer tegen de rechtervoet en zet de linkerhand op de linkerdij (Afb. 396). Haal een paar keer diep adem.
5. Adem uit, draai het lichaam om naar de linkerkant, zodat het alleen op de linkerhand en -voet balanceert. Plaats de rechtervoet aan de bovenkant van de linkerdij in halve Padmāsana en pak de rechter grote teen van achter de rug met de rechterhand vast. Balanceer aan beide zijden even

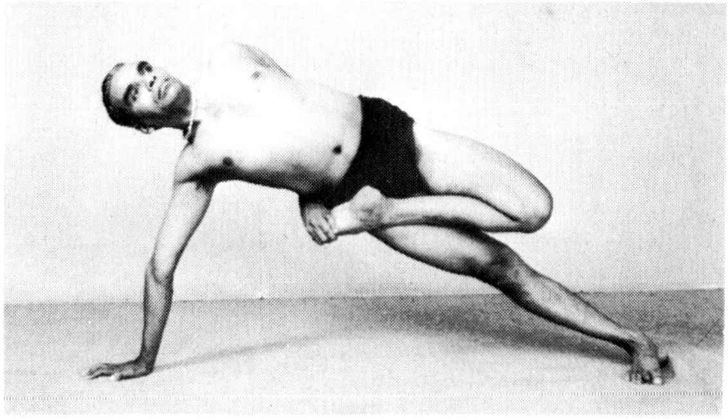

399

lang.

6. Adem uit, laat de rechtervoet los en plaats deze voet op de linkervoet; zet de rechterhand op de rechterdij.
7. Laat de rechter handpalm op de grond komen en keer terug in Uttānasana (Afb. 47), haal een paar keer adem en kom weer tijdens een uitademing in Tāḍāsana (Afb. 1).

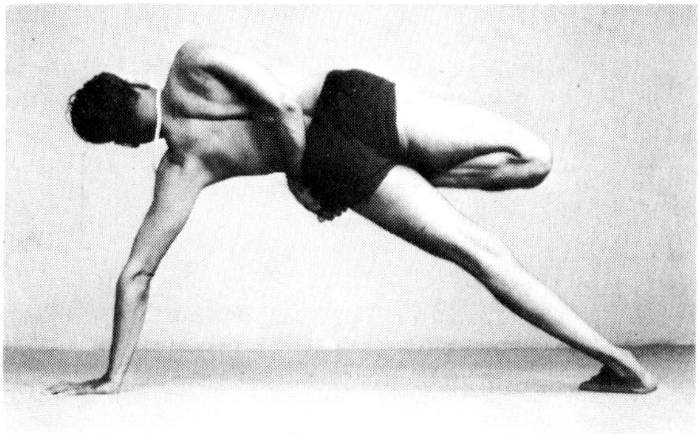

400

Uitwerking

Deze āsana versterkt de handen en verzacht pijn en stijfheid in het heiligbeengedeelte van de wervelkolom.

151. ***Viśvāmitrāsana*** Twintig* (Afb. 403)

Viśvāmitra was de naam van een beroemde wijze. Hij was oorspronkelijk een kṣatriya (een lid van de krijgerskaste) en koning van Kanyākubja. Toen hij zich op een dag met de jacht bezig hield, ging hij naar de kluis van de wijze Vasiṣṭha; daar zag hij Kāmadhenu (de Koe van de Overvloed), en bood de wijze onnoemelijk veel schatten aan in ruil voor haar. De wijze weigerde, en de koning probeerde de koe nu met geweld te verkrijgen. Er ontwikkelde zich een langdurige strijd, waarin de koning verslagen werd. Hoewel hij pijnlijk gekrengt was, was hij toch diep onder de indruk van de kracht die aan het Brahmanisme eigen is. De koning leidde daarna een zeer strikt en sober bestaan, tot hij achtereenvolgens de status en titels van Rājarṣi (een koninklijke wijze, een vorst die tevens heilige is), Riṣi (een wijze of ziener), Maharṣi (een grote wijze of patriarch van de mensheid) en tenslotte van Brahmarṣi (een Brahmaanse wijze) verkreeg, maar hij was niet tevreden tot Vasiṣṭha zelf hem Brahmarṣi noemde. Gedurende de periode van strenge boetedoening verleidde de hemelse nimf Menakā hem en verwekte hij Śakuntalā, de heldin van het befaamde drama van Kālidāsa.

Deze āsana is opgedragen aan Viśvāmitra.

Uitvoering

1. Ga in Tāḍāsana staan (Afb. 1). Buig voorover, plaats de handpalmen op de grond en breng de benen ongeveer 1 meter 20 tot 1 meter 50 naar achteren, zoals in Adho Mukha Śvānāsana (Afb. 75).
2. Adem uit, breng het rechterbeen over de rechterhand en plaats de achterkant van de rechterdij op de achterkant van het bovengedeelte van de rechterarm (Afb. 401).

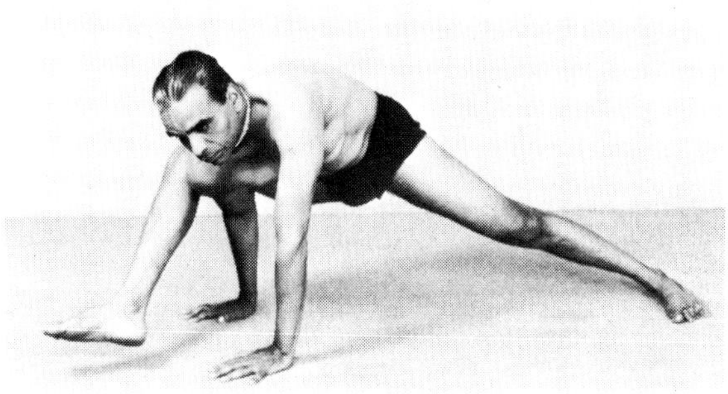

401

3. Draai het lichaam dan meteen naar links, leg de linkerarm langs de linkerdij en balanceer (Afb. 402).
4. Draai de linkervoet zijwaarts en druk de voetzool en de hiel op de grond.

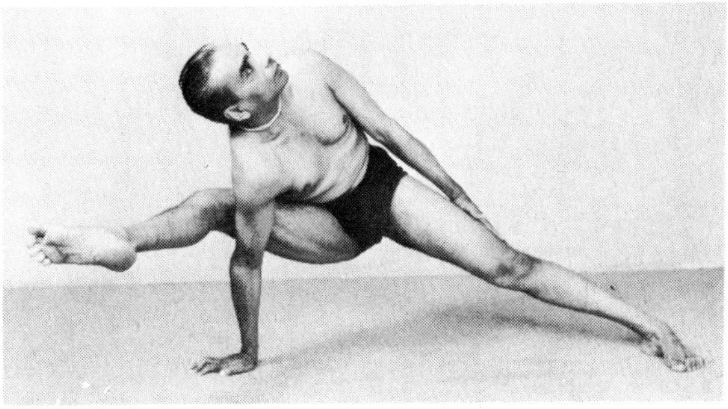

402

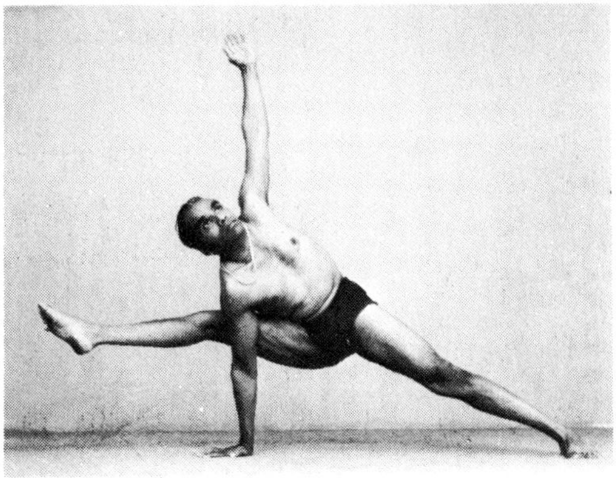

403

5. Strek het rechterbeen stevig omhoog en haal twee keer adem.
6. Adem uit, strek de linkerarm vanuit de schouder vertikaal omhoog en kijk naar de uitgestrekte linkerhand (Afb. 403).
7. Blijf 20 tot 30 sekonden in deze houding en haal hierbij diep adem.
8. Adem uit, laat het rechterbeen los en kom terug in positie 1.
9. Herhaal de houding aan de andere kant, doe er even lang over; lees in bovenstaande instrukties voor 'rechts' 'links' en omgekeerd.

Uitwerking

Deze houding versterkt de handen en de buikorganen en is een goede oefening voor de dijspieren.

152. ***Bakāsana*** Negen* (Afb. 406 en 410)

Baka betekent kraanvogel. Het lichaam lijkt in deze houding op dat van een kraanvogel, die door een plas waadt, vandaar de naam. De uitvoering wordt op twee manieren gegeven, de eerste voor beginners, de tweede voor gevorderde leerlingen.

Uitvoering voor beginners

1. Hurk neer met de voeten tegen elkaar. De voetzolen en de hielen moeten volledig op de grond rusten. Breng het zitvlak van de grond omhoog en sta in evenwicht (Afb. 317).
2. Breng de knieën verder uit elkaar en de romp naar voren.
3. Adem uit, breng de armen voor de gebogen benen en plaats de handpalmen op de grond (Afb. 318).
4. Buig de ellebogen, til de hielen van de grond, breng de romp verder naar voren en laat de schenen op de achterkant van de bovenarmen, dichtbij de oksels, rusten (Afb. 404). Haal 2 of 3 keer adem.
5. Adem uit, breng het lichaam naar voren en til de tenen van de grond (Afb. 405).
6. Strek de armen tot ze recht zijn en laat het hele lichaam op de handen balanceren (Afb. 406).
7. Blijf 20 tot 30 sekonden in deze houding en haal hierbij normaal adem.
8. Adem uit, buig de ellebogen, breng de romp omlaag, maak de benen los van de oksels, hurk op de grond en ontspan.

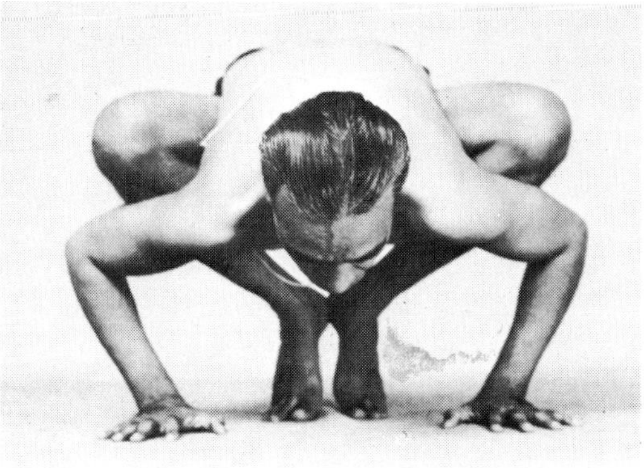

404

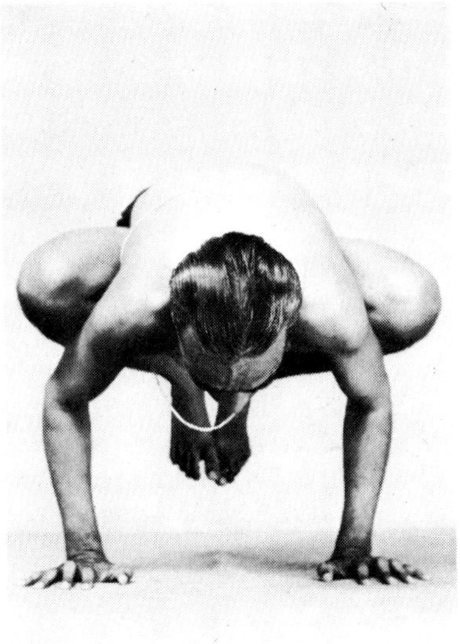

405

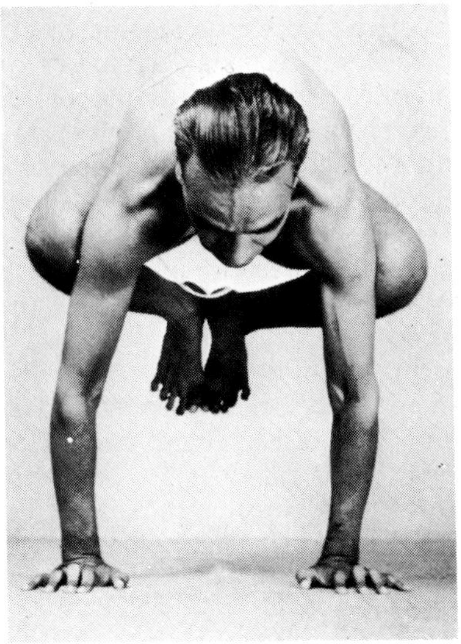

406

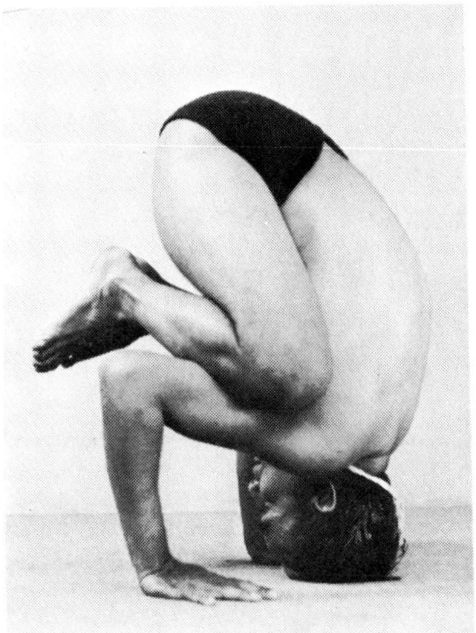

407

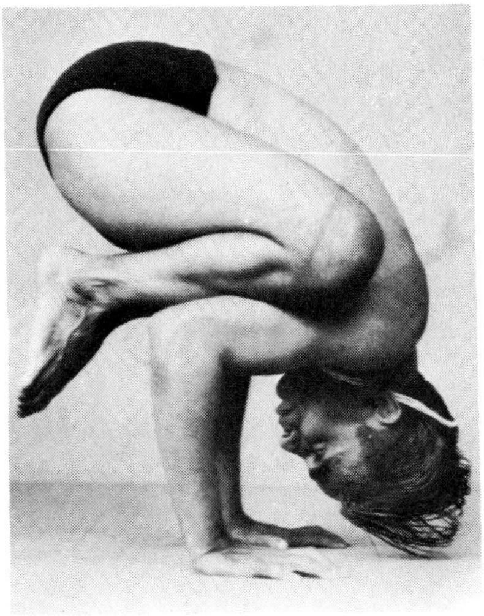

408

Uitvoering voor gevorderde leerlingen

1. Voer Sālamba Śīrṣāsana II uit (Afb. 192).
2. Adem uit, buig de knieën en breng de benen omlaag, zodat de dijen de maag en de borstkas raken.

3. Plaats de rechterknie zo dicht mogelijk bij de oksel op de achterkant van de rechter bovenarm, en vervolgens de linkerknie op dezelfde wijze op de linkerarm. De voeten moeten tegen elkaar gehouden worden (Afb. 407). Maak deze positie stevig, sta in evenwicht en haal gelijkmatig adem.
4. Adem uit, breng de romp omhoog en til het hoofd van de grond (Afb. 408). Strek de armen tot ze recht zijn en til de billen op (Afb. 409). Rek de nek uit en houd het hoofd zo hoog mogelijk (Afb. 410).
5. Sta in deze houding een paar sekonden in evenwicht op de handen door de spieren in de buurt van het middenrif samen te nemen. Tracht normaal te ademen.
6. Adem uit, laat het hoofd op de grond komen en keer terug in Sālamba Śīrṣāsana II. Breng daarna de benen naar de grond en rust uit. Gevorderde leerlingen kunnen Ūrdhva Dhanurāsana (Afb. 486) uitvoeren door de benen eerst omhoog te brengen in Śīrṣāsana II en ze dan naar achteren te brengen in Ūrdhva Dhanurāsana; vervolgens kunnen ze rechtop gaan staan in Tāḍāsana (Afb. 1). Als men eenmaal Viparīta Chakrāsana (Afb. 488 t/m 499) beheerst, is dit een kalmerende oefening na het uitvoeren van Ūrdhva Dhanarāsana.

Uitwerking
Deze āsana versterkt de armen en buikorganen, omdat de laatste worden samengenomen.

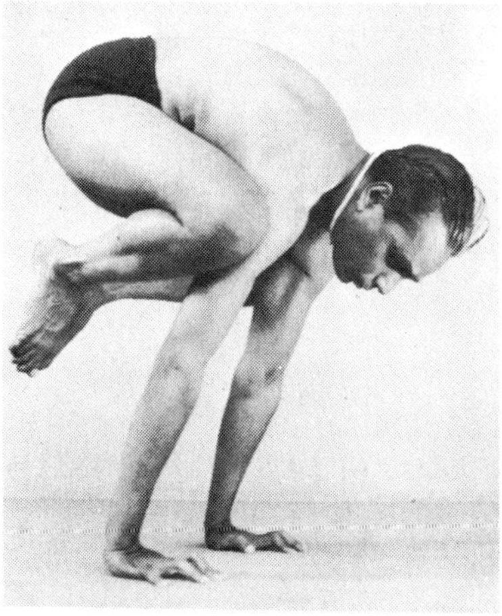
409

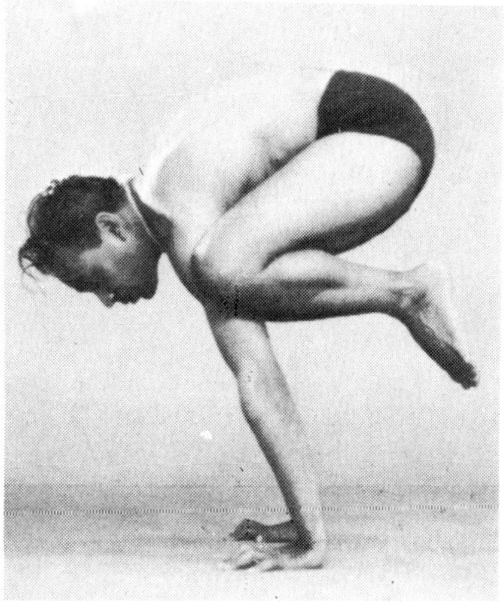
410

153. *Pārśva Bakāsana* Zestien* (Afb. 412)
Pārśva betekent zijde, flank of schuin, baka betekent kraanvogel of een wadende vogel. De benen bevinden zich hier in zijwaartse positie.

Uitvoering
1. Voer Sālamba Śīrṣāsana II (Afb. 192) uit.
2. Adem uit en buig de knieën op zodanige wijze, dat de dijen de maag en de borstkas raken.

3. Houd zowel de dijen als de voeten tegen elkaar. Draai de gebogen benen en romp schuin naar rechts. Laat de linkerdij zo dicht mogelijk bij de oksel op de achterkant van de rechter bovenarm rusten (Afb. 411). Haal een paar keer diep adem en sta in evenwicht.
4. Til vervolgens tijdens een uitademing het hoofd van de grond, neem de spieren bij het middenrif samen, strek de armen en balanceer op de handen (Afb. 412). Blijf enige sekonden in deze positie en haal gelijkmatig adem. Op de schijnbaar vrije arm wordt grotere druk gevoeld.
5. Buig de ellebogen, laat het hoofd op de grond komen (Afb. 411) en ga weer terug in Sālamba Śīrṣāsana II.
6. Buig vervolgens de knieën en draai de benen schuin naar links. Laat de rechterdij op de achterkant van de linker bovenarm rusten, zo dicht mogelijk bij de oksel. Adem uit, til het hoofd van de grond en balanceer als in positie 4.

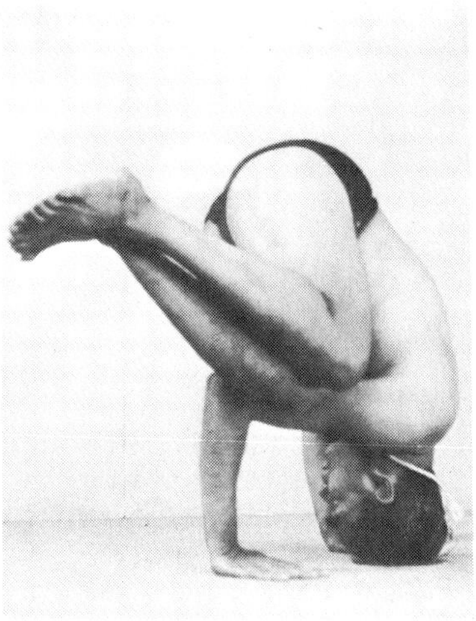

411

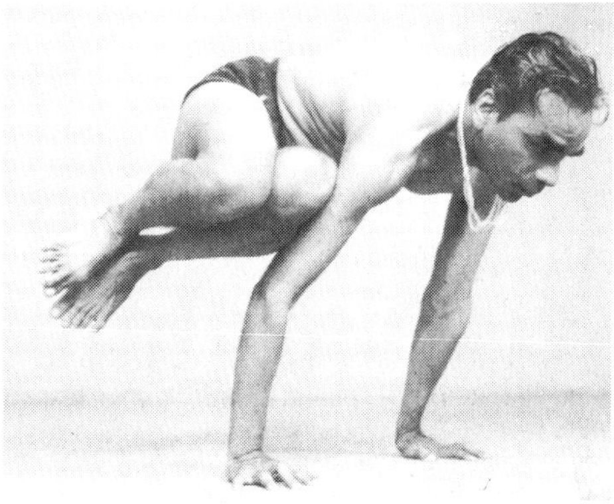

412

7. Zet het hoofd op de grond terug en kom weer in Sālamba Śīrṣāsana II. Breng vervolgens de benen naar de grond en rust uit óf ga in Ūrdhva Dhanurāsana (Afb. 486) staan en daarna in Tāḍāsana (Afb. 1). Als Viparīta Chakrāsana (Afb. 488 t/m 499) beheerst wordt, is het een kalmerende oefening na het uitvoeren van Ūrdhva Dhanurāsana.

Uitwerking
Deze houding versterkt de armen. Door herhaalde beoefening van deze houding ontwikkelen de laterale buikspieren zich en de ingewanden worden sterker.

154. ***Ūrdhva Kukkuṭāsana*** Achttien* (Afb. 417, 418 en 419)
Ūrdhva betekent naar boven. Kukkuṭa betekent haan. In deze houding lijkt het lichaam op een parmantige haan, vandaar de naam.

Uitvoering

1. Voer Sālamba Śīrṣāsana II (Afb. 192) uit.
2. Ga, als de voorgaande positie stabiel is, over in Padmāsana door de rechtervoet aan de bovenkant van de linkerdij, en de linkervoet aan de bovenkant van de rechterdij te plaatsen (Afb. 413), buig vervolgens, tijdens een uitademing, de benen en laat ze op de achterkant van de bovenarmen rusten, zo dicht mogelijk bij de oksels (Afb. 414). Sta in deze positie in evenwicht en adem hierbij gelijkmatig.

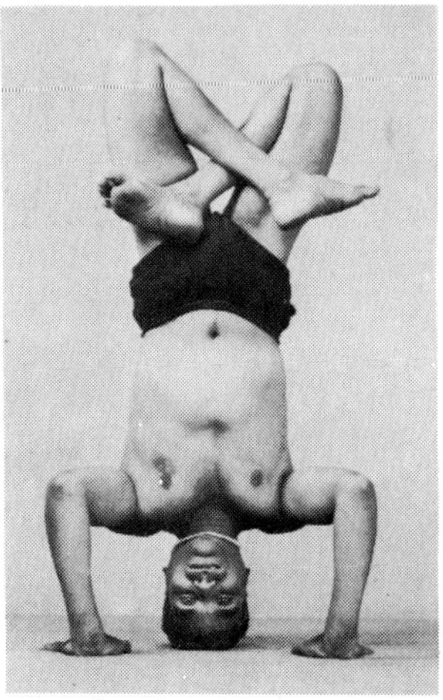

413

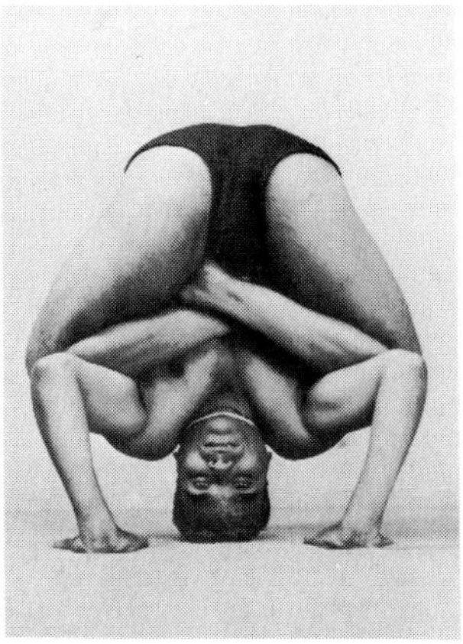

414

3. Adem uit, druk de handpalmen stevig op de grond, breng de romp omhoog en til het hoofd van de grond, op de wijze die aangegeven is op Afb. 415 en 416. Strek de armen stevig en til de billen omhoog. Rek de nek uit en houd het hoofd zo hoog mogelijk (Afb. 417, 418 en 419).
4. Balanceer in deze houding een paar sekonden op de handen door de

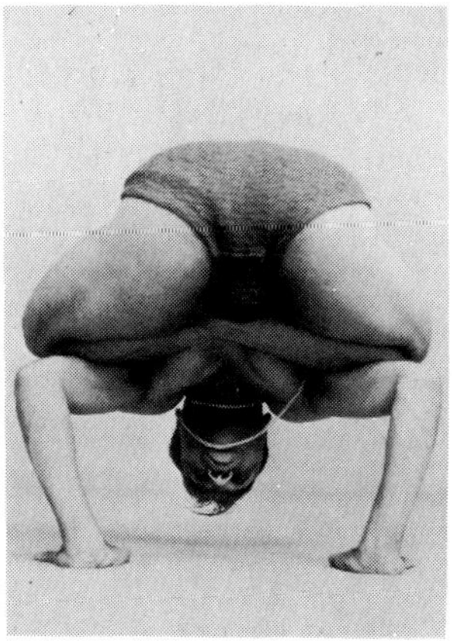

415

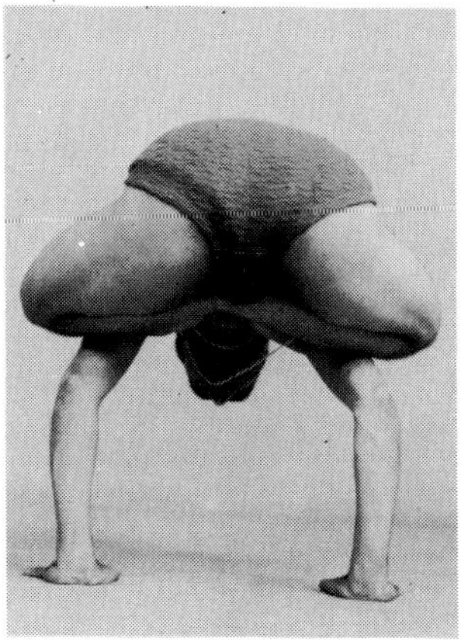

416

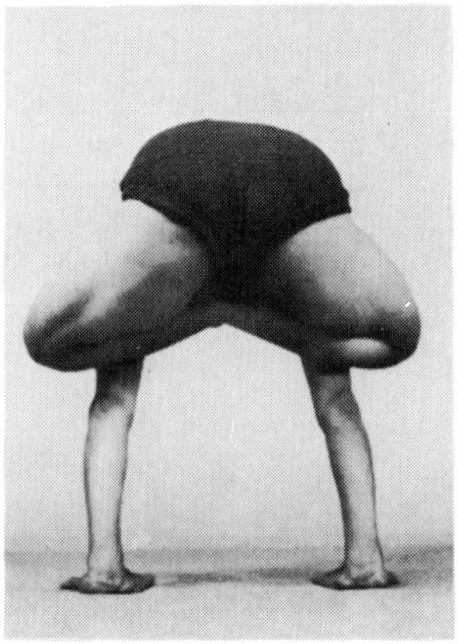

417

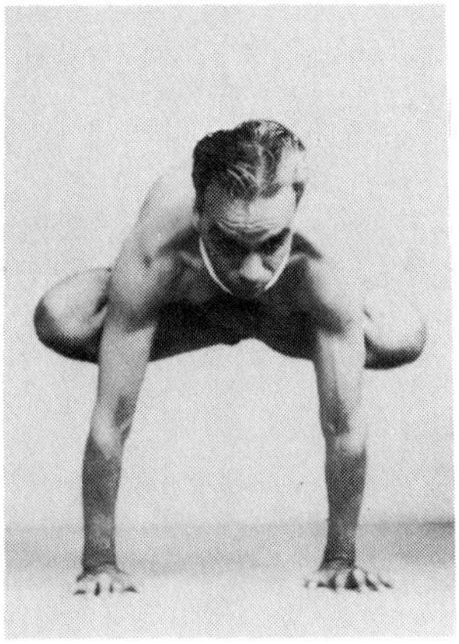

418

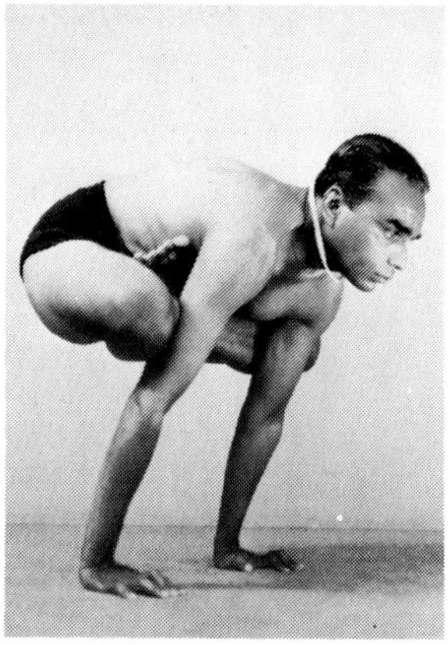

419

spieren in de buurt van het middenrif samen te nemen. Tracht normaal te ademen.

5. Adem uit, buig de ellebogen, breng het hoofd naar de grond; volg hierbij Afb. 414 en 413. Keer terug in Sālamba Śīrṣāsana II door de in elkaar gesloten benen uit Padmāsana te halen.

6. Voer weer Padmāsana uit, deze keer met eerst de linkervoet aan de bovenkant van de rechterdij en daarna de rechtervoet aan de bovenkant van de linkerdij. Herhaal de āsana, zoals die boven beschreven is.

7. Blijf even lang in deze houding als aan de andere kant, ga terug in Sālamba Śīrṣāsana II, breng de benen omlaag naar de grond en rust uit. Gevorderde leerlingen kunnen daarna in Ūrdhva Dhanurāsana (Afb. 486) gaan staan door de benen achter de rug te brengen en de armen flink uit te strekken; kom vervolgens omhoog in Tāḍāsana (Afb 1). Als men Viparīta Chakrāsana (Afb. 488 t/m 499) beheerst, is dit een kalmerende oefening na het uitvoeren van Ūrdhva Dhanurāsana.

Uitwerking

De wervelkolom wordt volledig uitgestrekt en dezelfde uitwerking als bij Paschimottānāsana (Afb. 160) wordt in zeer korte tijd bereikt. De armen en de buikorganen worden sterker. Al deze ingewikkelde en moeilijke houdingen leveren sneller resultaat op dan de eenvoudige houdingen. Als het lichaam soepeler wordt, hebben de eenvoudige houdingen weinig of geen uitwerking. Iemand die verstandig is, laat de eenvoudige houdingen vallen en beoefent alleen de ingewikkelde posities, zoals een geleerde niet dagelijks het alfabet zal herhalen. Maar net zoals dansers dagelijks enkele basispassen beoefenen en ze niet afdanken, zo moeten beoefeners van Yoga dagelijks Śīrṣāsana (Afb. 184 t/m 218) en Sarvāngāsana met hun cykli uitvoeren (Afb. 234 t/m 271).

155. ***Pārśva Kukkuṭāsana*** Vierentwintig* (Afb. 424 en 424a, 425 en 425a)

Pārśva betekent zijde, flank of schuin. Kukkuṭa betekent haan.

Uitvoering

1. Voer Sālamba Śīrṣāsana II (Afb. 192) uit.
2. Ga over in Padmāsana door eerst de rechtervoet aan de bovenkant van de linkerdij te plaatsen en vervolgens de linkervoet aan de bovenkant van de rechterdij (Afb. 413). Sta in evenwicht, adem uit, draai de romp naar rechts (Afb. 420) en breng de benen op zodanige wijze omlaag, dat de linkerdij op de achterkant van de rechter bovenarm rust (Afb. 421). Maak deze positie stabiel en sta in evenwicht; de ademhaling moet gelijkmatig zijn, maar is wel snel vanwege de zijwaartse draaiing van de romp.

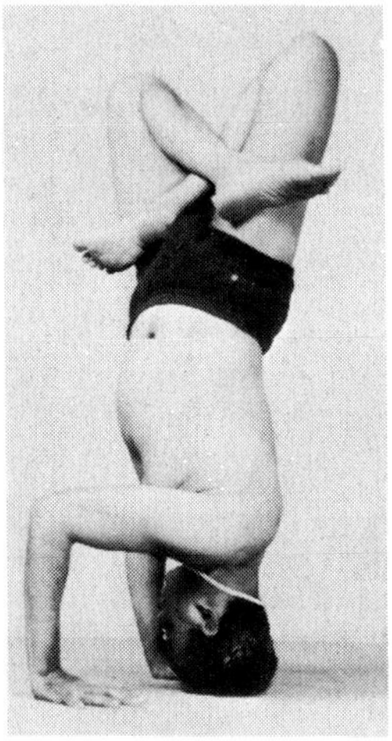

420

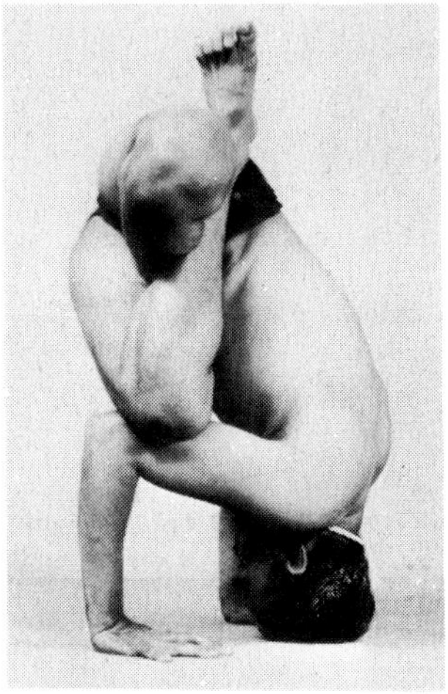

421

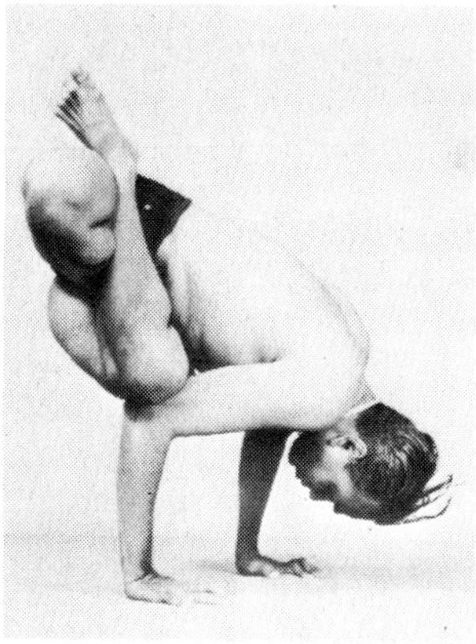

422

3. De houding is moeilijk, vooral bij het plaatsen van de dij op de arm aan de tegenoverliggende kant. In het begin is het moeilijk om het evenwicht te bewaren terwijl de dij op de juiste wijze neergezet wordt; dikwijls valt men met een flinke plof op de grond.
4. Adem uit, druk de handen stevig op de grond, til het hoofd van de grond (Afb. 422) en breng de romp omhoog (Afb. 423). Strek de armen tot

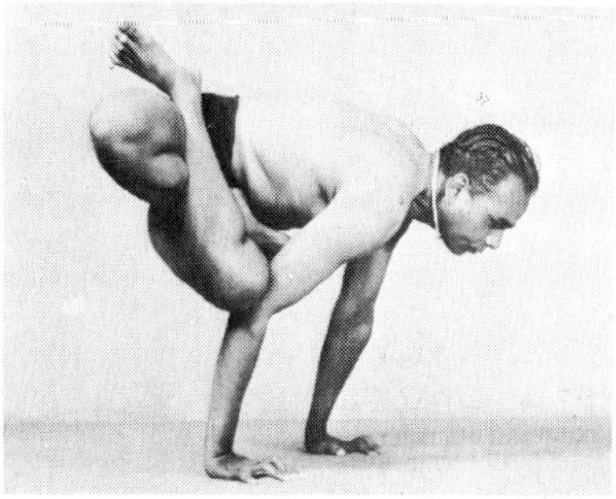

423

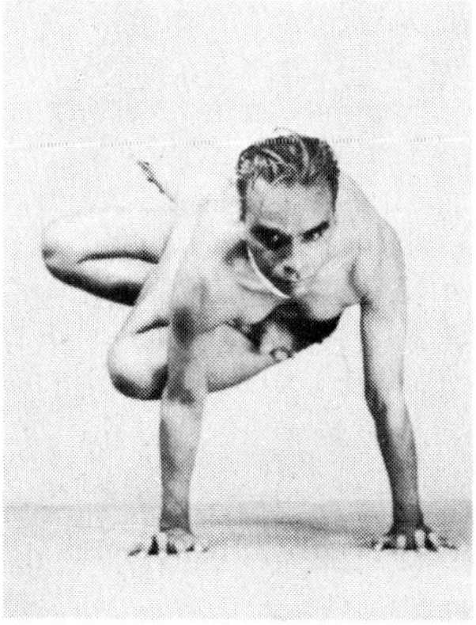

424

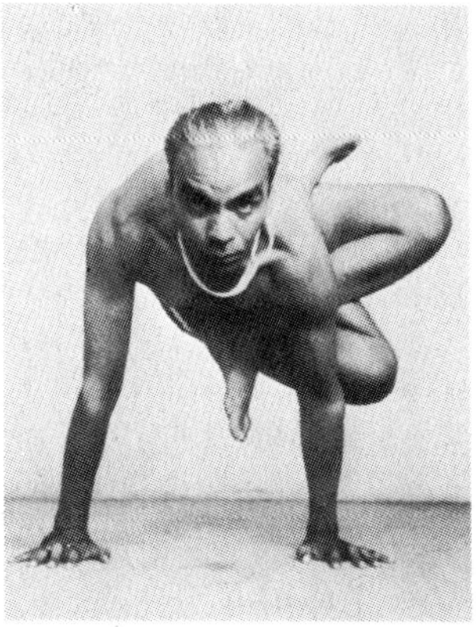

425

ze recht zijn en breng de billen omhoog (Afb. 424).

5. Dit is de eindhouding. Sta enkele sekonden, zo lang je kunt, in evenwicht op de handen. Op de linkerarm, die ogenschijnlijk vrij is, wordt grotere druk gevoeld.

6. Adem uit, buig de ellebogen, breng het hoofd naar de grond en kom weer omhoog in Śīrṣāsana II. Haal vervolgens de in elkaar gesloten benen uit Padmāsana.

7. Rust even in Śīrṣāsana. Ga weer over in Padmāsana, dit keer door eerst de linkervoet aan de bovenkant van de rechterdij te plaatsen en vervolgens de rechtervoet aan de bovenkant van de linkerdij. Herhaal daarna de houding aan de linkerkant (Afb. 425). In dit geval rust de rechterdij op de achterkant van de linker bovenarm. Terwijl het lichaam op de linkerkant balanceert, is het noodzakelijk om de positie van de benen in Padmāsana te veranderen. Als dit niet gebeurt, is het buitengewoon moeilijk om de dij op de achterkant van de tegenoverliggende bovenarm te laten rusten.

8. Blijf aan beide kanten even lang in deze houding.

9. Als de posities die onder 4 en 7 worden beschreven, geperfektioneerd zijn, kan een poging worden gedaan om, zonder de voeten uit elkaar te halen, het lichaam naar links te draaien, de rechterdij op de linker bovenarm te laten rusten, het hoofd van de grond te tillen en op die manier te balanceren (Afb. 424a).

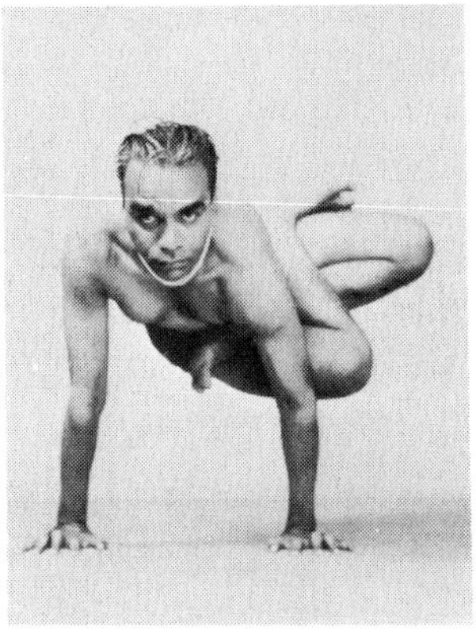

424a

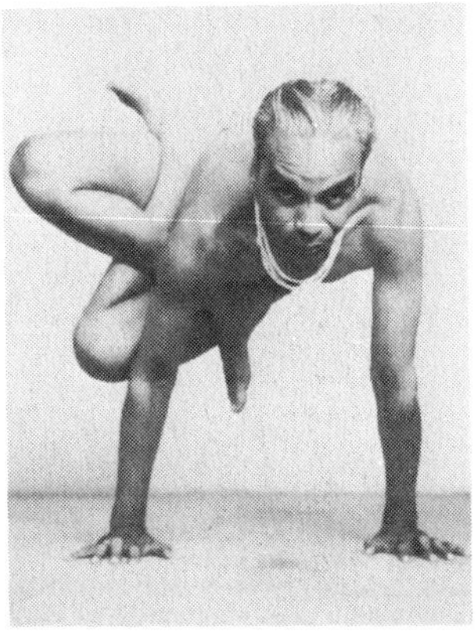

425a

10. Keer terug in Śīrṣāsana II. Als de houding die onder 7 is beschreven, voltooid is zonder dat de stand van de gekruiste benen veranderd is door het lichaam naar rechts te draaien, kan een poging worden gedaan om de linkerdij op de rechter bovenarm te plaatsen, het hoofd van de grond te heffen en in deze houding in evenwicht te staan (Afb. 425a).

11. Doe in alle gevallen even lang over de houding. Keer dan terug in Śīrṣāsana II, breng de benen naar de grond en ontspan, of voer Ūrdhva Dhanurāsana (Afb 486) uit en kom daarna omhoog in Taḍāsana. Als men Viparīta Chakrāsana (Afb. 488 t/m 499) beheerst, is dit een zeer verfrissende, stimulerende oefening na het verrichten van Ūrdhva Dhanurāsana.

Uitwerking

Aan de uitwerking van Ūrdhva Kukkuṭāsana (Afb. 419) wordt nog toegevoegd, dat de wervelkolom in deze variant een zijwaartse draaiing ondergaat en daardoor soepeler en sterker wordt. De borstkas, armen en de buikspieren en -organen worden sterker en de levenskracht neemt toe.

156. ***Gālavāsana*** Zestien* (Afb. 427 en 428)

Gālava was een wijze en een van de leerlingen van Viśvāmitra. Deze āsana is aan hem opgedragen.

Uitvoering

1. Voer Sālamba Śīrṣāsana II (Afb. 192) uit.
2. Ga vervolgens over in Padmāsana (door de rechtervoet aan de bovenkant van de linkerdij te plaatsen, en de linkervoet aan de bovenkant van de rechterdij, (Afb. 413), adem uit en buig de romp op zodanige wijze, dat de dijen de maag en de borstkas raken.
3. Haal een paar keer adem, draai de romp naar rechts en breng tijdens een uitademing de gevouwen benen omlaag tot ze op de plaats waar de schenen elkaar kruisen op de achterkant van de rechter bovenarm rusten, zo dicht mogelijk bij de oksel (Afb. 426). Maak de houding stabiel, haal een paar keer diep adem en sta in evenwicht.

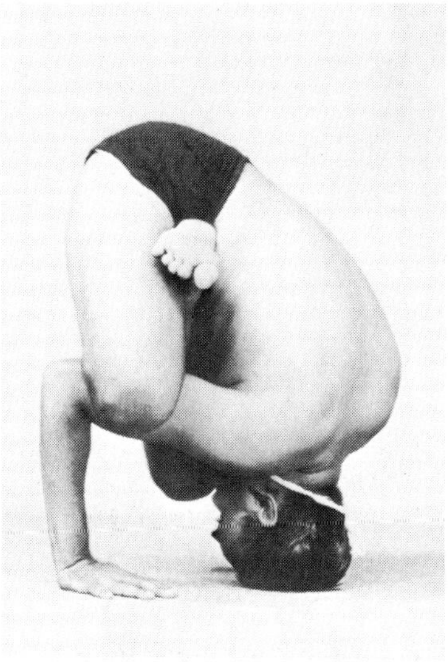

426

4. Adem uit, breng het lichaam omhoog door het hoofd van de grond te tillen, neem de spieren in de buurt van het middenrif samen, strek de armen recht uit, balanceer op de handen (Afb. 427) en blijf enkele sekonden, zo lang je kunt, in deze houding. In deze houding wordt grotere druk op de linkerschouder en -arm gevoeld, hoewel ze ogenschijnlijk vrij zijn.

5. Buig de ellebogen, laat het hoofd op de grond rusten en kom weer omhoog in Sālamba Śīrṣāsana II, zonder de in elkaar gesloten voeten uit Padmāsana te halen.
6. Adem uit, buig de romp, laat de benen op de achterkant van de linker bovenarm rusten en balanceer op gelijke wijze als aan de rechterkant (Afb. 428).
7. Buig de ellebogen, laat het hoofd op de grond rusten en kom omhoog in Sālamba Śīrṣāsana II; haal de benen uit elkaar. Voer weer Padmāsana uit, deze keer door eerst de linkervoet aan de bovenkant van de rechterdij te plaatsen en daarna de rechtervoet aan de bovenkant van de linkerdij en herhaal de āsana zoals hiervoor is beschreven.

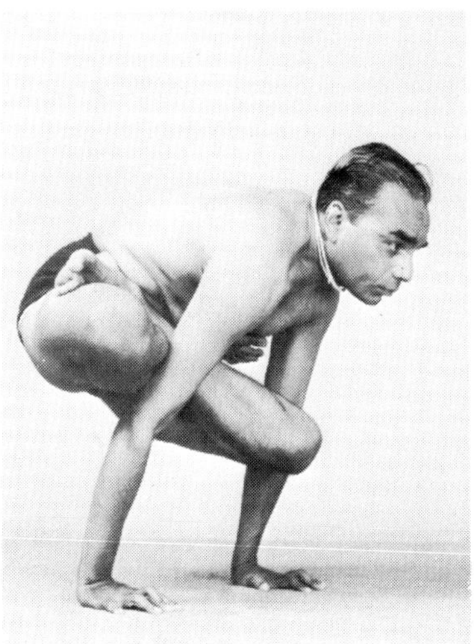

427

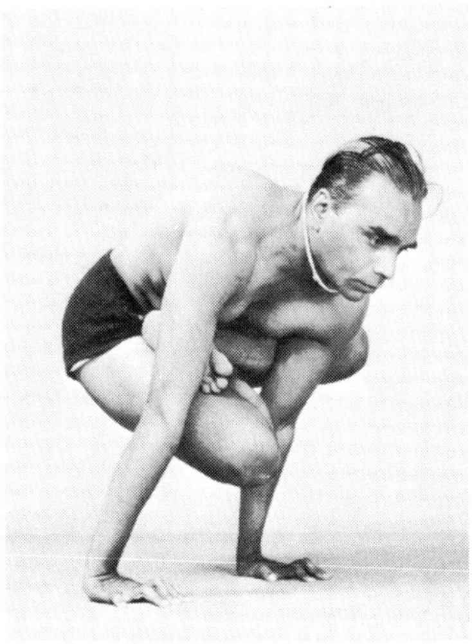

428

8. Breng het hoofd naar de grond en ga weer in Sālamba Śīrṣāsana II staan. Breng dan de benen naar de grond en rust uit, óf voer Ūrdhva Dhanurāsana (Afb. 486) uit en sta daarna op in Tāḍāsana (Afb. 1). Als men Viparīta Chakrāsana (Afb. 488 t/m 499) beheerst, heeft deze oefening na het uitvoeren van Ūrdhva Dhanurāsana een kalmerende uitwerking.

Uitwerking

Door herhaalde beoefening van deze houding worden de polsen en de buikorganen sterker en ook de laterale buikspieren komen tot ontwikkeling. De wervelkolom wordt soepeler en de nek en schouders worden zeer krachtig. Deze houding kombineert de uitwerking van Śīrṣāsana (Afb. 184), Padmasana (Afb. 104) en Paschimottānāsana (Afb. 160).

157. ***Eka Pāda Gālavāsana*** Eénentwintig* (Afb. 431 en 433)

Eka betekent één. Pāda betekent been. Gālava is de naam van een wijze.

Uitvoering

1. Voer Sālamba Śīrṣāsana II (Afb. 192) uit.
2. Adem uit, plaats de rechtervoet aan de bovenkant van de linkerdij in halve Padmāsana en buig de romp tot de benen evenwijdig met de grond zijn.
3. Buig vervolgens het linkerbeen bij de knie. Haal een paar keer diep adem. Adem uit en laat de rechtervoet op de achterkant van de linker bovenarm rusten. Bij het neerzetten van de voet moet deze zo gedraaid worden, dat de tenen in dezelfde richting als de vingers wijzen. Laat de rechterknie op de achterkant van de rechter bovenarm rusten (Afb. 429).

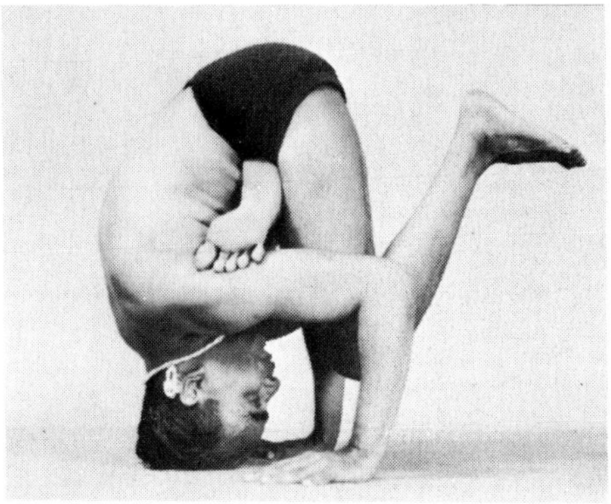

429

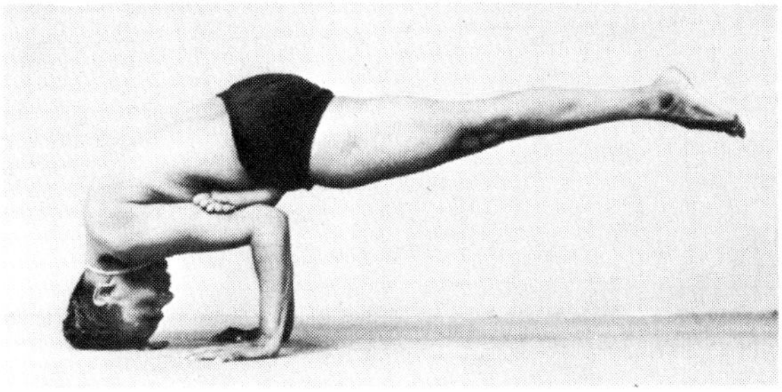

430

4. Zorg dat het rechterbeen in een stevige positie staat en haal een paar keer adem. Strek het linkerbeen recht uit en houd het evenwijdig met de grond (Afb. 430).

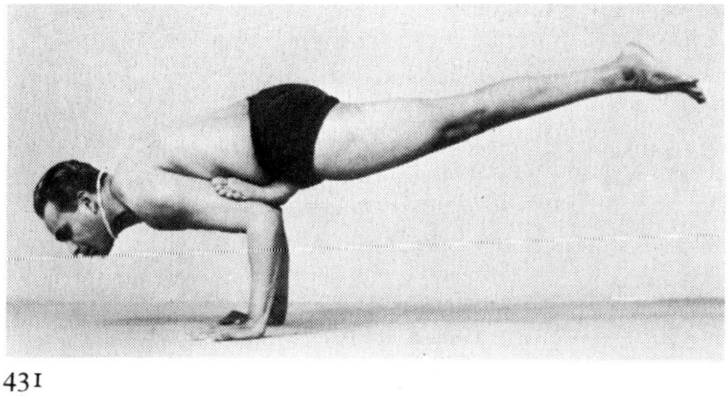

431

5. Adem uit en hef het lichaam omhoog door het hoofd van de grond te tillen. Het linkerbeen blijft recht gestrekt en evenwijdig met de grond. De ellebogen blijven gebogen, de bovenarmen blijven evenwijdig met de grond en de onderarmen staan vanaf de ellebogen tot aan de polsen loodrecht op de grond (Afb. 431).

6. Rek de nek uit en breng het hoofd zo hoog mogelijk. Blijf een paar sekonden in deze positie. Omdat druk op het middenrif wordt uitgeoefend, zal de ademhaling snel en moeizaam zijn.

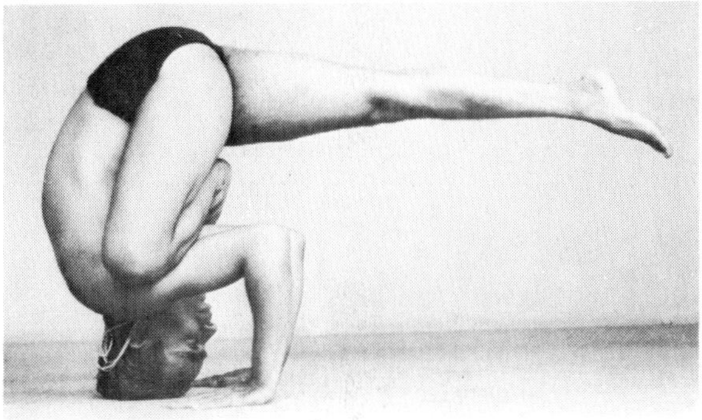

432

7. Buig het linkerbeen bij de knie, laat het hoofd op de grond rusten en kom weer omhoog in Sālamba Śīrṣāsana II.
8. Haal een paar keer diep adem en herhaal de āsana, Buig deze keer het linkerbeen in halve Padmāsana, plaats de linkervoet op de achterkant van de rechter bovenarm en de linkerknie op de achterkant van de linker bovenarm; til het hoofd van de grond (Afb. 432 en 433). Blijf aan beide kanten even lang in deze houding. Keer weer terug in Śīrṣāsana.

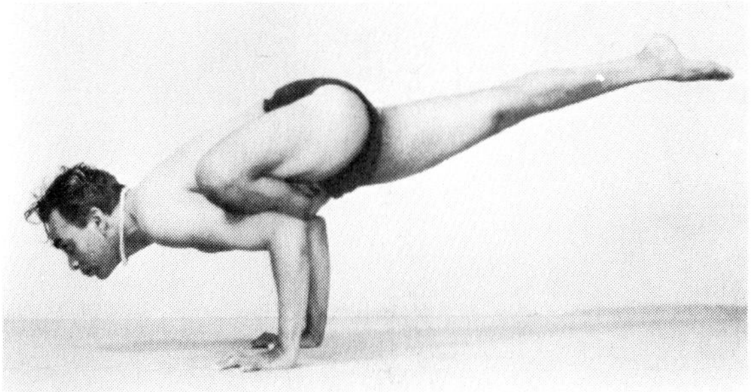

433

9. De houding kan voltooid worden door hetzij de benen naar de grond te brengen, hetzij in Ūrdhva Dhanurāsana (Afb. 486) over te gaan en vervolgens in Tāḍāsana (Afb. 1) op te staan. Als men Viparīta Chakrāsana (Afb. 488 t/m 499) beheerst, heeft deze oefening een stimulerende en opwekkende uitwerking na het beoefenen van Ūrdhva Dhanurāsana.

Uitwerking
Deze houding versterkt de polsen. De buikorganen worden gemasseerd door de druk van de voet tegen de buik.

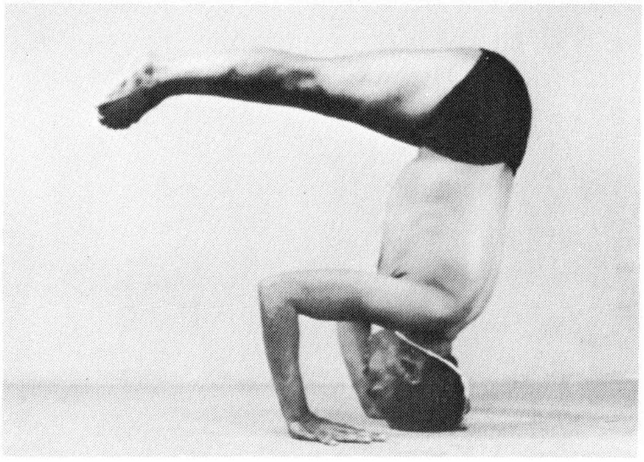

434

158. *Dwi Pāda Kouṇḍinyāsana* Tweeëntwintig* (Afb. 438)
Dwi Pāda (dwi=twee of beide; pāda=been of voet) betekent beide voeten.

Kouṇḍinya was een wijze die behoorde tot de familie van Vasiṣṭha en de Kouṇḍinya Gotra (-sekte) stichtte. Deze āsana is aan hem opgedragen.

Uitvoering
1. Voer Sālamba Śīrṣāsana II (Afb. 192) uit.
2. Adem uit en breng de benen gestrekt en gezamenlijk omlaag tot ze evenwijdig zijn met de grond (Afb. 434). Pauzeer even en haal een paar keer adem.

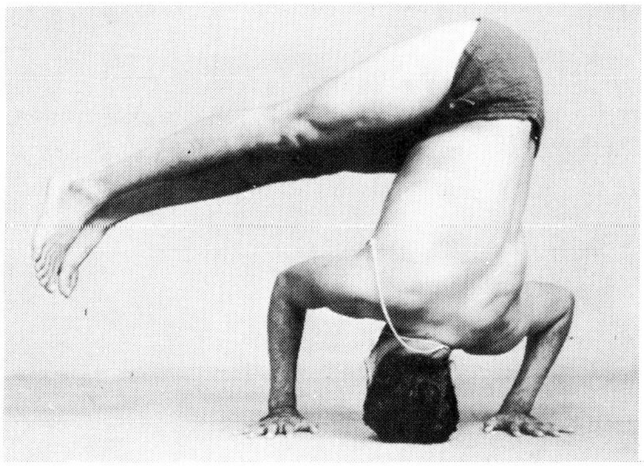

435

3. Adem uit, draai de romp enigszins naar rechts en breng beide benen zijwaarts naar rechts (Afb. 435). Breng beide benen gezamenlijk over de rechterarm omlaag, op zodanige wijze dat de buitenkant van de linkerdij boven de knie op de rechter bovenarm rust, zo dicht mogelijk bij de oksel (Afb. 436).
4. Balanceer en haal een paar keer adem. Adem uit, druk beide handpalmen stevig tegen de grond en til het hoofd van de grond (Afb. 437). Hef vervolgens de romp omhoog en strek de nek (Afb. 438). Dit is de eindhouding waarin de benen zich bijna evenwijdig met de grond in de lucht bevi

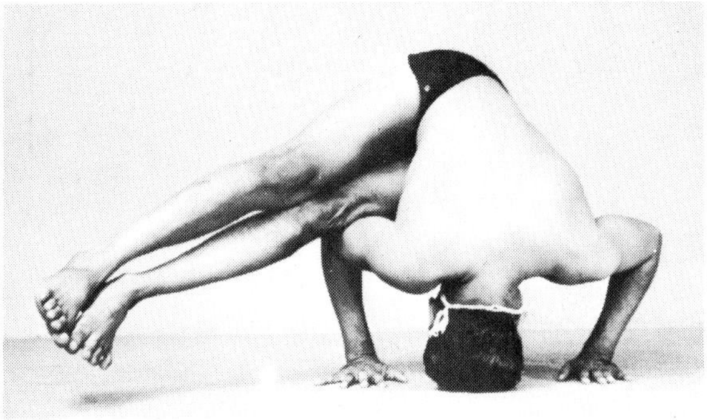

436

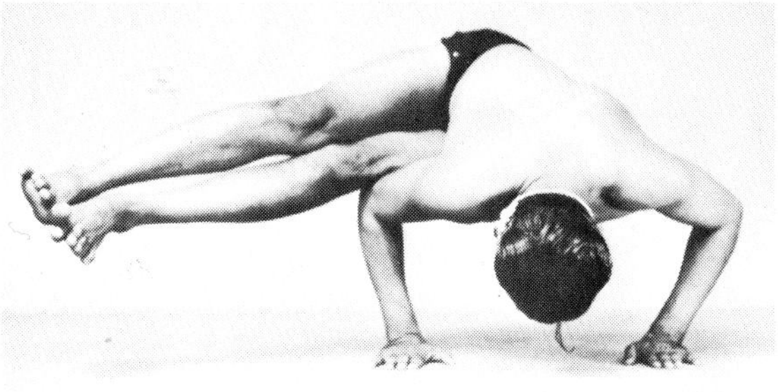

437

den, terwijl vanwege de draaiing van de romp de ademhaling snel verloopt. Balanceer tussen de 10 en 20 sekonden, zo lang je kunt. Op de linkerschouder en linkerarm, die schijnbaar vrij zijn, wordt grote druk gevoeld.

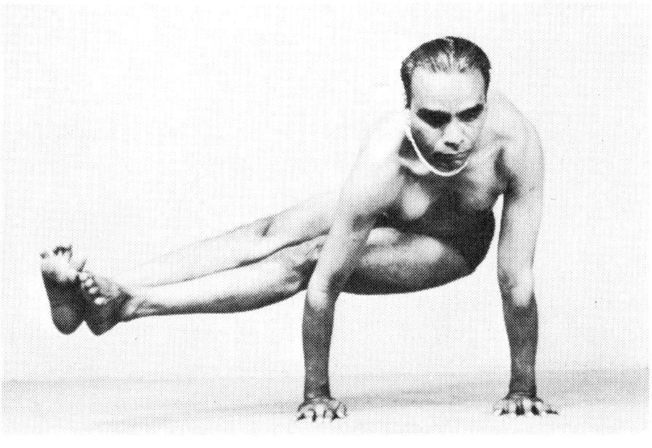

438

5. Buig de knieën, laat het hoofd op de grond rusten en kom weer omhoog in Sālamba Śīrṣāsana II. Rust enige tijd in deze houding en herhaal de āsana op de manier zoals boven beschreven is aan de linkerkant, waarbij

voor 'rechts' 'links' wordt gelezen en omgekeerd. In dit geval rust de rechterdij op de achterkant van de linker bovenarm. Blijf aan beide kanten even lang in deze houding. Kom weer omhoog in Śīrṣāsana.
6. Breng ter afronding van de houding de benen naar de grond en rust uit, óf voer Ūrdhva Dhanurāsana (Afb. 486) uit en sta daarna op in Tāḍāsana (Afd. 1). Als men Viparīta Chakrāsana (Afb. 488 t/m 499) beheerst, heeft deze oefening een verfrissende en stimulerende uitwerking na het beoefenen van Ūrdhva Dhanurāsana.

Uitwerking

De houding geeft de buikorganen hun oorspronkelijke kracht en soepelheid terug. De dikke darm beweegt op de juiste wijze, en gifstoffen worden eruit verwijderd. Het vereist ervaring om te balanceren met goed recht gestrekte benen. De wervelkolom wordt soepeler vanwege de zijwaartse beweging, en de nek en armen worden krachtiger.

159. *Eka Pāda Kouṇḍinyāsana I* Drieëntwintig* (Afb. 441)

Eka betekent één. Pāda betekent been of voet. Kouṇḍinya is de naam van een wijze.

Uitvoering

1. Voer Sālamba Śīrṣāsana II (Afb. 192) uit.
2. Adem uit, breng de benen gestrekt, tegelijk en tegen elkaar omlaag, tot ze evenwijdig met de grond zijn (Afb. 434). Pauzeer even en haal een paar keer adem.
3. Adem uit, buig de benen en breng het linkerbeen zijwaarts naar rechts. Breng het linkerbeen over de achterkant van de rechter bovenarm, op zodanige wijze dat de buitenkant van de linkerdij boven de knie rust, zo dicht mogelijk bij de oksel (Afb. 439). Haal een paar keer adem en balanceer.

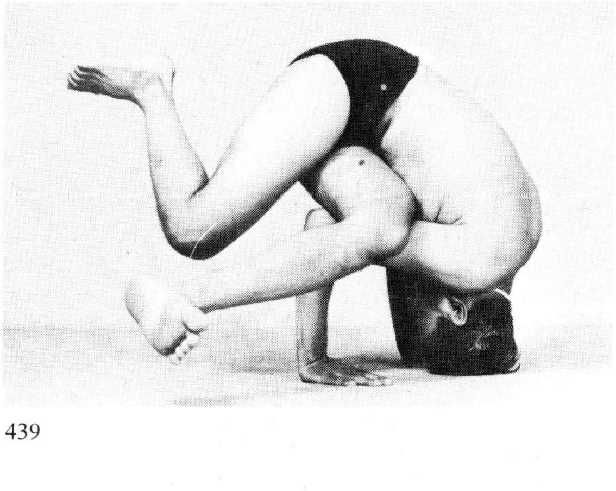

439

4. Strek het linkerbeen zijwaarts en het rechterbeen recht naar achteren (Afb. 440). Haal twee keer adem.

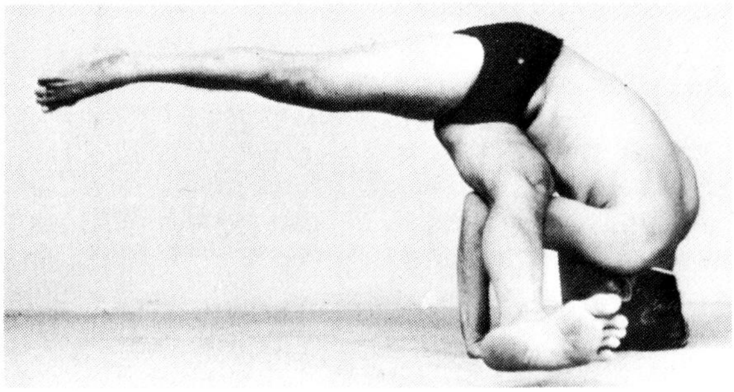

440

5. Adem uit, til het hoofd van de grond, strek de armen zoveel mogelijk uit en balanceer op de handen. Houd beide benen recht en stevig gestrekt bij de knieën (Afb. 441).

Dit is de eindhouding. Blijf zo lang je kunt in deze houding, met een maximum van 30 sekonden; haal hierbij normaal adem.

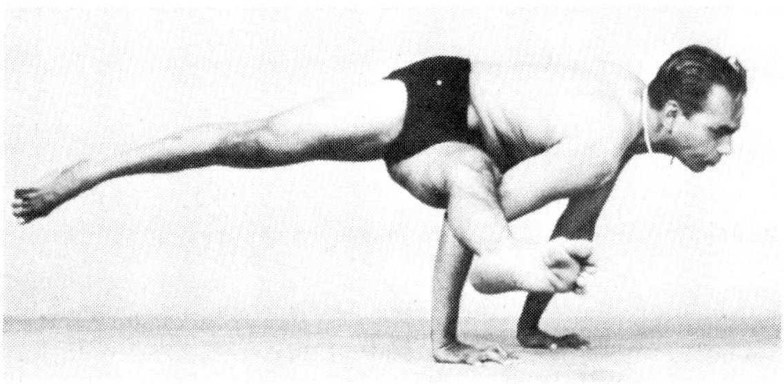

441

6. Buig beide knieën, adem uit, laat het hoofd op de grond komen en ga weer omhoog in Śīrṣāsana. Rust enige tijd in deze houding, en haal hierbij normaal adem.
7. Herhaal de āsana aan de andere kant en doe er even lang over; lees hierbij 'links' voor 'rechts' en omgekeerd. In dit geval steunt het rechterbeen op de achterkant van de linker bovenarm en het linkerbeen wordt recht naar achteren gestrekt. Kom vervolgens weer omhoog in Śrṣāsana, zoals bij positie 6 is beschreven.
8. Breng om deze houding te voltooien de benen naar de grond en ontspan, óf voer Ūrdhva Dhanurāsana (Afb. 486) uit en sta daarna op in Tāḍāsana (Afb. 1). Als men Viparīta Chakrāsana (Afb. 488 t/m 499) beheerst, heeft deze oefening een stimulerende en verfrissende uitwerking na het beoefenen van Ūrdhva Dhanurāsana.

Uitwerking
Door de druk van de benen op de buik worden in deze houding de buikorganen gemasseerd. Door de draaiing van de wervelkolom wordt de wervelkolom soepeler en sterker. Ook de armen en de nek worden sterker.

160. *Eka Pāda Kouṇḍinyāsana II* Vierentwintig* (Afb. 442 en 443)

Uitvoering

1. Voer Viśvāmitrāsana (Afb. 403) uit met het rechterbeen over de achterkant van de rechter bovenarm.
2. Adem uit, breng de linker handpalm op de grond. Breng hoofd en romp in de richting van de grond. Buig beide ellebogen, houd het lichaam evenwijdig met de grond, strek beide benen recht uit en houd de tenen van de grond. Balanceer met het lichaam zo lang mogelijk op de handen. Het linkerbeen wordt stevig naar achteren gestrekt, terwijl het rechterbeen zijwaarts naar rechts wordt gestrekt. De binnenkant van de rechterdij rust op de achterkant van de rechter bovenarm (Afb. 442 en 443).

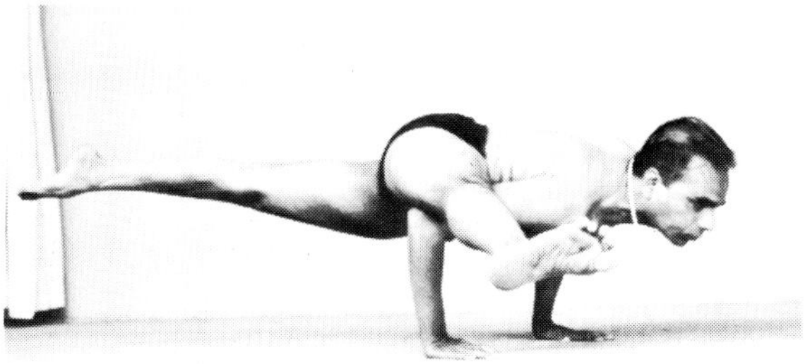

442

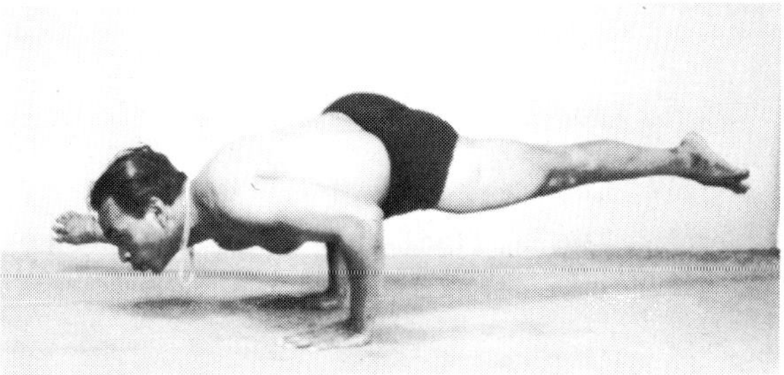

443

3. De houding is zeer inspannend en het vereist veel volharding om hem te gaan beheersen. De ademhaling verloopt snel en moeizaam. Rek de nek uit en houd het hoofd omhoog.
4. Breng het linkerbeen naar de grond, haal het rechterbeen van de rechterarm af en rust enige tijd uit.
5. Herhaal de houding aan de andere kant, waarbij deze keer het linkerbeen op de achterkant van de linker bovenarm wordt geplaatst en het rechterbeen stevig naar achteren wordt gestrekt. Blijf aan beide kanten even lang in deze houding.
6. Gevorderde leerlingen kunnen de houding ook vanuit Sālamba Śīrṣāsana II (Afb. 192) uitvoeren; hierbij worden de aanwijzingen bij Eka Pāda Kouṇḍinyāsana I (Afb. 441) gevolgd, maar één been wordt op de achterkant van de bovenarm aan dezelfde zijde als het been geplaatst (Afb. 444) en vervolgens wordt het hoofd van de grond getild. Beide benen blij-

ven gestrekt en evenwijdig met de grond.
7. Herhaal de houding aan de andere kant en kom vervolgens terug in Śīrṣāsana II (Afb. 192), voer Ūrdhva Dhanurāsana (Afb. 486) uit en kom omhoog in Tāḍāsana (Afb. 1) of voer Viparīta Chakrāsana (Afb. 488 t/m 499) uit.

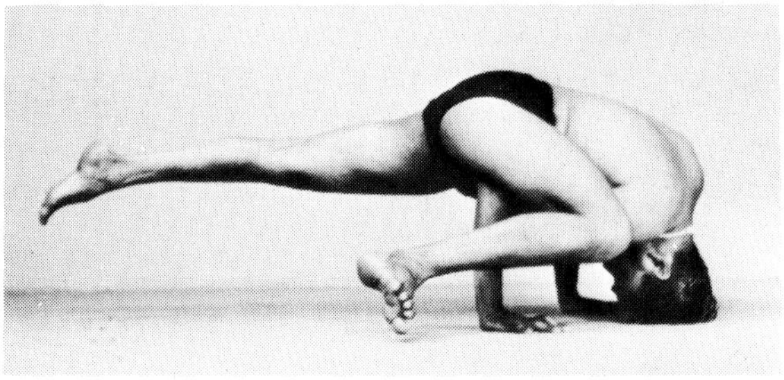

444

Uitwerking
De houding versterkt de armen en buikorganen en de dijspieren.

161. ***Eka Pāda Bakāsana I*** Zesentwintig* (Afb. 446 en 447)
Eka betekent één. Pāda betekent been of voet. Baka betekent kraanvogel.

Uitvoering
1. Voer Sālamba Śīrṣāsana II (Afb. 192) uit.
2. Adem uit, breng beide benen omlaag tot ze evenwijdig met de grond zijn (Afb. 434). Buig de rechterknie en zet de rechterscheen op de achterkant van de rechter bovenarm, zo dicht mogelijk bij de oksel. Houd het linkerbeen evenwijdig met de grond in de lucht (Afb. 445). Zorg dat deze positie stevig is en in evenwicht; haal hierbij gelijkmatig adem.

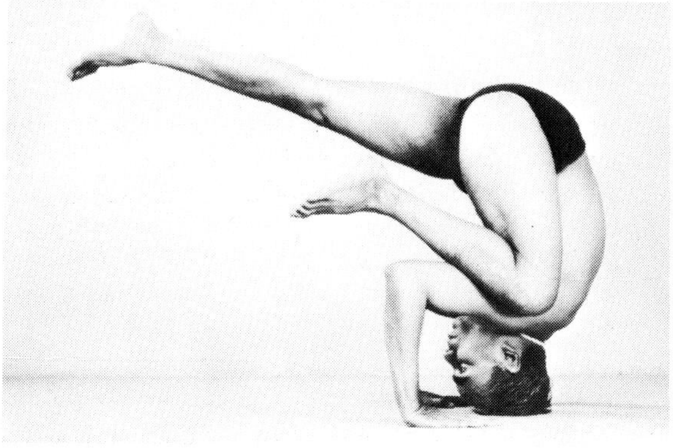

445

3. Adem uit, breng de romp omhoog, til het hoofd van de grond en strek

de nek naar voren. Tracht het lichaam evenwijdig met de grond te houden en steun met geen enkel gedeelte van het lichaam op de linker elleboog (Afb.446 en 447).

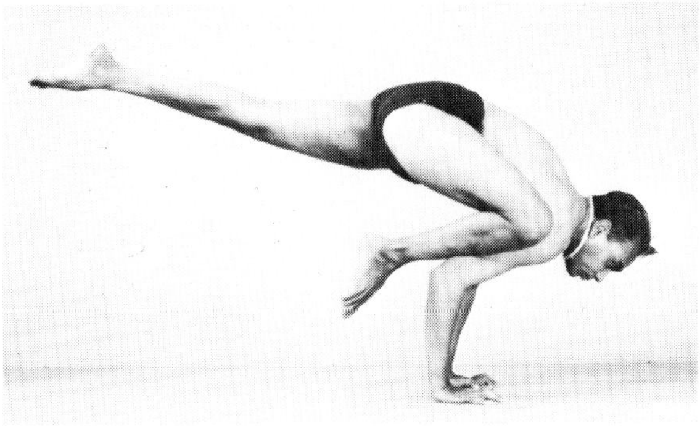

446

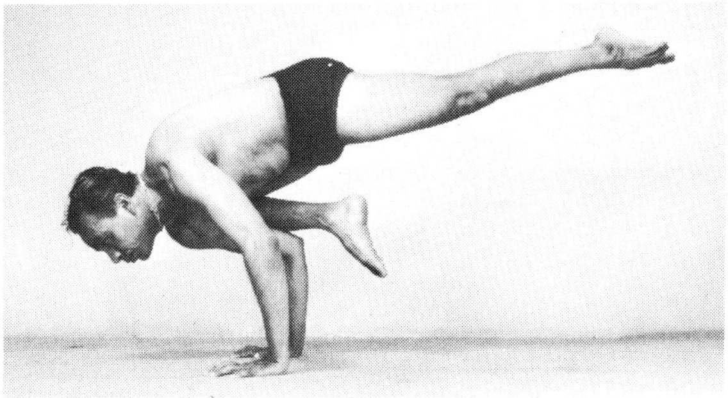

447

4. Blijf 10 tot 20 sekonden in deze positie, en strek hierbij de wervelkolom en het linkerbeen zo volledig mogelijk uit. Tracht normaal te ademen. Dit is een moeilijke evenwichtshouding.
5. Buig het linkerbeen en laat het hoofd op de grond komen. Adem uit, en keer terug in Sālamba Śīrṣāsana II.
6. Herhaal de āsana aan de linkerkant en doe er even lang over; houd in dit geval het rechterbeen stevig gestrekt in de lucht, evenwijdig met de grond.
7. Keer terug in Sālamba Śīrṣāsana II, breng de benen naar de grond en rust uit. Gevorderde leerlingen kunnen ook Ūrdhva Dhanurāsana (Afb. 486) uitvoeren en daarna in Tāḍāsana (Afb. 1) omhoog komen. Als men Viparīta Chakrāsana (Afb. 488 t/m 499) beheerst, is deze oefening verfrissend en stimulerend na Ūrdhva Dhanurāsana.

Uitwerking
In deze houding worden de buikorganen aan één kant samengenomen en aan de andere kant gestrekt. Bij het balanceren in deze houding worden de buikspieren en -organen meer geoefend dan de armen.

162. *Eka Pāda Bakāsana II* Vijfentwintig* (Afb. 451 en 452)

Uitvoering

1. Voer Sālamba Śīrṣāsana II (Afb. 192) uit.
2. Adem uit, breng de benen omlaag tot ze evenwijdig met de grond zijn (Afb. 434). Buig de linkerknie en steun met de linkerscheen op de achterkant van de linker bovenarm, zo dicht mogelijk bij de oksel, zoals in Bakasana (Afb. 410). Breng het rechterbeen naar rechts tot het zich voorbij de rechterarm uitstrekt; zodat de binnenkant van de rechterdij de achterkant van de rechter bovenarm raakt (Afb. 448).

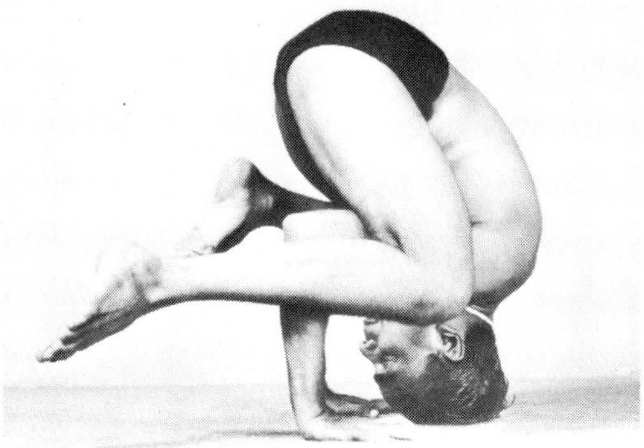

448

3. Adem uit, breng de romp omhoog, til het hoofd van de grond en strek de nek naar voren uit (Afb. 449 en 450). Breng nu het rechterbeen naar voren en strek het recht uit zonder de grond te raken. Strek de armen tot ze recht zijn en sta in evenwicht (Afb. 451).
4. Blijf 10 tot 20 sekonden in deze positie, waarbij de wervelkolom en het rechterbeen volledig uitgestrekt worden. Tracht normaal adem te halen.
5. Buig de rechterknie, plaats het hoofd op de grond en kom in Sālamba Śīrṣāsana II (Afb. 192).

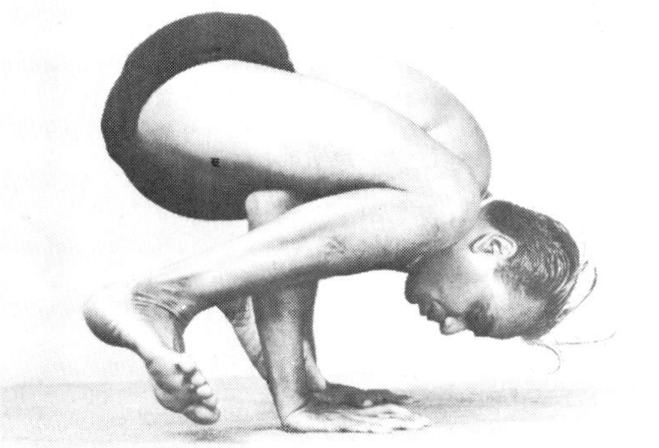

449

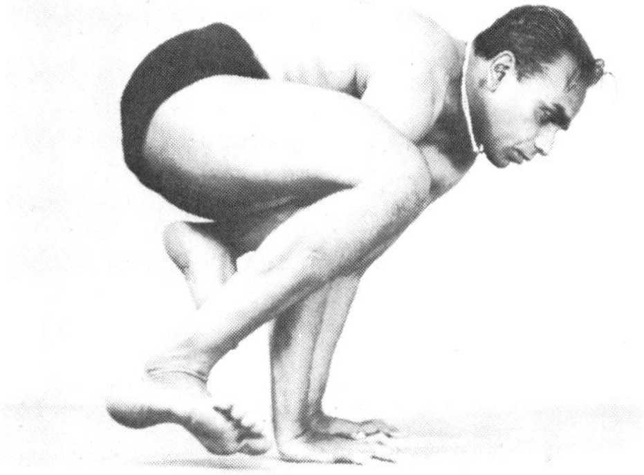

450

6. Herhaal de āsana aan de andere kant en doe er even lang over; hierbij wordt het linkerbeen recht naar voren gestrekt en het gebogen rechterbeen steunt op de rechter bovenarm (Afb. 452).
7. Er zijn twee manieren om deze houding te voltooien. Eerste manier: buig het been dat recht naar voren is gestrekt, kom vervolgens omhoog in Śīrṣāsana en breng de benen omlaag. Als je deze methode eenmaal beheerst, kan de andere geprobeerd worden. Houd hierbij het been recht naar voren gestrekt, buig daarna de ellebogen, strek het gebogen been naar achteren en houd het recht en evenwijdig met de grond, zonder deze aan te raken. Houd het hele lichaam en het hoofd boven de grond. Nu is Eka Pāda Kouṇḍinyāsana II (Afb. 442 en 443) bereikt. Adem daarna uit, laat het hoofd op de grond rusten, buig beide benen en kom omhoog in Śrṣāsana II. Ga vervolgens in Ūrdhva Dhanurāsana staan (Afb. 486), gevolgd door Viparīta Chakrāsana (Afb. 488 t/m 499).

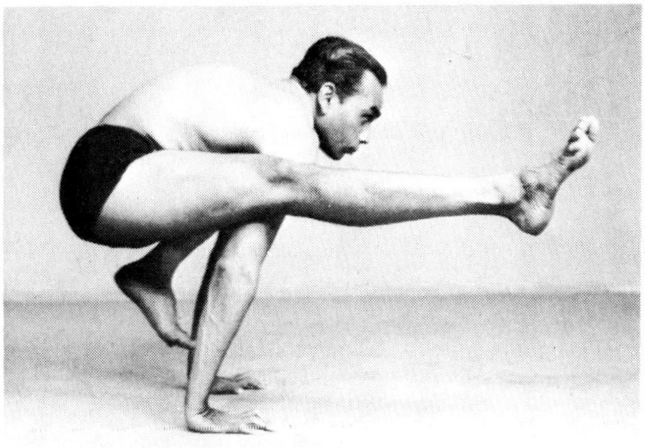

451

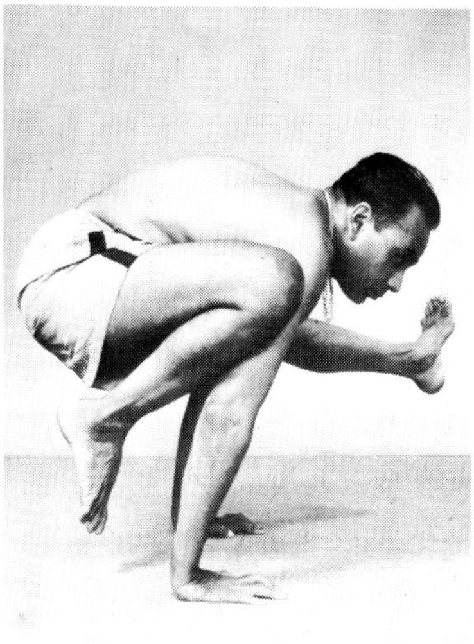

452

Uitwerking
De buikorganen en buikspieren worden sterker, evenals de handen, borstkas en rug. Hier fungeert ons eigen lichaam als een apparaat dat gewichten heft, en de verschillende richtingen waarin het beweegt zorgen ervoor dat verschillende delen van het lichaam het gewicht te dragen krijgen en daardoor sterker worden.

163. *Yogadaṇḍāsana* Negentien* (Afb. 456)
Yogadaṇḍa betekent de stok of staf van een yogi. In deze houding zit de yogi en gebruikt één been als kruk onder de oksel, vandaar de naam.

Uitvoering
1. Ga op de grond zitten met de benen recht naar voren gestrekt (Afb. 77).
2. Buig het rechterbeen bij de knie en breng de rechtervoet naast de rech-

terheup. Het rechterbeen bevindt zich nu in Vīrāsana (Afb. 86).
3. Breng het linkerbeen naar links om de afstand tussen de dijen te vergroten en buig het linkerbeen op zodanige wijze, dat de linkervoet zich dicht bij de rechterknie bevindt (Afb. 453).

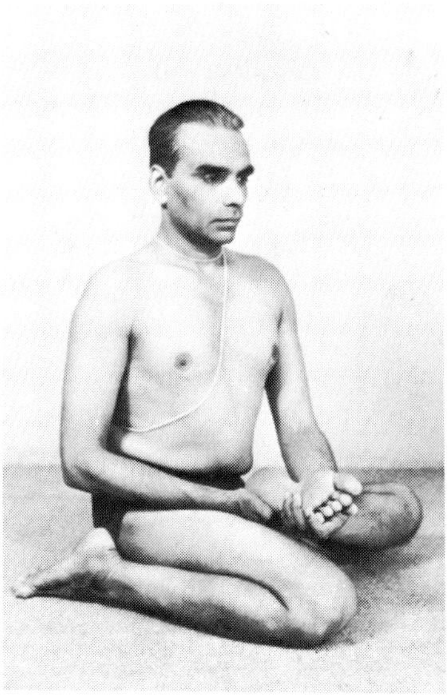

453

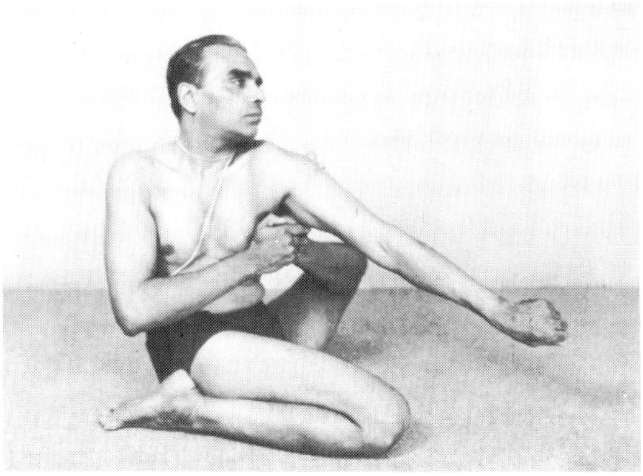

454

4. Pak met de rechterhand de linkervoet vast. Draai de romp naar rechts en draai de linkervoet, tijdens een uitademing, in de richting van de borstkas, waarbij de linkerknie op de grond blijft. Haal een paar keer adem en breng, tijdens een uitademing, de linkervoet omhoog tot onder de linker oksel. De linkervoet rust nu als een kruk onder de linker oksel, die de voetzool aanraakt (Afb. 454).
5. Haal een paar keer adem, adem uit, breng de linkerarm vanuit de schouder om het linkerbeen en daarna achter de rug (Afb. 455). Breng de rechterarm vanuit de schouder achter de rug en pak de linker onderarm vast, draai het hoofd naar links, til de kin op en kijk omhoog (Afb. 456).
6. Blijf 30 sekonden in deze houding en haal hierbij diep adem.
7. Maak de handen los, strek de benen en ontspan.
8. Herhaal de houding aan de andere kant en doe er even lang over. Buig nu het linkerbeen op zodanige wijze, dat de linkervoet zich naast de linkerheup bevindt en de rechtervoet als een kruk onder de rechter oksel rust; pak nu de rechter onderarm achter de rug met de linkerhand vast.
9. Het kost tijd en oefening om deze āsana met gemak te kunnen uitvoeren; maar als je zover bent, is het een rustgevende houding.

Uitwerking

In deze houding komt de wervelkolom tot rust en ontspant zich het hele lichaam. Ook de knieën en enkels worden soepeler in hun bewegingen.

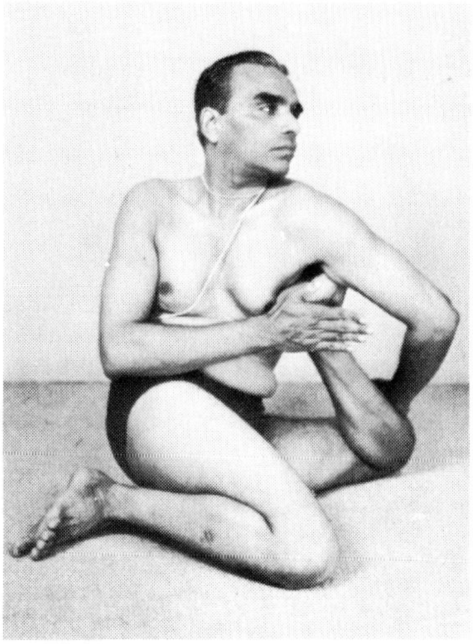

455

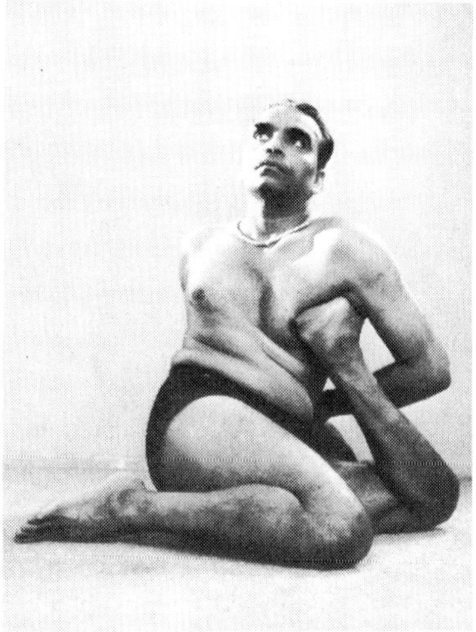

456

164. ***Supta Bhekāsana*** Eénentwintig* (Afb. 458)
Supta betekent achterover liggen, rusten. Bheka betekent kikker. Deze houding is het omgekeerde van Bhekāsana (Afb. 100).

Uitvoering

1. Ga in Vīrāsana (Afb. 86) zitten.
2. Draai de handpalmen omhoog en schuif de linker- en rechterhand onder resp. de linker- en rechtervoet. Druk de voeten van de grond omhoog en ga achterover liggen. Haal een paar keer adem.
3. Adem uit, til de heupen van de grond (Afb. 457), breng de dijen omhoog en buig de romp achterover in een boog, waarbij de kruin van het hoofd op de grond rust (Afb. 458).
4. Het lichaam rust op de kruin van het hoofd, de ellebogen en de knieën. De onderarmen staan loodrecht op de grond en de handen houden de buitenkant van de voeten vast, vlakbij de kleine tenen. Tracht de tenen op gelijke hoogte met de heupgewrichten te brengen.
5. Blijf 20 tot 30 sekonden in deze houding, en haal hierbij normaal adem.
6. Til het hoofd van de grond en haal de handen van de voeten, zodat de benen in Supta Vīrāsana (Afb. 96) terechtkomen.
7. Ga in Vīrāsana zitten, strek de benen en ontspan.

Uitwerking

Deze āsana geeft de wervelkolom zijn oorspronkelijke kracht en soepelheid terug. Het bloed cirkuleert in ruime mate om de knieën, enkels, heupen en nek, en rugpijn wordt verzacht. Het herstel van interne verschuivingen of verdraaiingen van de kniegewrichten wordt door deze houding bevorderd. Door de druk van de handen op de voeten worden de voetbogen sterker gewelfd en platvoeten genezen. Atrofie (verschrompeling) en andere

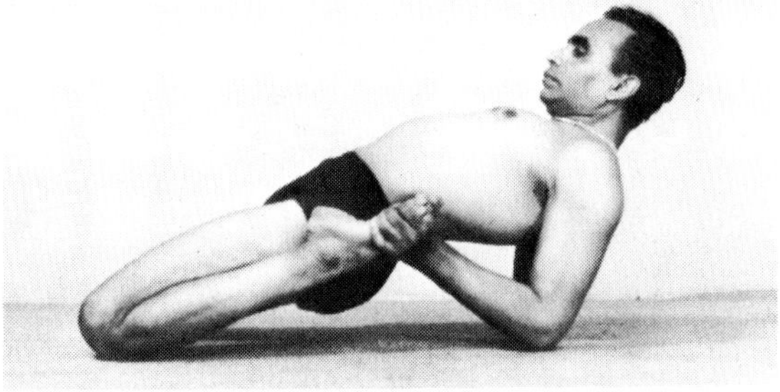

457

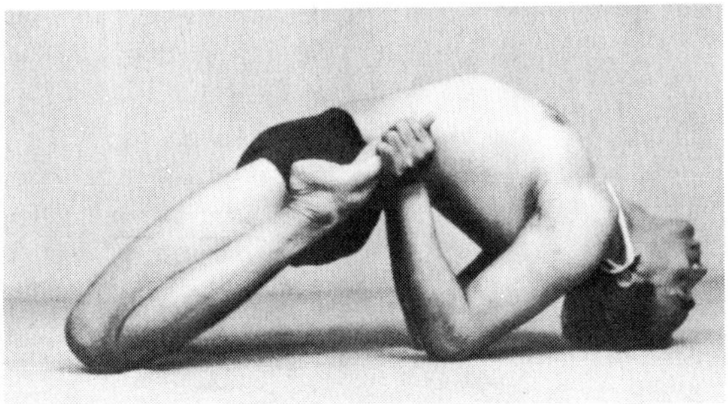

458

gebreken aan de beenspieren worden door herhaalde beoefening van deze āsana genezen. De longen worden flink verruimd en ook de buikorganen gaan beter funktioneren.

165. ***Mūlabandhāsana*** Tweeëndertig* (Afb. 462 en 463)
Mūla betekent de wortel, de basis, het begin of de grondslag. Bandha betekent keten, band of houding.

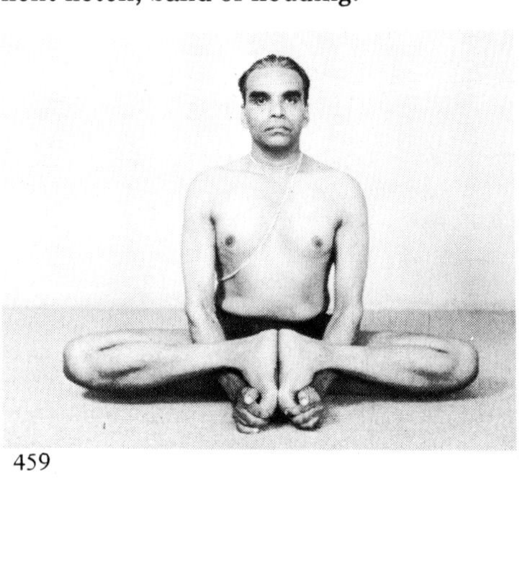

459

Uitvoering

1. Ga in Baddhakoṇāsana (Afb. 101) zitten.
2. Schuif de handen tussen de dijen en de kuiten en pak de linker- en rechtervoet resp. met de linker- en rechterhand vast.
3. Zet de voetzolen en hielen tegen elkaar. Til de hielen op, houd de tenen op de grond en breng de voeten dicht bij het perineum (Afb. 459).
4. Breng de handen vanuit deze positie in zodanige stand, dat de handpalmen achter de heupen rusten (Afb. 460).

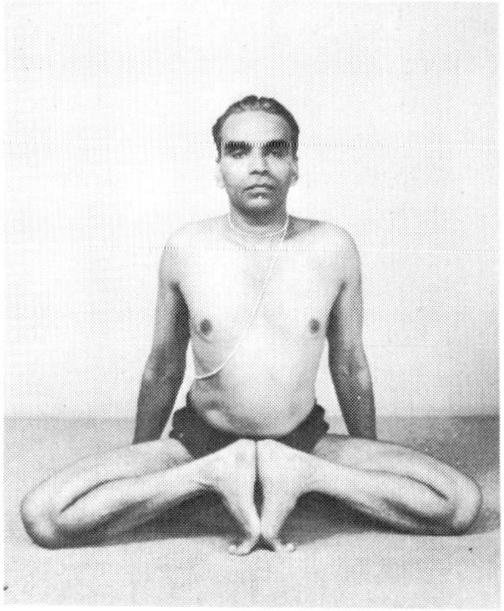
460

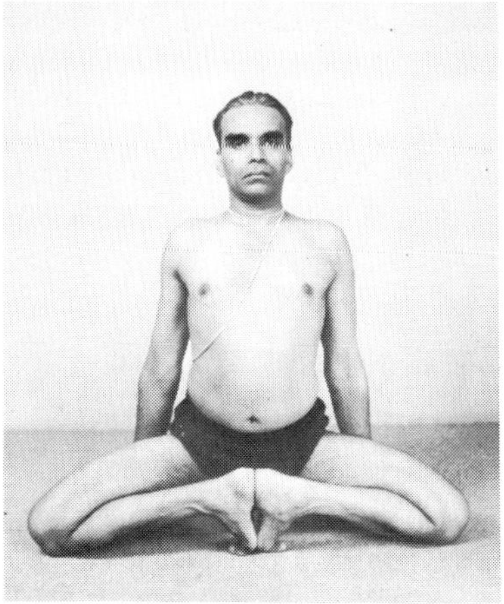
461

5. Til het lichaam met behulp van de handen van de grond en breng de heupen naar voren (Afb. 461), en draai tegelijk de voeten en de knieën zodat de hielen naar voren worden gebracht; verschuif hierbij niet (Afb. 462 en 463).

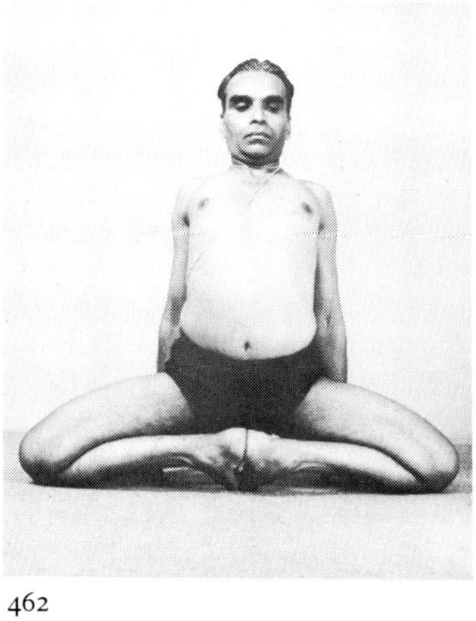
462

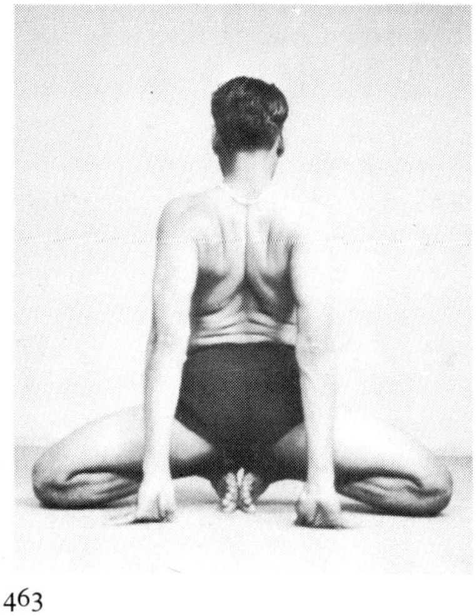
463

6. Laat het lichaam op de tenen en knieën rusten en blijf 30 tot 60 sekonden in deze houding; haal hierbij diep adem.
7. Om uit deze positie te komen worden de handen naar voren gebracht, zodat het lichaamsgewicht erop rust. Til daarna de romp op, draai de hielen en strek de benen. Zorg dat het gewicht hierbij helemaal op de armen rust, en niet gedeeltelijk op de benen.

Uitwerking

Deze āsana is een goede oefening voor het Mūlādhāra Chakra, de prostaatsklier en de geslachtsklieren. De houding heeft ook het opmerkelijke gevolg dat overmatig seksueel verlangen beter gereguleerd wordt, en voorkomt daarmee verlies aan energie. Het gevolg is dat ook het denken beheerst en kalmer wordt.

'Het denken is de heer van de Indriya's (zintuiglijke organen); Prāṇa is de heer van het denken; Laya of absorptie is de heer van Prāṇa, en dit Laya is afhankelijk van Nāda (de innerlijke geluiden). De toestand waarin het denken geabsorbeerd is wordt Mokṣa (vrijmaking) genoemd; maar anderen zeggen dat dit niet zo is; echter, als de Prāṇa en Manas (het verstand, het denken) geabsorbeerd zijn, is het gevolg een onbeschrijfbare vreugde.' (*Haṭha Yoga Pradīpikā*, 4de hoofdstuk, verzen 29 en 30).

Baddhakoṇāsana (Afb. 101) en Mūlabandhāsana vormen een grote steun voor mensen met overmatige seksuele verlangens. Als dit verlangen beheerst wordt, wordt deze energie op een hoger niveau gebracht en is er een onbegrensde levensvreugde.

166. *Vāmadevāsana I* Vijftien* (Afb. 465)

Vāmadeva is de naam van een wijze, en ook van Siva, de derde god van de Hindoe-Drieëenheid, aan wie het werk van de vernietiging is toevertrouwd.

Uitvoering

1. Ga in Baddhakoṇāsana (Afb. 101) zitten.
2. Schuif de rechterhand tussen de rechterdij en rechterkuit. Houd de tenen van de rechtervoet op de grond, til de hiel op en breng de voet dichtbij het perineum. Verwijder de hand en duw de hiel naar voren in de richting van de grond, til het lichaam van de grond, breng de rechterheup naar voren en zet de rechterknie op de grond. De rechtervoet bevindt zich nu in Mūlabandhāsana (Afb. 464).
3. Zet nu de linkervoet aan de bovenkant van de rechterdij, dat wil zeggen in Padmāsana (Afb. 104).
4. Breng de linkerarm vanuit de schouder achter de rug en pak tijdens een uitademing de linker grote teen vast. Pak met de rechterhand de voorkant van de linkervoet vast.
5. Draai de nek naar rechts (Afb. 465) en blijf 30 sekonden in evenwicht; haal hierbij diep adem.
6. Kom uit deze houding, keer terug in Baddhakoṇāsana en herhaal de āsana aan de andere kant; doe er even lang over, maar lees 'links' voor 'rechts' en omgekeerd.

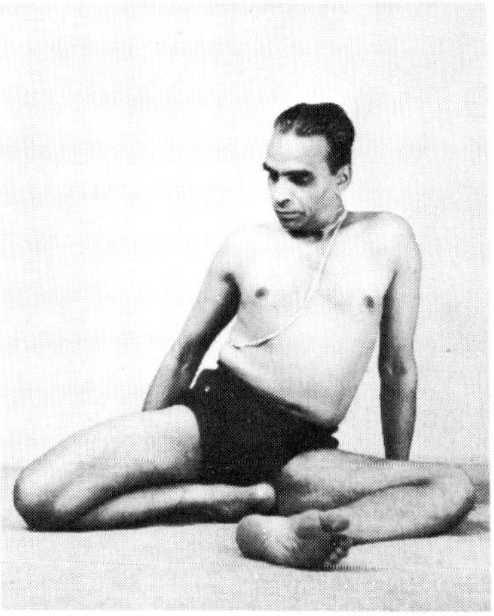

464

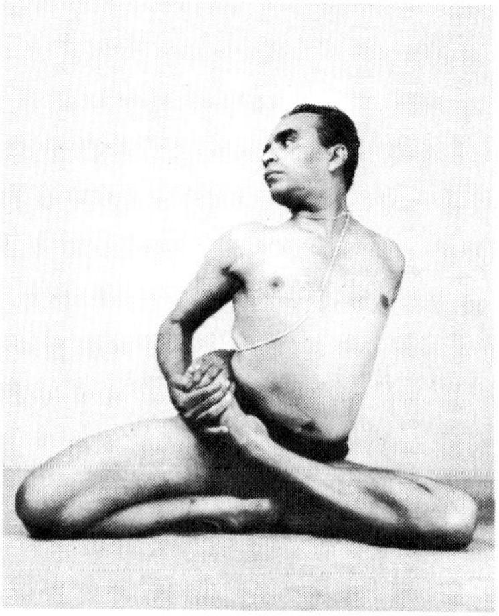

465

Uitwerking
Deze houding geneest stijve benen en verzacht pijn. De geslachtsorganen blijven gezond, de wervelkolom wordt krachtig en soepel en de spijsvertering wordt bevorderd.

167. ***Vāmadevāsana II*** Vijftien* (Afb. 466)

1. Ga op de grond zitten en breng de dijen uit elkaar.
2. Buig de linkerknie naar achteren, zodat de linkerkuit de achterkant van de linkerdij raakt.
3. Til met de linkerhand de linkervoet op, tot de linkerhiel het linker heupgewricht raakt. Houd de linkervoet met de linkerhand vast, zoals in Bhekāsana (Afb. 100).
4. Plaats de rechtervoet met de rechterhand aan de bovenkant van de linkerdij, zoals in Padmāsana (Afb. 104).
5. Druk met beide handen de zolen van de voeten tegen elkaar, tot ze elkaar raken (Afb. 466).
6. De romp zal in de richting hellen van het been, dat zich in Padmāsana bevindt. Bewaar het evenwicht met behulp van de handen; blijf 30 sekonden in deze houding en haal hierbij diep adem.
7. Maak de handen en benen vrij en herhaal de houding aan de andere kant, waarbij de rechtervoet zich in Bhekāsana bevindt en de linkervoet in Padmāsana. Blijf aan beide kanten even lang in deze houding.

Uitwerking
Deze āsana verzacht pijn, geneest stijve benen en houdt de geslachtsorganen gezond. Ook krijgt de wervelkolom zijn oorsponkelijke kracht en soepelheid terug, en wordt de spijsvertering bevorderd.

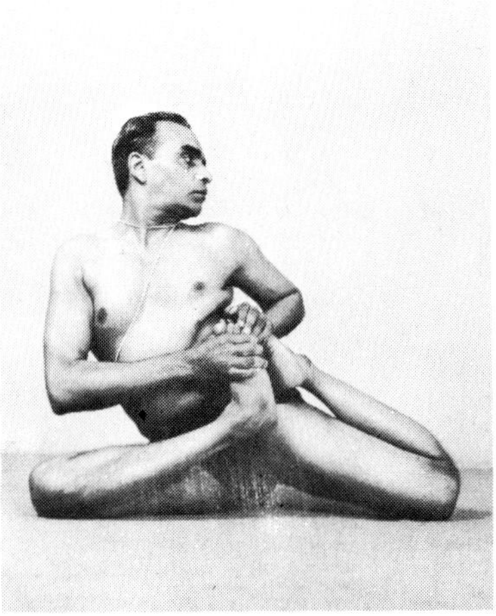

466

168. ***Kandāsana*** Negenendertig* (Afb. 470, 471, 471a en 471b)
Kanda betekent bolvormige wortel of knoop. In de verzen 107 en 113 in het derde hoofdstuk van de *Haṭha Yoga Pradīpikā* wordt als volgt over de Kanda gesproken:
107. De Kuṇḍalinī slaapt boven de kanda (de plaats bij de navel waar de nādi's bijeenkomen en zich van elkaar scheiden). Zij geeft Mukti (vrijmaking, verlossing) aan de yogi's, maar dwazen worden er juist door gebonden. Hij die haar kent, weet alles van Yoga.
113. De Kanda bevindt zich 30 centimeter boven de anus en strekt zich naar beide kanten 10 centimeter uit. Volgens de beschrijvingen is het rond en bedekt met iets wat op een zacht, wit stuk doek of stof lijkt. (Het woord dat in de tekst wordt gebruikt is vitasti, een lengtemaat van 12 'angula's' ofwel vingerbreedten, de afstand tussen gespreide duim en pink).

Uitvoering
1. Ga op de grond zitten met de benen recht naar voren gestrekt (Afb. 77). Buig de knieën, breng de dijen uit elkaar, breng de voeten in de richting van de romp totdat de hielen zich dichtbij het perineum bevinden en houd de knieën op de grond. Deze positie lijkt sterk op Baddhakoṇāsana (Afb. 101).
2. Houd de rechtervoet vast met de rechter handpalm en de linkervoet met de linker handpalm.
3. Breng de voeten met behulp van de handen omhoog in de richting van de romp, keer de enkels om (Afb. 467), strek de knieën en dijen (Afb. 468), en zet de hielen en de buitenkanten van de voeten tegen de navel en de borstkas (Afb. 469). In het begin is het waarschijnlijk dat de voeten naar beneden glijden. Beoefen de houding een paar weken, waarbij de voeten stevig tegen de borst worden gehouden.
4. Maak de handen vrij, en strek ofwel de armen stevig uit en laat de achterkant van de handen op de knieën rusten (Afb. 470), ofwel vouw de handpalmen voor de borst samen (Afb. 471). Houd de rug recht en blijf

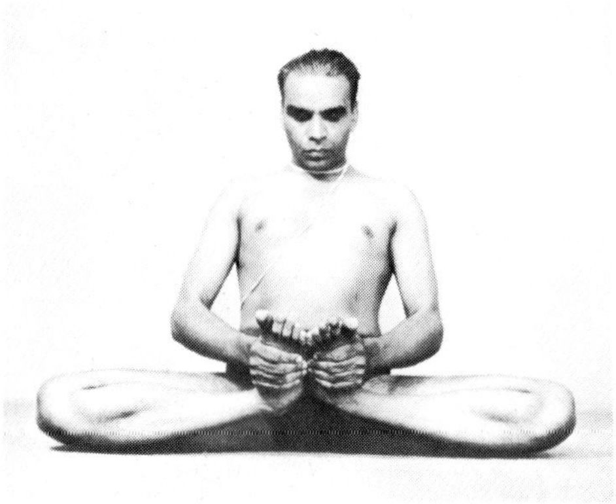

467

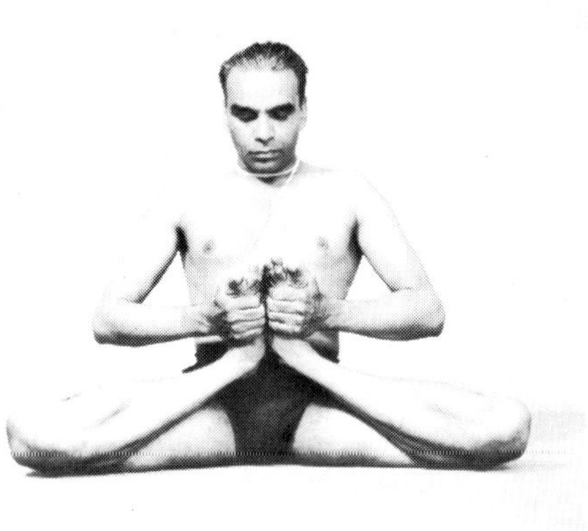

468

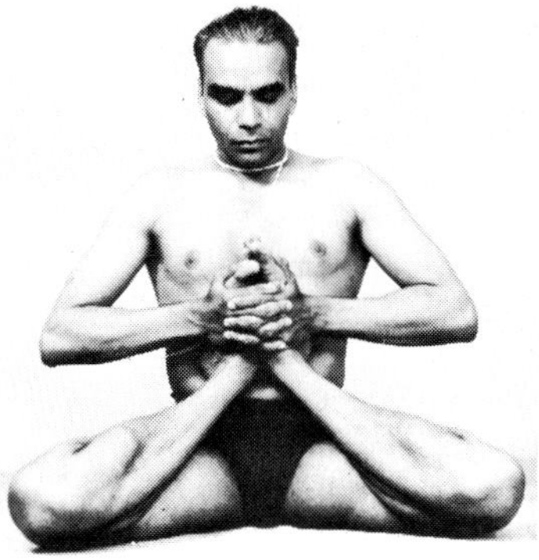

469

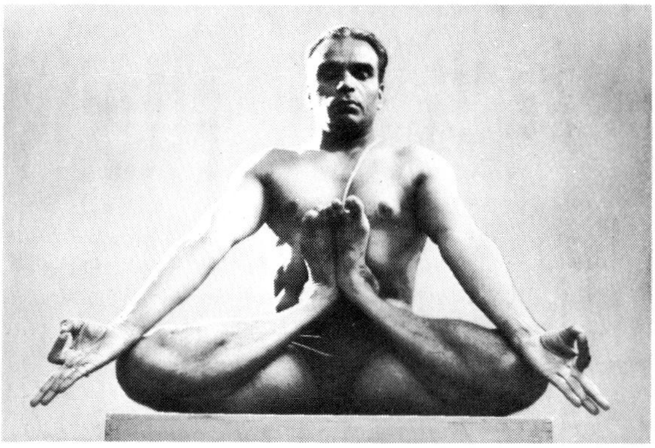

470

ongeveer 30 sekonden in deze houding; haal hierbij diep adem.

5. Gevorderde leerlingen kunnen de handen boven het hoofd heffen, met de handpalmen tegen elkaar (Afb. 471a). Tracht daarna de handpalmen achter de rug samen te vouwen en daarbij het evenwicht te bewaren (Afb. 471b): dit is het moeilijkste gedeelte van de āsana.
6. Pak de handen met de voeten vast, breng ze naar de grond en rust uit.
7. Omdat de bekken- en andere beengewrichten flink gedraaid worden kost het veel tijd om deze houding te leren beheersen.

Uitwerking

Elke spier onder de navel wordt geoefend. De houding geneest stijve heup-, knie- en enkelgewrichten. De seksuele energie wordt hersteld en de seksuele verlangens worden gereguleerd.

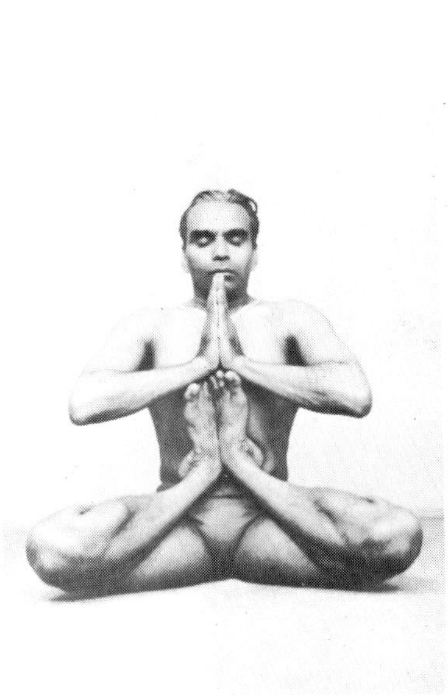

471

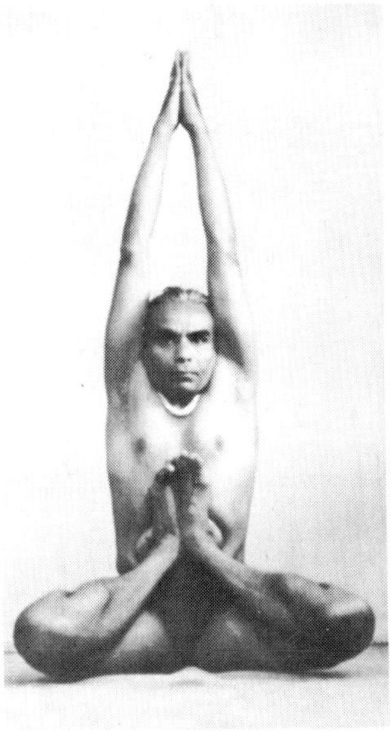

471a

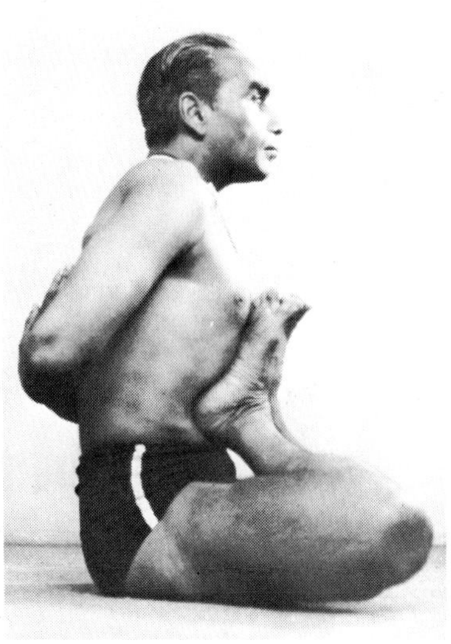

471b

De āsana is ook een goede oefening voor de Svādhiṣṭhāna Chakra (zenuwvlecht in de onderbuik) en de Maṇipūraka Chakra (de zonnevlecht); hierdoor wordt de spijsvertering bevorderd.

169. ***Hanumānāsana*** Zesendertig* (Afb. 475, 476 en 476a)
Hanumān was de naam van een machtig apenopperhoofd, die over bijzondere kracht en moed beschikte. Hij was de zoon van Vāyu, de god van de Wind, en Anjāna, en hij was de vriend en toegewijde dienaar van Rāma, de zevende incarnatie van Viṣṇu. Toen Rāma, zijn vrouw Sītā en zijn broer Lakṣmaṇa als kluizenaars verbannen waren in het Daṇḍaka-woud, kwam Rāvaṇa, de demonenkoning van Laṅkā (vroeger Ceylon, nu Sri Lanka), vermomd als asceet naar hun kluis, en ontvoerde Sītā naar Laṅkā terwijl Rāma en Lakṣmaṇa op jacht waren. De broers zochten overal naar Sītā, en riepen de hulp in van Sugrīva, de koning van de apen, en zijn generaal Hanumān. Hanumān ging op zoek naar Sītā, stak de zee over door over de zeestraten te springen, vond haar in het paleis van Rāvaṇa, en bracht het nieuws aan Rāma. Met behulp van een groot leger van apen en beren bouwde Rāma een stenen dam over de zee naar Laṅkā, en na heftige strijd doodde hij Rāvaṇa en zijn metgezellen, en redde hij S̄tā. Tijdens het gevecht werd Lakṣmaṇa door een pijl getroffen, en hij raakte bewusteloos; men zei dat hij alleen genezen kon worden door het sap van een kruid dat in de Himālayā groeide. Met één kolossale sprong stak Hanumān de zee over naar de Himālayā; daarvandaan nam hij een bergtop mee waarop de levenswekkende plant groeide, en hij redde het leven van Lakṣmaṇa. Deze āsana is opgedragen aan Hanumān en vormt een herinnering aan zijn fabuleuze sprongen. Kort samengevat komt het erop neer, dat de beoefenaar met naar voren en achteren uitgespreide benen op de grond gaat zitten,

terwijl de handen voor de borst zijn gevouwen. Het doet sterk denken aan de 'spagaat' van het westerse ballet.

Uitvoering

1. Kniel op de grond (Afb. 40).
2. Steun op de grond met de handpalmen aan weerszijden van het lichaam, ongeveer 30 centimeter uit elkaar.
3. Til de knieën op. Breng het rechterbeen naar voren en het linkerbeen naar achteren (Afb. 472). Tracht tijdens een uitademing beide benen stevig te strekken en houd de heupen omhoog (Afb. 473). Druk vervolgens de benen en heupen op de grond, en draag het lichaamsgewicht op de handen (Afb. 474).
4. Het duurt lang om deze houding te gaan beheersen; elke dag moeten

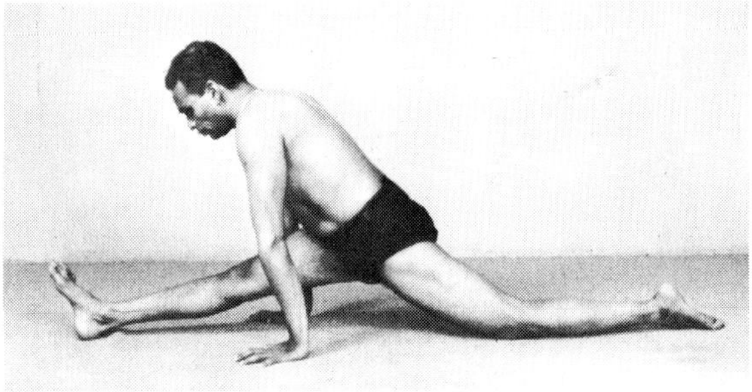

472

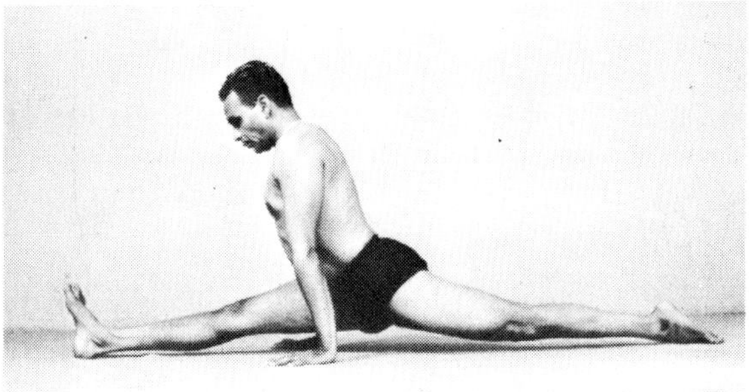

473

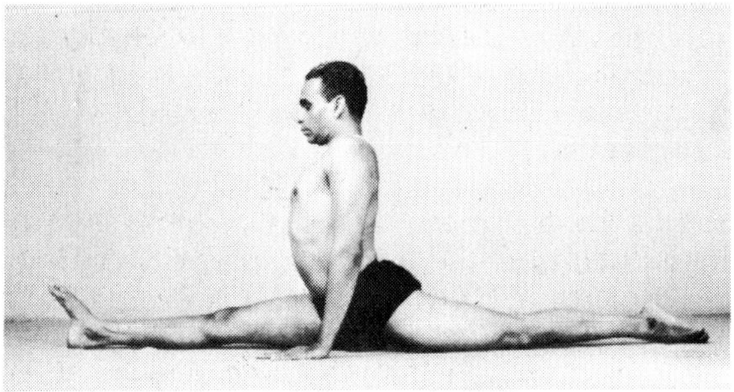

474

hiertoe verschillende pogingen worden ondernomen om de benen gestrekt op de grond te laten rusten, waarbij de billen de grond raken. Het achtergedeelte van het voorste been en het voorgedeelte van het achterste been moeten de grond raken.

5. Ga, als eenmaal de positie met gestrekte benen bereikt is, op de grond zitten, hef de handen omhoog, vouw ze voor de borstkas en blijf in evenwicht (Afb. 475). Blijf 10 tot 30 sekonden in deze houding en haal hierbij normaal adem.

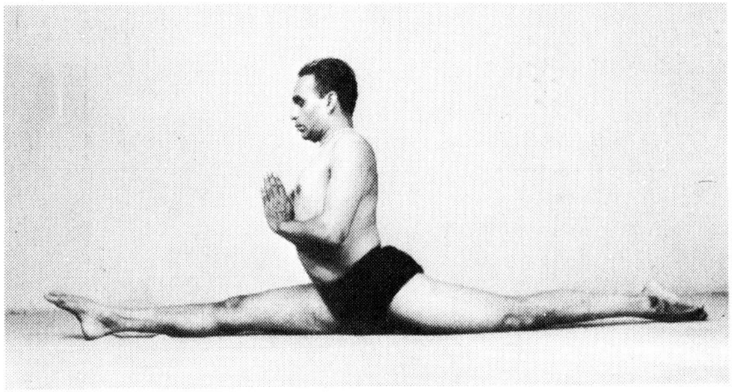

475

6. Breng vervolgens met behulp van de handen de heupen omhoog en herhaal de houding met het linkerbeen naar voren en het rechterbeen naar achteren; gebruik hiervoor evenveel tijd (Afb. 476).

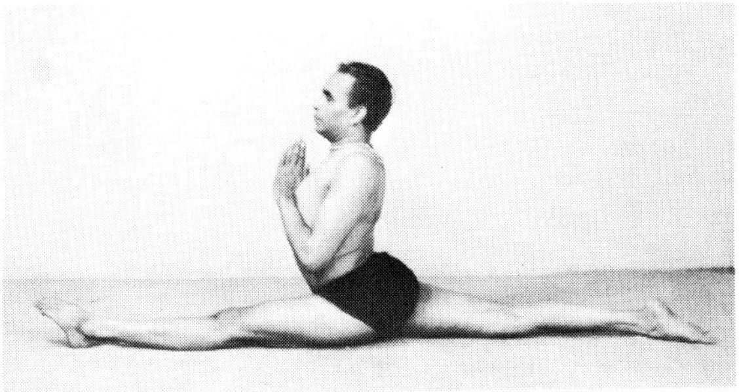

476

7. Denk eraan dat de achterkant van het kniegewricht van het voorste been en de knie van het achterste been de grond moeten raken.

8. Gevorderde leerlingen kunnen de handen boven het hoofd heffen, de romp omhoog strekken, de handpalmen tegen elkaar plaatsen en daarna balanceren (Afb. 476a). Hierdoor worden de benen extra stevig gestrekt, en wordt de druk op de rug minder.

Uitwerking

Deze mooie houding draagt bij aan de genezing van ischias en andere beenkwalen. De beenspieren worden soepel en krachtig, de benen blijven goed in konditie; regelmatige beoefening van deze houding is aanbevelenswaardig voor lange en korte afstandslopers. De abduktoren (spieren die een lichaamsdeel van de as van het lichaam af bewegen) van de dijen worden erdoor ontspannen en versterkt.

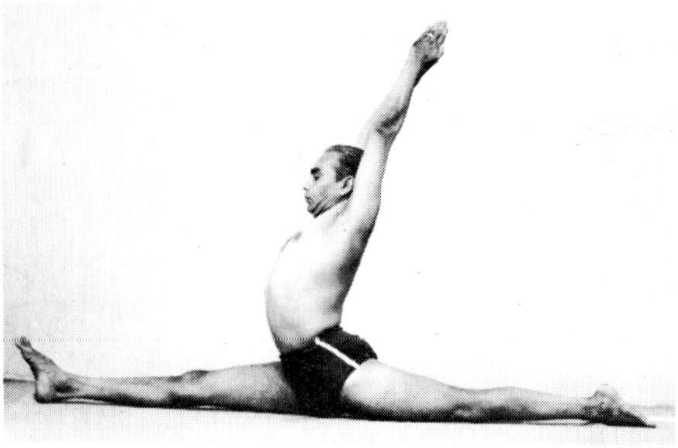

476a

170. ***Samakoṇāsana*** Achtendertig* (Afb. 477)

Sama betekent hetzelfde, gelijk, regelmatig of recht. Koṇa betekent hoek, en ook een streek van een kompas. In deze āsana wordt de spreidzit uitgevoerd met de benen zijwaarts uit elkaar, en de handen worden voor de borst gevouwen. Deze houding is moeilijker dan Hanumānāsana (Afb. 475). Beide benen en het bekken vormen één rechte lijn.

Uitvoering

1. Ga in Tāḍāsana (Afb. 1) staan, laat de handen op de heupen rusten en spreid de benen zover je kunt zijwaarts uit elkaar (Afb. 29).
2. Plaats de handpalmen op de grond (Afb. 30) en strek tijdens een uitademing de benen meer en meer uit elkaar, tot je op de grond zit met beide benen zijwaarts en in een rechte lijn gespreid. De hele achterkant van de benen, vooral de achterzijde van de knieën, moet op de grond rusten.
3. Vouw de handpalmen voor de borst samen (Afb. 477) en blijf een paar sekonden in deze houding.
4. Zet de handpalmen op de grond, hef de heupen omhoog en breng de benen dichter en dichter bij elkaar, tot je weer in Uttānāsana (Afb. 47) staat. Ga vervolgens in Tāḍāsana (Afb. 1) staan en ontspan.

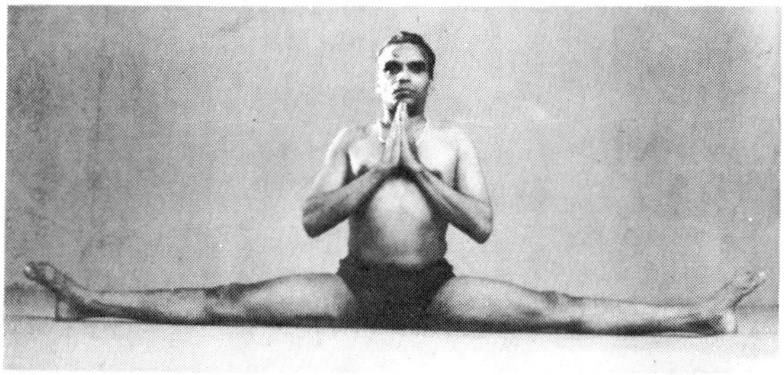

477

Uitwerking

In deze houding worden de heupgewrichten geoefend en de benen worden zo soepel dat ze gemakkelijk naar alle kanten kunnen bewegen. De wervelkolom wordt uitgerekt en alle gebreken aan het onderste gedeelte van de wervelkolom worden genezen. De houding geeft, evenals Hanumānāsana (Afb. 475), aan de beenspieren hun oorspronkelijke kracht en soepelheid terug en maakt de benen welgevormd. De ontwikkeling van hernia wordt tegengegaan en pijn in de heupgewrichten wordt verzacht. De bloedcirkulatie in de bekkenstreek en de geslachtsorganen verloopt beter, en hierdoor blijven deze lichaamsdelen gezond.

171. ***Supta Trivikramāsana*** Negenendertig* (Afb. 478)

Supta betekent achterover leunend, rustend. Trivikrama (tri = drie; vikrama = stap, schrede of pas) is een naam voor Viṣṇu. De āsana is opgedragen aan Vāmanāvatār, de Dwerg-inkarnatie van Viṣṇu. Volgens het verhaal verkreeg Bali, de kleinzoon van Prahlāda (de koning van de demonen), de macht over de wereld. Door zijn strenge ascetische levenshouding werd Bali zo machtig, dat hij zelfs de goden bedreigde; deze laatsten smeekten Viṣṇu om hulp. De god daalde af naar de aarde en werd als dwerg geboren in het gezin van de Brahmaanse wijze Kaśyapa en diens vrouw Aditi. Terwijl Bali een offer bracht, verscheen Viṣṇu vóór hem in de gedaante van een dwerg (Vāmana) en vroeg om zoveel aarde als hij, Vāmana, in drie stappen kon omvatten. Bali, die bekend was om zijn vrijgevigheid, beloofde deze gift zonder aarzelen. Daarop nam de dwerg een reusachtige gedaante aan, en deed drie passen. De eerste omvatte de aarde, en de tweede de hemelen. Aangezien er geen plaats meer over was voor de derde pas, bood Bali zijn eigen hoofd aan; de Heer zette zijn voet op het hoofd van Bali. Vervolgens stuurde hij hem en zijn legioenen naar Pātāla, de onderwereld, en stond hem toe daar te heersen. Hiermee werd het universum weer teruggegeven aan de goden.

Deze āsana is moeilijker dan Hanumānāsana (Afb. 475). In dit geval wordt de houding uitgevoerd door op de rug op de grond te gaan liggen, vervolgens de benen naar weerszijden horizontaal uit te spreiden en de hiel van de ene voet dicht bij het hoofd vast te houden, terwijl de andere hiel op de grond rust.

Uitvoering

1. Ga plat op de rug op de grond liggen, met beide benen gestrekt (Afb. 219).
2. Til het rechterbeen omhoog. Strengel de vingers ineen, strek de armen en pak de rechterhiel vast in de kom van de handen.
3. Adem uit, breng het rechterbeen gestrekt omlaag achter het hoofd en zet de rechter grote teen op de grond, zonder de hiel los te laten (Afb. 478). De binnenkant van de rechterkuit raakt hierbij het rechteroor en de ellebogen zijn enigszins uit elkaar gebogen. Het linkerbeen moet steeds recht op de grond blijven.
4. Blijf zo lang in deze houding als zonder te veel ongemak mogelijk is, en haal hierbij normaal adem.
5. Laat de rechterhiel los, en breng het rechterbeen naast het linker-

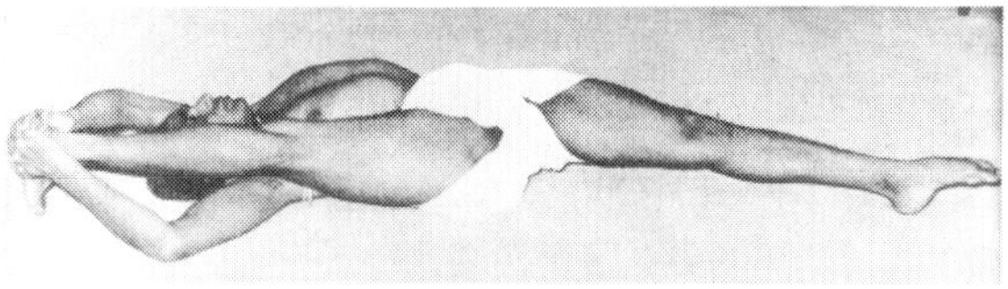

478

been.
6. Herhaal de houding, maar houd nu de linkerhiel vast en het rechterbeen op de grond; doe er even lang over.
7. Rust enige tijd als deze inspannende houding beëindigd is en ontspan daarna.

Uitwerking
In deze houding worden de benen volledig gestrekt. Hernia wordt voorkomen en genezen. De seksuele begeerte neemt af, waardoor het denken rustiger wordt.

172. ***Ūrdhva Dhanarāsana I*** Zeven* (Afb. 482)
Ūrdhva betekent omhoog gericht. Dhanu betekent boog. In deze houding wordt het lichaam achterover gebogen en steunt het op de handpalmen en voetzolen.

Uitvoering (voor beginners)
1. Ga plat op de rug op de grond liggen (Afb. 219).

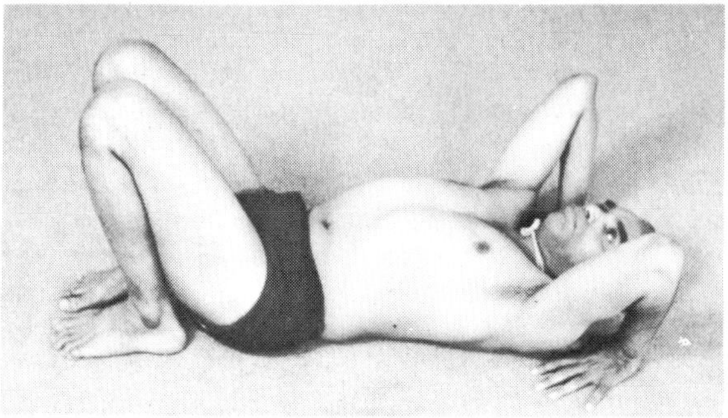

479

2. Buig de ellebogen en breng ze over het hoofd; plaats de handpalmen onder de schouders. De afstand tussen de handpalmen mag niet groter zijn dan de afstand tussen de schouders en de vingers moeten in de richting van de voeten wijzen.
3. Buig de knieën, breng ze omhoog en breng vervolgens de voeten dichterbij tot ze de heupen raken (Afb. 479).
4. Adem uit, til de romp omhoog en laat de kruin van het hoofd op de grond rusten (Afb. 480). Haal twee keer adem.
5. Adem nu uit, til de romp en het hoofd op en buig de rug op zodanige wijze, dat het gewicht van de rug door de handpalmen en voetzolen wordt

gedragen (Afb. 481).
6. Strek de armen vanuit de schouders tot de ellebogen recht zijn, en breng tegelijk de dijspieren omhoog (Afb. 482).

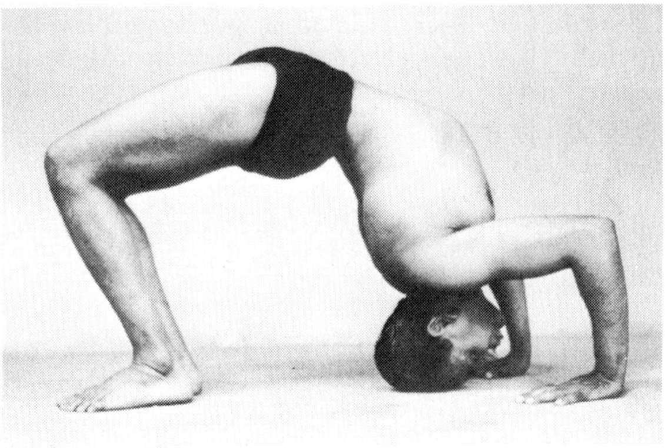

480

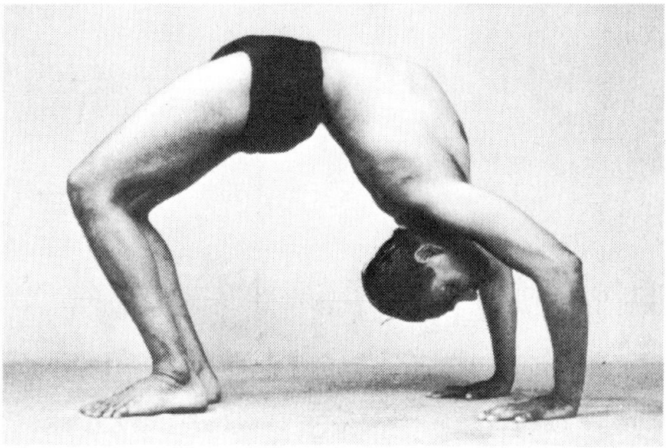

481

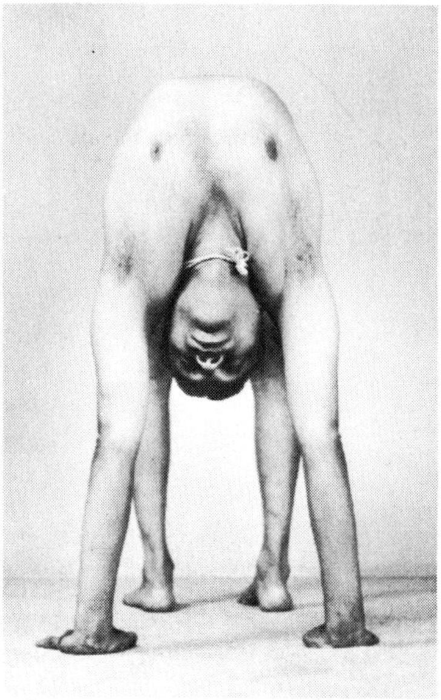

482

7. Breng, om de strekking nog groter te maken, tijdens een uitademing de dijspieren nog meer omhoog door de hielen van de grond te tillen. Breng de borst steeds verder omhoog, strek ook het heiligbeensgedeelte van de wervelkolom omhoog tot de buik even stevig gestrekt is als een trommelvel en breng vervolgens de hielen naar de grond, waarbij de strekking van de wervelkolom gehandhaafd blijft.
8. Blijf een halve tot een hele minuut in deze positie, en haal hierbij normaal adem.
9. Breng tijdens een uitademing het lichaam naar de grond door de knieën en ellebogen te buigen.

172a. ***Ūrdhva Dhanurāsana II*** Vijftien* (Afb. 486)

Uitvoering (voor meer gevorderde leerlingen)
1. Ga rechtop staan met de voeten ongeveer 30 centimeter uit elkaar en

de handpalmen op de heupen.
2. Breng de bekkenstreek enigszins naar voren (Afb. 483), adem uit en buig de romp achterover, zodat het gewicht van het lichaam op de dijen en de tenen wordt gevoeld (Afb. 484).
3. Til de armen boven het hoofd en breng de handen naar de grond (Afb. 485). Tracht de armen meteen bij de ellebogen te strekken en laat de handpalmen op de grond rusten (Afb. 486). Als de ellebogen niet direkt gestrekt

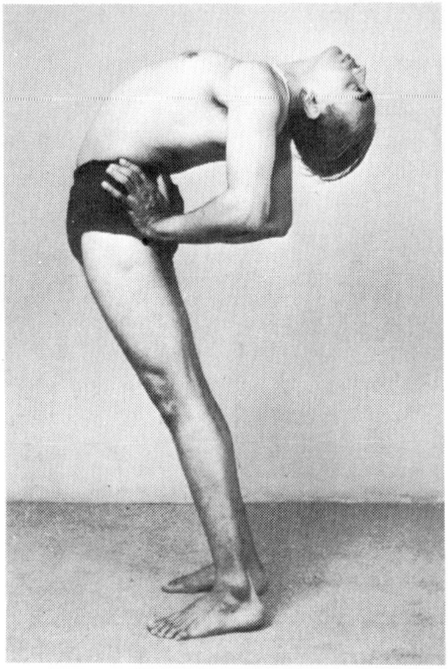
483

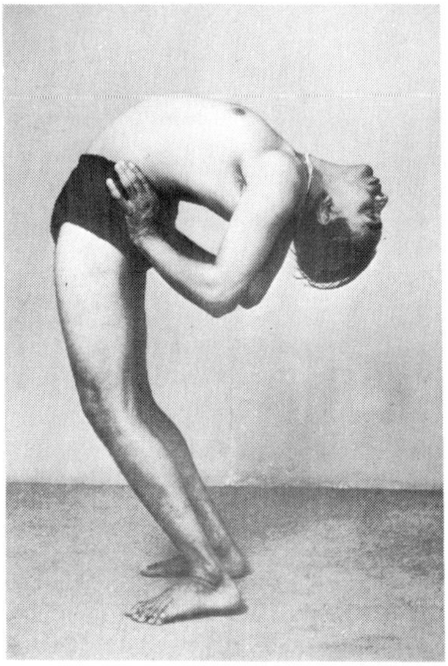
484

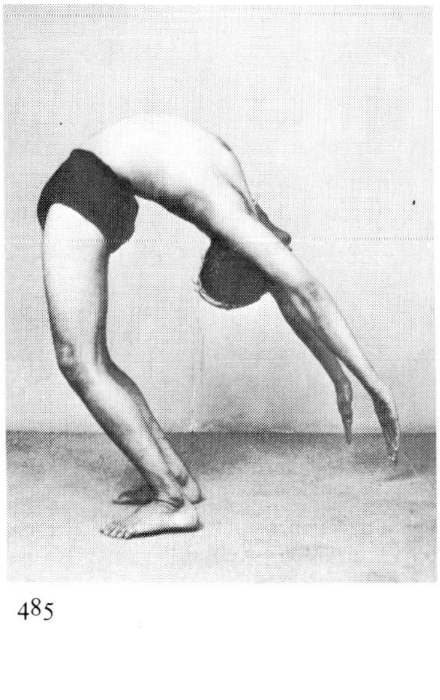
485

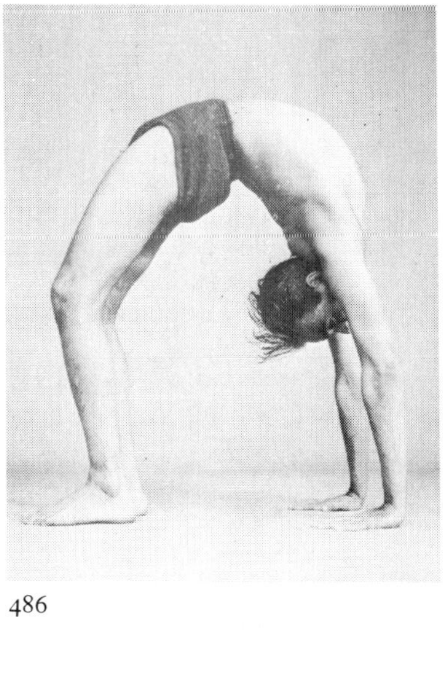
486

worden als de handpalmen de grond raken, wordt snel het hoofd gestoten.

4. Strek nadat de boven beschreven positie bereikt is, de benen en armen tot ze recht zijn (Afb. 487).

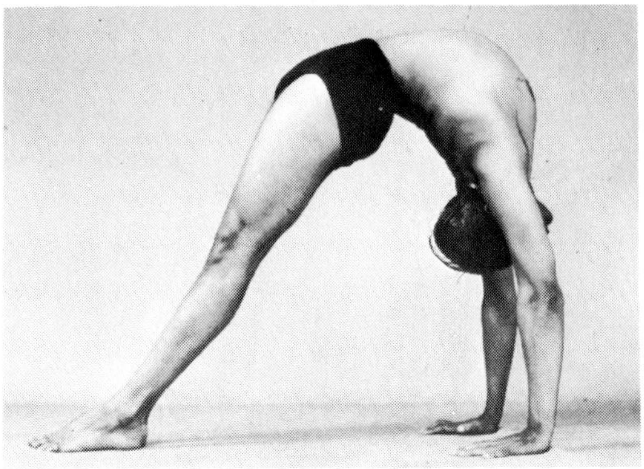

487

5. Tijdens het aanleren van deze houding is het handig om de hulp van een vriend of een muur te gebruiken. Ga ongeveer 90 centimeter van een muur staan, met de rug ernaar toe. Buig de rug en breng het hoofd in de richting van de muur. Hef de armen boven het hoofd en steun met de handpalmen op de muur. Breng het bekken naar voren, zodat het lichaamsgewicht op de dijen wordt gevoeld en beweeg de handpalmen langs de muur naar beneden tot ze de grond raken. Gebruik de muur om op gelijke wijze omhoog te komen. Als dit eenmaal beheerst wordt, gebruik de muur dan alleen tot je halverwege omhoog bent gekomen. Leer de āsana vervolgens midden in de kamer uit te voeren.

173. *Viparīta Chakrāsana in Ūrdhva Dhanurāsana* Zesentwintig* (Afb. 488 t/m 499)

Uitvoering (voor gevorderde leerlingen)

1. Ga rechtop staan. Buig naar voren en zet de handpalmen op de grond. Adem uit en zwaai beide benen omhoog, zoals voor handstand wordt gedaan (Afb. 359), buig de knieën, buig de rug achterover en breng de benen achter het hoofd op de grond (Afb. 486).

2. Neem de heupen samen terwijl de benen voorbij en achter het hoofd omlaag komen; strek tevens de rug omhoog, strek de ribben en de buik en strek de armen bij de ellebogen. Als je dit niet doet, is de kans groot dat je met een klap op de grond zit.

3. Als het voorgaande beheerst wordt, leer dan de benen andersom op te zwaaien, de afbeeldingen 488 t/m 499 laten zien hoe dit verloopt. In dit geval worden de benen omhoog en naar achteren gezwaaid, zoals achterover kopje geduikeld wordt. Dit omgekeerde kopje duikelen, zodat een vooroverbuiging wordt bereikt, heet *Viparīta Chakrāsana*, de omgekeerde wiel- of radhouding (viparīta=omgekeerd, tegengesteld, tegenoverge-

steld, omgedraaid; chakra=wiel of rad). De meeste mensen kunnen deze bewegingen echter alleen leren uitvoeren met behulp van een bevoegde leraar.

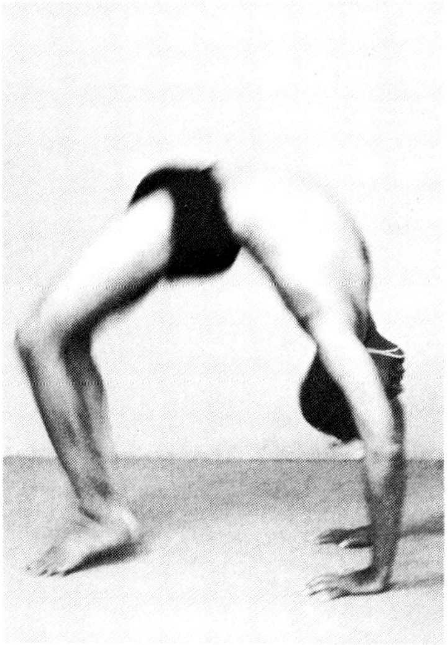
488

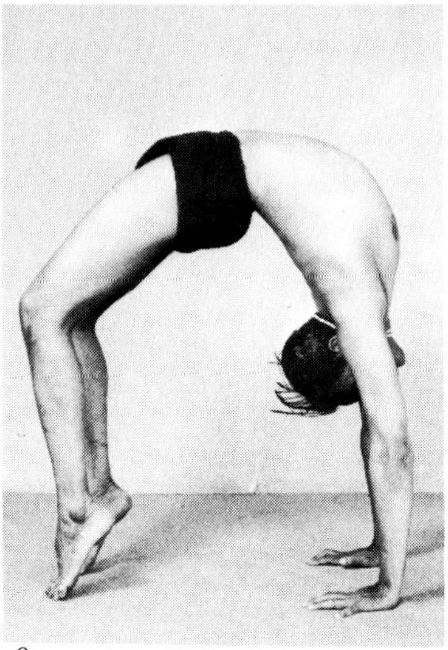
489

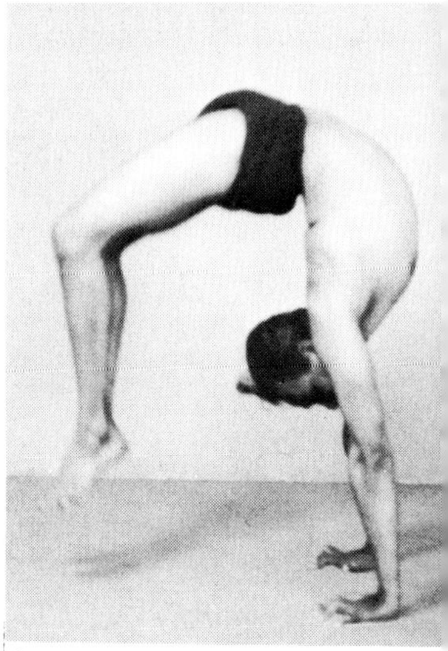
490

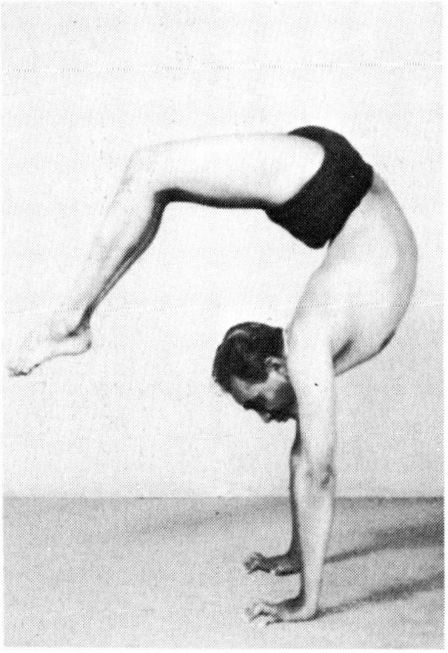
491

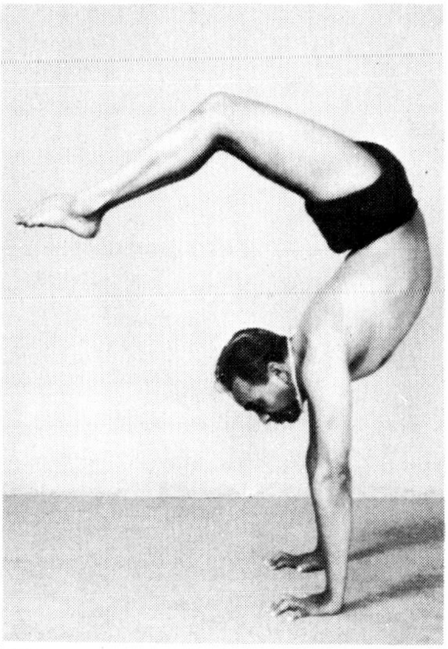
492

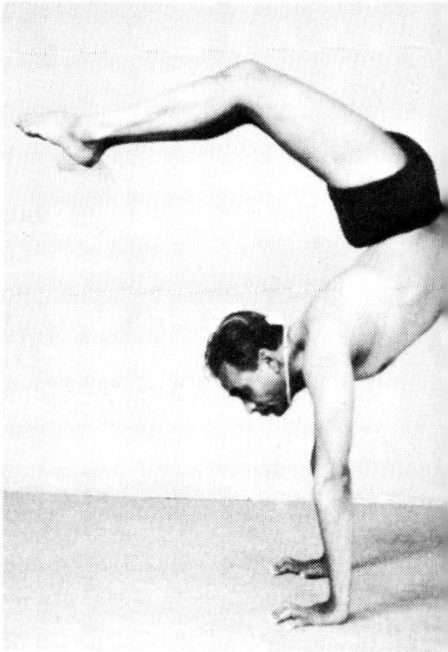
493

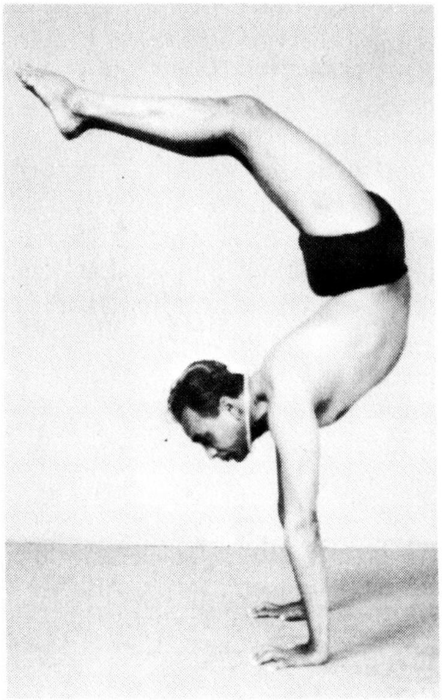

494

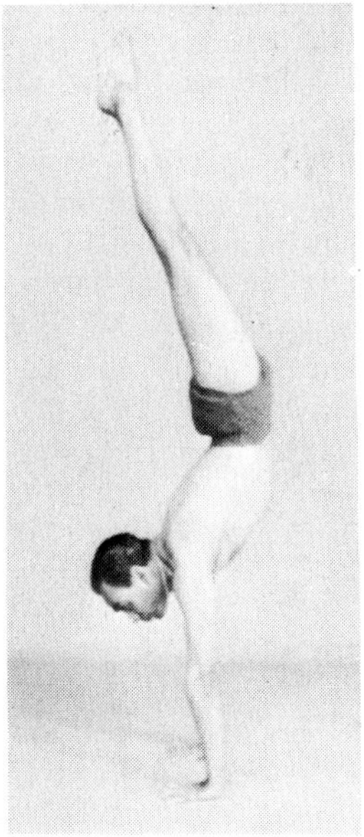

495

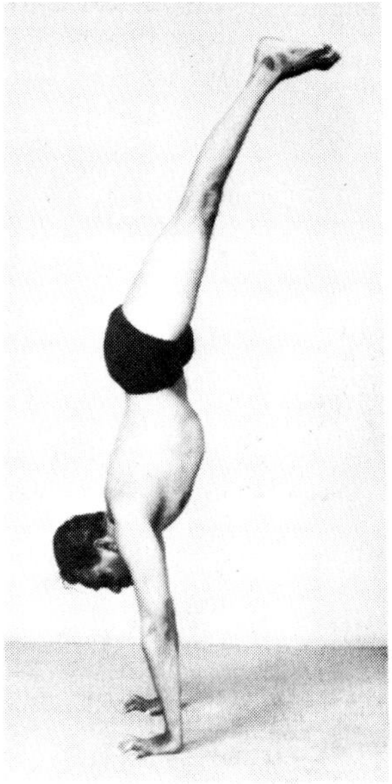

496

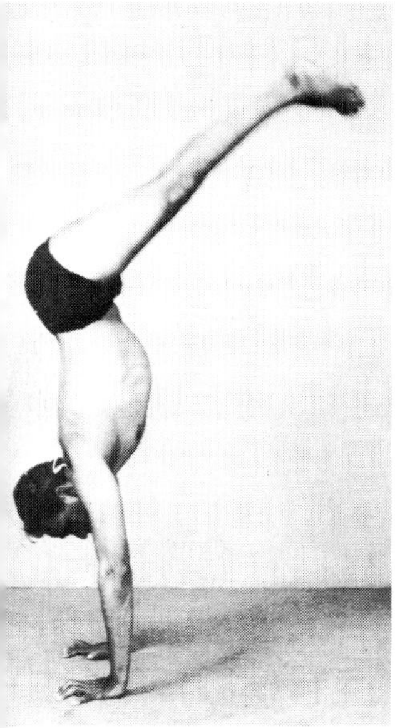

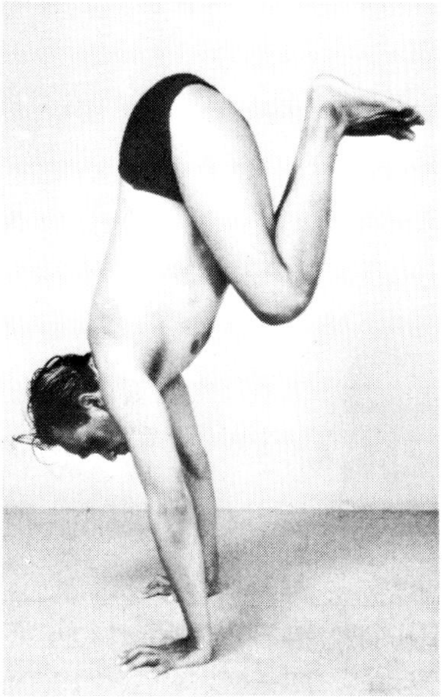

498

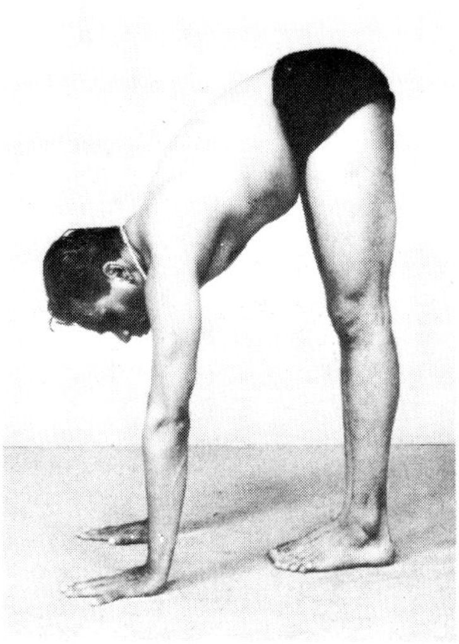

499

4. Als er echter geen guru (leraar) aanwezig is, en je hebt genoeg vertrouwen in jezelf, dan kun je het achterover terugspringen op de volgende wijze uitvoeren. Voer Ūrdhva Dhanurāsana dichtbij een muur uit, op zodanige

wijze dat de voeten naar de muur gericht zijn en er ongeveer 30 centimeter vanaf staan. Beweeg de romp tijdens een uitademing in de richting van de schouders, zodat het lichaamsgewicht door de polsen en schouders wordt gedragen. Til vervolgens één been van de grond en zet de voet op een hoogte van ongeveer 60 centimeter tegen de muur. Druk deze voet stevig tegen de muur, til het andere been van de grond en zwaai de benen tijdens een uitademing over het hoofd, om achterover terug te komen. Als dit enkele keren geprobeerd is, wordt het zelfvertrouwen groter. Je leert dan het lichaam naar voren en achteren te schommelen en de romp naar de schouders te zwaaien door de benen omhoog en achterover terug te bewegen.

Als de benen gemakkelijk van de grond worden gebracht, kan Viparīta Chakrāsana midden in de kamer, dus niet meer bij de muur, beoefend worden. Op deze wijze heb ik de bewegingen van het achterover terugspringen in Viparīta Chakrāsana geleerd.

Uitwerking

Deze āsana vormt de aanzet tot de gevorderde en moeilijke achteroverbuigingen. De wervelkolom wordt volledig gestrekt en krijgt hierdoor zijn oorspronkelijke soepelheid en kracht terug; het lichaam reageert snel en blijft veerkrachtig. De rug voelt sterk aan en is vol leven. De armen en polsen worden versterkt; de houding heeft een zeer rustgevende invloed op het hoofd. Als Viparīta Chakrāsana eenmaal beheerst wordt, kan de houding verschillende keren per dag uitgevoerd worden. Dit leidt tot grote vitaliteit, een toevoer van energie en een gevoel van lichtheid.

174. *Eka Pāda Ūrdhva Dhanurāsana* Twaalf* (Afb. 501 en 502)

Eka betekent één. Pāda betekent been. Ūrdhva betekent omhoog gericht en dhanu is een boog.

Uitvoering

1. Voer eerst Ūrdhva Dhanurāsana (Afb. 486) uit, adem uit en til het rechterbeen van de grond.
2. Strek het rechterbeen stevig, en breng het in een hoek van ongeveer 45 graden met de grond (Afb. 500).
3. Til vervolgens de rechterhand van de grond en zet deze op de rechterdij (Afb. 501). Het lichaam balanceert dan op de linkerhand en linkervoet. Blijf 10 tot 15 sekonden in deze houding, en haal hierbij normaal adem.
4. Adem uit, breng de handen en het geheven been omlaag en keer terug in Ūrdhva Dhanurāsana.
5. Herhaal de houding door het linkerbeen omhoog te tillen en de linkerhand op de linkerzij te leggen, zodat het lichaam op de rechterhand en het rechterbeen balanceert (Afb. 502). Blijf ook weer 10 tot 15 sekonden in deze houding.

Uitwerking

Deze mooie āsana levert dezelfde voordelen op als Ūrdhva Dhanurāsana (Afb. 486), en ontwikkelt tevens het gevoel voor evenwicht, in fysieke en in mentale zin. Bovendien worden de bewegingen gracieuzer.

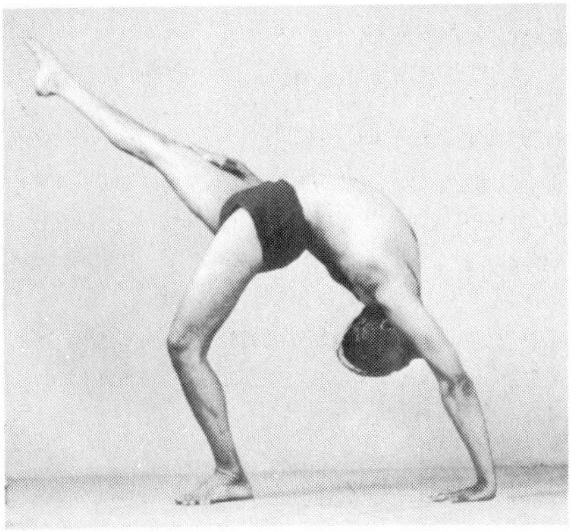

501

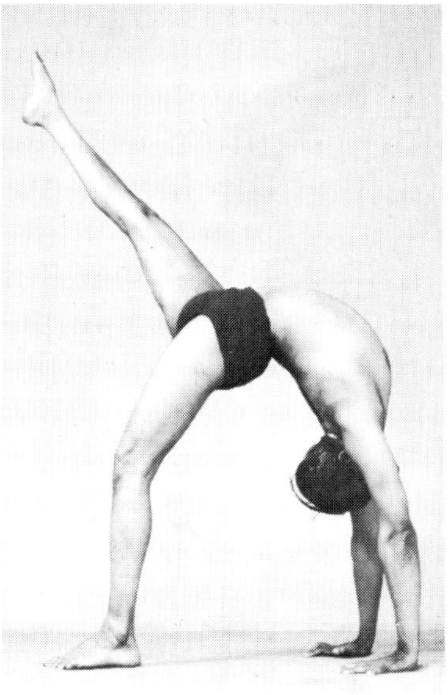

500

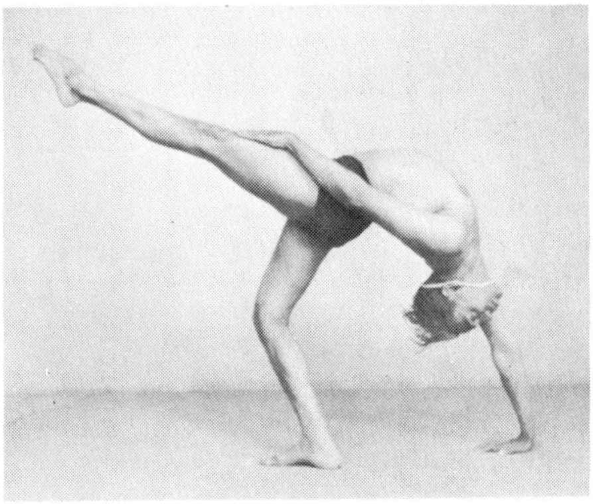

502

175. *Kapotāsana* Eénentwintig* (Afb. 507 en 512)
Kapota betekent duif. In deze houding zwelt de borstkas op als bij een kropduif, vandaar de naam.

Uitvoering (voor beginners)

1. Ga op een gevouwen deken in Vīrāsana (Afb. 90) zitten.
2. Ga achterover liggen en voer Supta Vīrāsana (Afb. 95) uit. Strek de armen over het hoofd, buig de ellebogen en zet de handpalmen dichtbij de oren, waarbij de vingers in de richting van de schouders wijzen (Afb. 503).
3. Draag het gewicht op de handpalmen en adem uit. Strek de armen en hef het hele lichaam vanuit de knieën omhoog door de dijen te strekken en daarna de knieën tegen elkaar te plaatsen (Afb. 504).
4. Neem de bilspieren samen, strek de hele wervelkolom, buig de ellebogen en pak de tenen vast (Afb. 505). Steun vervolgens met de ellebogen op de grond (Afb. 506). De ademhaling verloopt moeizaam en zeer snel, omdat het middenrif volledig aangetrokken wordt.

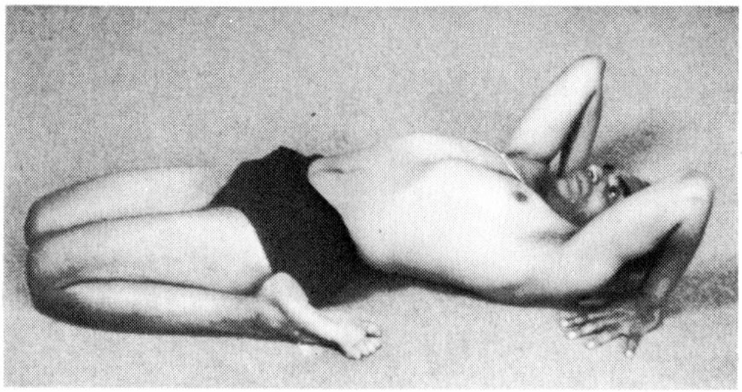

503

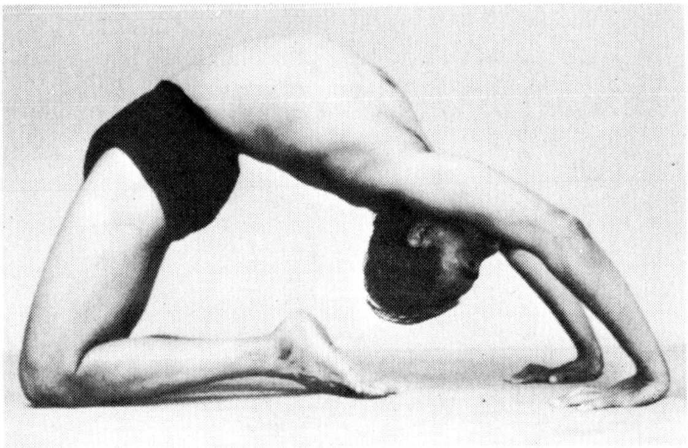

504

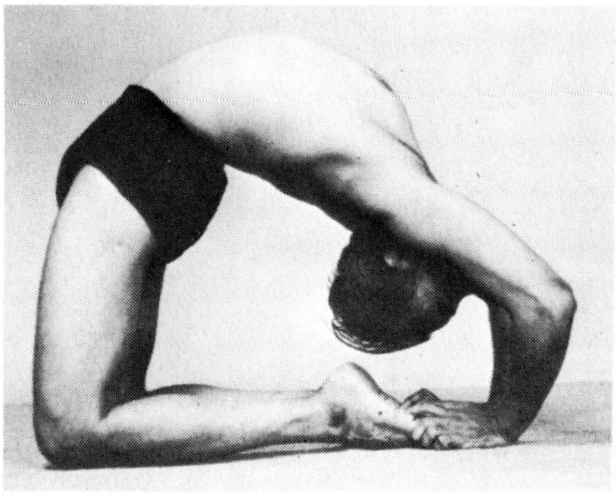

505

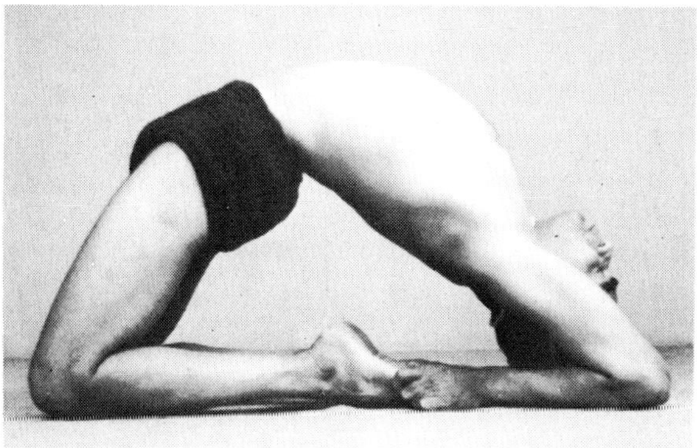

506

5. Haal een paar keer snel adem, adem uit, hef de bekkenstreek omhoog door de dijspieren stevig te strekken. Breng de handen geleidelijk naar de hielen en pak ze vast door het hoofd in de richting van de voeten te bewegen. Zet nu de kruin van het hoofd op de voetzolen (Afb. 507).
6. Blijf een paar sekonden in deze houding. Voer deze tijd, al naargelang de mogelijkheden, op tot een minuut.
7. Adem uit, laat de voeten los en breng het hoofd en het lichaam omlaag tot Supta Vīrāsana (Afb. 95) weer bereikt is. Strek de benen één voor één en ontspan op de grond.

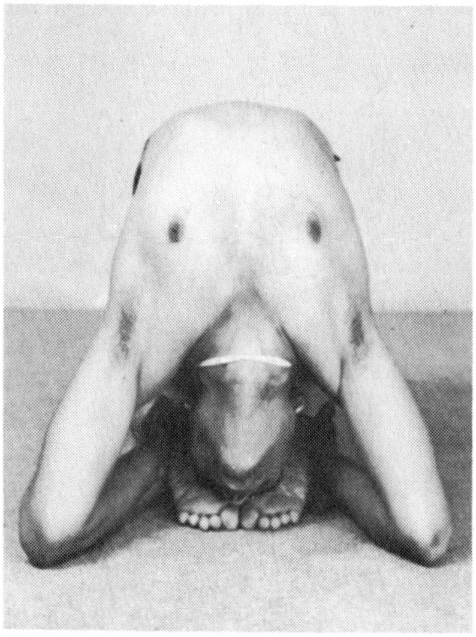

507

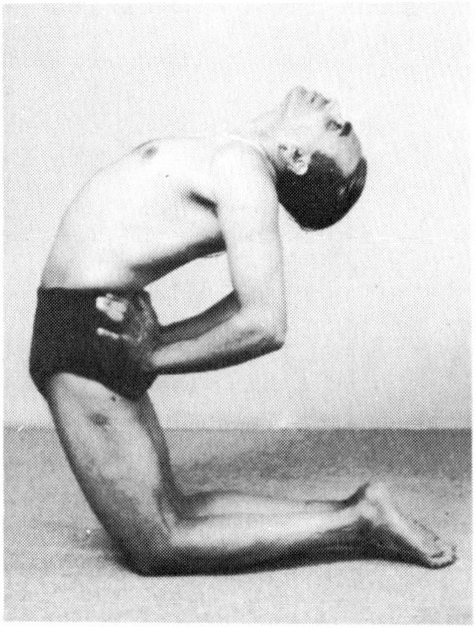

508

Uitvoering (voor gevorderde leerlingen)

1. Kniel op een gevouwen deken met de voeten en knieën tegen elkaar. Zet de handen op de heupen, strek de dijen en houd ze loodrecht op de grond (Afb. 40).
2. Adem uit, strek de hele wervelkolom en buig achterover zoals op de Afbeeldingen 508 en 509 wordt getoond. Breng de armen over en achter het hoofd in de richting van de voeten, plaats de handpalmen op de hielen en pak ze vast (Afb. 510). De ademhaling verloopt snel en moeizaam. Haal een paar keer snel adem.

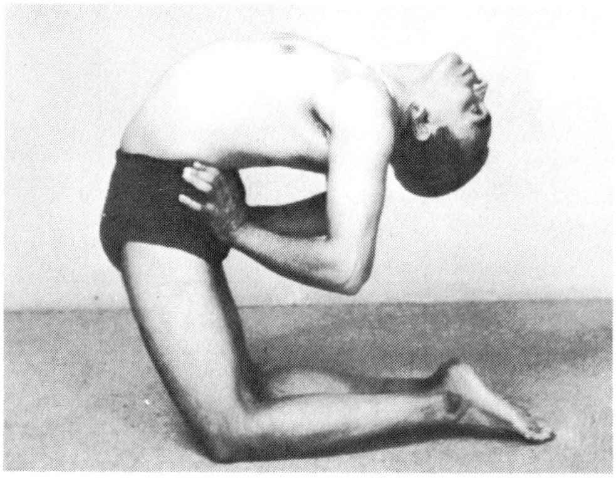

509

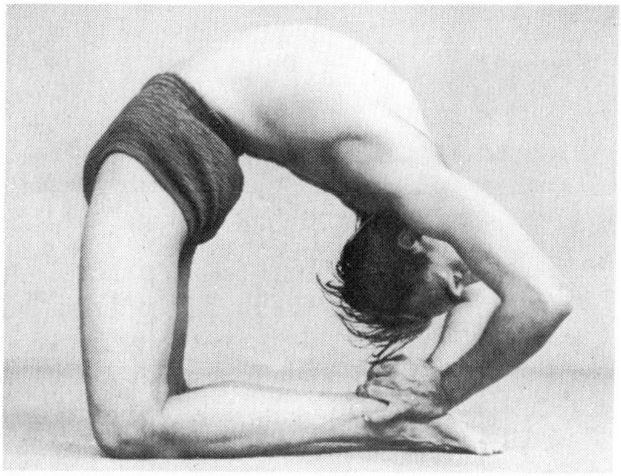

510

3. Adem uit, strek de wervelkolom nog verder naar achteren, buig de ellebogen en zet ze op de grond (Afb. 511).
4. Strek de nek naar achteren en plaats de kruin van het hoofd op de

voetzolen. Neem de bilspieren en pak de enkels vast (Afb. 512).
5. Blijf zo lang mogelijk in deze positie, tot aan 60 sekonden, en zorg voor een ritmische ademhaling.

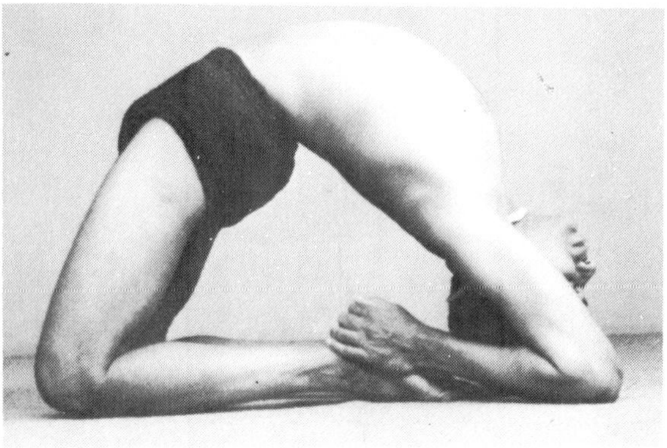

511

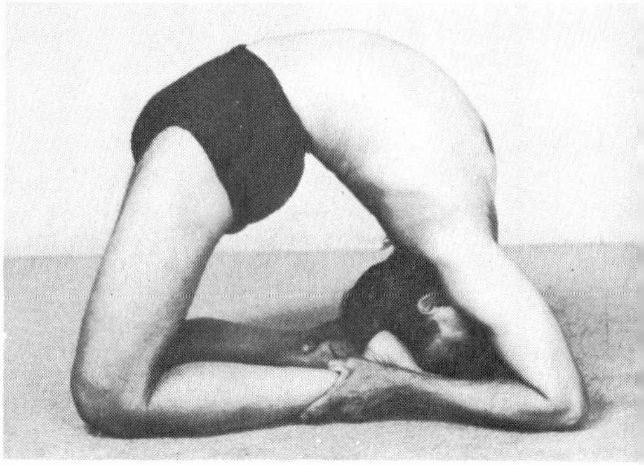

512

6. Laat de voeten los. Strek de armen en breng het lichaam naar voren tot je weer op de knieën staat. Rust vervolgens uit op de grond en ontspan.

Uitwerking
De houding maakt het hele gebied rondom de wervelkolom veerkrachtig, omdat de bloedsomloop in die streek gestimuleerd wordt. Omdat de bekkenstreek gestrekt wordt, blijven de geslachtsorganen gezond. Het middenrif wordt omhoog gebracht en hierdoor wordt het hart licht gemasseerd en tevens versterkt. De borstkas wordt volledig verruimd. Het is noodzakelijk om Kapotāsana te beheersen alvorens de moeilijker achteroverbuigingen beoefend worden; behalve Kapotāsana moeten hiertoe ook de houdingen vanaf Viparīta Daṇḍāsana (Afb. 516) tot aan Maṇḍalāsana (Afb. 525 en 535) goed beheerst worden.

176. ***Laghu Vajrāsana*** Drieëntwintig* (Afb. 513)
Laghu betekent weinig, klein, eenvoudig, en ook lieflijk, knap, mooi. Vajra betekent bliksemstraal, het wapen van Indra, de koning der goden.

Uitvoering
1. Kniel met de knieën en voeten tegen elkaar op de grond. Laat de handpalmen op de zijkanten van het middel rusten (Afb. 40).
2. Adem uit, buig de wervelkolom achterover en strek tegelijk de dijspieren stevig (Afb. 508 en 509).
3. Breng de heupen naar voren en blijf de wervelkolom achterover buigen tot de kruin van het hoofd op de voeten rust. Het vereist veel oefening alvorens de wervelkolom hiervoor elastisch genoeg is. Het lichaamsgewicht wordt alleen door de knieën gedragen.
4. Haal de handen van het middel weg als bovenstaande positie bereikt is, strek de armen stevig vanuit de schouders en pak de knieën met de bijbehorende handen vast (Afb. 513).

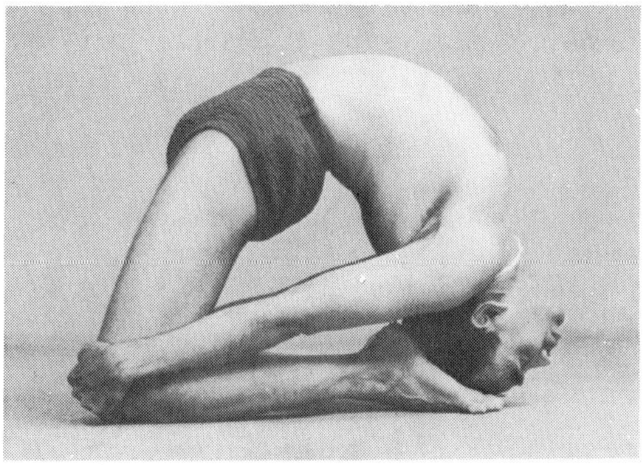

513

5. Omdat de wervelkolom gestrekt wordt en druk op de buik uitgeoefend wordt, zal de ademhaling snel en moeizaam verlopen. Tracht deze houding 10 tot 15 sekonden te handhaven, en probeer normaal adem te halen.
6. Adem uit, houd de knieën stevig op hun plaats, hef het hoofd en de romp op tot je weer in knielhouding zit. Ga vervolgens op de grond zitten en rust uit.

Uitwerking
Deze āsana stimuleert de zenuwen van de wervelkolom en is een goede oefening voor het staartbeen (het laatste driehoekige been van de wervelkolom). Als de houding regelmatig beoefend wordt, wordt pijn in het lagere gedeelte van de wervelkolom verzacht en worden verschoven wervels in dat gebied gekorrigeerd. Door de buiging achterover worden de buikspieren en de borstkas volledig uitgerekt.

177. *Dwi Pāda Viparīta Daṇḍāsana* Vierentwintig* (Afb. 516)
Dwi Pāda betekent beide voeten. Viparīta betekent omgekeerd of in tegengestelde richting. Danda betekent stok of staf, een symbool voor gezag en bestraffing alsmede een symbool voor de ootmoedige buiging van het lichaam op de grond. De Hindoe-toegewijde verootmoedigt zich voor de Heer door plat op de grond te gaan liggen, met het gezicht naar omlaag en de handen uitgestrekt. Anderzijds verootmoedigt de Yogi zich door middel van de gracieuze achteroverbuiging, die hieronder beschreven wordt.

Uitvoering (voor beginners)
1. Ga op de rug liggen (Afb. 219).
2. Strek de armen over het hoofd, buig de ellebogen en zet de handpalmen onder de schouders, waarbij de vingers in de richting van de voeten wijzen. Buig ook de knieën, breng ze omhoog, breng de voeten in de buurt van de heupen en plaats ze op de grond (Afb. 479).
3. Adem uit en hef tegelijk het hoofd en de romp omhoog; laat de kruin van het hoofd op de grond rusten (Afb. 480). Haal een paar keer adem.
4. Adem uit, strek de benen, maak ze één voor één recht en draag het

lichaamsgewicht op handen, hoofd en nek (Afb. 514).
5. Haal de linkerhand van de grond en plaats deze hand achter het hoofd, waarbij de elleboog op de grond steunt (Afb. 515). Haal twee keer adem.
6. Verwijder nu de rechterhand en plaats de elleboog op de grond, beweeg de hand achter het hoofd, strengel de vingers ineen en laat de komvormige handen tegen de achterkant van het hoofd rusten. Dit is de eindhouding (Afb. 516). Hierbij bevinden het hoofd en de handen zich in dezelfde stand als Sālamba Śīrsāsana I (Afb. 190).

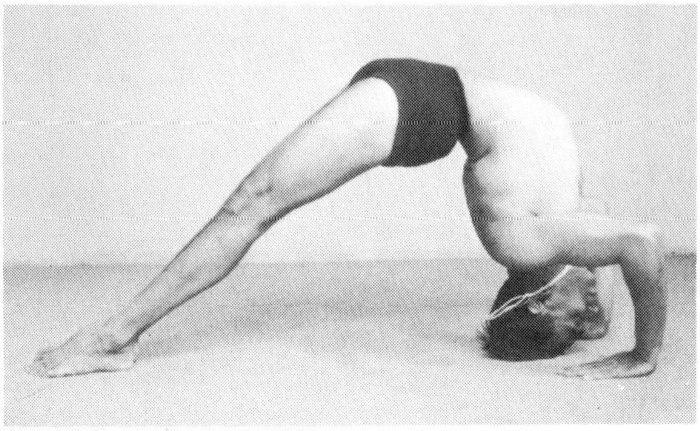

514

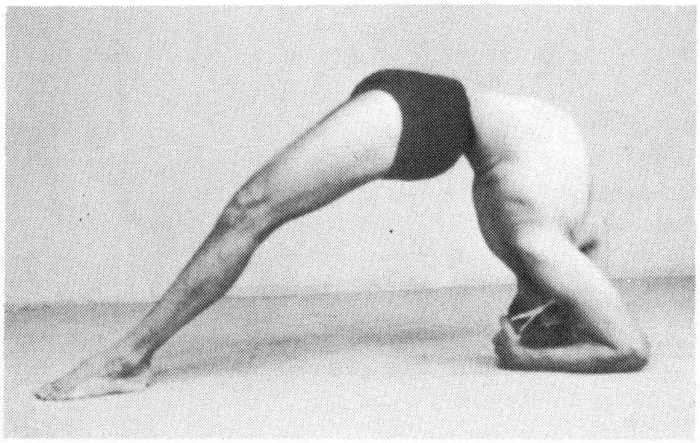

515

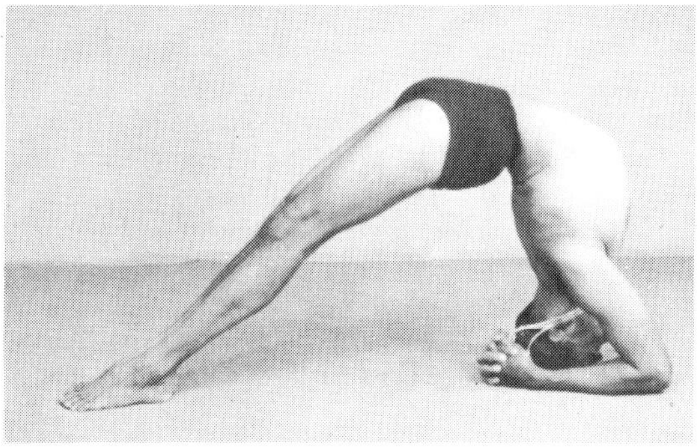

516

7. Omdat het middenrif aangetrokken is, zal de ademhaling snel en kort zijn. Haal een paar keer adem, adem uit en hef de schouders zo hoog mogelijk boven de grond; doe hetzelfde met de borstkas, de romp, de heupen, de dijen en de kuiten. Strek de benen tot ze recht zijn vanaf het bekken tot de enkels. Druk de hielen stevig tegen de grond en blijf één tot twee minuten, al naargelang de mogelijkheden, in deze positie.
8. Breng de voeten in de richting van het hoofd, buig de knieën, haal de vingers uit elkaar, til het hoofd van de grond, breng de romp omlaag en ontspan.
9. De nek, borstkas en schouders moeten volledig uitgerekt worden en de bekkenstreek moet zo hoog mogelijk boven de grond worden geheven. Aanvankelijk staat de nek niet, zoals gewenst is, loodrecht op de grond, en hebben het hoofd en de onderarmen de neiging om weg te slippen. Steun

dus met de voeten tegen een muur, en vraag een vriend om de ellebogen omlaag te drukken tot de juiste afstand tussen de voeten en het hoofd op de grond is gevonden, terwijl de wervelkolom en de benen volledig gestrekt zijn.

Uitvoering (voor gevorderde leerlingen)

1. Voer Sālamba Śīrṣāsana I (Afb. 190) uit, buig de knieën en breng de benen achter de rug op de grond, waarbij de verschillende bewegingen van de Afbeeldingen 517, 518 en 519 gevolgd worden.

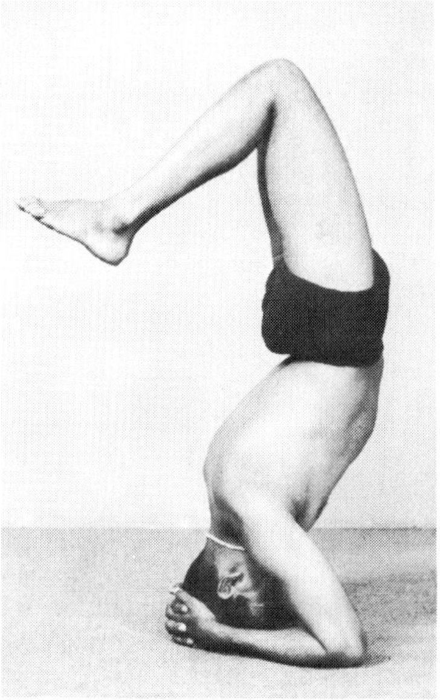

517

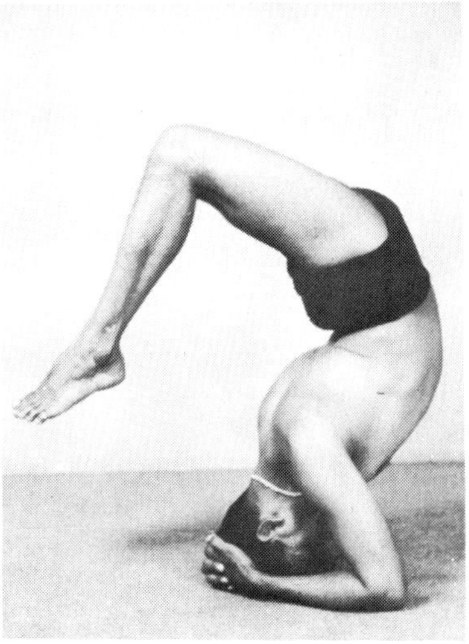

518

2. Dit moet gedaan worden zonder de ellebogen van de grond te tillen en zonder de stand van het hoofd op de grond te verstoren.

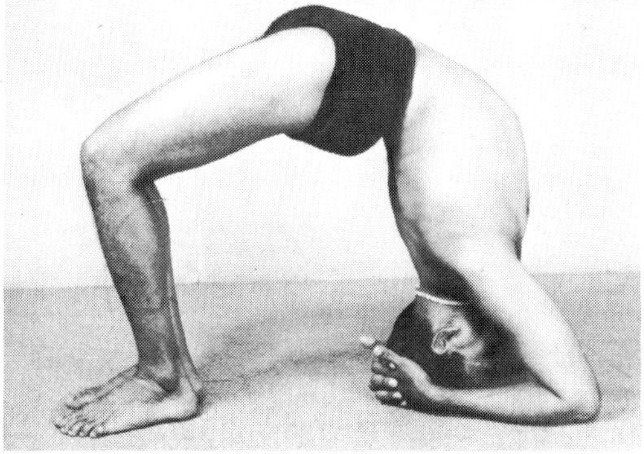

519

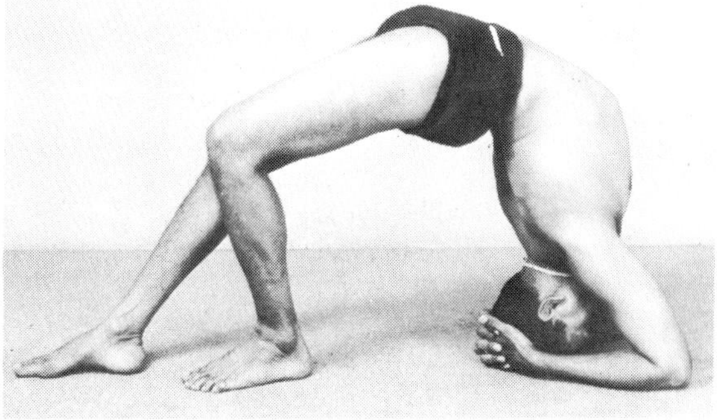

520

3. Strek de benen nu één voor één tot ze recht zijn (Afb. 520 en 516) en breng tegelijk de boven- en ondergedeelten van de wervelkolom omhoog en strek ze. Druk de hielen stevig op de grond.
4. Neem de bilspieren samen, breng de bekkenstreek omhoog en strek de knieën, dijen en kuiten stevig.
5. Probeer ongeveer twee minuten in deze positie te blijven en haal hierbij normaal adem.
6. Buig vervolgens de knieën en breng de benen tijdens een uitademing omhoog, zodat Sālamba Śīrṣāsana I weer bereikt wordt. Rust een paar sekonden in die positie en haal hierbij diep adem; breng vervolgens de benen naar de grond. Maak de handen vrij, til het hoofd van de grond en kom tot ontspanning, óf voer Ūrdhva Dhanurāsana (Afb. 486) uit en ga daarna in Tāḍāsana (Afb. 1) staan, óf ga over in Viparīta Chakrāsana (Afb. 488 t/m 499).

Uitwerking

Deze zeer stimulerende en bezielende āsana houdt de wervelkolom krachtig en gezond, en zorgt ervoor dat de borstkas volledig verruimd wordt. Bovendien ondervindt men de uitwerking van Śīrṣāsana. De houding wordt aanbevolen om pijn in het stuitbeengedeelte van de wervelkolom te verzachten.

De houding werkt zeer kalmerend op het denken; mensen met emotionele stoornissen vinden er veel baat bij.

178. ***Eka Pāda Viparīta Daṇḍāsana I*** Zesentwintig* (Afb. 521)

Eka betekent één en Pāda betekent been of voet. Viparīta betekent omgekeerd of in tegengestelde richting. Daṇḍa is een stok of staf, een symbool van gezag en bestraffing. Het betekent ook lichaam. De houding is een uitwerking voor gevorderden van Dwi Pāda Viparīta Daṇḍāsana (Afb. 516).

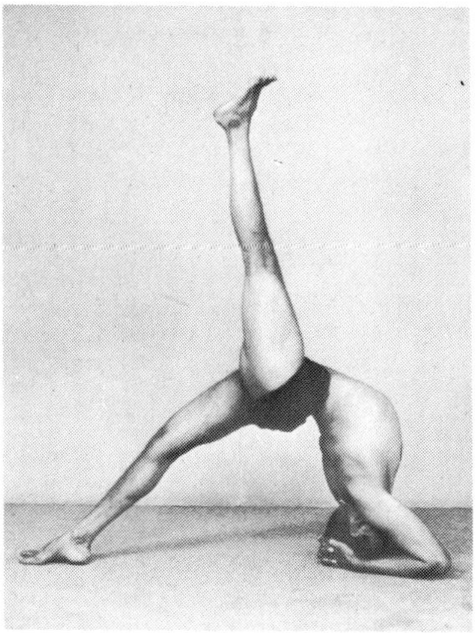

521

Uitvoering

1. Voer Dwi Pāda Viparīta Daṇḍāsana (Afb. 516) uit.
2. Adem uit en til het linkerbeen vertikaal omhoog, terwijl het rechterbeen in Viparīta Daṇḍāsana op de grond blijft (Afb. 521).
3. Blijf 10 sekonden in deze houding en haal hierbij normaal adem.
4. Breng het linkerbeen omlaag en kom in Viparīta Daṇḍāsana. Breng tijdens een uitademing het rechterbeen loodrecht omhoog ten opzichte van de grond; blijf ook 10 sekonden in deze houding.
5. Keer terug in Viparīta Daṇḍāsana en ontspan vervolgens op de grond.
6. Gevorderde leerlingen kunnen tijdens een uitademing beide benen omhoogzwaaien in Sālamba Śīrṣāsana I (Afb. 190); daarna brengen ze de benen naar de grond en rusten uit, óf ze voeren Ūrdhva Dhanurāsana (Afb. 486) uit en komen vervolgens in Tāḍāsana (Afb. 1) omhoog, óf ze gaan over in Viparīta Chakrāsana (Afb. 488 t/m 499).

Uitwerking

De houding geeft de wervelkolom kracht en soepelheid en de borstkas wordt volledig verruimd. Hierbij komt nog de uitwerking van Śrṣāsana (Afb. 190). Deze stimulerende en opvrolijkende houding kalmeert tevens het denken.

179. ***Eka Pāda Viparīta Daṇḍāsana II*** Negenentwintig* (Afb. 523)

Dit is een inspannender versie van de āsana hiervoor.

Uitvoering

1. Voer Dwi Pāda Viparīta Daṇḍāsana (Afb. 516) uit.
2. Breng beide voeten in de richting van het hoofd.
3. Maak de vingers vrij, breng de polsen uit elkaar en laat de handpalmen op de grond rusten.
4. Til het hoofd tijdens een uitademing van de grond, strek de nek in de richting van de benen en breng het rechterbeen dichter bij de handen.
5. Pak de rechter enkel met beide handen vast en houd de hele voet op de grond (Afb. 522).
6. Zorg dat de greep op de enkel stevig is, adem uit en til het linkerbeen vertikaal op door de schouders omhoog te strekken en de wervelkolom uit te rekken. Houd het been met stevig gestrekte knie omhoog (Afb. 523).
7. Blijf 10 tot 15 sekonden in deze houding. Vanwege het aangetrokken zijn van de buikspieren verloopt de ademhaling snel en moeizaam.
8. Breng het linkerbeen naar de grond.
9. Laat de rechter enkel los en pak de linker enkel vast. Herhaal de boven beschreven houding met het rechterbeen vertikaal omhoog gestrekt. Blijf ook 10 tot 15 sekonden in deze houding. Breng daarna het geheven been naar de grond.
10. Laat de enkel los en zwaai beide benen tijdens een uitademing omhoog in Sālamba Śīrṣāsana I (Afb. 190), breng ze vervolgens naar de

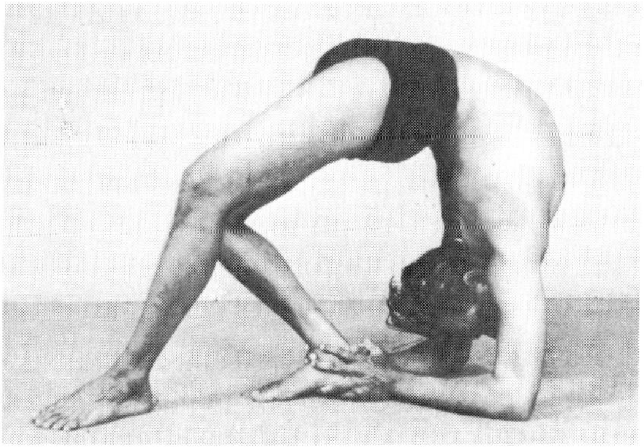

522

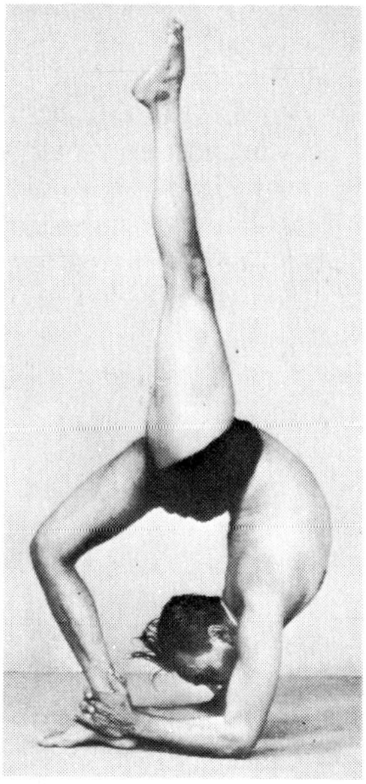

523

grond en doe één van de volgende drie mogelijkheden: ontspan op de grond; voer Ūrdhva Dhanurāsana (Afb. 486) uit en ga daarna in Tāḍāsana (Afb. 1) staan; of ga over in Viparīta Chakrāsana (Afb. 488 t/m 499).

Uitwerking

Deze āsana is een goede oefening voor de buikspieren en stimuleert en versterkt de wervelkolom. Omdat de buiging meer inspanning vergt, is de uitwerking ook groter.

180. ***Chakra Bandhāsana*** Eénendertig* (Afb. 524)

Chakra betekent zenuwcentrum; de chakra's zijn de vliegwielen in de machine van het menselijk lichaam. Bandha betekent band of belemmering. De chakra's zijn de gebieden binnen de wervelkolom waar de nāḍi's elkaar kruisen. Er zijn zeven chakra's in het menselijk lichaam. Dit zijn (1) Mūlādhāra Chakra (de plexus of zenuwvlecht of -knoop in het bekken); (2) Svādhisthāna Chakra (de plexus in de onderbuik); (3) Maṇipūraka Chakra (de zonnevlecht, plexus dichtbij de navel); (4) Anāhata Chakra (de plexus in de hartstreek); (5) Viśuddha Chakra (de plexus van de keelholte); (6) Ājñā Chakra (het 'kommandocentrum', de plexus tussen de twee wenkbrauwen); (7) Sahasrāra Chakra (de duizendbladigelotus, het hoogste hersencentrum). De chakra's zijn subtiel en niet gemakkelijk waarneembaar. Hoewel ze hier vergeleken worden met de verschillende plexi, moet niet aangenomen worden dat chakra's uitsluitend de plexi omvatten.

Uitvoering

1. Voer Dwi Pāda Viparīta Daṇḍāsana (Afb. 516) uit.

2. Breng beide voeten tijdens een uitademing in de richting van het hoofd.
3. Maak de vingers vrij, breng de polsen verder uit elkaar en laat de onderarmen op de grond rusten, met de vingers in de richting van de voeten. Haal twee keer adem.
4. Til tijdens een uitademing het hoofd van de grond en strek de nek in de richting van de benen; breng beide voeten dichter bij de handen.
5. Pak vervolgens de rechter enkel vast met de rechterhand en de linker enkel met de linkerhand, en houd de voeten op de grond. Haal twee keer adem.
6. Pak de enkels stevig vast, druk tijdens een uitademing de voeten en de ellebogen tegen de grond en buig de romp achterover door de schouders en de dijen te strekken (Afb. 524).

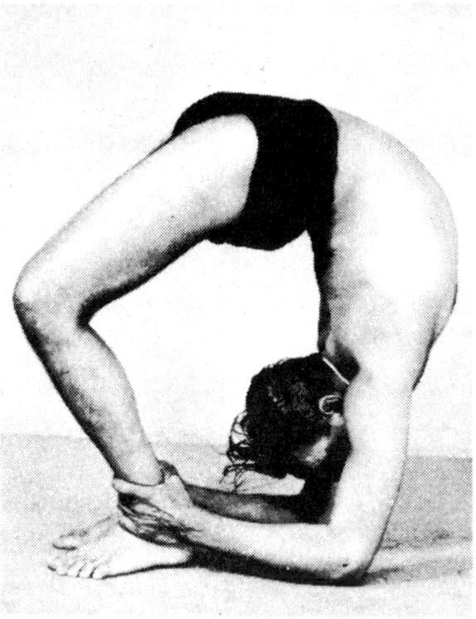

524

7. Blijf 10 tot 15 sekonden in deze houding. De ademhaling verloopt snel.
8. Laat de enkels los, laat de kruin van het hoofd op de grond rusten en strengel de vingers achter het hoofd ineen. Breng nu tijdens een uitademing de benen omhoog in Sālamba Śīrṣāsana I (Afb. 190) en breng ze vervolgens naar de grond en ontspan, óf voer Ūrdhva Dhanurāsana (Afb. 486) uit en daarna Viparīta Chakrāsana (Afb. 488 t/m 499), óf ga in Tāḍāsana staan.

Uitwerking
Alle chakra's worden gestimuleerd. De āsana draagt bij tot een gezond funktioneren van de bijnieren. De houding is een goede oefening voor de endeldarm, de nieren, de nek en de oogspieren.

181. ***Maṇḍalāsana*** Zevenentwintig* (Afb. 525 t/m 535)
Maṇḍala betekent wiel, ring, omtrek of baan van een hemellichaam. Terwijl hoofd en handen zich in Sālamba Śīrṣāsana I (Afb. 190) bevinden,

cirkelen de voeten met de klok mee en vervolgens tegen de klok in om het hoofd. De bewegingen van de voeten vormen dan een cirkel, mandala of baan rond het hoofd; het hoofd blijft hierbij in dezelfde stand.

Uitvoering

1. Voer Dwi Pāda Viparīta Daṇḍāsana (Afb. 525) uit.
2. Breng de schouders en de borstkas zo ver mogelijk omhoog zonder de stand van het hoofd te verstoren.
3. Beweeg de benen één voor één met de klok mee zijwaarts, en laat ze op deze wijze om het hoofd cirkelen. Als de benen in de positie van 3 uur en van 9 uur komen, hef dan de tegenoverliggende schouder een klein stukje omhoog; door de borstkas omhoog en naar voren te tillen, wordt de romp gedraaid op de wijze die op de afbeeldingen getoond wordt (Afb. 525 t/m 535). De wervelkolom ondergaat een komplete cirkelvormige draaiing van 360 graden.

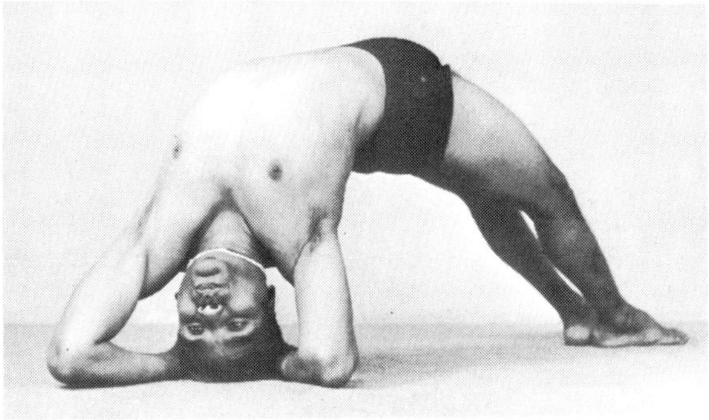

526

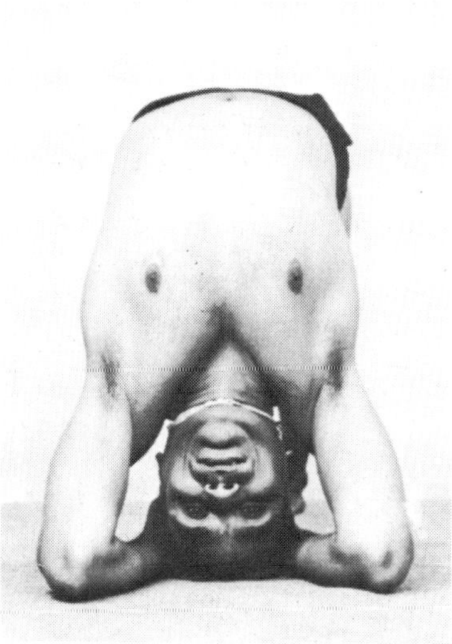

525

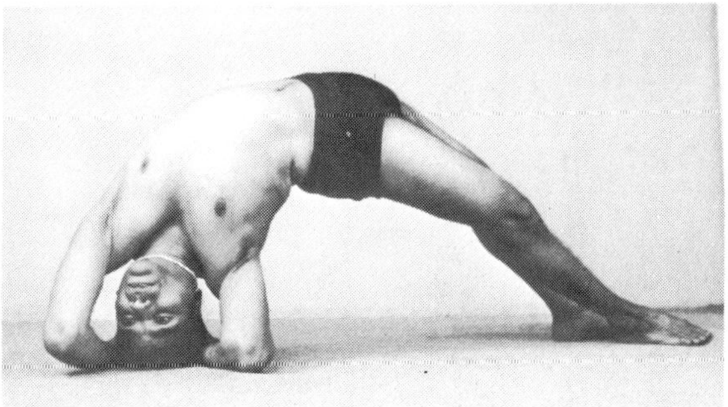

527

4. Neem even rust als de hele cirkel met de klok mee voltooid is; haal hierbij een paar keer diep adem. Herhaal de bewegingen vervolgens tegen de klok in; gebruik hiervoor de afbeeldingen in omgekeerde volgorde.
5. Om voldoende soepelheid te verkrijgen is het noodzakelijk om eerst de wervelkolom elastisch te maken door Viparīta Chakrāsana (Afb. 488 t/m 499) in Ūrdhva Dhanurāsana (Afb. 486) te beoefenen. In het begin zakken de nek en de schouders naar de grond. Als nek en schouders sterk genoeg zijn geworden en de rug meer soepelheid heeft verkregen, kan deze āsana gemakkelijker uitgevoerd worden.

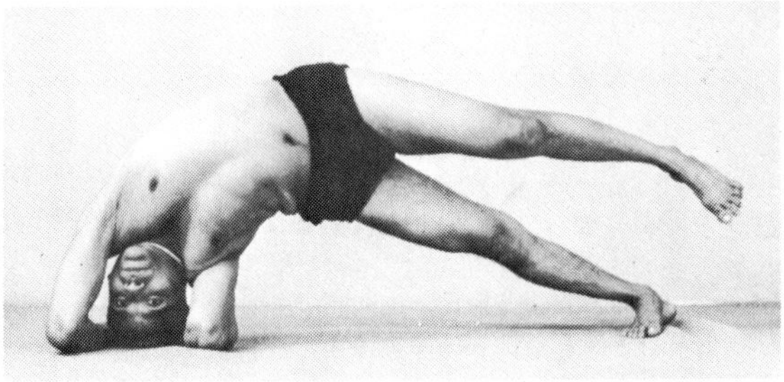

528

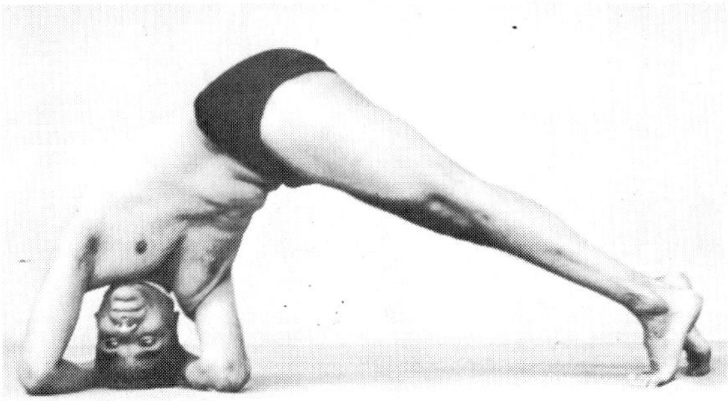

529

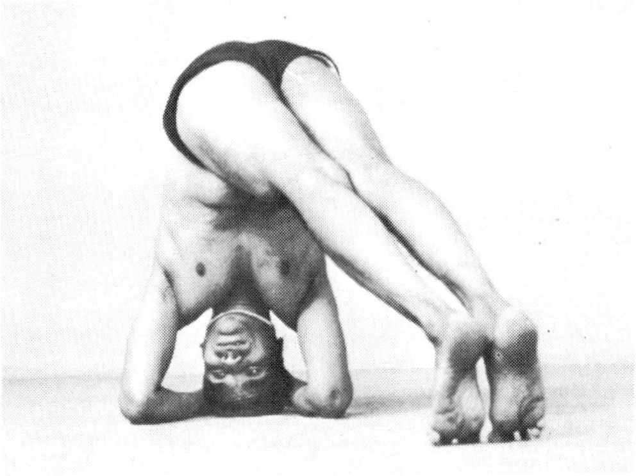

530

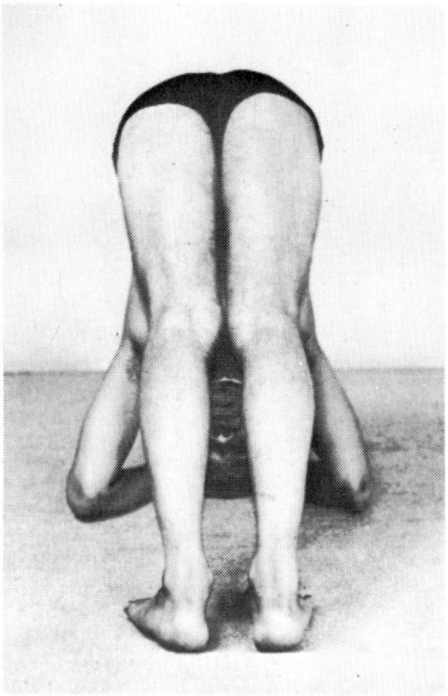

531

Uitwerking

Tijdens de draaiing worden de romp en de buik aan de ene kant samengedrukt en aan de andere kant gestrekt. Dit houdt de wervelkolom en de buikorganen in vorm en bevordert de algemene gezondheidstoestand, en daarmee de levensduur.

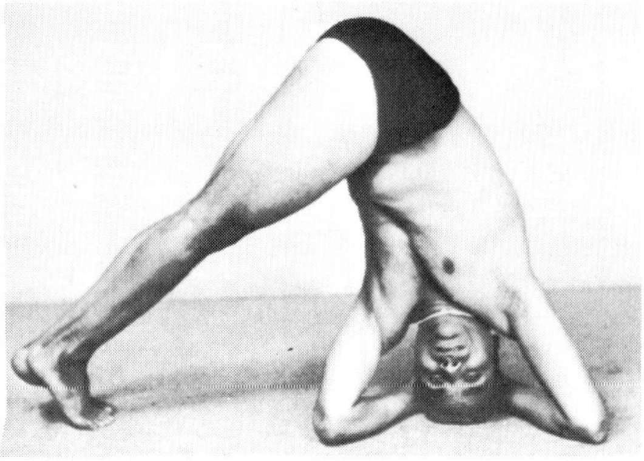

532

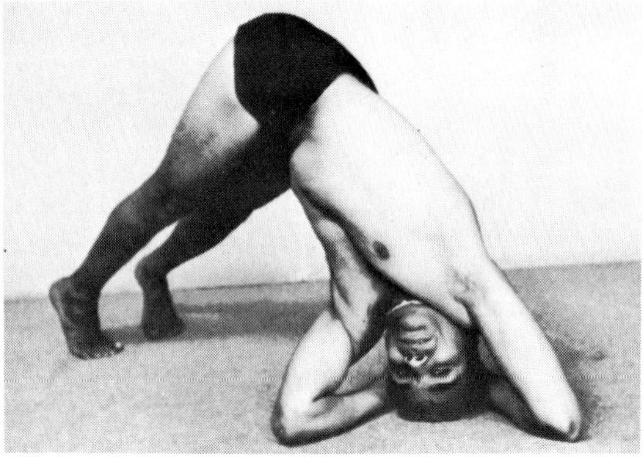

533

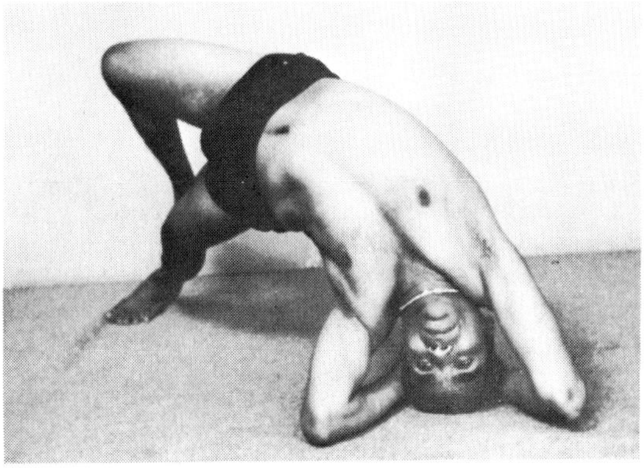

534

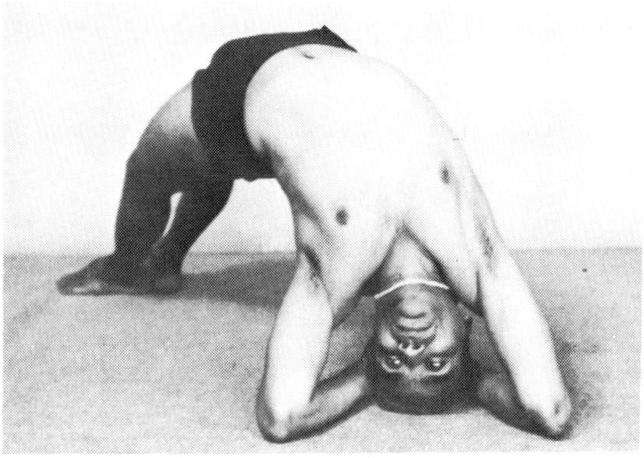

535

182. ***Vṛśchikāsana I*** Tweeëndertig* (Afb. 536 en 537)
Vṛśchika betekent schorpioen. De schorpioen brengt zijn staart boven zijn rug en voorbij zijn kop om zijn slachtoffer te kunnen steken. Deze houding lijkt op een stekende schorpioen, vandaar de naam.

Uitvoering

1. Kniel op de grond, buig voorover en plaats de ellebogen, onderarmen en handpalmen evenwijdig met elkaar op de grond. De afstand tussen de onderarmen mag niet groter zijn dan die tussen de schouders.
2. Rek de nek uit en til het hoofd zo hoog mogelijk boven de grond.
3. Adem uit, breng de benen en de romp omhoog en tracht het evenwicht te houden zonder de benen voorbij het hoofd te laten komen. Strek de borstkas vertikaal omhoog, waarbij de armen vanaf de ellebogen tot aan de schouders loodrecht ten opzichte van de grond staan. Strek de benen vertikaal omhoog en sta in evenwicht. Dit is Pīncha Mayūrāsana (Afb. 357).
4. Adem uit, na het balanceren op de onderarmen, buig de knieën, til de nek en het hoofd zo hoog mogelijk boven de grond, strek de wervelkolom vanuit de schouders en breng de voeten omlaag tot de hielen op de kruin

van het hoofd rusten (vooraanzicht: Afb. 536). Tracht nadat deze houding beheerst wordt, de knieën en enkels tegen elkaar te houden en de tenen naar de grond te laten wijzen (Zijaanzicht: Afb. 537). De benen moeten vanaf de hielen tot aan de knieën loodrecht op het hoofd staan. De schenen en de bovenarmen moeten evenwijdig met elkaar zijn.

5. Omdat in deze houding de nek, schouders, borstkas, wervelkolom en buik alle flink uitgestrekt worden verloopt de ademhaling moeizaam en zeer snel. Tracht zo normaal mogelijk te ademen en blijf ongeveer 30 sekonden in deze houding (of korter als zo lang nog niet mogelijk is).
6. Breng hierna de benen voorbij het hoofd naar de grond, til de ellebogen van de grond en strek de armen om Ūrdva Dhanurāsana (Afb. 486) uit te voeren.
7. Ga daarna ofwel in Tāḍāsana (Afb. 1) staan, ofwel voer Viparīta Chakrāsana (Afb. 488 t/m 499) uit.
8. Buig om de spanning in de rug die door Vṛśchikāsana veroorzaakt wordt op te heffen voorover en raak met de handpalmen de grond aan zonder de knieën te buigen - Uttānāsana (Afb. 48).

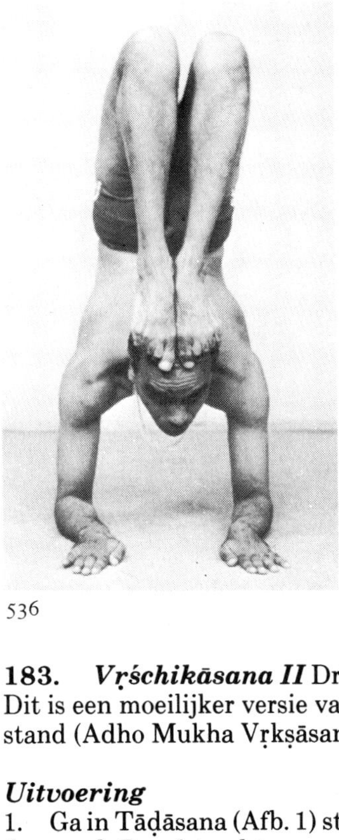
536

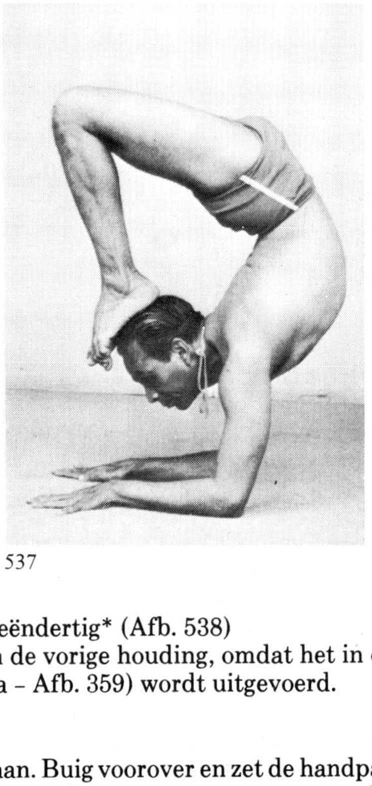
537

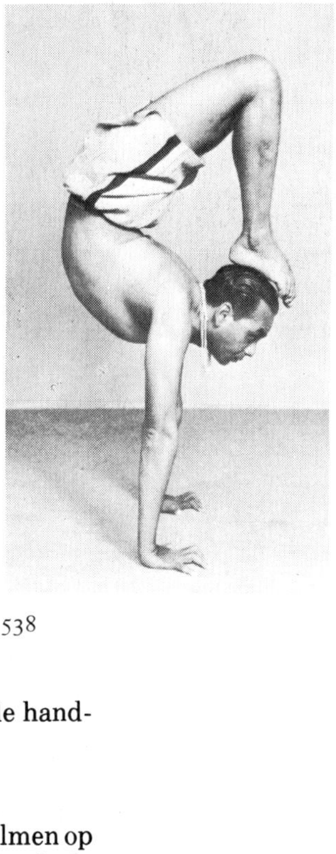
538

183. ***Vṛśchikāsana II*** Drieëndertig* (Afb. 538)
Dit is een moeilijker versie van de vorige houding, omdat het in de handstand (Adho Mukha Vṛkṣāsana - Afb. 359) wordt uitgevoerd.

Uitvoering
1. Ga in Tāḍāsana (Afb. 1) staan. Buig voorover en zet de handpalmen op de grond. De afstand tussen de handpalmen moet even groot zijn als de afstand tussen de schouders. Houd de armen volledig gestrekt.
2. Til de benen op en buig de knieën. Adem uit, breng de romp en de

benen vertikaal omhoog en balanceer op de handen. Til de nek en het hoofd zo hoog mogelijk boven de grond. Dit is Adho Mukha Vṛkṣāsana (Afb. 359).
3. Zorg dat het evenwicht stevig is; adem daarna uit, buig de knieën, strek de wervelkolom en de borstkas en breng de voeten omlaag tot de hielen op de kruin van het hoofd rusten. Laat de tenen naar de grond wijzen. Tracht tijdens het balanceren de knieën en enkels tegen elkaar te houden. De schenen moeten loodrecht op het hoofd staan en de armen loodrecht op de grond. De schenen en armen moeten evenwijdig met elkaar zijn (Afb. 538).
4. Het is uiterst moeilijk om in deze houding het evenwicht te bewaren, veel moeilijker dan in Pīncha Mayūrāsana (Afb. 357).
5. Om deze āsana te kunnen uitvoeren zijn zeer sterke polsen en voortdurende oefening nodig. De ademhaling verloopt snel en moeizaam omdat de nek, schouders, borstkas en wervelkolom gestrekt zijn en de buikspieren samengetrokken worden. Tracht zo normaal mogelijk te ademen en blijf zo lang mogelijk in deze houding, variërend van 10 tot 15 sekonden.
6. Breng vervolgens de benen voorbij het hoofd op de grond om Ūrdhva Dhanurāsana (Afb. 486) uit te voeren en ga of in Tāḍāsana (Afb. 1) staan, of voer Viparīta Chakrāsana (Afb. 488 t/m 499) uit.
7. Buig om de spanning in de rug die door Vṛschikāsana veroorzaakt wordt op te heffen voorover, en raak met de handpalmen de grond aan zonder de knieën te buigen - Uttānāsana (Afb. 48).

Uitwerking

De longen worden volledig verruimd, terwijl de buikspieren gestrekt worden. De hele wervelkolom wordt zeer krachtig geaktiveerd en blijft hierdoor gezond. De āsana heeft ook psychologische betekenis. Het hoofd, dat de zetel is van kennis en macht, is ook de zetel van trots, woede, haat, jaloezie, onverdraagzaamheid en kwaadaardigheid. Deze emoties zijn dodelijker dan het gif dat de schorpioen in zijn staart draagt. De yogi tracht door met zijn voeten op zijn hoofd te trappen deze emoties en hartstochten die tot zelfvernietiging leiden uit te bannen. Door op zijn hoofd te trappen tracht hij nederigheid, kalmte en verdraagzaamheid te ontwikkelen en op die manier vrij te komen van het ego. De onderwerping van het ego leidt tot harmonie en geluk.

184. ***Eka Pāda Rājakapotāsana I*** Achtentwintig* (Afb. 542)

Eka betekent één, pāda been of voet en kapota is een duif. Rājakapota betekent de koning van de duiven. In deze houding wordt de borst naar voren gebracht als bij een kropduif, vandaar de naam.

Uitvoering

1. Ga op de grond zitten, met de benen recht naar voren gestrekt (Afb. 77).
2. Buig de rechterknie en zet de rechtervoet op de grond, zodat de rechterhiel de linker lies raakt. Houd de rechterknie op de grond.
3. Breng het linkerbeen naar achteren en laat het in zijn gehele lengte gestrekt op de grond rusten. De voorkant van de linkerdij, linker knie en

linker scheen en het bovengedeelte van de tenen van de linkervoet zullen dan de grond raken.

4. Zet de handpalmen tegen het middel, breng de borst naar voren, strek de nek, breng het hoofd zo ver mogelijk naar achteren en balanceer enige tijd in deze positie, die een voorbereiding op de eigenlijke houding is (Afb. 539).

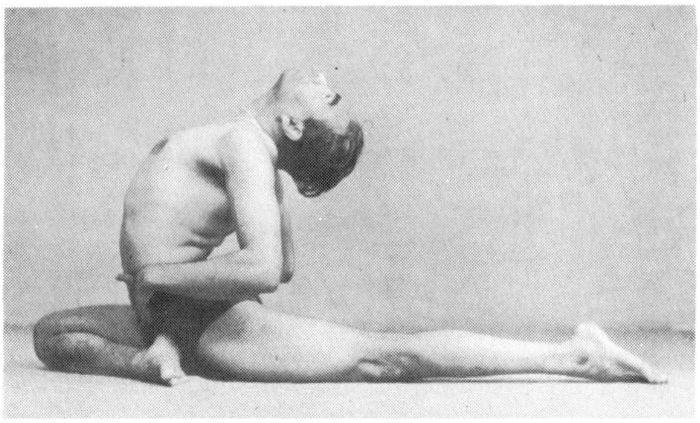

539

5. Breng nu de handen naar voren op de grond, buig de linkerknie en til de linkervoet omhoog tot in de buurt van het hoofd. Het linkerbeen moet vanaf de knie tot aan de enkel loodrecht op de grond staan; om dit te bereiken moeten de spieren van de linkerdij stevig gestrekt worden.

6. Breng tijdens een uitademing de rechterarm over het hoofd en pak de linkervoet vast met de rechterhand (Afb. 540). Haal een paar keer adem. Adem vervolgens weer uit en pak de linkervoet vast met de linkerhand. Steun met het hoofd op de linkervoet (Afb. 541).

7. Breng de borst naar voren en de handen meer naar beneden, pak de enkels vast en breng het hoofd omlaag zodat de bovenlip de linkerhiel raakt (Afb. 542). Blijf ongeveer 10 sekonden in deze houding. Aangezien de borstkas volledig uitzet en de buikspieren samengetrokken worden, verloopt de ademhaling snel. Tracht zo normaal mogelijk te ademen.

8. Maak de handen één voor één los van de linker enkel en zet de handpalmen op de grond. Strek het linkerbeen en breng het naar voren, en strek

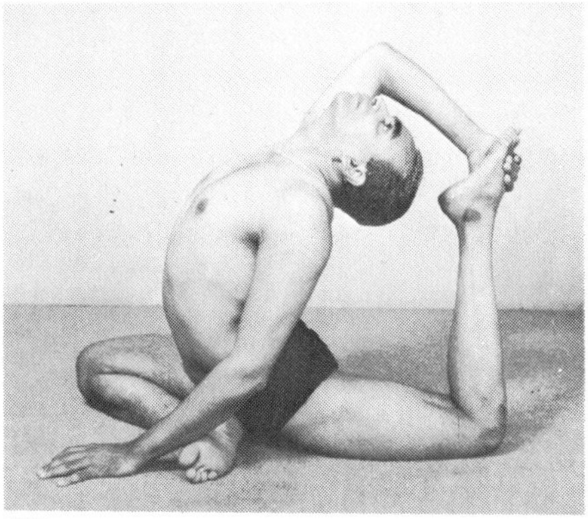

540

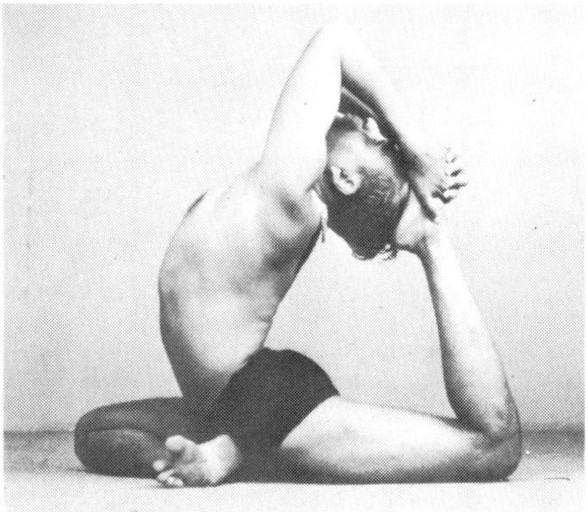

541

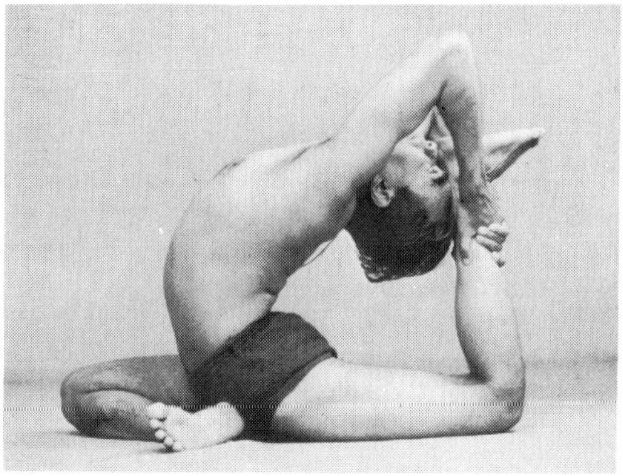

542

vervolgens het rechterbeen.
9. Herhaal de houding gedurende even lange tijd aan de andere kant. Dit keer raakt de linkervoet de rechter lies, is het rechterbeen naar achteren gestrekt en wordt de rechtervoet vastgepakt door beide armen over het hoofd te strekken.

185. *Vālakhilyāsana* Vijfenveertig* (Afb. 544)
De Vālakhilya waren hemelse geesten met de omvang van een duim; ze kwamen voort uit het lichaam van de Schepper. Volgens het verhaal gaan ze voor de Zonnewagen uit en bedraagt hun aantal zestigduizend. Er wordt naar ze verwezen in *Raghuvaṃśa*, een episch gedicht van Kālidāsa. Deze moeilijke āsana vormt een voortzetting van Eka Pāda Rājakapotāsana I (Afb. 542). (Tracht hem niet uit te voeren zonder eerst Eka Pāda Rājakapotāsana te beheersen en die houding met gemak en op gracieuze wijze te kunnen uitvoeren).

Uitvoering
1. Voer Eka Pāda Rājakapotāsana I (Afb. 542) uit. Neem nadat de linker

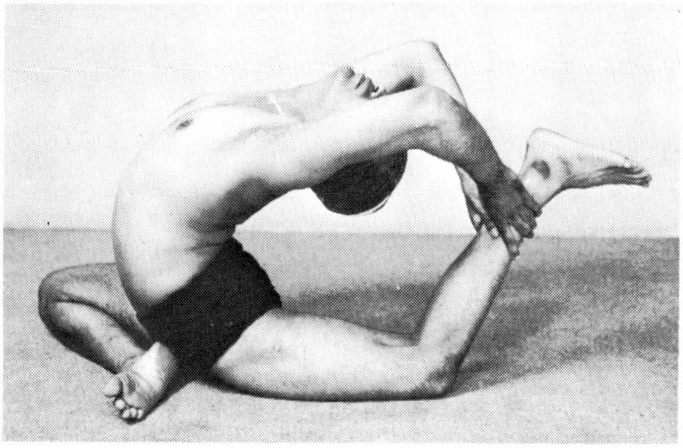

543

enkel stevig met beide handen is vastgepakt de heupen samen en strek vanaf het staartbeen omhoog. Strek het linkerbeen zonder de enkel los te laten (Afb. 543) en haal een paar keer adem.
2. Adem uit, strek de armen verder en breng het been omlaag tot het plat op de grond ligt. De hele voorzijde van het been moet vanaf de dij tot de tenen de grond raken (Afb. 544).

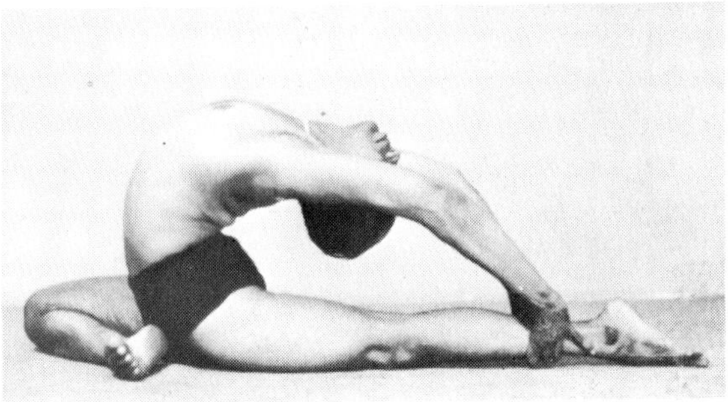

544

3. Blijf een paar sekonden in deze houding. Omdat de borst volledig is uitgezet en de buikorganen samengetrokken worden verloopt de ademhaling snel en moeizaam.
4. Laat de enkel los, strek de rug en rust even.
5. Herhaal de houding aan de andere kant en doe er even lang over.

Uitwerking

De houding is de tegenhanger van Jānu Śīrṣāsana (Afb. 127) en werkt verfrissend op het lagere gedeelte van de wervelkolom. Er cirkuleert meer bloed rond de schaamstreek, waardoor deze in gezonde konditie blijft. Door deze en andere houdingen van de Rājakapotāsana-cyklus te beoefenen, worden gebreken aan het urinale stelsel verholpen. De nek en de schouders worden zeer goed geoefend. De schildklier, bijschildklier, bijnieren en geslachtsklieren krijgen veel bloed toegevoegd, waardoor de vitaliteit toeneemt. Deze en andere āsana's van de Rājakapotāsana-cyklus dragen bij tot beheersing van de seksuele drift.

186. ***Eka Pāda Rājakapotāsana II*** Negenentwintig* (Afb. 545)

Uitvoering

1. Ga op de grond zitten, met de benen recht naar voren gestrekt (Afb. 77).
2. Buig de rechterknie en zet de zool en de hiel van de rechtervoet plat op de grond. De scheen van het rechterbeen zal dan bijna loodrecht ten opzichte van de grond staan en de kuit raakt de achterkant van de dij. Zet de rechterhiel dichtbij het perineum. Het rechterbeen bevindt zich nu in Marīchyāsana I (Afb. 144).

3. Breng het linkerbeen naar achteren en laat het in zijn gehele lengte op de grond rusten.
4. Buig het linkerbeen totdat de linker scheen loodrecht ten opzichte van de grond staat. Balanceer het lichaam op de rechtervoet en de linkerknie. Om het evenwicht te bewaren wordt de rechterknie naar voren gebracht tot de rechterdij evenwijdig met de grond is en de scheen een hoek van bijna 40 graden met de grond maakt.
5. Breng tijdens een uitademing de rechterarm over het hoofd en pak de linkervoet stevig vast met de rechterhand. Haal een paar keer adem en breng na een uitademing de linkerarm over het hoofd en pak dezelfde voet ook met de linkerhand vast. Steun met het hoofd op de voet (Afb. 545).

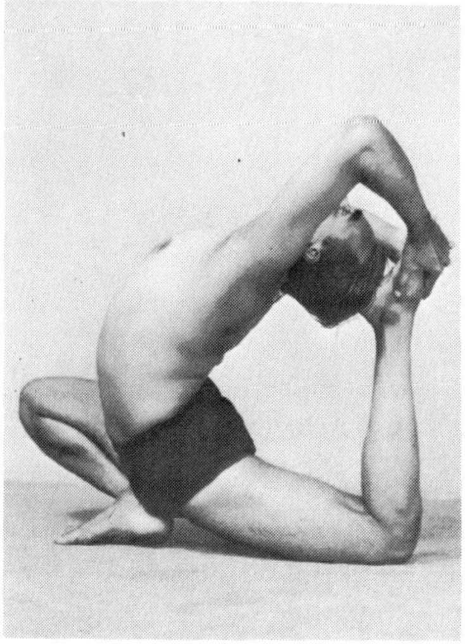

545

6. Breng de borst naar voren en blijf 15 sekonden in deze houding.
7. Vanwege de uitzetting van de borst en het samentrekken van de buikspieren verloopt de ademhaling snel. Tracht zo normaal mogelijk te ademen.
8. Laat de enkels los en strek de benen.
9. Herhaal de houding aan de andere kant. Dit keer bevindt het linkerbeen zich in Marīchyāsana I, wordt de rechtervoet met de handen vastgehouden en wordt gebalanceerd terwijl het hoofd op de rechtervoet steunt. Doe aan beiden kanten even lang over de houding.
10. Deze āsana is eenvoudiger dan de vorige, als het evenwicht eenmaal gehouden kan worden.

187. *Eka Pāda Rājakapotāsana III* Dertig* (Afb. 546)

Uitvoering

1. Ga op de grond zitten, met beide benen recht naar voren gestrekt (Afb. 77).
2. Buig het linkerbeen bij de knie, zodat de tenen naar achteren wijzen en

raak de grond met de linkerbil. De binnenkant van de linkerkuit moet de buitenkant van de linkerdij raken en de linkerknie moet op de grond worden gehouden. Het linkerbeen bevindt zich nu in Vīrāsana (Afb. 89).
3. Breng het rechterbeen naar achteren en laat het in zijn gehele lengte op de grond rusten.
4. Zet de handpalmen op de grond. Adem uit, buig de rechterknie en breng de rechtervoet dichtbij het hoofd. De rechter scheen moet vanaf de knie tot de enkel loodrecht ten opzichte van de grond staan; om dit te bereiken moeten de spieren van de rechterdij stevig gestrekt worden. Haal een paar keer adem.
5. Adem uit, strek de wervelkolom en de nek, breng het hoofd naar achteren, breng de armen één voor één over het hoofd, pak de rechtervoet vast en steun met het hoofd op de rechtervoet (Afb. 546). Balanceer ongeveer 15 sekonden en tracht normaal te ademen.

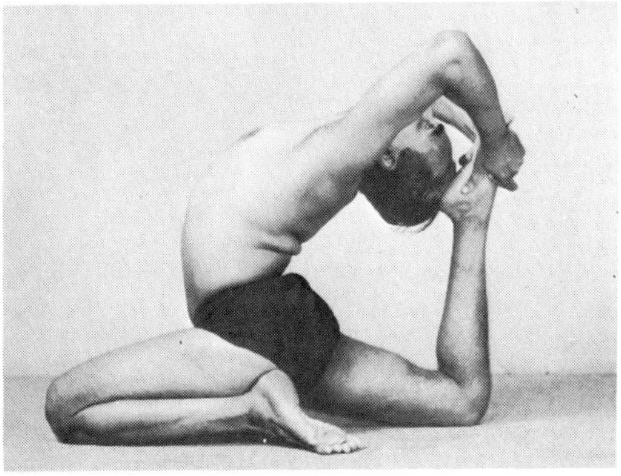

546

6. Laat de rechter enkel los en strek de benen.
7. Herhaal de houding aan de andere kant en doe er even lang over. Het rechterbeen bevindt zich nu in Vīrāsana en het hoofd steunt op de linkervoet, die met beide handen over het hoofd heen wordt vastgehouden.

188. ***Eka Pāda Rājakapotāsana IV*** Veertig* (Afb. 547)

Uitvoering
1. Kniel op de grond en zet de handpalmen aan beide kanten van het lichaam op de grond. Til de knieën omhoog. Breng het rechterbeen naar voren en het linkerbeen naar achteren en strek tijdens een uitademing beide benen recht uit. De achterzijde van het been dat naar voren is gestrekt en de voorzijde van het been dat naar achteren is gestrekt moeten de grond raken. De benen bevinden zich nu in Hanumānāsana (Afb. 475), een houding die op de 'spagaat' uit het westerse ballet lijkt.
2. Breng de borst naar voren, strek de nek en breng het hoofd zo ver mogelijk naar achteren. Buig de linkerknie en breng de linkervoet omhoog in de buurt van het hoofd. De linker scheen moet van de knie tot de enkel loodrecht ten opzichte van de grond staan.

3. Breng tijdens een uitademing de linkerarm over het hoofd en pak de linkervoet vast met de linkerhand. Haal een paar keer adem en breng tijdens een uitademing de rechterarm over het hoofd; pak met de rechterhand de linkervoet vast. Steun met het hoofd op de linkervoet (Afb. 547).

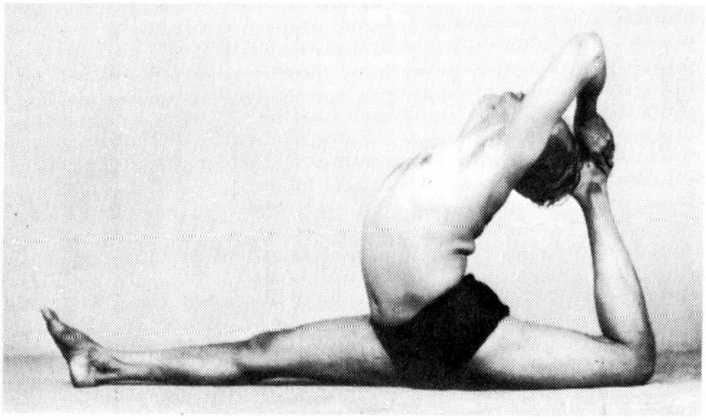

547

4. Blijf ongeveer 10 sekonden in deze houding. Laat de linkervoet los en kom terug in Hanumānāsana (Afb. 475). Hef de heupen van de grond door de handpalmen op de grond te zetten.
5. Keer nu terug in Hanumānāsana, deze keer met het linkerbeen recht naar voren gestrekt op de grond. Buig de rechterknie en breng de rechtervoet omhoog tot vlakbij het hoofd.
6. Herhaal de houding door de rechtervoet vast te pakken en er met het hoofd op te steunen. Doe er aan deze kant even lang over.

Uitwerking van de Eka Pāda Rājakapotāsana-cyklus
Deze houdingen werken stimulerend en verjongend op de lende- en bovenruggedeelten van de wervelkolom. Het is een goede oefening voor de nek- en schouderspieren; door de diverse standen van de benen worden de dijen en enkels krachtiger. Er wordt veel bloed toegevoerd naar de schildklier, bijschildklier, bijnieren en geslachtsklieren, waardoor deze op de juiste wijze kunnen funktioneren; dit leidt tot grotere vitaliteit. In deze houdingen cirkuleert meer bloed rond de schaamstreek, die hierdoor gezond blijft. Deze āsana's helpen bij de genezing van gebreken aan de urinewegen en bij de beheersing van de seksuele drift.

189. ***Bhujaṅgāsana II*** Zevenendertig* (Afb. 550)
Bhujaṅga betekent slang. Deze houding vormt een voorbereiding op Rājakapotāsana (Afb. 551), en lijkt op een slang die op het punt staat aan te vallen.

Uitvoering
1. Ga plat op de buik op de grond liggen. Buig de ellebogen en zet de handpalmen aan beide kanten van het middel op de grond.
2. Adem uit, breng het hoofd en de romp omhoog en naar achteren door de armen volledig te strekken, zonder de schaamstreek en de benen te

bewegen (Afb. 73).
3. Blijf een paar sekonden in deze positie en haal hierbij normaal adem.
4. Adem uit, buig de knieën en til de voeten omhoog. Het lichaamsgewicht rust op bekken, dijen en handen. Haal een paar keer adem.
5. Oefen meer druk op de rechterhand uit, til de linkerhand van de grond en breng de linkerarm tijdens een diepe uitademing vanuit de schouder naar achteren; pak de linker knieschijf vast (Afb. 548). Haal een paar keer adem, en breng tijdens een snelle en diepe uitademing de rechterarm vanuit de schouder naar achteren; pak met de rechterhand de rechter knieschijf vast (Afb. 549).

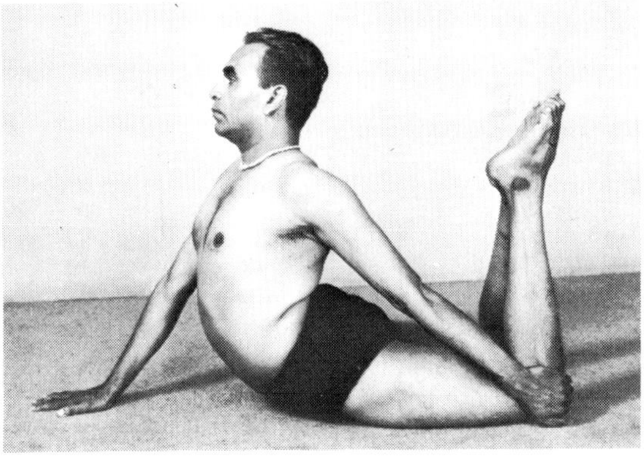

548

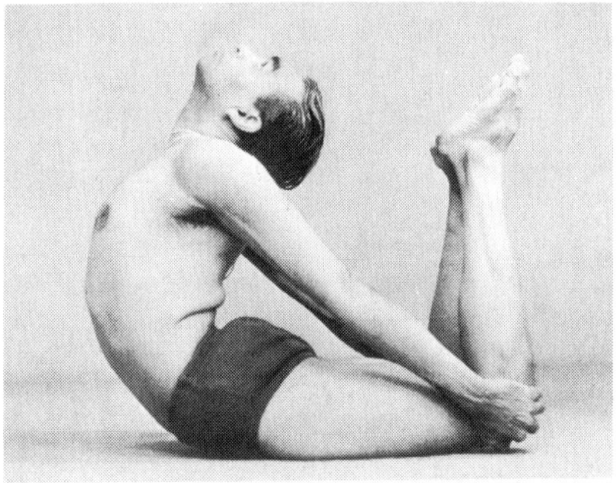

549

6. Strek de benen weer rechtuit op de grond zonder de greep op de knieën te verslappen. Strek de nek en breng het hoofd zo ver mogelijk naar achteren (Afb. 550). Tracht de knieën geleidelijk zo dicht mogelijk bij elkaar te brengen.
7. Neem de anus samen, strek de dijen stevig en blijf ongeveer 15 tot 20 sekonden in deze houding. Aangezien de wervelkolom, borstkas en schouders volledig gestrekt zijn en de buikspieren samengetrokken worden, verloopt de ademhaling snel en moeizaam.

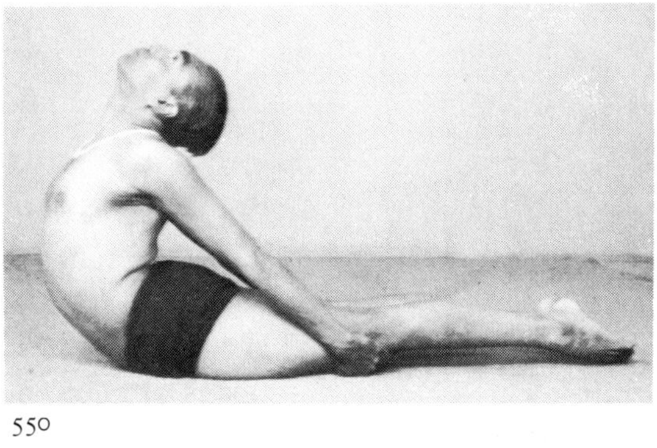

550

8. Buig de knieën, maak de handen één voor één los van de knieschijven en rust uit op de grond.

Uitwerking
Omdat deze houding een meer intense versie is van Bhujaṅgāsana I (Afb. 73), heeft hij een grotere uitwerking. De heiligbeen-, lende- en bovenruggedeelten van de wervelkolom vinden er baat bij; de houding is ook goed voor de nek- en schouderspieren die volledig gestrekt worden. In deze houding cirkuleert meer bloed rond de schaamstreek, die hierdoor gezond blijft. Aan de schildklier, bijschildklier, bijnieren en geslachtsklieren wordt overvloedig bloed toegevoerd, wat tot verhoging van de vitaliteit leidt. De borstkas wordt volledig verruimd.

190. ***Rājakapotāsana*** Achtendertig (Afb. 551)
Rājakapota betekent koning der duiven. Het is een erg aantrekkelijke maar moeilijke houding. De borst wordt naar voren gebracht, zoals de borst van een trotse duif. Vandaar de naam.

Uitvoering
1. Lig in de volle lengte op de grond op de buik, buig de ellebogen en zet de handpalmen aan weerszijden van het middel op de grond.
2. Adem uit, til het hoofd en bovenlichaam op en breng het naar achteren door de armen volledig te strekken, zonder het schaambeen en de benen te bewegen. Blijf enkele sekonden in deze positie, normaal ademend.
3. Adem uit, buig de knieën en til de voeten omhoog. Het lichaamsgewicht is op het schaambeen en de dijbenen. Adem enkele keren in en uit.
4. Verplaats het gewicht naar de rechterhand, til de linkerhand op en zwaai op een snelle en diepe uitademing de linkerarm vanuit de schouder naar achteren en pak de linker knieschijf vast met de linkerhand. (Afb. 548). Adem enkele keren in en uit. Zwaai vervolgens op een snelle en diepe uitademing de rechterarm vanuit de schouder naar achteren en pak de rechter knieschijf vast met de rechterhand. (Afb. 549)
5. Breng de borst omhoog en strek, door de greep op de knieën als hefboom te gebruiken, de wervelkolom en de nek steeds verder achterwaarts tot het hoofd op de voetzolen en hielen rust. De voeten zijn samen en de

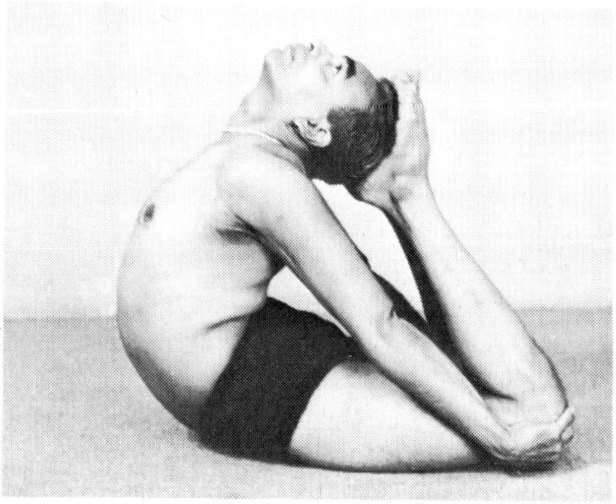

551

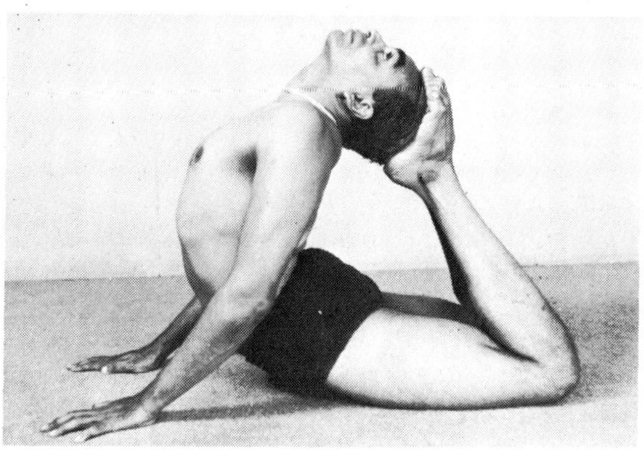

552

knieën zo dicht mogelijk bij elkaar. (Afb. 551)
6. Blijf, indien mogelijk, ongeveer 15 sekonden in deze positie. Wanneer wervelkolom en borstkas volledig zijn uitgestrekt en de onderbuik op de grond drukt, wordt de ademhaling snel en moeilijk en lijkt 15 sekonden wel een eeuw te duren. De positie herinnert sterk aan Laghu Vajrāsana (Afb. 513). De moeilijkheid ligt in het feit dat het lichaamsgewicht op het schaambeen en de dijen rust in plaats van de onderbenen.
7. Strek de benen weer. Laat de knieën los en breng de palmen van de hand één voor één naar voren en plaats ze op de grond.

Wanneer beide handen op hetzelfde moment worden losgelaten, is de kans groot, dat men, als gevolg van de spanning op de wervelkolom naar voren schiet en zich verwondt. Breng nu de borstkas langzaam naar beneden en ontspan.
8. Wanneer het te moeilijk is de knieën te pakken, zet dan de handen op de grond en breng bovenhoofd en voeten naar elkaar. (Afb. 552)

Uitwerking
In Kapotāsana (Afb. 512) werkt de strekking het meest op de lendewervels. In Rājakapotāsana daarentegen, hebben zowel de lendewervels als de wervels van de bovenrug baat bij de strekking. Nek- en schouderspieren worden volledig uitgerekt en geoefend. Doordat het lichaamsgewicht op de schaamstreek rust is er een verhoogde doorstroming van bloed en wordt dit gebied gezond gehouden. Door de druk van de buikorganen op de grond worden deze gemasseerd. De schildklier, bijschildklieren, de bijnieren en de geslachtsklieren worden rijkelijk doorbloed, waardoor de vitaliteit toeneemt. De āsana wordt aanbevolen bij problemen van de urinewegen. Samen met Kandāsana (Afb. 471) en Supta Trivikramāsana (Afb. 478) wordt Rājakapotāsana aanbevolen om de geslachtsdrift te regelen.

191. *Pādāṅguṣṭha Dhanurāsana* Drieënveertig (Afb. 555)
Pāda betekent voet. Anguṣṭha betekent grote teen en dhanu boog. Dit is een verdiepte versie van Dhanurāsana. (Afb. 63) Het lichaam lijkt in deze houding van de schouders tot de knieën op een strak gespannen boog. De benen, van de knieën tot de tenen, en de uitgestrekte armen boven het hoofd lijken op de strakgespannen snaar van een boog. Deze houding wordt hieronder in drie fases gegeven.

Uitvoering
1. Ga plat op de grond op de buik liggen, het gezicht naar beneden.
2. Zet de handpalmen aan weerszijden van de borst op de grond. Druk ze stevig naar beneden en til hoofd en bovenlijf van de grond door de armen te strekken, zoals in Bhujangasana I. (Afb. 73) Buig de knieën en til de voeten op. Adem uit, breng de voeten en het hoofd dichter naar elkaar en probeer het hoofd met de voeten aan te raken. (Afb. 552)
3. Plaats de ene voet over de andere. Terwijl het gewicht meer op de hand aan een kant wordt gebracht, wordt de andere hand van de grond getild. Strek de opgetilde arm op een snelle en diepe uitademing, vanuit de schouders over het hoofd en pak de tenen. (Afb. 553) Til dan op een uitademing de andere hand van de grond en pak eveneens de tenen. Houd de tenen

stevig vast en pak dan met de rechterhand de rechter grote teen en de linker grote teen met de linkerhand. (Afb. 554) Adem enkele malen in en uit.

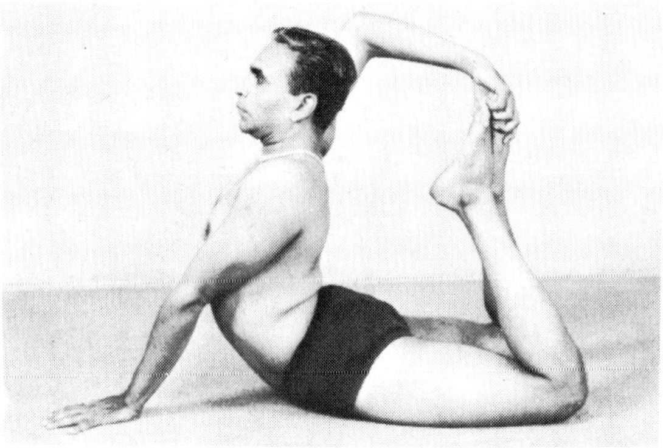

553

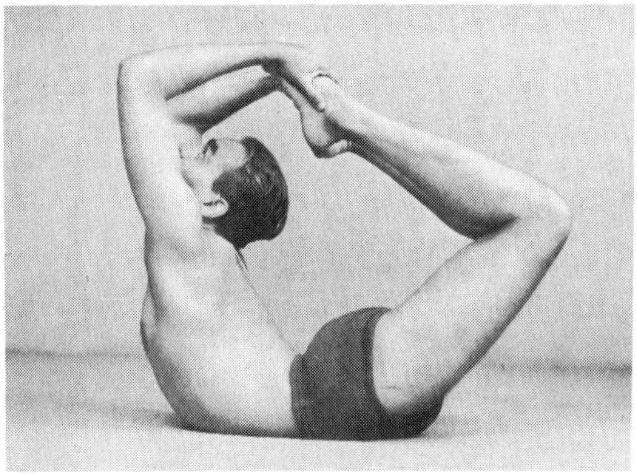

554

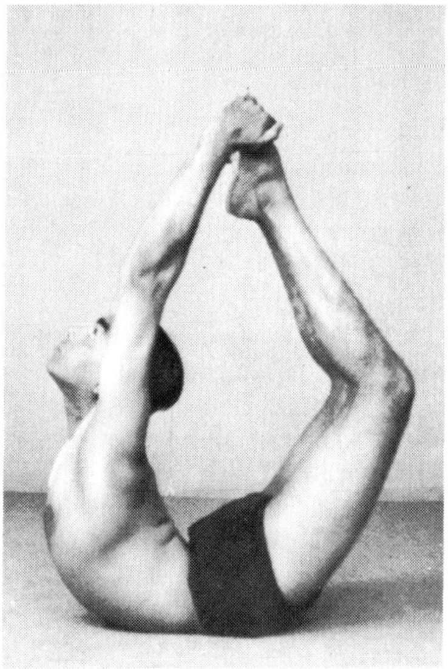

555

4. Houdt de voeten stevig vast, zodat zij niet uit de handen glijden. Strek dan, uitademend, armen en benen zo hoog mogelijk boven het hoofd. Probeer de armen bij de ellebogen te strekken. Dit is de eerste fase. (Afb. 555) Blijf ongeveer 15 sekonden in deze positie. (Afb. 554 en 555)
5. Houdt de stevige greep op de tenen, buig dan de ellebogen en breng de voeten naar beneden tot de hielen op het hoofd rusten. Verhoog geleidelijk aan de spanning, zodat de hielen eerst op het voorhoofd rusten, dan op de ogen en uiteindelijk op de lippen. (Afb. 556) Dit is de tweede fase. Blijf enkele sekonden in deze positie.
6. De greep op de tenen is nog steeds stevig. Breng nu de voeten naar beneden tot zij de schouders aan weerszijden van het hoofd raken. (Afb. 557) Dit is de derde fase. Blijf enkele sekonden in deze positie.
7. Na het voltooien van de derde fase worden op een uitademing benen en armen omhoog gestrekt. Laat de benen één voor één los en zet de handen direkt op de grond omdat anders de kans bestaat, als gevolg van het terugveren van de wervelkolom, dat het gezicht de grond raakt. Rust dan

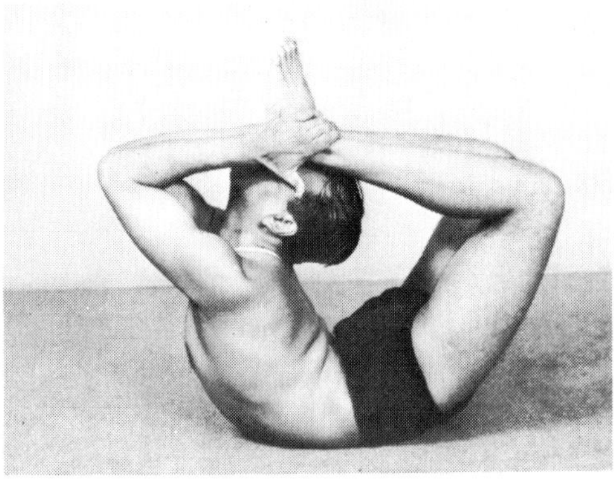

556

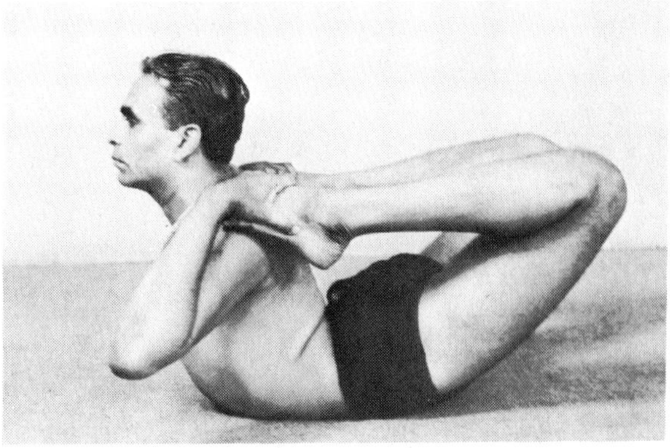

557

op de grond uit en ontspan.
8. Als gevolg van de strekking van nek, schouders, borstkas en wervelkolom en de druk van de onderbuik op de grond, is de ademhaling snel en ingespannen. Probeer gedurende de drie fases normaal te ademen.

Uitwerking
In deze āsana vinden alle wervels baat bij de strekking. Het gehele lichaam ondergaat de rekking en wordt daardoor elastischer. Het gewicht is op het gebied van de onderbuik rond de navel en als gevolg van de druk op de abdominale slagader worden de organen in de buikholte goed doorstroomt. Dit houdt ze gezond en verbetert de spijsvertering. Door de strekking van de schouderbladen in deze houding verdwijnt stijfheid in de schouders. De meest opmerkelijke uitwerking is echter dat de geest, ondanks de krachtige bewegingen, passief en stil blijft. Deze āsana houdt het lichaam jong en energiek en de geest aandachtig en fris.

192. *Gheraṇḍāsana I* Vierenveertig (Afb. 561 en 562)
Gheraṇḍa is de naam van een Wijze, de schrijver van de *Gheraṇḍa Saṁhitā*, aan wie deze āsana is opgedragen. De houding is een kombinatie van Bhekāsana (Afb. 100) en Pādāṅguṣṭha Dhanurāsana (Afb. 555); de arm en het been zijn aan een kant in de houding van de eerst genoemde āsana, terwijl de arm en het been aan de andere kant in de als tweede genoemde āsana zijn.

Uitvoering
1. Ga plat op de grond op de buik liggen, het gezicht naar beneden.
2. Uitademend, buig de linkerknie en breng de linkervoet naar de linkerheup.
3. Pak de voetzool van de linkervoet met de linkerhand. Adem enkele malen in en uit. Draai nu de linkerhand op zo'n manier dat de handpalm het bovendeel van de linkervoet raakt en tenen en vingers naar het hoofd wijzen.
4. Adem uit, breng de linkervoet naar beneden met de linkerhand zodat

de voetzool en de hiel dichter bij de grond komen. Til het hoofd en de borst op van de grond. Linkerarm en -been zijn nu in Bhekāsana (Afb. 100). Adem enkele malen in en uit.

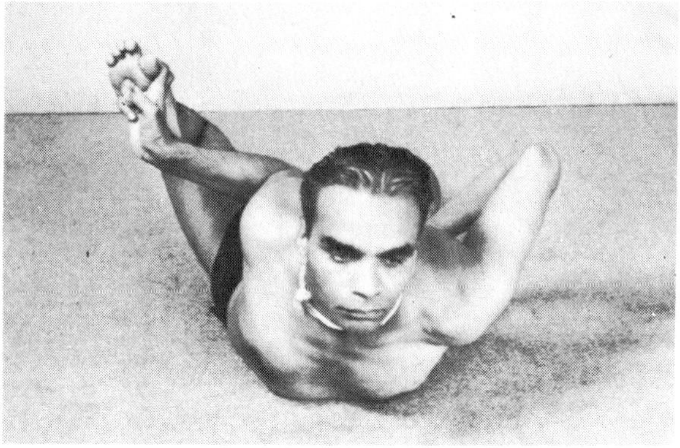

558

5. Pak met de rechterhand de rechter grote teen door de rechterknie te buigen. (Afb. 558) Draai de rechter elleboog en -schouder (Afb. 559) en strek de rechterarm en het rechterbeen omhoog. (Afb. 560) Adem enkele malen in en uit.
6. Uitademend, breng rechterarm en -been vertikaal omhoog, zonder de greep op de rechter grote teen te verliezen. (Afb. 561 en 562) Rechterarm en -been zijn nu in Pādāṅguṣṭha Dhanurāsana. (Afb. 555)
7. Blijf ongeveer 15 à 20 sekonden in deze positie. De adem is intensief als gevolg van de druk van de buikwand op de grond.
8. Uitademend, strek de nek en breng het hoofd naar achteren. Buig de rechter elleboog en -knie en breng het rechterbeen naar beneden tot de voet de linkerschouder raakt. (Afb. 563)

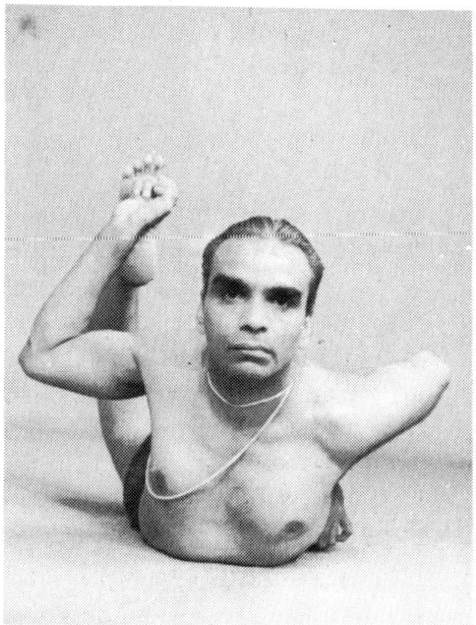

559

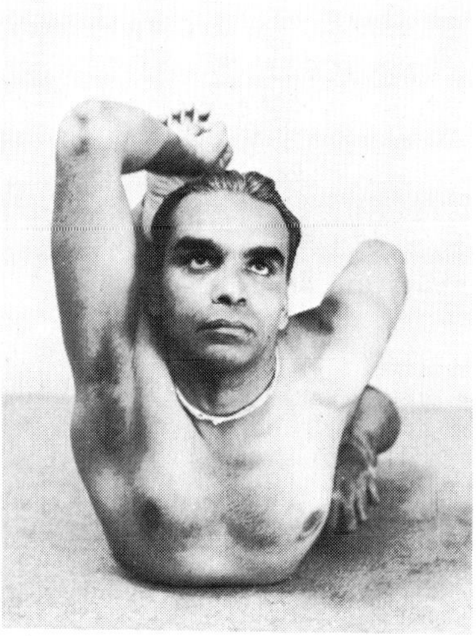

560

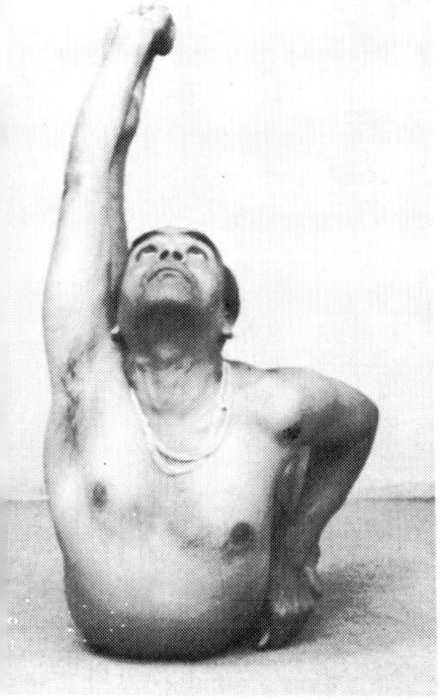

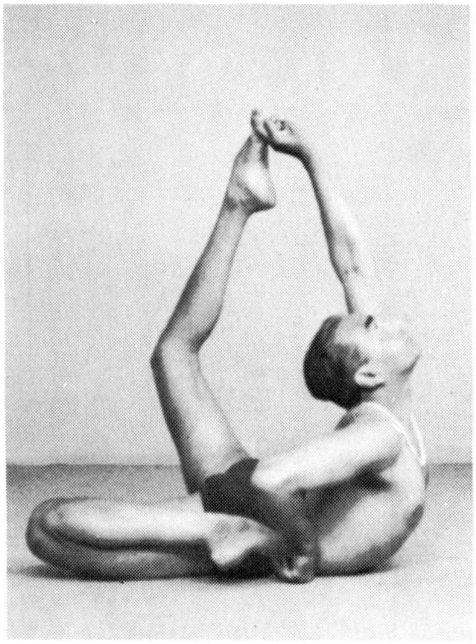

562

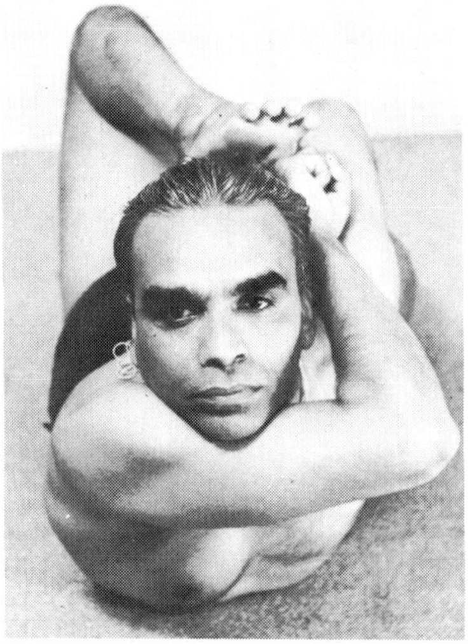

563

9. Blijf enkele sekonden in deze positie.
10. Kom, uitademend, weer terug naar positie 6. (Afb. 561)
11. Laat nu de voeten los, strek de benen op de grond, breng het hoofd en de borst naar beneden en ontspan korte tijd.
12. Herhaal de houding; deze keer rechterarm en -been in Bhekāsana en linkerarm en -been in Pādāṅguṣṭha Dhanurāsana. Blijf deze positie even lang aanhouden. Voer de houding dán als hierboven beschreven uit, maar links is nu rechts en omgekeerd.

193. ***Gheraṇḍāsana II*** Zesenveertig (Afb. 564 en 565)

In deze āsana zijn de arm en het been aan een kant in Baddha Padmāsana (Afb. 118), terwijl de arm en het been aan de andere kant in Pādāṅguṣṭha Dhanurāsana zijn. (Afb. 555)

Uitvoering

1. Zit op de grond, de benen recht naar voren gestrekt. (Afb. 77) Zet de rechtervoet aan de bovenkant van de linkerdij en ga dan plat op de rug liggen.
2. Rol over op de buik zonder de positie van de rechtervoet te verstoren. Uitademend, breng de rechterarm vanuit de schouder achter de rug en pak de rechter grote teen met de rechterhand. De rechter arm en het rechter been zijn nu in Baddha Padmāsana. (Afb. 118) Adem enkele malen in en uit en til het hoofd en de borst van de grond.
3. Uitademend, buig de linkerknie en pak de linker grote teen met de linkerhand. Draai de linkerarm en schouder, en, zonder de greep op de teen te verliezen, til rechterarm en -been omhoog tot zij in Pādāṅguṣṭha Dhanurāsana zijn. (Afb. 564 en 565)

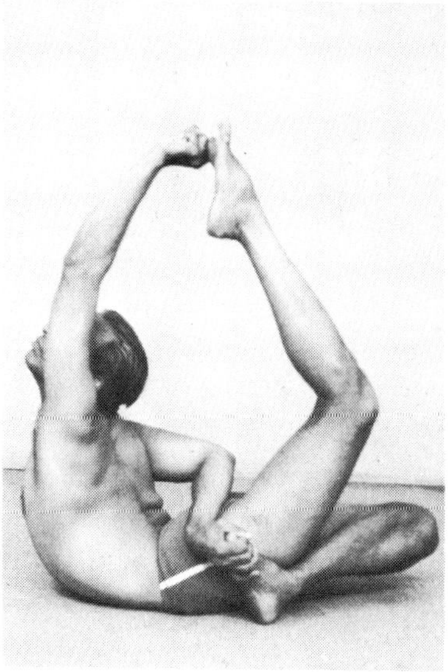

564

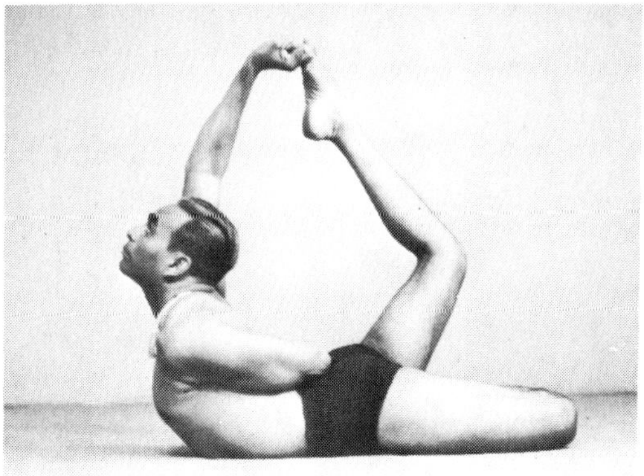

565

4. Blijf gedurende 15 sekonden in deze houding. De adem is snel en ingespannen als gevolg van de druk van buik- en maagwand op de grond.
5. Adem uit, strek de nek en breng het hoofd naar achteren, buig de linker elleboog en -knie en breng het rechterbeen naar beneden tot de voet de rechter schouder aanraakt. (Afb. 566)

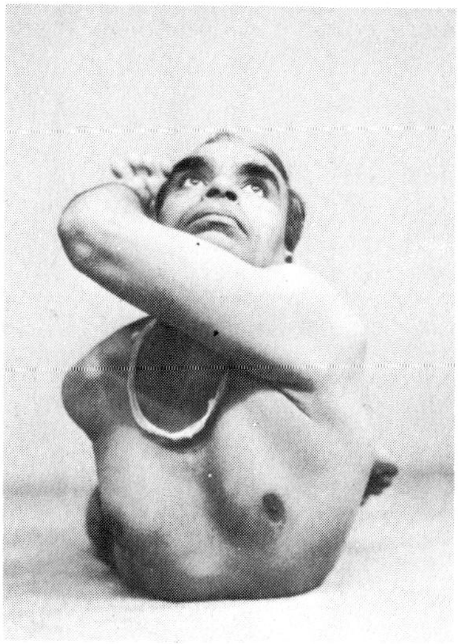

566

6. Blijf enkele sekonden in deze houding. De ademhaling is intensief als gevolg van de druk op en de samentrekking van buik- en maagwand.

7. Kom tijdens een uitademing terug in positie 3. (Afb. 564)
8. Laat de voet los, strek de benen en breng ze naar beneden. Laat de borst en het hoofd op de grond terugkomen en ontspan gedurende korte tijd.
9. Herhaal de houding voor dezelfde tijdsduur aan de andere kant. Linker arm en -been zijn nu in Baddha Padmāsana, terwijl rechter arm en -been in Pādāṅguṣṭha Dhanurāsana zijn. Voer de houding zoals hierboven beschreven uit, links is nu rechts en omgekeerd.

Uitwerking

Al de wervels vinden baat bij de intense strekking en het gehele lichaam wordt soepeler. Het gehele gebied van de onderbuik rond de navel draagt het lichaamsgewicht en als gevolg van de druk op de abdominale slagader cirkuleert het bloed in dit gebied optimaal wat de gezondheid van de organen in de buik ten goede komt. De spijsvertering verbetert. De schouderbladen worden volkomen uitgestrekt zodat stijfheid in de schoudergewrichten verdwijnt. Deze houding maakt de knieën sterk en doet pijnen in de knie die het gevolg van reumatiek en jicht zijn, verdwijnen. De druk van de handen op de voeten korrigeert de voetbogen en bevordert het herstellen van platvoeten. De enkelgewrichten worden versterkt, pijn in de hielen verdwijnt en deze houding helpt mensen die last hebben van knobbels aan de voeten, als gevolg van kalkafzetting.

194. *Kapiñjalāsana* Drieënveertig (Afb. 567)

Kapiñjala is een patrijssoort, de Chātaka vogel, die verondersteld wordt alleen van regendruppels en dauw te leven.

De houding is een kombinatie van Vasiṣṭhānāsana (Afb. 398) en Pādānguṣṭha Dhanurāsana (Afb. 555). Het is een moeilijk te beheersen houding.

Uitvoering

1. Ga in Tāḍāsana staan. (Afb. 1) Buig voorover, zet de handpalmen op de grond en breng de benen ruim een meter naar achteren, zoals in Adho Mukha Svānāsana (Afb. 75).
2. Draai het hele lichaam zijwaarts naar rechts en balanceer op de rechter handpalm en voet. De buitenkant van de rechtervoet moet stevig op de grond staan.
3. Breng de linkervoet boven de rechtervoet, zet de linkerhandpalm op de linkerheup en balanceer zonder het lichaam te bewegen. (Afb. 396) De rechterkant van het lichaam is in Vasiṣṭhāsana.
4. Uitademend, buig de knie van het linkerbeen en pak de linker grote teen stevig tussen duim en wijs- en middenvingers van de linkerhand.
5. Draai de linker elleboog en schouder en strek linkerarm en been achter de rug, een boog vormend, zonder de greep op de linker grote teen te verliezen. (Afb. 567) Linkerarm en -been zijn nu in Pādāṅguṣṭha Dhanurāsana.
6. Balanceer enkele sekonden, rechterarm en -been stevig houdend zonder de greep van de linkerhand op de linker grote teen te verminderen. Door de intense strekking van wervelkolom, borst, nek en schouders en de

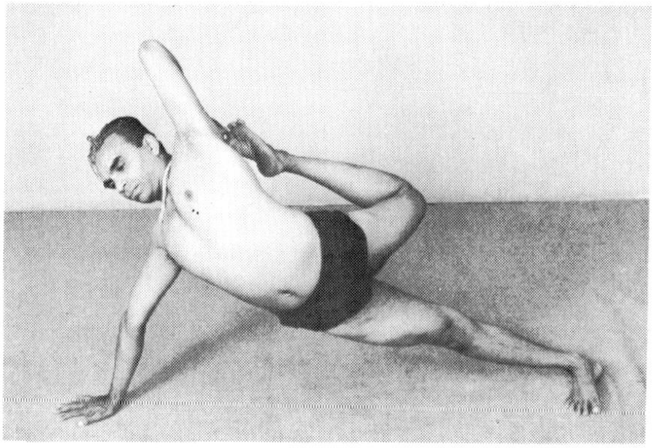

567

samentrekking van maag- en buikwand, wordt de ademhaling bemoeilijkt.

7. Laat de linker grote teen los, strek het linkerbeen en breng de linkervoet weer boven de rechtervoet en de linkerhand op de linkerheup. Draai het lichaam weer terug en zet beide handen en voeten op de grond zoals hierboven onder 1 beschreven. Doe dan deze houding op dezelfde wijze aan de andere kant. De linkerzijde van het lichaam is nu in Vasiṣṭhāsana (Afb. 398) en de rechterzijde in Pādāṅguṣṭha Dhanurāsana. (Afb. 555)

Uitwerking

In deze houding worden de polsen versterkt terwijl stijfheid in de schouders door de intense oefening van de schouderbladen verdwijnt. De veerkracht van de benen verbetert en al de wervels hebben er baat bij. De borstkas zet volledig uit en de buikspieren worden krachtig. Deze āsana houdt het gehele lichaam in goede konditie.

195. *Śīrṣa Pādāsana* Tweeënvijftig (Afb. 570)

Śīrṣa betekent hoofd en Pāda voet. Dit is de moeilijkste van alle achteroverbuigingen en wordt op het hoofd balancerend in Śīrṣāsana (Afb. 190) uitgevoerd. Staande in Śīrṣāsana wordt hier de rug gebogen en de voeten zover naar beneden gebracht tot deze op de achterkant van de nek rusten en de grote tenen met de handen worden vastgepakt en tegen het achterhoofd geplaatst.

Uitvoering

1. Spreid een deken uit over de grond, kniel er op en doe Sālamba Śīrṣāsana I (Afb. 190)

2. Buig de knieën en breng de benen achter de rug naar beneden. (Afb. 517 en 518) Uitademend, strek de wervelkolom, trek de bilspieren samen, en breng dijbenen (Afb. 568) en voeten naar beneden tot de tenen het achterhoofd raken. (Afb. 569) Til de polsen, zonder de ellebogen te verplaatsen een klein stukje van de grond en pak de grote tenen zonder de greep op de in elkaar verstrengelde vingers te verliezen. (Afb. 570) Breng

de borstkas naar voren en blijf zo lang mogelijk in deze houding, tenminste enkele sekonden.

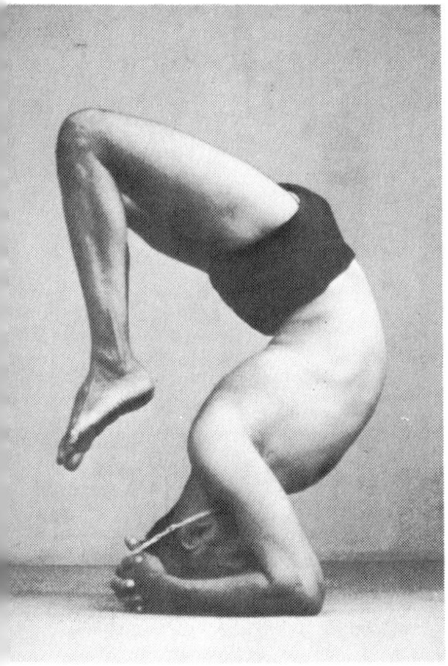

568

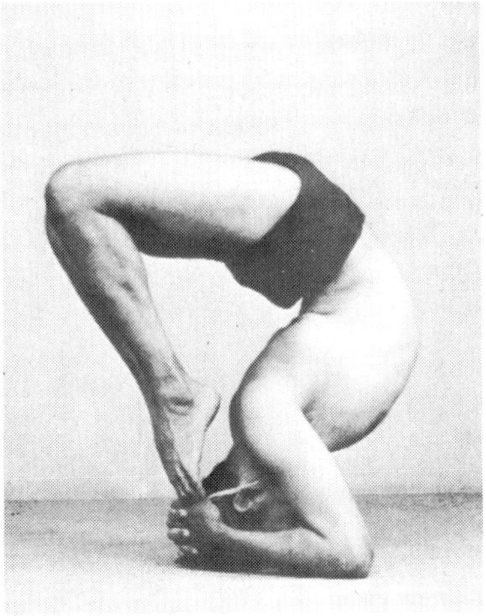

569

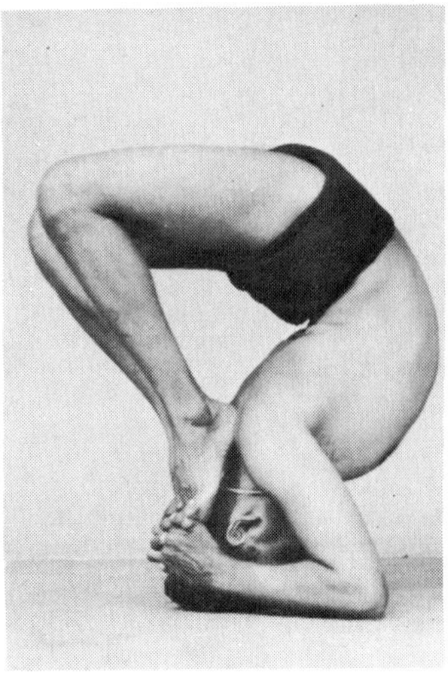

570

3. Als in geen andere achteroverbuiging moet de wervelkolom in deze houding volkomen onafhankelijk bewegen om de vereiste buiging te krijgen.
4. Wanneer de wervelkolom, borst, schouders en nek volledig zijn gestrekt en maag- en buikwand samengetrokken, is het moeilijk normaal te ademen. Kom terug in Śīrṣāsana I (Afb. 190), breng de benen naar beneden en ontspan of doe Ūrdhva Dhanurāsana (Afb. 486) en sta op in Tāḍāsana (Afb. 1), of ga door met Viparīta Chakrāsana. (Afb. 488 tot 499)

Uitwerking

In aanvulling op de uitwerking van Śīrṣāsana I (Afb. 190) worden al de wervels in deze āsana geoefend. Door de verhoogde bloedtoevoer naar de wervelkolom, worden de zenuwen sterker. De inwendige organen worden door deze strekking van nieuwe levenskracht voorzien.

196. *Gaṇḍa Bheruṇḍāsana* Zesenvijftig (Afb. 580 en 581)

Gaṇḍa betekent wang, de hele zijkant van het gezicht en de slaap. Bheruṇḍa betekent verschrikkelijk, enorm; het is ook een vogelsoort. Deze moeilijke achteroverbuiging wordt hieronder in twee fases gegeven.

Uitvoering

1. Ga in de volle lengte op de buik met het gezicht naar beneden op een gevouwen deken liggen, de handen naar achter gestrekt. Strek de nek en plaats de kin stevig op de deken, anders schraapt deze over de grond.
2. Buig de ellebogen, zet de handen aan weerszijden van de borst, de vin-

gers naar het hoofd wijzend. Buig de knieën en loop met de voeten in de richting van de borst, die een klein stukje van de grond wordt opgetild. (Afb. 571)

3. Uitademend, druk de handpalmen op de grond, zwaai de benen op en strek ze omhoog. (Afb. 572) De kin, nek, armen en bovenste ribben zijn de enige lichaamsdelen die de deken op de grond raken.
4. Verplaats het lichaamsgewicht naar de nek en de kin, buig de knieën (Afb. 573) en breng de voeten zover naar beneden dat zij op het hoofd rusten. (Afb. 574) Adem twee keer in en uit in deze houding.
5. Adem uit, breng de voeten nog verder naar beneden, zodat de voeten voor het hoofd komen te staan (Afb. 575).

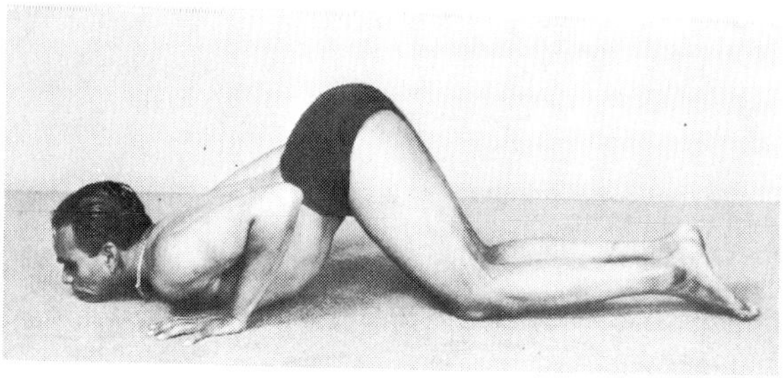

571

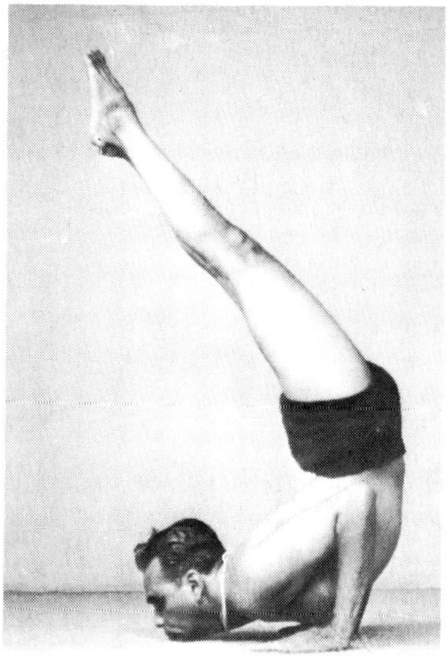

572

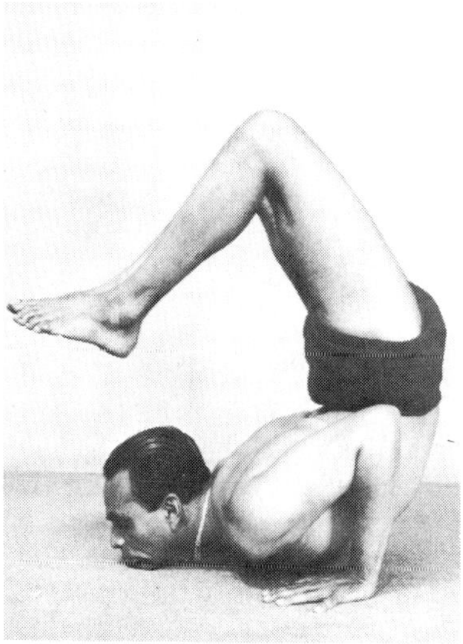

573

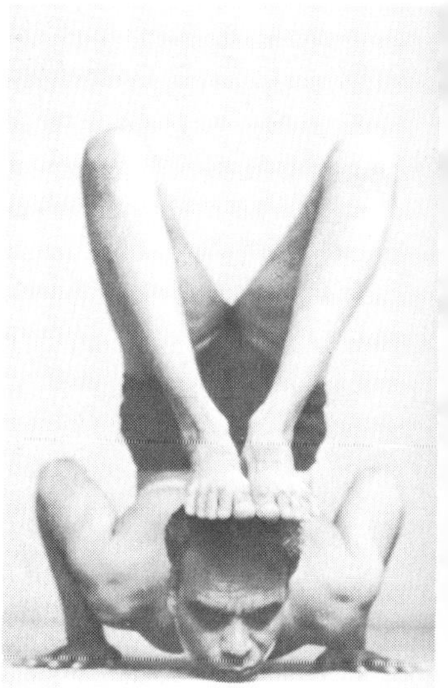

574

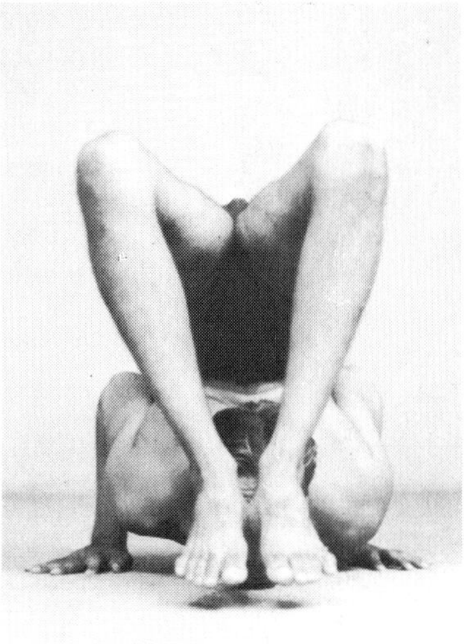

575

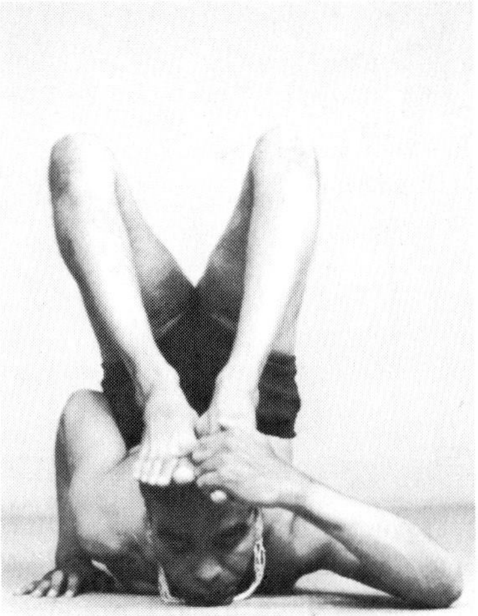

576

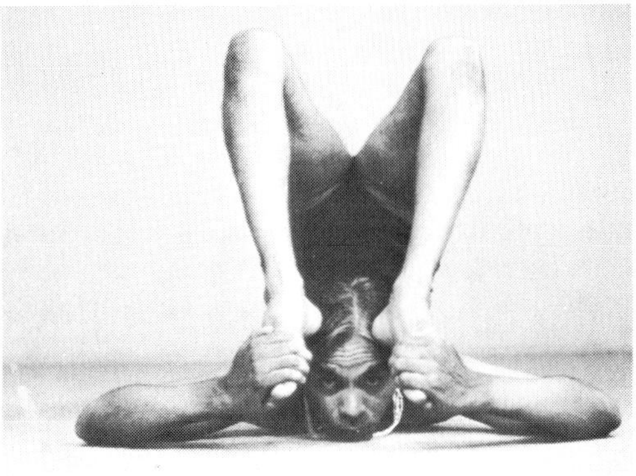

577

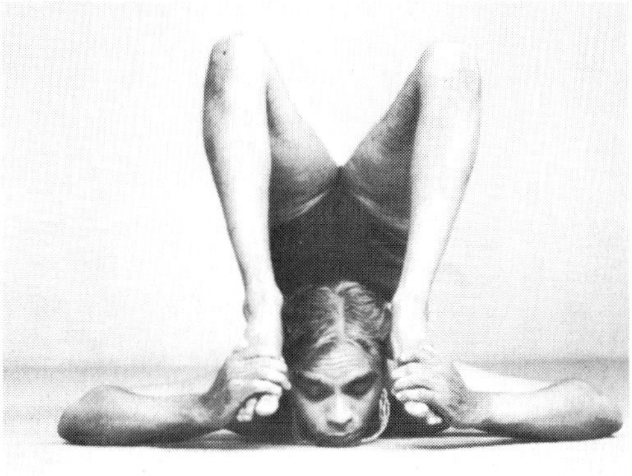

578

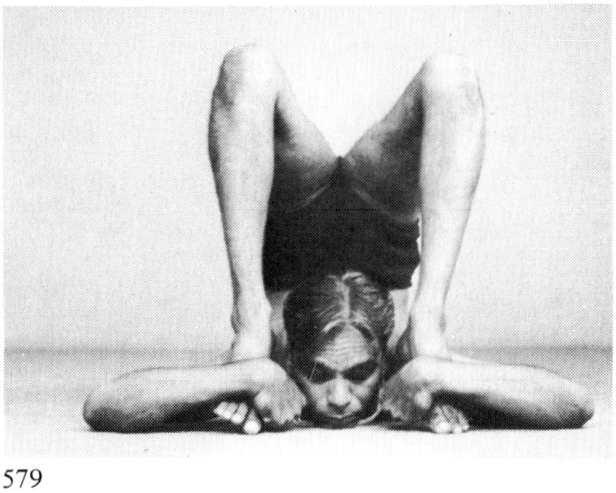

579

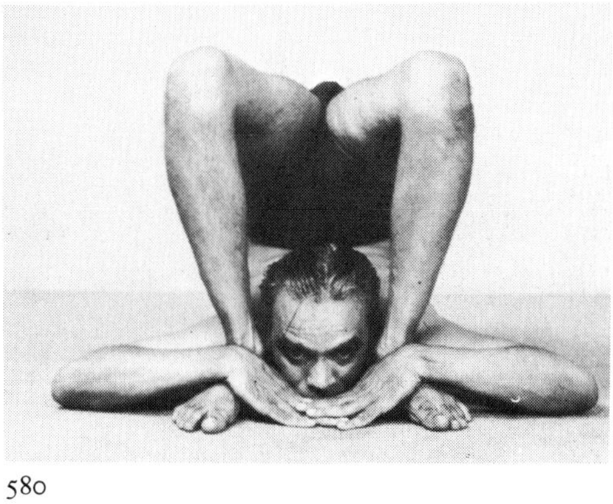

580

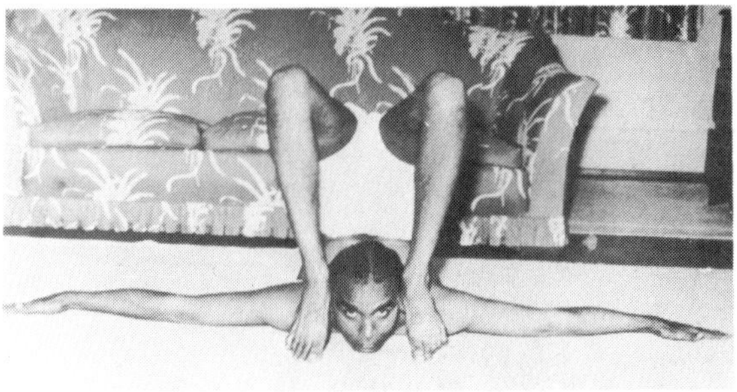

581

6. Neem de handpalmen van de grond, breng de armen vanuit de schouders uit elkaar zodat ze één voor één voor het hoofd komen om de voeten met de handen vast te pakken (Afb. 576 en 577). Adem twee keer in en uit.
7. Adem uit, breng de voeten aan weerszijden van het gezicht naar de grond, bij de slapen en de wangen. (Afb. 578) De hielen raken de schouders. Druk de tenen nu naar beneden met de polsen en onderarmen. (Afb. 579)
8. Sluit de vingers in elkaar en plaats de handpalmen op de grond door de rug van de voeten met de polsen naar beneden te drukken. (Afb. 580) Dit is de eerste fase.
9. Blijf enkele sekonden in deze houding. Als gevolg van de intense strekking van de wervelkolom en de samentrekking van maag- en buigwand wordt de ademhaling versneld en ingespannen. Houdt de adem niet vast.
10. Strek de armen zijwaarts zoals een vogel zijn vleugels in glijvlucht spreidt en balanceer gedurende enkele sekonden. (Afb. 581) Dit is de tweede fase die moeilijker is dan de eerste.

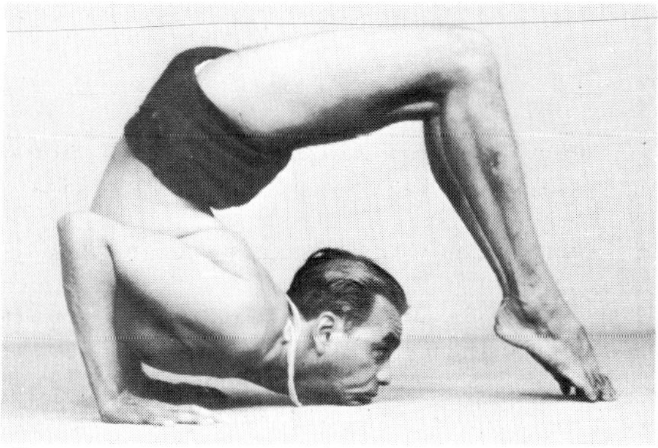

582

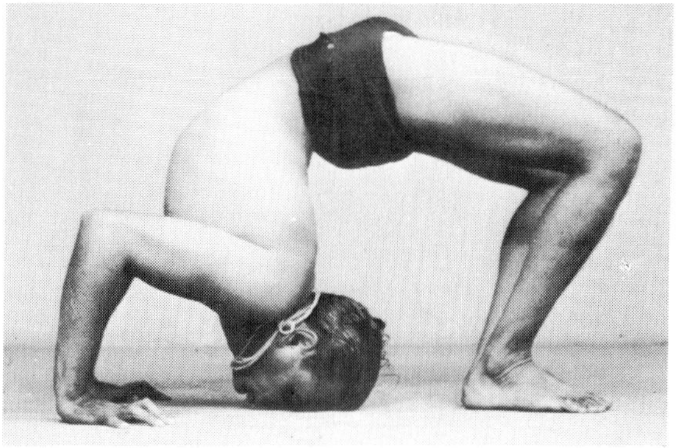

583

11. Zet de handpalmen op de grond, en rol het lichaam over de kin (Afb. 582 en 583) kom in Ūrdhva Dhanurāsana (Afb. 486), sta dan op in Tāḍāsana (Afb. 1) en ontspan of doe Viparīta Chakrāsana. (Afb. 488-499)

Uitwerking
Deze āsana maakt niet alleen de hele wervelkolom en de organen in de buikholte veerkrachtig, ze stimuleert ook de zenuwcentra in de Mūlādhāra Chakra (zenuwknooppunt ter hoogte van het bekken), Svādhiṣṭhāna Chakra (zenuwknooppunt ter hoogte van de maag) en de Viśuddhi Chakra (zenuwknooppunt ter hoogte van de keel) en de daar aanwezige klieren. Als gevolg van de verhoogde bloedtoevoer naar deze klieren verbetert hun werking en neemt de levenskracht toe.

197. *Viparīta Śalabhāsana* Achtenvijftig (Afb. 584)
Viparīta betekent omgekeerd, tegengesteld. Śalabha betekent sprinkhaan. De strekking in deze houding is intensiever dan in Gaṇḍa Bheruṇḍāsana. (Afb. 580 en 581) en de bewegingen zijn tegengesteld aan die in Halāsana. (Afb. 241)

Uitvoering
1. Ga in de volle lengte op de buik met het gezicht naar beneden, op een gevouwen deken liggen. Strek de nek en plaats de kin stevig op de deken, anders schraapt deze over de grond.
2. Buig de ellebogen en zet de handen aan weerszijden van de borst, de vingers wijzen naar het hoofd.
3. Uitademend, buig en til de knieën op, breng dan de voeten naar de borst, die een klein stukje van de grond wordt opgetild. (Afb. 571)
4. Adem enkele keren in en uit en dan, uitademend, zwaai de benen omhoog, strek het lichaam op en balanceer (Afb. 572), terwijl het lichaamsgewicht op de kin, nek, schouders, ellebogen en polsen wordt gebracht. Adem diep en rustig.
5. Uitademend buig de knieën (Afb. 573), breng de benen naar beneden

en beweeg de voeten over en voorbij het hoofd totdat de tenen op de grond rusten. (Afb. 582) Loop met de voeten zover mogelijk weg van het hoofd en probeer de benen te strekken. Strek de armen naar achteren, de palmen van de hand wijzen naar beneden. (Afb. 584)

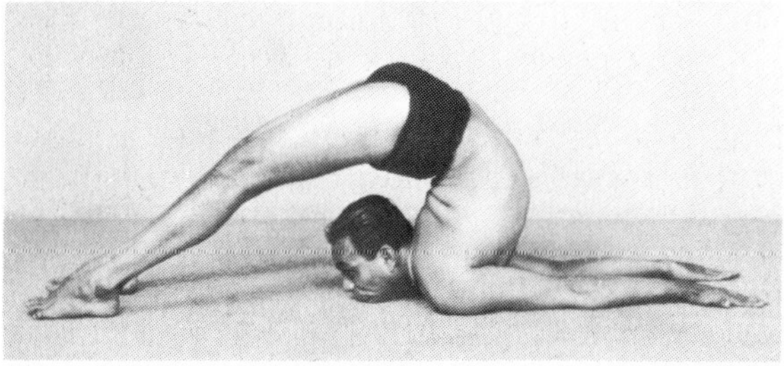

584

6. Blijf enkele sekonden in de āsana, die nu gelijkenis vertoond met de tegengestelde houding, Halāsana. (Afb. 241) Als gevolg van de intense strekking van de wervelkolom en de druk op de buik wordt de ademhaling versneld en bemoeilijkt; houdt de adem dus niet vast.
7. Buig de ellebogen en spreidt de armen. Breng de handen naar de schouders en plaats de handpalmen op de grond. Buig de knieën, loop met de voeten dichter naar het hoofd (Afb. 582), rol het lichaam over de kin (Afb. 583) en doe Ūrdhva Dhanurāsana. (Afb. 486) Sta dan op in Tāḍāsana (Afb. 1) of doe, uitademend, Viparīta Chakrāsana (Afb. 488-499) en ontspan.

Uitwerking

De uitwerking van deze āsana is dezelfde als die van Gaṇḍa Bheruṇḍāsana. (Afb. 580 en 581) Het doel van deze twee āsanas is het doen ontwaken van Kuṇḍalinī, de Goddelijke Kosmische Energie in ons lichaam, gesymboliseerd door een opgerolde en slapende slang, die sluimert in het laagste zenuwcentrum aan de basis van de wervelkolom. De Yogi doet een bewuste poging deze latente Energie op te wekken en via de wervelkolom omhoog naar de hersenen te leiden (de Sahasrāra of duizendbladige lotus in het bovenste cerebrale centrum) om dan zijn ego te onderwerpen door zich op de bron van alle Goddelijke Energie te koncentreren en bevrijd te worden van wereldlijke banden. 'Zoals rivieren hun vorm en naam verliezen als zij in zee stromen zo komt de wijze Yogi, bevrijd van naam en vorm, tot het Hoogste Wezen, de Zelf Stralende, de Oneindige.'

198. ***Tiriang Mukhottānāsana*** Zestig (Afb. 586)

Tiriang betekent hellend, dwars, horizontaal, tegengesteld of omgekeerd. Mukha betekent gezicht, leider, de voornaamste of prominent. Uttāna, is een doelbewuste of intense strekking. In deze achteroverbuiging is het hoofd omgekeerd tegelijk met een intense strekking van de armen, benen en de gehele romp.

Uitvoering

1. Ga in Tāḍāsana staan. (Afb. 1) Zet de voeten een stukje uit elkaar en plaats de palmen van de handen op de heupen.
2. Breng het bekken licht naar voren (Afb. 483) en buig de romp uitademend, achterover zodat het gewicht van het lichaam voelbaar wordt op bovenbenen en voeten. (Afb. 484)
3. Breng de armen boven het hoofd en strek de handen naar beneden tot zij op de grond rusten. (Afb. 485) Strek op hetzelfde moment de armen. Dit is Ūrdhva Dhanurāsana. (Afb. 486)
4. Vergroot de afstand tussen de voorvoeten zonder de hielen te verplaatsen, zodat de voeten niet meer evenwijdig zijn maar een hoek met elkaar vormen.
5. Strek de romp nu, uitademend, zo hoog mogelijk boven de grond en breng de handen dichter en dichter bij de voeten. Strek hoofd en nek zo ver mogelijk naar achteren en pak de voeten vast. (Afb. 585) Als gevolg van de zeer intense strekking van de buik- en maagwand, de borst en de rug is de ademhaling nu snel en diep.
6. Til nu, diep uitademend, de handen één voor één van de grond en pak de schenen, net boven de enkels, vast. (Afb. 586) Breng de voorvoeten weer in een evenwijdige stand en sta in balans. Dit is de eind-houding. Zet de handen na enkele sekonden weer één voor één op de grond en kom terug in Ūrdhva Dhanurāsana (Afb. 486) en vervolgens in Tāḍāsana. (Afb. 1) Als men de houding na verloop van tijd meester wordt kan men de handen loslaten en opstaan in Tāḍāsana, zonder eerst terug te gaan in Ūrdhva Dhanurāsana.

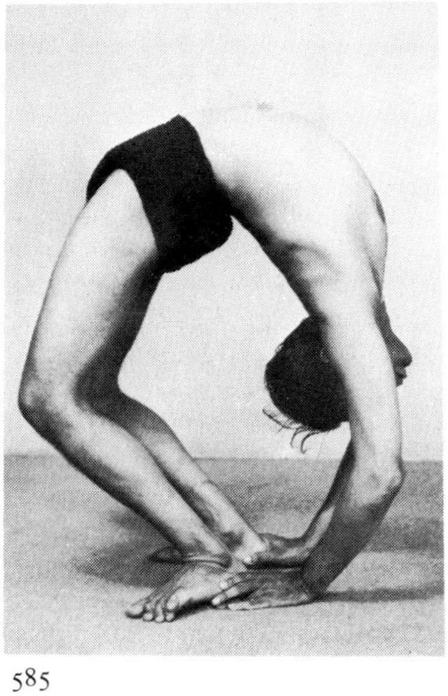

585

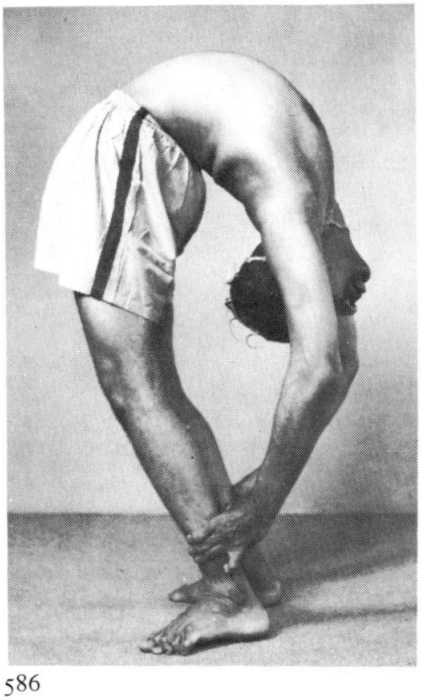

586

Uitwerking
Deze moeilijke houding versterkt de benen, vitaliseert en maakt de wervelkolom en ingewanden veerkrachtig. De borstkas en schouders worden volledig gestrekt terwijl er een ruime toevoer van bloed naar het bekken is, dat daardoor gezonder wordt.

199. *Naṭarājāsana* Achtenvijftig (Afb. 590, 591 en 591a)
Naṭarāja (naṭa = danser; rāja = Heer, koning) is een naam van Śiva, Heer van de Dans. Śiva is niet alleen de god van mystieke stilte, dood en vernietiging, maar ook Heer van de Dans. In zijn verblijf in de Himālaja op de Berg Kailāsa en in zijn huis in het zuiden, de tempel van Chidambaram, danst Śiva. De God schiep meer dan honderd dansen, sommige rustig en zacht, andere fel en verschrikkelijk. De meest bekende van deze schrikwekkende dansen is de Tāṇḍava, de kosmische vernietigingsdans, waarin Śiva, vol woede tegen zijn schoonvader Dakṣa, die zijn geliefde gade Satī doodde, omringd door zijn gevolg (gaṇas) op een woest, opzwepend ritme, Dakṣa vernietigt en de wereld bedreigt. Śiva, als de Heer van de Dans is de inspiratie geweest voor schitterend Indiaas beeldhouwwerk en bronzen uit Zuid-India.

Deze krachtige en wondermooie houding is aan Śiva gewijd, Heer van de Dans, de oorsprong en de bron van Yoga.

Uitvoering
1. Ga in Tāḍāsana staan. (Afb. 1) Strek de linkerarm uit, evenwijdig met de grond.
2. Buig de rechterknie en til de rechtervoet op. Houd de rechter grote teen tussen de duim en de wijs- en middenvingers van de rechterhand. Buig de omhooggeheven rechterknie en breng het been omhoog en naar achteren. (Afb. 587)
3. Rol de vingers en duim van de rechterhand om de rechter grote teen heen. Draai tegelijkertijd de rechterelleboog en schouder en strek de rechterarm omhoog achter het hoofd, zonder de greep op de grote teen te verliezen. (Afb. 588) Breng rechterarm en -been opnieuw omhoog zodat zij achter het hoofd een boog vormen. (Afb. 589) Het rechter dijbeen is nu evenwijdig met de grond terwijl het rechter scheenbeen recht omhoog wijst. (Afb. 590 en 591)
4. Breng de naar voren gestrekte linkerarm op één lijn met de schouder, terwijl de vingers naar voren wijzen.
5. Trek de knieschijf op en houdt het linkerbeen volledig gestrekt en loodrecht op de grond.
6. Sta stevig in evenwicht gedurende 10 tot 15 sekonden. De adem is diep en gelijkmatig.
7. Laat de rechter voet los, breng beide arm ι naar beneden en sta weer in Tāḍāsana. (Afb. 1) Herhaal de houding, geaurende dezelfde tijd, aan de andere kant. Sta deze keer op het rechterbeen, pak de linker grote teen achter de rug met de linkerhand en strek de rechterarm recht naar voren.
8. Gevorderde leerlingen kunnen de voet met twee handen vasthouden en het hoofd er tegenaan brengen. (Afb. 591a)

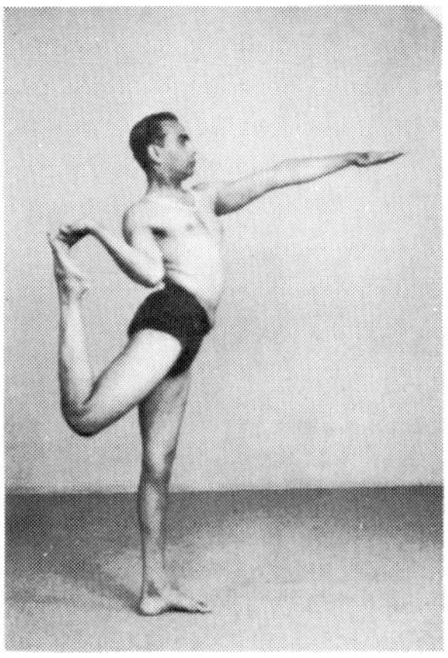
587

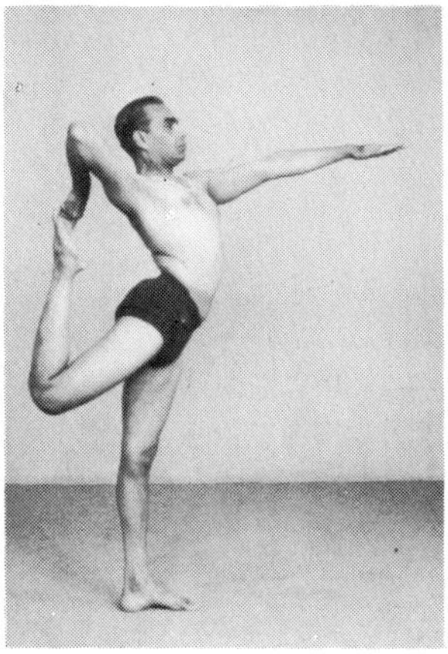
588

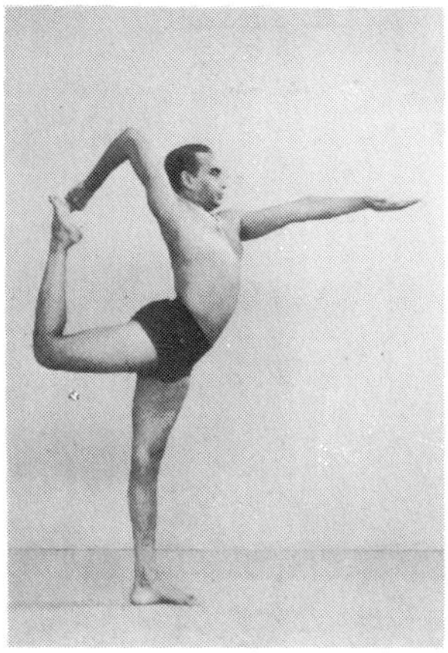
589

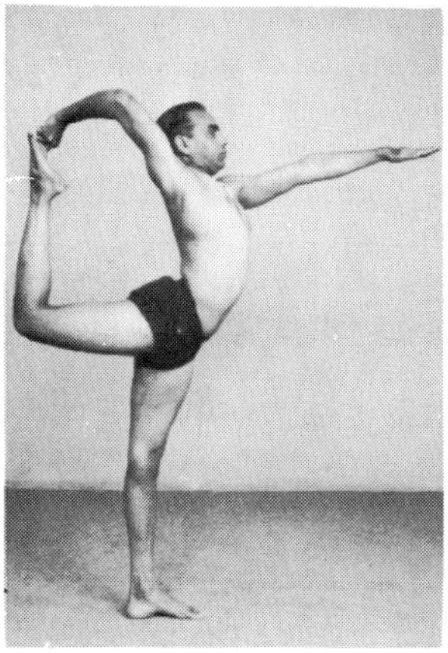
590

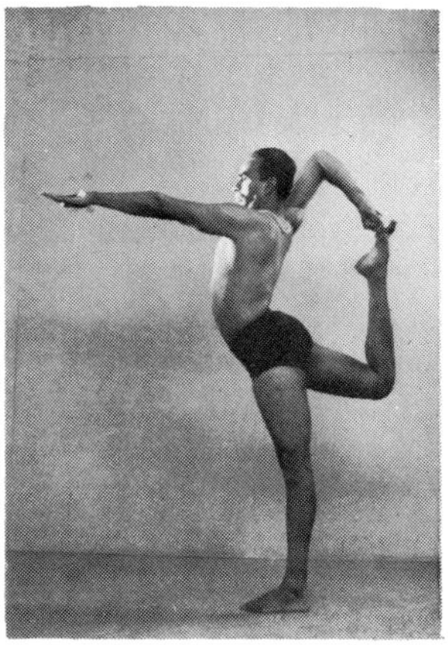
591

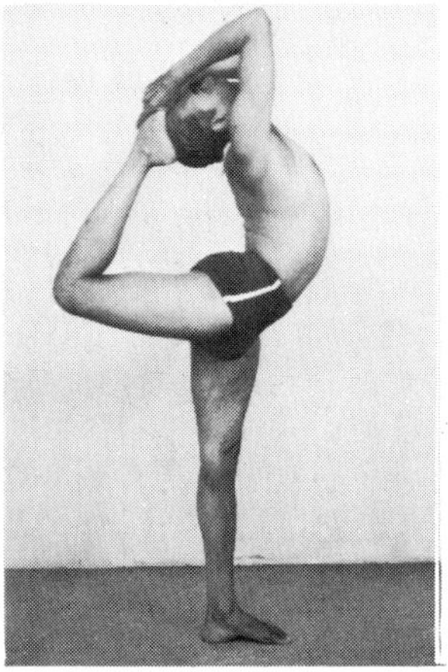
591a

Uitwerking

Deze moeilijke evenwichts-āsana ontwikkelt zelfbeheersing en een nobele houding. Zij maakt de beenspieren sterk en veerkrachtig. De schouderbladen ontwikkelen een grote beweeglijkheid en de borstkas opent zich volledig. Al de wervels vinden baat bij het oefenen van deze āsana.

200. *Śavāsana* (Ook wel Mṛtāsana genoemd) (Afb. 592)

Śava of Mṛta betekent lijk. Het doel van deze āsana is als een dood lichaam te worden. Als het leven is geweken blijft het lichaam stil en zijn bewegingen onmogelijk geworden. Door voor enige tijd bewegingloos te blijven en de geest stil te houden terwijl je volledig bewust bent, leer je te ontspannen. Deze bewuste ontspanning versterkt en verfrist lichaam en geest. Maar het is veel moeilijker om de geest dan het lichaam stil te houden.

Daarom is deze ogenschijnlijk makkelijke houding een van de moeilijkste om meester te worden.

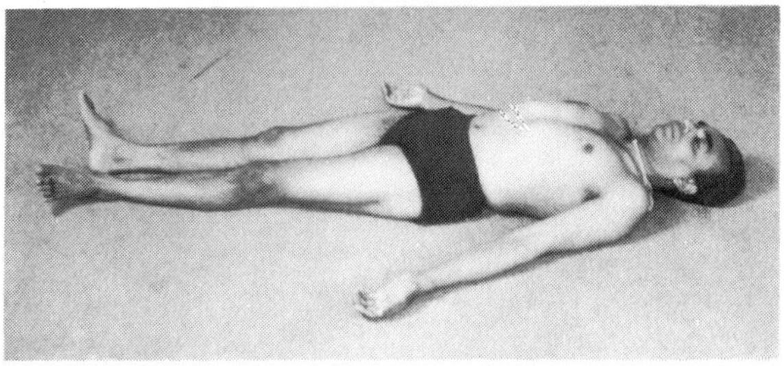

592

Uitvoering

1. Ga in de volle lengte plat op de rug liggen zoals een lijk. De handen op korte afstand naast de bovenbenen, de palmen naar boven gekeerd.
2. Sluit de ogen. Leg, indien mogelijk, een zwarte, in vieren gevouwen doek over de ogen. Houd de hielen bij elkaar en de tenen uit elkaar. (Afb. 592)
3. In het begin is de ademhaling diep. Later wordt deze zacht en langzaam, zonder onrustige bewegingen die de wervelkolom en het lichaam verstoren.
4. Richt de aandacht op diepe en verfijnde uitademingen, waarbij de neusvleugels de warmte van de adem niet voelen.
5. De onderkaak voelt los aan en niet gespannen. De tong dient zacht en in rust te zijn; zelfs de oogpupillen zijn volledig passief.
6. Ontspan volkomen en adem rustig uit.
7. Wanneer de geest onrustig is, pauzeer dan zonder spanning na elke langzame uitademing.
8. Blijf ongeveer 15 à 20 minuten in deze houding.
9. In het begin is men geneigd in slaap te vallen. Geleidelijk echter, wanneer de zenuwen passief worden, voelt men zich volledig ontspannen en verfrist.

Bij een goede ontspanning voelt men de energie van het achterhoofd naar de hielen stromen en niet andersom. En ook heeft men het gevoel alsof het lichaam langer wordt.

Uitwerking

Strofe 32 van het Eerste Hoofdstuk van de *Haṭha Yoga Pradīpikā* zegt: 'In de volle lengte op de rug op de grond liggen zoals een lijk wordt Śavāsana genoemd. Dit doet de door de andere āsanas veroorzaakte moeheid verdwijnen en bevordert de stilte van geest.'

Mṛtāsana wordt in strofe 11 van het Tweede Hoofdstuk van de *Gheraṇḍa Saṁhitā* als volgt omschreven: 'Plat op de grond liggen (op de rug) als een lijk wordt Mṛtāsana genoemd. Deze houding vernietigt moeheid en kalmeert de onrust van de geest.'

'Het denken is de heer van de Indriyas (de zintuigen); Prāna (de Levensadem) is de heer van het denken.' 'Als het denken is verzonken wordt dit Moksa genoemd (uiteindelijke vrijmaking, bevrijding van de ziel); wanneer Prāṇa en Manas (het verstand, het denken) zijn verzonken ontstaat een onnoembaar geluk.' Verzen 29 en 30, hoofdstuk IV, *Haṭha Yoga Pradīpikā*.

Beheersing van Prāṇa is afhankelijk van de zenuwen. Konstante, vloeiende, verfijnde en diepe ademhaling zonder onrustige bewegingen van het lichaam kalmeert de zenuwen en maakt het denken rustig. De spanningen van de moderne beschaving vormen een belasting voor de zenuwen. Śavāsana is de beste remedie daartegen.

Bandha en Kriyā

201. ***Uḍḍīyāna Bandha*** Twaalf* (Afb. 593 en 594)
Uḍḍīyāna betekent opvliegen. Strikt genomen is het geen āsana, maar een bandha, dat is een beperking, een inperking, een beteugeling. Zoals kondensatoren, zekeringen en schakelaars de elektrische stroom in bedwang houden, reguleren bandha's de stroom van prāṇa (energie). Bij deze bandha wordt de prāṇa of energie van de onderbuik naar het hoofd geleid. Zie voor een gedetailleerde bespreking van bandha en prāṇa Deel Drie over Prāṇāyāma.

Uitvoering

1. Ga in Tāḍāsana (Afb.1) staan.
2. Spreid de benen 30 centimeter uit elkaar.
3. Buig enigszins naar voren met licht gebogen knieën, en plaats de handen met wijd gespreide vingers op het midden van de dijen.
4. Breng het hoofd omlaag tot de kin in het kuiltje rust tussen de sleutelbeenderen bovenaan het borstbeen.
5. Adem diep in en adem vervolgens snel uit, zodat alle lucht met kracht uit de longen wordt gedreven.
6. Houd de adem vast (zonder enige inademing). Breng de hele buikstreek naar achteren in de richting van de wervelkolom. Neem de buikspieren samen en breng de buik omhoog in de richting van het borstbeen: druk hierbij de handen tegen de dijen (Afb.593).
7. Houd de grip op de buik, til de handen van de dijen en plaats ze op de heupen.
8. Strek beide benen en de rug zonder de stand van de buik te veranderen of de kin van het borstbeen te tillen (Afb.594).
9. Ontspan de buikspieren zonder de kin en het hoofd te bewegen. Als dit laatste wel gebeurt, wordt onmiddellijk spanning gevoeld in de buurt van het hart.
10. Adem langzaam en diep in.
11. Adem tijdens de posities 6 t/m 9 niet in. Blijf niet langer dan 5 tot 10 sekonden, afhankelijk van het uithoudingsvermogen, in deze houding.
12. Haal een paar keer adem, en herhaal vervolgens de cyklus die boven voor de posities 1 t/m 10 is beschreven. Herhaal de cyklus echter niet meer dan zes tot acht keer achter elkaar gedurende een periode van 24 uur. De duur van de houding en het aantal cykli mag alleen verhoogd worden onder persoonlijk toezicht van een ervaren leraar.
13. De cykli mogen slechts één keer per dag achter elkaar worden uitgevoerd.
14. Oefen met een lege maag en ledig eerst de blaas en darmen.

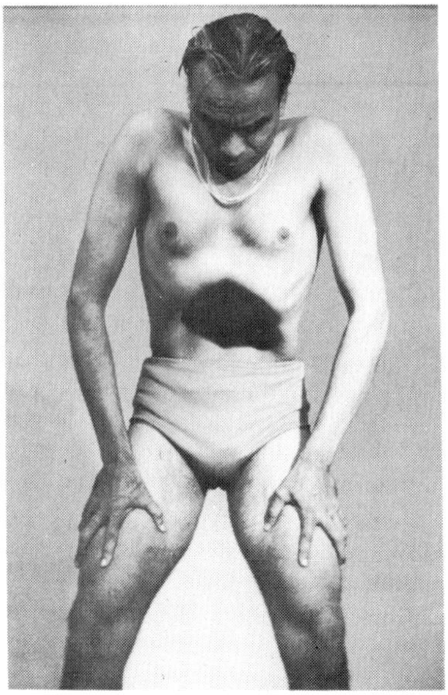

593

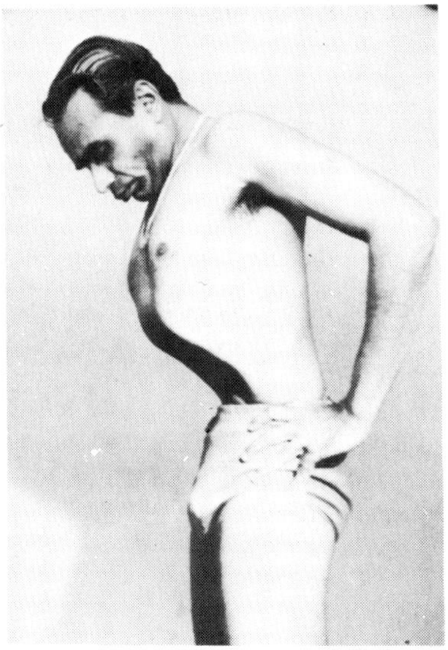

594

15. Leer Uḍḍīyāna Bandha eerst in de staande houding en vervolgens in zittende houding, als voorbereiding op de beoefening van Prāṇāyāma.
16. De cyklus wordt uitgevoerd tijdens uitademing (rechaka) en vasthouding van de adem (kumbhaka) bij de verschillende soorten Prāṇāyama, die in Deel Drie worden beschreven.

Uitwerking
De buikorganen worden soepeler en krachtiger, het maagvuur neemt toe en gifstoffen in het spijsverteringskanaal worden verwijderd.

202. ***Nauli*** Zestien* (Afb.595 en 596)
Het woord Nauli komt in de gewone woordenboeken niet voor. Ullola, een grote golf of stortzee, geeft enig idee van het proces van Nauli, waarbij de buikspieren en -organen in een golvende beweging zijwaarts en vertikaal worden bewogen. Nau betekent boot en li betekent hechten aan, liggen op, verbergen of bedekken. Het beeld van een stampend schip op een stormachtige zee geeft enig idee van het proces van Nauli.

Nauli is een kriyā of proces en niet een āsana. De uitvoering moet op zorgvuldige wijze geschieden, anders levert het proces allerlei kwalen op. Voor de gemiddelde beoefenaar is het niet aanbevelenswaardig. Leer eerst Uḍḍīyāna Bandha beheersen alvorens met Nauli te beginnen; Nauli wordt in de *Gheruṇḍa Saṃhita* beschreven onder de naam Lauliki.

Uitvoering
1. Ga in Tāḍāsana (Afb.1) staan.
2. Spreid de benen 30 centimeter uit elkaar, buig de knieën enigszins en

buig voorover.
3. Zet de handen met wijd gespreide vingers op de dijen, vlak boven de knieën.
4. Breng het hoofd omlaag tot de kin in het kuiltje rust tussen de sleutelbeenderen bovenaan het borstbeen.
5. Adem diep in, adem vervolgens snel uit zodat alle lucht achter elkaar uit de longen wordt gedreven.
6. Houd de adem vast (zonder enige inademing). Breng de hele buikstreek naar achteren in de richting van de wervelkolom.
7. Het gebied tussen de rand van het bekken en de zwevende ribben aan beide zijden van de buik moet in passieve toestand worden gehouden om daar een holte te kreëren. Tegelijk moeten de rechte buikspieren naar voren worden gebracht (Afb.595: vooraanzicht; afb.596: zijaanzicht).

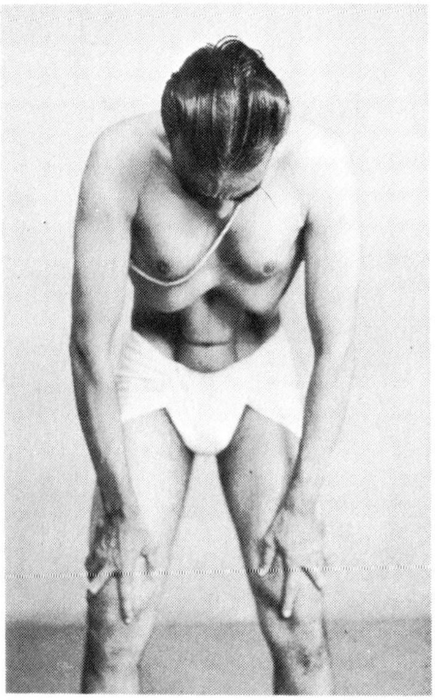

595

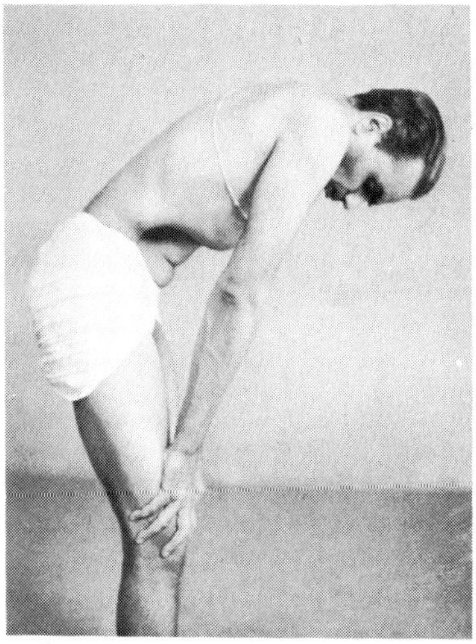

596

8. Blijf al naar gelang de mogelijkheden 5 tot 10 sekonden in deze houding.
9. Breng de rechte buikspieren weer in hun gewone stand en keer terug in de positie die hiervoor onder 6 is beschreven.
10. Ontspan de buik en adem langzaam in.
11. Haal een paar keer adem. Herhaal de cyklus van 1 t/m 10 zes tot acht keren achter elkaar; doe dit één keer in de 24 uur.
12. Beoefen Nauli met een lege maag en ledig eerst de blaas en darmen.

Uitwerking

De rechte buikspieren worden versterkt. Voor de rest heeft Nauli dezelfde uitwerking als Uḍḍīyāna Bandha.

Deel III

Prāṇāyāma

Wenken en waarschuwingen

Lees en verwerk de volgende wenken en waarschuwingen zorgvuldig, alvorens met de later te behandelen prāṇāyāma's te beginnen.

Beoordeling van geschiktheid

1. Zoals de geschiktheid om een post-akademische opleiding te volgen berust op de bekwaamheid en discipline die men heeft verworven tijdens de akademische opleiding, vereist beoefening van prāṇāyāma beheersing van de āsana's en de kracht en discipline die daaruit voortvloeien.
2. De geschiktheid van de leerling om Prāṇāyạma te beoefenen en er vorderingen in te maken moet door een ervaren Guru of leermeester beoordeeld worden; zijn persoonlijk toezicht is noodzakelijk.
3. Pneumatische werktuigen kunnen door de hardste rots dringen. Bij Prāṇāyāma hanteert de yogi zijn longen als een pneumatische gereedschap. Als ze niet op de juiste wijze worden gebruikt, worden zowel het gereedschap als de persoon die het hanteert, vernietigd. Hetzelfde geldt voor prāṇāyāma.

Reinheid en voedsel

4. Men gaat niet een tempel binnen met een vuil lichaam en een bezoedelde geest. Alvorens de yogi de tempel van zijn eigen lichaam binnengaat, voldoet hij aan de voorschriften van reinheid.
5. Alvorens met prāṇāyāma-oefeningen te beginnen, moeten de darmen en de blaas geledigd zijn. Dit maakt het beoefenen van de bandha's gemakkelijker.
6. Bij voorkeur moet prāṇāyāma op een lege maag beoefend worden, maar als dit moeilijk is mag een kop melk, thee, koffie of cacao worden genomen. Laat na een maaltijd minstens zes uur verstrijken alvorens prāṇāyāma te beoefenen.
7. Een half uur na het beëindigen van prāṇāyāma-oefeningen mag licht voedsel genuttigd worden.

Tijd en plaats

8. De beste tijd voor de beoefening is 's morgens vroeg (bij voorkeur voordat de zon opkomt) en na het ondergaan van de zon. Volgens de *Haṭḥa Yoga Pradīpikā* moet prāṇāyāma vier keer per dag beoefend worden, 's morgens vroeg, 's middags, 's avonds en te middernacht, met elke keer 80 cykli (hoofdstuk II, vers 11). In het jachtige moderne bestaan is dit bijna niet mogelijk. Wij bevelen aan om minstens 15 minuten per dag te oefenen; maar de 80 cykli zijn alleen geschikt voor uitzonderlijk toegewijde beoefenaars.

9. De beste seizoenen om met de oefeningen te beginnen zijn de lente en de herfst, wanneer het klimaat gelijkmatig is.
10. Prāṇāyāma moet in een schone, goed geluchte ruimte, waar zich geen insekten bevinden, beoefend worden. Omdat lawaai rusteloosheid in de hand werkt, is het het beste om tijdens rustige uren te oefenen.
11. Prāṇāyāma moet regelmatig en gedisciplineerd op dezelfde tijd en plaats en in dezelfde houding beoefend worden. Variatie mag alleen aangebracht worden in het soort prāṇāyāma dat beoefend wordt, dat wil zeggen als de ene dag Sūrya Bhedana Prāṇāyāma wordt beoefend, mag de volgende dag Śitalī worden gedaan en de derde dag Bhastrikā. Nādī Shodhana Prāṇāyāma moet echter elke dag beoefend worden.

Houding

12. Bij prāṇāyāma-oefeningen wordt alleen door de neus ademgehaald, behalve bij Śitalī en Śitakāri.
13. Prāṇāyāma kan het best zittend op de grond, op een gevouwen deken, verricht worden. De geschikte houdingen zijn Siddhāsana, V̄rāsana, Padmāsana en Baddhakoṇāsana. Elke andere zittende houding is ook toegestaan, mits de rug absoluut gestrekt blijft vanaf de basis van de wervelkolom tot aan de nek, en loodrecht ten opzichte van de grond staat. Sommige soorten prāṇāyāma kunnen echter in een liggende houding verricht worden; hierover later meer.
14. Tijdens de beoefening mag geen spanning gevoeld worden in de gelaatsspieren, ogen en oren, of in de nekspieren, schouders, armen, dijen en voeten. De dijen en armen moeten opzettelijk ontspannen worden, omdat ze tijdens prāṇāyāma onbewuste spanningen ondergaan.
15. Houd de tong in passieve toestand, anders hoopt zich speeksel op in de mond. Als dit laatste gebeurt, moet het speeksel doorgeslikt worden vóór uitademing (rechaka) en niet als de adem ingehouden wordt (kumbhaka).
16. Tijdens inademing en vasthouding van de adem moet de ribbenkast zowel voorwaarts als zijwaarts uitgezet worden, maar het gebied onder de schouderbladen en de oksels mag alleen voorwaarts uitgezet zijn.
17. Aanvankelijk heeft de beoefenaar last van transpiratie en beven; deze verschijnselen verdwijnen in de loop van de tijd.
18. Bij alle prāṇāyāma-oefeningen die in zittende houding worden verricht, moet het hoofd vanuit de nek naar beneden komen, waarbij de kin rust in het kuiltje tussen de sleutelbeenderen bovenaan het borstbeen. Dit 'kinslot' of Jālandhara Bandha moet steeds toegepast worden, behalve als in de beschrijvingen uitdrukkelijk anders wordt vermeld.
19. Houd de ogen steeds gesloten; anders wordt de geest afgeleid door voorwerpen in de omgeving. Als de ogen open blijven, ondergaan ze een gevoel van branderigheid en raken ze geïrriteerd.
20. Binnen de oren mogen tijdens de beoefening van prāṇāyāma geen spanningen worden gevoeld.
21. De linkerarm wordt gestrekt gehouden, waarbij de achterkant van de pols op de linkerknie rust. De wijsvinger wordt naar de duim gebogen, het topje van deze vinger raakt het topje van de duim. Dit is de Jñāna Mudrā, die later beschreven wordt.
22. De rechterarm wordt bij de elleboog gebogen en de hand wordt op de

neus gehouden om de adem gelijkmatig te laten stromen en de subtiliteit van de adem te kunnen beoordelen. Dit wordt gevoeld met behulp van de topjes van de ringvinger en de pink die het linker neusgat onder kontrole hebben, en met behulp van het topje van de duim waarmee het rechter neusgat gereguleerd wordt. Later worden de details van de positie van de rechterhand beschreven. Bij sommige prāṇāyāmamethoden rusten beide handen in de Jñāna Mudrā op de knieën.

23. Als een baby zelf leert lopen, blijft de moeder lichamelijk passief, maar in mentaal opzicht is ze juist alert. In geval van nood, als het kind bijvoorbeeld struikelt, komt het lichaam van de moeder in aktie om het kind op te vangen. Zo zijn de hersenen bij de beoefening van prāṇāyāma passief, maar alert. Als lichaamsorganen niet meer op de juiste wijze funktioneren, zendt het oplettende brein waarschuwingssignalen uit. Aan het oor wordt opgedragen om het juiste geluid van de ademhaling (waarover later meer) op te vangen. Aan de hand en de neus wordt opgedragen om na te gaan hoe sensitief de adem is, die door de neusgaten stroomt.

24. Men kan zich natuurlijk afvragen hoe men zich kan koncentreren op prāṇāyāma als van de hersenen waarschuwingssignalen naar de zintuigen worden verwacht. Een schilder die geheel in zijn werk opgaat, merkt tegelijkertijd allerlei verschillende details op, zoals perspektief en kompositie, kleurschakeringen, voorgrond en achtergrond, de bewegingen van het penseel. Een musikus die een melodie speelt, let op zijn vingerbewegingen, op de geluidspatronen, de gestemdheid van het instrument, de toonhoogte. Hoewel de schilder en de musikus beide de details waarnemen en korrigeren, koncentreren ze zich op hun werk. Zo neemt de yogi ook details als tijd, houding en een gelijkmatig ademritme waar, en is hij bovendien gevoelig voor de prāṇastroom in zichzelf.

25. Zoals een zorgzame moeder haar kind leert hoe het zorgeloos kan lopen, leert de zorgzame geest van de yogi aan de zintuigen hoe ze zorgeloos kunnen zijn. Door voortdurende beoefening van prāṇāyāma komen de zintuigen los van hun obsessie voor de dingen waar ze eens naar hunkerden.

26. Iedereen moet op zijn eigen mogelijkheden letten bij het beoefenen van prāṇāyāma, en daar niet bovenuit proberen te stijgen. De beoordeling van de eigen kapaciteiten kan op de volgende wijze plaats vinden:veronderstel dat men met gemak 10 sekonden kan inademen en 10 sekonden kan uitademen in ritmische cykli van een bepaalde tijdsduur, bijvoorbeeld 5 minuten. Zodra zich een verandering voordoet in het ritme waarbij de periode van inademing of uitademing afneemt, bijvoorbeeld tot 7 of 8 sekonden, heeft men de eigen limiet bereikt. Als men dan toch het oude ritme wil handhaven, komen de longen onder zware spanning te staan, wat tot vele ademhalingsmoeilijkheden kan leiden.

27. Door een verkeerde manier van oefenen wordt te grote druk op de longen en het middenrif uitgeoefend. Het ademhalingsstelsel lijdt hieronder en het zenuwstelsel wordt op ongunstige wijze beïnvloed. Door verkeerde beoefening van prāṇāyāma worden de grondslagen voor een gezond lichaam en een gezonde geest in sterke mate aangetast. Geforceerde, gespannen inademing of uitademing is verkeerd, behalve bij Bhastrikā Prāṇāyāma.

28. Een gelijkmatige ademhaling maakt het zenuwstelsel gezond en leidt tot een gelijkmatige gemoedsgesteldheid.

29. Āsana's moeten nooit direkt na prāṇāyāma beoefend worden. Als prāṇāyāma eerst wordt beoefend, wacht dan een uur alvorens met āsana's te beginnen;anders bestaat de kans dat de zenuwen die door prāṇāyāma tot rust zijn gekomen, onder invloed van de lichaamsbewegingen bij de āsana's weer in de war raken.
30. Prāṇāyāma mag niet minder dan 15 minuten na kalme uitvoering van āsana's worden beoefend.
31. Zware āsana's veroorzaken vermoeidheid. Beoefen in geval van uitputting geen prāṇāyāma in welke zittende houding dan ook: de rug kan dan niet recht blijven, het lichaam beeft en de geest raakt in de war. Door diepe ademhaling zoals bij Ujjāyī, in een liggende houding, wordt vermoeidheid tegengegaan.
32. Stop met de oefeningen als diepe, gelijkmatige en langdurige ademhaling niet meer gehandhaafd kan worden. Ga dan vooral niet door. Het ritme wordt beoordeeld door te luisteren naar het neusgeluid bij de inademing ('ssssssa' wat lijkt op het geluid van een fietsband met een lek erin) en bij de uitademing (de geaspireerde, 'aangeblazen' 'hoeoeoeoem' klank). Als het geluid minder sterk wordt, stop dan.
33 Tracht een gelijkmatige verhouding tussen inademing (puraka) en uitademing (rechaka) tot stand te brengen. Als gedurende een bepaalde aaneengesloten cyklus het ene 5 sekonden duurt, zorg er dan voor dat het andere ook 5 sekonden in beslag neemt.
34. Zwangere vrouwen hebben het meest profijt van de Ujjāyī- en Nāḍī Śodhana-vormen van prāṇāyāma;zij kunnen dit het beste in Baddhakoṇāsana beoefenen. Gedurende de zwangerschap moet de adem echter nooit worden vastgehouden zonder begeleiding van een ervaren leraar.
35. Als de beoefening van prāṇāyāma afgelopen is, ga dan altijd als een lijk op de rug liggen in Śavāsana (Afb. 592);trek hier op zijn minst 5 of 10 minuten voor uit, die in stilte worden doorgebracht. Het denken moet helemaal uitgeschakeld worden en alle ledematen en zintuigen moeten helemaal passief zijn, als bij een lijk. Śavāsana na prāṇāyāma zorgt voor verfrissing van lichaam en geest.

Kumbhaka's

36. Alle drie Bandha's, te weten Jālandhara, Uḍḍīyāna en Mūla, moeten bij de boefening van kumbhaka (vasthouden van de adem na volledige inademing of vasthouden na volledige uitademing) in acht worden genomen;we komen hierop later terug. De bandha's kunnen vergeleken worden met veiligheidskleppen, die gedurende de beoefening van kumbhaka's gesloten moeten blijven.
37. Grondige beheersing van inademing (puraka) en uitademing (rechaka) is noodzakelijk, alvorens een poging kan worden gedaan om antara kumbhaka (adem vasthouden na inademing) te leren.
38. Bāhya kumbhaka (vasthouden na uitademing) kan pas beoefend worden als antara kumbhaka op natuurlijke wijze verloopt.
3.. Gedurende de beoefening van kumbhaka bestaat de neiging om lucht in te ademen en ook om het middenrif en de buikorganen afwisselend te spannen en te ontspannen, dit alles om de periode van vasthouden te verlengen. Dit gebeurt onbewust en onopzettelijk. Zorg ervoor dit te vermijden.

40. Als het moeilijk is om de adem vast te houden (kumbhaka) na elke inademing of uitademing, voer dan een paar cykli van diep ademen uit, en beoefen vervolgens kumbhaka's. Drie cykli van diepe ademhaling kunnen bijvoorbeeld gevolgd worden door één cyklus van kumbhaka. Daarna weer 3 cykli van diepe ademhaling, gevolgd door een tweede cyklus van kumbhaka, enzovoort.
41. Als het ritme van inademing of uitademing verstoord wordt door het vasthouden van de adem, verkort dan de duur van kumbhaka.
42. Personen die aan oog- of oorklachten lijden (zoals staar en pus in de oren) moeten niet proberen de adem vast te houden.
43. Soms doet zich in de eerste tijd van beoefening van kumbhaka konstipatie (hardlijvigheid) voor. Dit is tijdelijk en verdwijnt vanzelf.
44. Het normale aantal ademhalingen per minuut is 15. Dit aantal neemt toe als het lichaam lijdt onder indigestie, koorts, een kou, hoesten, of bij emoties als angst, kwaadheid of begeerte. Het normale tempo van de ademhaling komt neer op 21.600 inademingen en uitademingen per 24 uur. De yogi meet zijn levensduur niet af aan het aantal dagen, maar aan het aantal ademhalingen. Omdat de ademhaling bij prāṇāyāma verlengd wordt, leidt de beoefening daarvan tot een lange levensduur.
45. Konstante beoefening van prāṇāyāma verandert de mentale instelling van de leerling en leidt tot aanzienlijke vermindering van het zinnelijk verlangen naar wereldse pleziertjes als roken, drinken en seksuele bevrediging.
46. Bij de beoefening van prāṇāyāma worden de zintuigen naar binnen gekeerd en in de stilte van de kumbhaka hoort de leerling zijn innerlijke stem roepen:'Kijk naar binnen! De bron van alle geluk ligt binnen je!' Dit bereidt hem ook voor op het volgende stadium van yoga, pratyāhāra, die tot vrijheid van de overheersing door en tirannie van de zintuigen leidt.
47. Omdat de ogen tijdens de beoefening van prāṇāyāma steeds gesloten blijven, wordt het verstrijken van de tijd gemeten door de mentale herhaling (japa) van een heilig woord of heilige naam. Deze herhaling van de heilige woorden of namen is het zaad (bīja) dat in de geest van de yogi wordt geplant. Dit zaad ontwikkelt zich en maakt hem rijp voor dhyāna of koncentratie, het zesde stadium of lid van Yoga. Uiteindelijk brengt het de vrucht van samādhi voort, waarin de ervaring van volledig bewustzijn en opperste vreugde bestaat, waarin de yogi opgaat in de Schepper van het Heelal en datgene voelt wat hij nooit tot uitdrukking kan brengen - en toch ook niet helemaal verborgen kan houden. Woorden schieten tekort om deze ervaring op toereikende wijze over te dragen aan anderen, want het verstand vindt niet de woorden waarmee de ervaring beschreven kan worden. Het is een gevoel van 'de vrede die alle begrip te boven gaat'.

Bandha's, Nadi's en Chakra's

Om de prānāyāma-methoden te kunnen uitvoeren, is het noodzakelijk om iets over bandha's, nādi's en chakra's te weten.

Bandha betekent gevangenschap, samenvoegen, boeien of vastpakken.

Het is ook een houding waarin bepaalde organen of lichaamsdelen worden samen genomen en onder beheersing gebracht.

Nāḍi is een buisvormig kanaal in het lichaam waar energie doorheen vloeit.

Chakra's zijn wielen of cirkels. De chakra's in het lichaam zijn de 'vliegwielen' van de lichaamsmachine.

Als elektriciteit wordt opgewekt, zijn transformatoren, geleiders, zekeringen, schakelaars en geïsoleerde draden nodig om de kracht naar zijn bestemming te voeren; als het niet op deze manier gebeurt, is de elektriciteit dodelijk. Als de yogi prāṇa door zijn lichaam laat stromen door middel van de beoefening van prāṇāyāma, heeft hij bandha's nodig om verkwisting van energie te voorkomen en de energie naar de juiste gebieden te voeren zonder op andere plaatsen schade te veroorzaken. Zonder de bhandha's is prāṇa dodelijk.

De drie belangrijkste bhanda's in verband met prāṇāyāma zijn:(1) Jālandhara Bandha, (2) Uḍḍīyāna Bandha en (3) Mūla Bandha.

De eerste bandha die de yogi moet beheersen is Jālandhara. Jāla betekent net, web, traliewerk of maas. Bij Jālandhara worden de nek en de keel samengenomen en rust de kin in het kuiltje tussen de sleutelbeenderen aan de bovenkant van het borstbeen. Deze bandha wordt geleerd tijdens het beoefenen van Sarvāngāsana (zie blz. 175-186) en de cykli van Sarvāngāsana, want ook hierbij wordt de kin tegen het borstbeen gedrukt. De Jālandhara Bandha reguleert de bloed- en prānastroom naar het hart, de klieren in de nek en het hoofd, met inbegrip van de hersenen. Als prāṇāyāma wordt uitgevoerd zonder Jālandhara Bandha, wordt onmiddellijk druk gevoeld op het hart, achter de oogballen en in de oorholte, terwijl duizelingen in het hoofd optreden. Jālandhara Bandha is noodzakelijk voor de drie processen van prāṇāyāma, te weten: pūraka (inademing), rechaka (uitademing) en kumbhaka (vasthouden).

Uḍḍīyāna betekent opvliegen, omhoog vliegen. Bij Uḍḍīyāna Bandha verloopt het proces als volgt: het middenrif wordt hoog in de borstkas opgetild en de buikorganen worden in de richting van de rug, naar de wervelkolom toe, gebracht. Volgens het verhaal wordt door middel van Uḍḍīyana Bandha de grote vogel prāna gedwongen om door de suṣumṇā nāḍi omhoog te vliegen; de suṣumṇā nāḍi is het voornaamste kanaal waar zenuwenergie doorheen wordt gevoerd, en bevindt zich binnen de merudaṇḍa of de wervelkolom. Men zegt dat Uḍḍīyāna de beste bandha is, en dat degene die deze bandha konstant beoefent zoals hem geleerd is door zijn Guru of meester, weer jong wordt. Deze bandha is de leeuw die de olifant genaamd Dood vermoordt. Hij mag alleen worden uitgevoerd tijdens bāhya kumbhaka dat volgt op rechaka, met andere woorden tijdens het interval tussen volledige uitademing en nieuwe inademing, als de ademhaling opgeschort is. Het is een goede oefening voor het middenrif en de buikorganen. De holte die ontstaat door het omhoog brengen van het middenrif zorgt voor een lichte massage van de hartspieren, waarbij het hart geaktiveerd wordt. Uḍḍīyāna Bandha moet nooit uitgevoerd worden tijdens antara kumbhaka, dat wil zeggen het interval tussen volledige inademing en het begin van de uitademing, waarin de adem wordt vastgehouden;in dat geval komen het hart en het middenrif onder druk te staan en puilen de ogen uit.

Mūla betekent wortel, bron, oorsprong of oorzaak, basis of grondslag. Mūla Bandha is het gebied tussen de anus en het skrotum. Door dit gebied samen te nemen gaat Apāna Vāyu (de prāna in de onderbuik), dat oorspronkelijk omlaag stroomt, nu omhoog stromen om zich te verenigen met de Prāṇa Vāyu, waarvan de zetel zich in de borstkas bevindt.

Mūla Bandha moet eerst tijdens antara kumbhaka (vasthouden van de adem na inademing) beoefend worden. Het gebied van de onderbuik tussen de navel en de anus wordt samengenomen in de richting van de wervelkolom en omhoog gebracht in de richting van het middenrif. Tijdens Uḍḍīyāna Bandha wordt het hele gebied van de anus tot aan het middenrif, en zelfs tot het borstbeen naar achteren gebracht in de richting van de wervelkolom en omhoog geheven. Maar bij Mūla Bandha wordt de hele onderbuik tussen de anus en de navel samengenomen, naar achteren in de richting van de wervelkolom en naar boven in de richting van het middenrif gebracht.

Oefening in het samennemen van de anale sluitspieren (de Aśvinī Mudrā) helpt bij het aanleren van Mūla Bandha. Aśva betekent paard. Deze mudrā (een afsluitende houding) wordt zo genoemd, omdat het doet denken aan het wateren van een paard. Tijdens de beoefening van verschillende āsana's kan deze mudrā aangeleerd worden, met name Tādāsana, Śīrṣāsana, Sarvāngāsana, Ūrdva Dhanurāsana, Uṣtrāsana en Paśchimottanāsana.

Men zegt dat door de beoefening van deze bandha's de zestien ādhāra's worden gesloten. Ādhāra (van de wortel (dhr' = ondersteunen) betekent ondersteuning, een edel deel. De zestien edele delen zijn: de duimen, enkels, knieën, dijen, voorhuid, geslachtsorganen, navel, het hart, de nek, keel, het gehemelte, de neus, het punt midden tussen de wenkbrauwen, het voorhoofd, hoofd en de Brahmarandhra (de opening in de hoofdkruin waardoor, naar men zegt, de ziel het lichaam bij het sterven verlaat).

Er is ernstig gevaar aan verbonden om te trachten de Uḍḍīyāna en Mūla Bandha's helemaal zelf te leren, zonder het persoonlijke toezicht van een ervaren Guru of leraar. Onjuiste uitvoering van de Uḍḍīyāna Bandha veroorzaakt onwillekeurige uitstorting van zaad en verlies aan vitaliteit;onjuiste uitvoering van Mūla Bandha leidt tot ernstige verzwakking van de beoefenaar. Zelfs de juiste uitvoering van Mūla Bandha brengt gevaren met zich mee. De kracht om de seksuele energie te beheersen neemt toe, wat de beoefenaar kan verleiden die kracht te misbruiken. Als hij toegeeft aan die verleiding, is hij verloren. Al zijn sluimerende begeerten worden opgewekt en worden dodelijk als een slapende slang die met een stok wordt geslagen. Als de yogi de drie bandha's beheerst, bevindt hij zich op een tweesprong in zijn bestaan. De ene weg leidt tot bhoga ofwel het genieten van werelds vermaak; de andere leidt tot Yoga of vereniging met de Hoogste Ziel. De aantrekkingskracht van werelds plezier is groot. De yogi voelt zich echter meer aangetrokken tot de Schepper van dat plezier. De zintuigen openen zich naar buiten en worden daarom aangetrokken door dingen: het pad van bhoga. Als de richting van de zintuigen veranderd wordt, zodat ze zich naar binnen keren, volgen ze het pad van Yoga. De zintuigen van de yogi keren zich af van de buitenwereld om de Schepper, de bron van alle schepping, te ontmoeten. Als de leerling de drie bandha's heeft aangeleerd is de begeleiding van een Guru het meest noodzakelijk;

onder goede leiding wordt deze toegenomen kracht gesublimeerd en op hogere en nobeler doelen gericht. De beoefenaar wordt dan een ūrdhvaretus (ūrdva = omhoog gericht; retus = zaad) ofwel iemand die een celibatair leven leidt en zijn seksuele kracht niet verspilt. Hierdoor verkrijgt hij morele en spirituele kracht. De kracht binnen hem zal naar buiten stralen als de zon.

Tijdens de beoefening van Mūla Bandha tracht de yogi de ware bron of mūla van de hele schepping te bereiken. Zijn doel is de volledige beteugeling of bandha van de chitta die het verstand (manas), de rede (buddhi) en het ego (ahaṁkara) omvatten.

Het menselijk lichaam is op zichzelf een miniatuurheelal. Haṭha is samengesteld uit de lettergrepen ha en ṭha, die respektievelijk de zon en de maan betekenen. Men zegt dat de zonne- en de maanenergie door de twee voornaamste nāḍi's, Piṅgalā en Iḍā, stromen;deze starten respektievelijk bij het rechter en het linker neusgat en lopen naar de basis van de wervelkolom. Piṅgalā is de nāḍi van de zon, terwijl Iḍā de nāḍi van de maan is. Tussen hen in ligt de Suṣumṇā, de nāḍi van vuur. Zoals we eerder opmerkten is Suṣumṇā Nāḍi het voornaamste kanaal voor de stroom van zenuwenergie, en ligt het binnen de meru-daṇḍa of wervelkolom. Piṇgalā en Iḍā snijden elkaar en ook Suṣumṇā op verschillende plaatsen. Deze kruisingen worden chakra's of wielen genoemd en reguleren het mechanisme van het lichaam zoals vliegwielen een machine reguleren.

De voornaamste chakra's zijn: Mūlādhāra Chakra, dat in het bekkengebied boven de anus ligt (mūla = wortel, oorzaak, bron; ādhāra = ondersteuning of edel deel); Svādhiṣṭāna Chakra, boven de voortplantingsorganen (sva = levenskracht, ziel; adhiṣṭāna = zetel of verblijf); Manipūraka Chakra, dat is de navel (maṇipūra = navel); het Manas en het Sūrya Chakra, tussen de navel en het hart (manas = verstand;sūrya = zon); Anāhata Chakra, in de hartstreek (anāhata = hart); Viśuddha Chakra, in het gebied van het strottenhoofd (viśuddha = zuiver); Ājñā Chakra, tussen de wenkbrauwen (ājñā = bevel); het Sahasrāra Chakra, dat de duizendbladige lotus genoemd wordt, in de hersenholte; en Lalāṭa Chakra, dat zich aan de bovenkant van het voorhoofd bevindt (lalāṭa = voorhoofd).

Misschien korresponderen deze chakra's met de endokriene klieren (klieren met inwendige sekretie), die hormonen en andere inwendig afgescheiden stoffen aan het organisme leveren. De Mūlādhara en de Svādhisthāna Chakra's korresponderen misschien met de geslachtsklieren(De testikels, penis en prostaat bij mannen en de eierstokken, uterus en vagina bij vrouwen). Tussen deze twee chakra's in bevindt zich de zetel van de geslachtsorganen, die aangeduid wordt als Kāmarūpa, naar Kāma, de god van hartstocht en liefde. De buikorganen zoals de maag, milt, lever en alvleesklier korresponderen misschien met het Manipūraka Charka. De twee bijnieren vertegenwoordigen misschien de Sūrya en Manas Chakra's. Het Anāhata Chakra is het hart met de voornaamste bloedvaten om het hart heen. Het Viśuddha Chakra is misschien de schildklier, de bijschildklier en de borstklier. De Ājñā, Sahasrāra en Lalāṭa Chakra's zijn misschien de hersenmassa en de hypofyse- en pijnappelklieren.

Volgens de Tantrische teksten is het doel van Prāṇāyāma het opwekken van Kuṇḍalinī, de goddelijke kosmische kracht in onze lichamen. Kuṇḍalinī wordt gesymboliseerd door een opgerolde en slapende slang die sluimert in het onderste zenuwcentrum aan de basis van de wervelkolom, het Mūlādhara Chakra. Deze latente energie moet opgewekt worden en omhoog geleid door de wervelkolom;daarbij worden alle chakra's tot aan het Sahasrāra Chakra (de duizendbladige lotus in het hoofd, het zenuwnetwerk in de hersenen) doorboord en tenslotte verenigt de energie zich met de Hoogste Ziel. Dit is misschien een allegorische manier om de enorme vitaliteit, vooral in seksueel opzicht, die door de beoefening van de boven beschreven Uḍḍīyāna en Mūla Bandha's wordt verkregen, te beschrijven. Het opwekken en omhoog brengen van Kundalini is misschien een symbolische manier om de sublimatie van seksuele energie te beschrijven.

Uitvoering en Uitwerking van Prāṇāyāma

203. ***Ujjāyi Prāṇāyāma*** (Afb. 597)
Het voorvoegsel ud voor werkwoorden en zelfstandige naamwoorden betekent naar boven of hoger staan in rang. Het betekent ook (op)blazen of uitzetten. Het draagt het gevoel van uitmuntendheid en kracht over.

Jaya betekent verovering, overwinning, triomf of succes. Vanuit een ander standpunt bezien houdt het beperking of beteugeling in. Ujjāyi is het proces waarbij de longen volledig worden uitgezet en de borstkas opgeblazen als bij een trotse overwinnaar.

Uitvoering

1. Ga in een houding zitten, die met gemak kan worden uitgevoerd, zoals Padmāsana (Afb. 104), Siddhāsana (Afb. 84) of Vīrāsana (Afb. 89).
2. Houd de rug recht en stevig gestrekt. Breng het hoofd omlaag naar de romp. Laat de kin in het kuiltje rusten tussen de sleutelbeenderen vlak boven het borstbeen. (Dit is de Jālandhara Bandha).
3. Strek de armen recht uit en steun met de achterkant van de polsen op de knieën. Plaats de topjes van de wijsvingers tegen de topjes van de duimen, terwijl de andere vingers uitgestrekt blijven. (Deze stand, dit gebaar

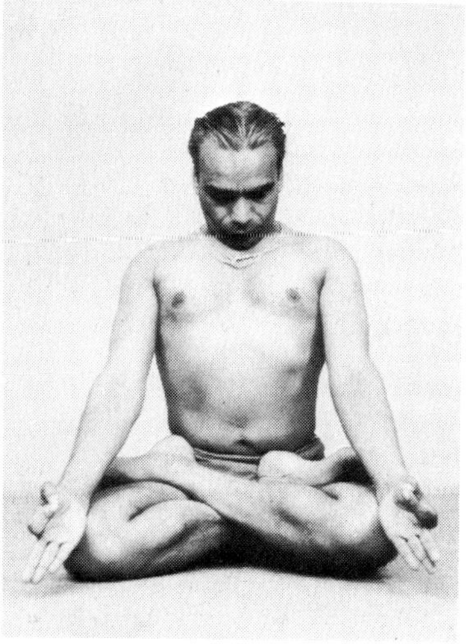

597

van de hand staat bekend als de Jñāna Mudrā, het symbool of zegel van kennis. De wijsvinger symboliseert de individuele ziel en de duim de Universele Ziel. De vereniging van deze twee symboliseert kennis).

4. Sluit de ogen en kijk naar binnen (Afb. 597).
5. Adem volledig uit.
6. Nu begint de Ujjāyi-methode van ademhaling.
7. Adem langzaam, diep en regelmatig in door beide neusgaten. Het binnenkomen van de lucht wordt aan het gehemelte gevoeld en maakt een sissend geluid (sa). Dit geluid moet gehoord worden.
8. Vul de longen zo volledig mogelijk. Zorg dat de buik tijdens het inademingsproces niet uitzet. (Neem dit bij alle soorten Prāṇāyāma in acht). Dit opvullen wordt puraka (inademing) genoemd.
9. De hele buikstreek, vanaf de geslachtsorganen tot het borstbeen, moet naar achteren in de richting van de wervelkolom worden gebracht.
10. Houd de adem ongeveer twee sekonden vast. Dit inwendige vasthouden wordt antara kumbhaka genoemd. Voer Mūla Bandha uit zoals beschreven op bldz. 437.
11. Adem langzaam, diep en regelmatig uit, tot de longen geheel leeg zijn. Zorg bij het begin van de uitademing dat de stand van de buik niet verandert. Ontspan na twee of drie sekonden uitademing het middenrif geleidelijk en langzaam. Tijdens het uitademen moet het uitstromen van de lucht aan het gehemelte gevoeld worden. Het strijken van de adem langs het gehemelte moet een geaspireerd (aangeblazen) geluid (ha) maken. Deze uitademing wordt rechaka genoemd.
12. Wacht een sekonde alvorens opnieuw in te ademen. Deze periode van wachten wordt bāhya kumbhaka genoemd.
13. Het proces dat hierboven onder 7 t/m 12 is beschreven omvat één cyklus van Ujjāyi Prāṇāyāma.
14. Herhaal de cyklus gedurende vijf tot tien minuten, waarbij de ogen steeds gesloten blijven.
15. Ga op de grond liggen in Śāvāsana (Afb. 592).
16. Ujjāyi Prāṇāyāma mag zonder de Jālandhara Bandha worden verricht, zelfs tijdens lopen of in liggende houding. Dit is de enige Prāṇāyāma die op elk ogenblik van dag en nacht kan worden uitgevoerd.

Uitwerking

Dit soort prāṇāyāma doet verfrissende lucht door de longen stromen, verwijdert slijm, geeft uithoudingsvermogen, heeft een kalmerende werking op de zenuwen en aktiveert en stimuleert het gehele organisme. Ujjāyi zonder kumbhaka, uitgevoerd in een liggende positie, is ideaal voor mensen die aan hoge bloeddruk of klachten aan de kransslagader lijden.

204. ***Sūrya Bhedana Prāṇāyāma*** (Afb. 599)

Sūrya is de zon. Bhedana is afgeleid van de wortel 'bhid', die betekent: doordringen, doorbreken of gaan door. Bij Sūrya Bhedana Prāṇāyāma wordt door het rechter neusgat ingeademd. Met andere woorden, de prāṇa passeert door de Piṅgalā of Sūrya nāḍī. Vervolgens wordt een kumbhaka uitgevoerd en daarna wordt uitgeademd door het linker neusgat, dat het pad van de Iḍā nāḍī is.

Uitvoering

1. Ga in een houding zitten, die met gemak kan worden uitgevoerd, zoals Padmāsana (Afb. 104), Siddhāsana (Afb. 84) of Vīrāsana (Afb. 89).
2. Houd de rug recht en stevig gestrekt. Breng het hoofd omlaag naar de romp. Laat de kin in het kuiltje tussen de sleutelbeenderen rusten, vlak boven het borstbeen. (Dit is Jālandhara Bandha).
3. Strek de linkerarm. Laat de achterkant van de linkerpols op de linkerknie rusten. Voer Jñāna Mudrā met de linkerhand uit (zoals uitgelegd is onder fase 3 van de uitvoering van Ujjāyi).
4. Buig de rechterarm bij de elleboog. Buig de wijsvinger en middelvinger naar de handpalm toe, en houd ze in passieve stand. Breng de ringvinger en de pink in de richting van de duim (Afb. 598).
5. Plaats de rechterduim op de rechterkant van de neus vlak onder het neusbeen, de ringvinger en pink op de linkerkant van de neus vlak onder het neusbeen, en vlak boven de bocht van het vetweefsel van de neusgaten boven de bovenkaak.
6. Oefen druk uit met de ringvinger en pink om de linkerkant van de neus volledig af te sluiten.
7. Druk met de rechterduim op het vetweefsel aan de rechterkant, op zodanige wijze dat de buitenrand van het rechter neusgat evenwijdig wordt met de onderrand van het kraakbeen van het neustussenschot.
8. De rechterduim wordt bij het bovengewricht gebogen en het topje van de duim wordt in een rechte hoek ten opzichte van het neustussenschot geplaatst (Afb. 599).

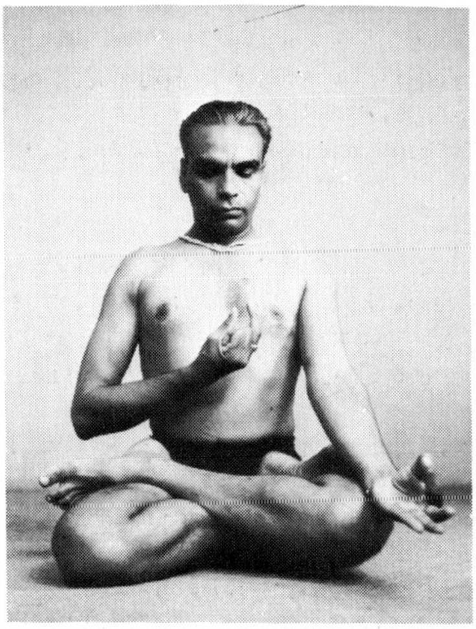

598

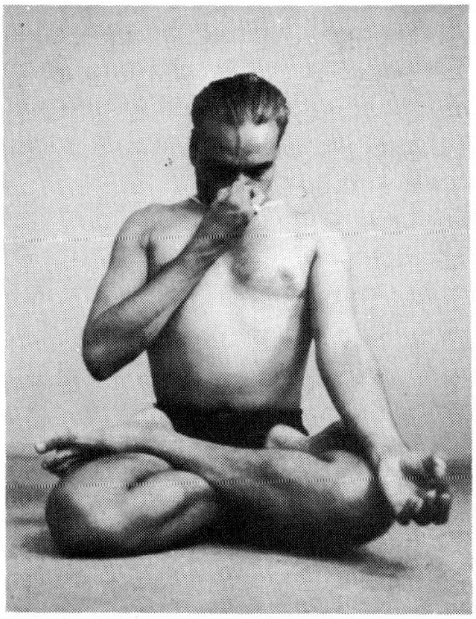

599

9. Adem nu langzaam en diep in, waarbij de opening van het rechter neus gat beheerst wordt met het topje van de duim, dicht in de buurt van de nagel. Vul de longen zo volledig mogelijk (puraka).
10. Sluit vervolgens het rechter neusgat af, zodat nu beide neusgaten afgesloten zijn.
11. Houd de adem ongeveer 5 sekonden vast (antara kumbhaka), en

beoefen hierbij Mūla Bandha (zie blz. 356).
12. Maak het linker neusgat gedeeltelijk open, terwijl het rechter neusgat volledig afgesloten blijft; adem langzaam en diep uit door het linker neusgat (rechaka).
13. Reguleer tijdens de uitademing de ritmische luchtstroom uit het linker neusgat door de druk met de ringvinger en pink op zodanige wijze aan te passen, dat de buitenrand van het linker neusgat evenwijdig met het tussenschot is. De druk moet vanuit de binnenkanten van de topjes van de vingers worden uitgeoefend (dus niet door de nagels).
14. Hiermee wordt één cyklus van Sūrya Bhedana Prāṇāyāma voltooid. Vervolg gedurende 5 tot 10 minuten met meerdere cykli achtereen, al naar gelang de vaardigheid.
15. Alle inademingen bij Sūrya Bhedana gebeuren door het rechter neusgat en alle uitademingen door het linker neusgat.
16. Gedurende het hele proces wordt het voorbijgaan van de lucht bij de topjes van de vingers en de duimen gevoeld, en ook in de neusvliezen, op de plaatsen waar druk wordt uitgeoefend. Het voorbijgaan van de lucht maakt een geluid dat vergelijkbaar is met het ontsnappen van lucht uit een fietsband. Dit geluid moet konstant blijven tijdens het variëren van de druk op de neusgaten.
17. De ogen, slapen, wenkbrauwen en de huid van het voorhoofd moeten volledig passief blijven en geen tekenen van spanning vertonen.
18. De geest moet helemaal opgaan in het luisteren naar het juiste geluid van het passeren van de lucht en in het handhaven van een juist ademhalingsritme.
19. Elke inademing en uitademing moet even lang duren.
20. De inademing en de uitademing mag niet geforceerd worden. Steeds moet een gelijkmatig en langzaam ritme gehandhaafd worden.
21. Ga na het beëindigen van prāṇāyāma in Śavāsana liggen (Afb. 592).

Uitwerking

Vanwege de druk op de neusgaten hebben de longen bij deze Prāṇāyāma meer werk te doen dan in het geval van Ujjāyi. Bij Sūrya Bhedana worden ze langzamer, gelijkmatiger en vollediger gevuld dan bij Ujjāyi. Sūrya Bhedana verbetert de spijsvertering, kalmeert en versterkt de zenuwen en reinigt de voorhoofdsholten.

Opmerking - Het gebeurt dikwijls dat beide neusholten niet even breed zijn, dat de ene groter is dan de andere. In dat geval moet de druk van de vingers aangepast worden. In sommige gevallen is het rechter neusgat volledig geblokkeerd, terwijl het linker neusgat open is. In dat geval mag de inademing alleen door het linker neusgat worden gedaan, terwijl de uitademing alleen door het rechter neusgat verloopt. In de loop van de tijd leidt de bewerking met de vingers ertoe, dat het rechter neusgat vrij komt, zodat inademing door dit neusgat mogelijk wordt.

Waarschuwing - Mensen die aan lage bloeddruk lijden zullen er baat bij hebben, maar mensen met hoge bloeddruk of hartklachten mogen hun adem na inademing niet vasthouden (antara kumbhaka), terwijl ze deze prāṇāyāma beoefenen.

205. *Nāḍī Śodhana Prāṇāyāma*

Nāḍī is een buisvormig lichaamsorgaan, vergelijkbaar met een slagader of ader, maar in dit geval voor de doorgang van prāṇa of energie. Een nāḍī heeft drie lagen, zoals een geïsoleerde elektrische draad. De binnenste laag wordt sirā genoemd, de middelste laag damanī en het gehele orgaan wordt, evenals de buitenste laag, nāḍī genoemd.

Śodhana betekent zuiveren of reinigen; het doel van Nāḍī Śodhana Prāṇāyāma is dus de zuivering van de zenuwen. Een geringe verstopping van een waterbuis kan de hele toevoer afsluiten. Een geringe verstopping van de zenuwen kan groot ongemak veroorzaken en een ledemaat of orgaan verlammen.

Uitvoering

1. Volg de aanwijzingen uit de paragrafen 1 t/m 8 van Sūrya Bhedana Prāṇāyāma (Afb. 599).
2. Ledig de longen volledig door het rechter neusgat. Regel de opening van het rechter neusgat met de binnenkant van de rechterduim, niet in de buurt van de nagel.
3. Adem nu langzaam, gelijkmatig en diep in door het rechter neusgat, waarbij de opening gereguleerd wordt met het topje van de rechterduim dichtbij de nagel. Vul de longen helemaal (puraka). Tijdens deze inademing wordt het linker neusgat geheel afgesloten met de ringvinger en pink.
4. Sluit na volledige inademing het rechter neusgat geheel af met de duim en hef de druk van de ringvinger en pink op het linker neusgat op. Plaats deze vingers nu op de buitenrand van het linker neusgat en houd deze evenwijdig met het neustussenschot. Adem langzaam, gelijkmatig en diep uit door het linker neusgat. Maak de longen helemaal leeg. De druk moet worden uitgeoefend vanuit de binnenkanten van de topjes van de ringvinger en de pink (niet in de buurt van de nagels) (rechaka).
5. Na volledige uitademing door het linker neusgat wordt de druk daarop veranderd door aanpassing van de vingers. In de veranderde situatie komt de druk van de topjes van de ringvinger en pink dichter in de buurt van de nagels.
6. Adem nu langzaam, gelijkmatig en diep in door het linker neusgat, waarbij de longen geheel gevuld worden (puraka).
7. Sluit het linker neusgat na de volledige inademing af en adem uit door het rechter neusgat; reguleer de druk van de rechterduim op het rechter neusgat op de wijze die onder 2 hierboven is aangegeven (rechaka).
8. Hiermee is één cyklus van Nāḍī Śodhana Prāṇāyāma voltooid. Het ritme van de ademhaling verloopt als volgt:
   (a) Adem uit door het rechter neusgat.
   (b) Adem in door het rechter neusgat.
   (c) Adem uit door het linker neusgat.
   (d) Adem in door het linker neusgat.
   (e) Adem uit door het rechter neusgat.
   (f) Adem in door het rechter neusgat.
   (g) Adem uit door het linker neusgat.
   (h) Adem in door het linker neusgat.
   (i) Adem uit door het rechter neusgat.
   (j) Adem in door het rechter neusgat . . . enzovoort.

Stadium (a) hierboven is de voorbereidende fase. De eerste werkelijke Nāḍī Śodhana Prāṇāyāma-cyklus begint bij stadium (b) en eindigt bij stadium (e). De tweede cyklus begint bij stadium (f) en eindigt bij stadium (i). Stadium (j) is een veiligheidsmaatregel die na het voltooien van de cykli uitgevoerd moet worden om hijgen, buiten adem raken en druk op het hart te voorkomen.

9. Voer 8 tot 10 cykli als hierboven beschreven uit. Dit kan 6 tot 8 minuten in beslag nemen.

10. Inademing en uitademing aan beide kanten moet evenveel tijd in beslag nemen. In het begin zullen er verschillen in tijdsduur optreden. Zet door tot de perioden even lang duren.

11. Als de inademing en uitademing aan beide kanten even lang duren en even nauwgezet verlopen, kan een poging worden gedaan om de adem vast te houden (antara kumbhaka) na inademing.

12. Deze nauwkeurigheid wordt alleen na langdurige oefening bereikt.

13. Vasthouden van de adem mag niet het ritme en de gelijkheid van inademing en uitademing verstoren. Als één daarvan verstoord wordt, verkort dan de periode van het vasthouden of houd de adem om de andere cyklus vast.

14. Beoefen Mūla Bandha tijdens vasthouding van de adem na inademing (zie blz. 356).

15. Tracht niet de adem vast te houden na uitademing (bāhya kumbhaka, Afb. 600), alvorens het vasthouden na inademing (antara kumbhaka) beheerst wordt. Beoefen vervolgens Uḍḍiyānā (Afb. 593, 594) met Mūla Bandha (zie blz. 356) tijdens bāhya kumbhaka.

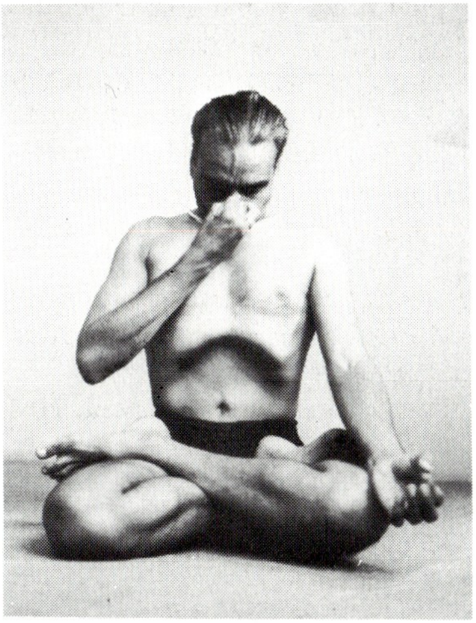

600

16. Probeer niet de adem vast te houden en inademing en uitademing te verlengen zonder de hulp en begeleiding van een ervaren leraar.

17. Ga aan het einde altijd in Śavāsana (Afb. 592) liggen.

Uitwerking
Het bloed krijgt meer toevoer van zuurstof bij Nāḍī Śodhana dan bij normale ademhaling, zodat men zich verfrist voelt, terwijl de zenuwen gekalmeerd en gezuiverd worden. De geest wordt stil en lucide.
Opmerking - In het begin zweet en beeft het lichaam, en de dij- en armspieren worden gespannen. Die spanning moet vermeden worden.

Waarschuwing
1. Mensen die aan hoge bloeddruk of hartklachten lijden, mogen hun adem nooit proberen vast te houden (kumbhaka). Zij kunnen Nāḍī Śodhana Prāṇāyāma met profijt beoefenen zonder vasthouden van de adem (kumbhaka).
2. Mensen die aan lage bloeddruk lijden kunnen deze prāṇāyāma *alleen* uitvoeren met vasthouden van de adem na inademing (antara kumbhaka), en vinden hier baat bij.

Prāṇāyāma's

206. ***Bhastrikā Prāṇāyāma***
Bhastrikā betekent een blaasbalg voor een oven. De lucht wordt hier met kracht in en uitgeademd, als bij de blaasbalg van een smid. Vandaar de naam. De uitvoering wordt in twee fasen behandeld.

Uitvoering Fase I
1. Volg de aanwijzingen uit de paragrafen 1 en 2 van Ujjāyi.
2. Adem snel en krachtig in en adem daarna snel en krachtig uit. Eén inademing en één uitademing kompleteren een cyklus van Bhastrikā. Het geluid dat hierbij gemaakt wordt lijkt op het stromen van lucht door een blaasbalg.
3. Voltooi achter elkaar 10 tot 12 cykli. Adem daarna langzaam en diep in zoals bij Ujjāyi. Houd de adem 2 tot 3 sekonden vast, en beoefen hierbij Mūla Bandha; adem vervolgens langzaam en diep uit als bij Ujjāyi.
4. Dit Ujjāyi-type van ademhaling brengt de longen en het middenrif tot rust en bereidt ze voor op nieuwe cykli van Bhastrikā.
5. Herhaal de cykli van Bhastrikā drie of vier maal met Ujjāyi-ademhaling tussendoor.
6. Als het geluid van de lucht zwakker wordt en de kracht afneemt, verminder dan hun aantal.
7. Ga na beëindiging van de cykli in Śavāsana (Afb. 592) liggen.

Fase II
1. Volg de aanwijzingen uit de paragrafen 1 en 2 bij Ujjāyi.
2. Reguleer de druk van duimen en vingers op de neusholten, zoals bij de uitvoering van Sūrya Bhedana is uitgelegd.
3. Sluit het linker neusgat volledig af, maar houd het rechter neusgat gedeeltelijk open.
4. Adem alleen door het rechter neusgat krachtig in en uit gedurende 10 tot 12 cykli Bhastrikā, zoals bij Fase I is beschreven.
5. Sluit het rechter neusgat af. Maak het linker neusgat gedeeltelijk open en herhaal Bhastrikā evenveel als hiervoor.
6. Haal de vingers van de neusgaten af.
7. Haal een paar keer diep adem zoals bij Ujjāyi.
8. Herhaal de cykli aan beide kanten drie of vier keer, en voer tussendoor Ujjāyi uit.
9. Ga na beëindiging in Śavāsana (Afb. 592) liggen.

207. *Kapālabhāti Prāṇāyāma*

Het proces of Kriyā van *Kapālabhāti* (kapāla = schedel; bhāti = licht, luister) is een lichtere vorm van Bhastrikā Prāṇāyāma. Bij Kapālabhāti gebeurt de inademing langzaam, maar de uitademing is krachtig. Na elke uitademing wordt de adem een onderdeel van een sekonde vastgehouden. Voer een paar cykli van Kapālabhāti uit in plaats van Bhastrikā als de laatstgenoemde vorm van ademhaling te inspannend is. Ga na het beëindigen van Kapālabhāti in Śavāsana (Afb. 592) liggen.

Uitwerking

Zowel Bhastrikā als Kapālabhāti aktiveren en versterken de lever, milt, alvleesklier en buikspieren. Hierdoor wordt de spijsvertering verbeterd, verder worden de voorhoofdsholten gereinigd, de ogen voelen koel aan en er is een algemeen gevoel van vrolijkheid en vitaliteit.

Waarschuwing

1. Zoals een lokomotief met kolen wordt gestookt om stoom op te wekken die de trein voortbeweegt, wekt Bhastrikā prāṇa op om het hele lichaam te aktiveren. Overmatig stoken leidt ertoe dat de stoomketel uitgaat. Zo put een te lange beoefening van Bhastrikā het organisme uit, omdat het ademhalingsproces zeer krachtig is.
2. Personen met een zwakke konstitutie en weinig longkapaciteit moeten Bhastrikā of Kapālabhāti niet beoefenen.
3. Degenen die oor- of oogklachten hebben (pus in het oor, een losgelaten netvlies of staar) moeten ze ook niet beoefenen.
4. Hetzelfde geldt voor mensen met hoge of lage bloeddruk.
5. Als de neus gaat bloeden of de oren bonzen en pijn doen, stop dan onmiddellijk met Bhastrikā of Kapālabhāti.
6. Beoefen in het laatste geval beide vormen van ademhaling enige tijd niet.

208. *Bhamarī Prāṇāyāma*

Bhamarī betekent een grote zwarte bij.

Uitvoering

De uitvoering van Bhamarī Prāṇāyāma is gelijk aan die van Ujjāyi. Het verschil is, dat bij Bhamarī tijdens de uitademing een zacht zoemend geluid, als het brommen van bijen, wordt gemaakt. Ga na beëindiging in Śavāsana (Afb. 592) liggen.

Uitwerking

Het zoemende geluid bij Bhamarī Prāṇāyāma helpt in gevallen van slapeloosheid.

209. *Śītalī Prāṇāyāma* (Afb. 601)

Śītala betekent koel. Deze prāṇāyāma verkoelt (verfrist) het organisme, vandaar de naam.

Uitvoering

1. Ga in Padmāsana (Afb. 104), Siddhāsana (Afb. 84) of Vīrāsana (Afb. 89) zitten.
2. Houd de rug stevig gestrekt en het hoofd recht op. Voer de Jñāna Mudrā met de handen uit (zie blz. 352, paragraaf 21). In dit geval wordt Jālandhara Bandha niet tijdens inademing verricht, maar later.
3. Open de mond en vorm de lippen tot een 'O'.
4. De zijkanten en het puntje van de tong, voor zover ze de tanden raken, van de kiezen tot de voortanden, moet worden opgetild en gekruld. De vorm van de tong lijkt dan op een vers gekruld blad dat op het punt staat open te gaan (Afb. 601).

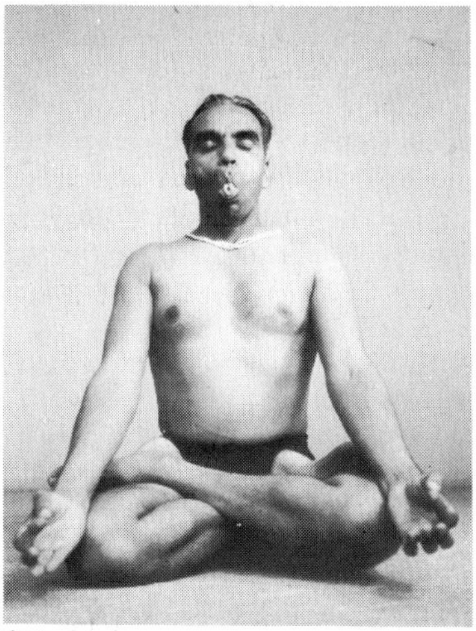

601

5. Steek de gekrulde tong tussen de lippen door. Adem de lucht door de gekrulde tong in met een sissend geluid (sssssssa) om de longen geheel te vullen. De lucht wordt ingeademd als door een pipet of een rietje. Trek de tong na volledige inademing terug en sluit de mond.
6. Breng het hoofd na volledige inademing omlaag, vanuit de nek naar de romp. De kin moet in het kuiltje tussen de sleutelbeenderen rusten, vlak boven het borstbeen. Het hoofd bevindt zich nu in de Jālandhara Bandha-positie.
7. Houd nu de adem gedurende ongeveer 5 sekonden vast (antara kumbhaka), en beoefen hierbij Mūla Bandha (zie blz. 356).
8. Adem langzaam door de neus uit met een geaspireerd geluid (hoeoeoem) zoals bij Ujjāyi.
9. Hiermee wordt één cyklus van Śitalī Prāṇāyāma beëindigd.
10. Til het hoofd op en herhaal de cyklus gedurende 5 tot 10 minuten.
11. Ga na beëindiging in Śavāsana (Afb. 592) liggen.

Uitwerking

Deze prāṇāyāma heeft een verkoelende, verfrissende uitwerking op het gehele organisme, en een kalmerende, verzachtende invloed op de ogen en oren. Mensen met lage koorts en overmatige galafscheiding vinden er baat bij. De lever en de milt worden geaktiveerd, de spijsvertering verbeterd, dorst wordt gelest.

Waarschuwing
1. Personen die aan hoge bloeddruk lijden moeten antara kumbhaka weglaten.
2. Mensen met hartklachten moeten Śītalī Prāṇāyāma niet aan het begin beoefenen.

210. *Śitakārī Prāṇāyāma*

Śitakārī is datgene wat verkoudheid veroorzaakt. Dit is een variant van Śītalī Prāṇāyāma.

Uitvoering
De tong wordt hier niet gekruld. De lippen worden in lichte mate van elkaar gehaald en alleen het puntje van de tong steekt tussen de tanden door. De tong blijft plat, zoals in de normale stand. Verder dezelfde uitvoering als bij Śītalī Prāṇāyāma.

Uitwerking
De uitwerking is dezelfde als bij Śītalī Prāṇāyāma.

Waarschuwing
Het is mogelijk dat mensen met hoge bloeddruk bij Śitakārī aan grotere spanningen blootstaan dan bij Śītalī Prāṇāyāma.

211. *Sama Vṛtti Prāṇāyāma*

1. Sama betekent hetzelfde of identiek, rechtstreeks, kompleet, heel, volledig; ook gelijksoortig of op dezelfde wijze.
2. Vṛtti betekent aktie, beweging, funktie of werking, een gedragswijze of methode.
3. Bij Sama Vṛtti Prāṇāyāma wordt dus een poging gedaan om gelijkheid van duur te bereiken voor alle drie ademhalingsprocessen, namelijk puraka of inademing, kumbhaka of vasthouden, en rechaka of uitademing, en wel voor elk soort Prāṇāyāma. Als een van de onderdelen 5 sekonden duurt, geldt dit ook voor de andere onderdelen.
4. Deze gelijke tijdsduur van 5 sekonden moet gedurende alle ademhalingscykli bij elke soort Prāṇāyāma gehandhaafd worden; dit geldt dus voor Ujjāyi, Sūrya Bhedana, Nādī Śodhana, Śitalī, enzovoort.

Waarschuwing
5. Aanvankelijk moet Sama Vṛtti Prāṇāyāma alleen tot inademing (puraka) en uitademing (rechaka) beperkt blijven.
6. Bereik eerst gelijke tijdsduur voor puraka en rechaka, en probeer daarna hetzelfde voor antara kumbhaka (vasthouden van de adem na volledige inademing).
7. Pak de antara kumbhaka geleidelijk aan. In het begin moet de verhouding in tijdsduur van puraka, antara kumbhaka en rechaka op 1 : ¼ : 1

worden gehouden. Laat deze verhouding zeer langzaam toenemen tot 1 : ½ : 1. Probeer als dit geen moeite meer kost de verhouding 1 : ¾ : 1. Pas daarna kan het verhoudingsgetal van antara kumbhaka op zodanige wijze opgevoerd worden, dat de verhouding 1 : 1 : 1 wordt bereikt.

8. Tracht niet bāhya kumbhaka (vasthouden van de adem na volledige uitademing) te beoefenen alvorens de gewenste verhouding van 1 : 1 : 1 tussen pūraka, antara kumbhaka en rechaka.

9. Als alle lucht uit de longen verwijderd is, oefent de lucht buiten de longen enorme druk uit op het vakuüm binnen de longen. In het begin moeten antara kumbhaka en bāya kumbhaka dus niet gezamenlijk beoefend worden.

10. Beoefen antara kumbhaka en bāya kumbhaka afzonderlijk of beurtelings. Het is aanbevelenswaardig om kumbhaka's na twee of drie cykli van diepe ademhaling aanvankelijk af te wisselen met alleen puraka en rechaka. Voer bijvoorbeeld twee of drie cykli van diepe ademhaling en één cyklus van antara kumbhaka uit. Voer vervolgens twee of drie cykli van diepe ademhaling uit, gevolgd door één cyklus van bāhya kumbhaka. Begin met 3 antara kumbhaka's en 3 bāhya kumbhaka's, en laat het aantal kumbhaka's geleidelijk toenemen.

212. *Viṣama Vṛtti Prāṇāyāma*

1. Viṣama heeft vele betekenissen, waaronder onregelmatig en moeilijk.

2. Viṣama Vṛtti Prāṇāyāma draagt deze naam omdat níet dezelfde tijdsduur voor inademing, vasthouden en uitademing wordt gehandhaafd. Dit leidt tot onderbreking van het ritme; door het verschil in de verhoudingen treden voor de leerling bepaalde moeilijkheden en gevaren op.

3. Als bij dit soort prāṇāyāma volledige inademing 5 sekonden in beslag neemt, wordt de adem gedurende 20 sekonden vastgehouden (antara kumbhaka), en duurt de uitademing 10 sekonden. De verhouding is dan 1 : 4 : 2. Aanvankelijk is het moeilijk voor de leerling om het ritme gedurende de uitademing te handhaven, maar door oefening wordt dit alles eenvoudiger.

4. Omgekeerd, als de inademing 10 sekonden in beslag neemt, wordt de adem gedurende 20 sekonden vastgehouden en duurt de uitademing 5 sekonden, een verhouding van 2 : 4 : 1.

5. Als de tijdsduur op zodanige wijze kan worden gevarieerd, dat de inademing 20 sekonden in beslag neemt, duurt het vasthouden 10 sekonden en de uitademing 5 sekonden; een verhouding van 4 : 2 : 1.

6. Binnen één cyklus van Prāṇāyāma kan men de verhoudingen 1 : 2 : 4, 2 : 4 : 1 en 4 : 1 : 2 bijeenbrengen. Deze drie verhoudingen worden dan als één cyklus van Prāṇāyāma gerekend.

7. Als bāhya kumbhaka (vasthouden van de adem na volledige uitademing en voordat opnieuw wordt ingeademd) eveneens wordt uitgevoerd, zal de kombinatie van verhoudingen nog groter zijn.

8. Als de verschillende verhoudingen die zich voordoen bij Viloma, Anuloma en Pratiloma-methoden van prāṇāyāma (die hierna beschreven worden) ingevoegd worden in de fundamentele soorten prāṇāyāma's zoals Ujjāyi, Sūrya Bhedana, Nāḍī Śodhana, Brahmari, Śitalī en Śitakāri, wordt het aantal kombinaties astronomisch groot.

9. Geen sterveling is in staat om al deze verschillende kombinaties in één leven uit te voeren.
10. Het pad van Viṣama Vṛtti Prāṇāyāma bevat vele gevaren. Denk er dus niet over om het te betreden zonder de persoonlijke begeleiding van een ervaren Guru of leraar.
11. Omdat deze verschillende tijdsverhoudingen voor inademing, vasthouden en uitademing disharmonie veroorzaken, worden alle lichaamssystemen, met name het ademhalingsstelsel en het zenuwstelsel, zwaar belast en onder zeer grote druk gezet.
12. De waarschuwing met betrekking tot Sama Vṛtti Prāṇāyāma (zie blz. 370) wat betreft de beoefening van kumbhaka in de paragrafen 5 t/m 10, is met nog meer kracht van toepassing op Viṣama Vṛtti Prāṇāyāma.
13. Men kan nu tot het besef komen hoe waar de volgende uitspraak van Svātmārāma in het tweede hoofdstuk van de Hatha Yoga Pradīpikā is: 'Prāṇa moet langzamer en geleidelijker dan leeuwen, olifanten en tijgers worden getemd (in overeenstemming met iemands mogelijkheden en fysieke beperkingen); anders wordt de beoefenaar erdoor gedood.'

Viloma, Anuloma en Pratiloma Prāṇāyāma's

Sama Vṛtti en Viṣama Vṛtti Prāṇāyāma hebben betrekking op het handhaven van een bepaalde tijdsverhouding van inademing, vasthouden van de adem en uitademing.
De Viloma-, Anuloma- en Pratiloma-vormen van Prāṇāyāma hebben betrekking op de methoden en technieken van inademing en uitademing. Bij Viloma vormt de inademing of de uitademing niet één kontinu proces, maar wordt geleidelijk, met verschillende pauzes, uitgevoerd. Bij Anuloma voltrekt de inademing zich door beide neusgaten zoals bij Ujjāyi, terwijl de uitademing beurtelings door het ene en het andere neusgat gaat zoals bij Nāḍī Sodhana. Bij Pratiloma gaat alle inademing afwisselend door het ene en het andere neusgat, terwijl alle uitademing zich door beide neusgaten voltrekt zoals bij Ujjāyi.

213. ***Viloma Prāṇāyāma***
Loma betekent haar. Het voorvoegsel vi wordt gebruikt om ontkenning of gebrek aan te duiden. Viloma betekent dus tegen de haren instrijken, tegen de draad in, tegen de natuurlijke orde van de dingen. Bij Viloma Prāṇāyāma vormt de inademing of uitademing niet één ononderbroken, voortdurend proces, maar wordt door verschillende pauzes onderbroken. Als bijvoorbeeld onafgebroken inademing om de longen te vullen of onafgebroken uitademing om de lucht uit te stoten 15 sekonden in beslag nemen, doet zich bij Viloma een pauze voor van ongeveer 2 sekonden na elke derde sekonde van inademing of van uitademing. Het proces van inademing of van uitademing wordt op deze manier tot 25 sekonden verlengd. De uitvoering wordt hieronder in twee fasen gegeven, die duidelijk

onderscheiden zijn.

Uitvoering: Fase I

1. Viloma Prāṇāyāma kan hetzij in zittende houding hetzij liggend worden uitgevoerd.
2. Als het zittend wordt gedaan, houd dan de rug recht, breng het hoofd omlaag naar de romp zodat de kin in het kuiltje rust tussen de sleutelbeenderen bovenaan het borstbeen. Dit is Jālandhara Bandha. Houd de handen in Jñāna Mudrā (zie blz. 352, paragraaf 21).
3. Adem 2 sekonden in, pauzeer 2 sekonden met vasthouden van de adem, adem weer 2 sekonden in, pauzeer weer 2 sekonden met vasthouden van de adem, en ga hiermee door totdat de longen geheel gevuld zijn.
4. Houd nu de adem 5 tot 10 sekonden vast (antara kumbhaka) al naar gelang de kapaciteit, en beoefen hierbij Mūla Bandha (zie blz. 356).
5. Tijdens de pauzes in het proces van inademing moet Mūla Bandha worden beoefend.
6. Adem langzaam en diep uit zoals bij Ujjāyi, met een geaspireerd geluid (hoeoem). Laat de Mūla Bandha tijdens de uitademing los.
7. Hiermee wordt één cyklus van de eerste fase van Viloma Prāṇāyāma voltooid.
8. Herhaal 10 tot 15 cykli van deze eerste fase achtereen.

Fase II

9. Rust enkele minuten uit.
10. Adem daarna diep in, zonder enige pauze zoals bij Ujjāyi, met een sissend geluid (sssssssa), en houd hierbij de kin bovenaan het borstbeen. Vul de longen helemaal.
11. Houd de adem 5 tot 10 sekonden vast (antara kumbhaka), waarbij Mūla Bandha gehandhaafd blijft.
12. Adem 2 sekonden uit en pauzeer 2 sekonden. Adem weer 2 sekonden uit, pauzeer 2 sekonden en ga hiermee door tot de longen helemaal geledigd zijn.
13. Handhaaf gedurende deze pauzes de Mūla Bandha.
15. Herhaal de tweede fase van Viloma 10 tot 15 keer achtereen.
16. Hiermee wordt Viloma Prāṇāyāma voltooid.
17. Ga in Śavāsana (Afb. 592) liggen.

Uitwerking

Viloma Prāṇāyāma helpt in de eerste fase degenen die aan lage bloeddruk lijden. In de tweede fase hebben personen die aan hoge bloeddruk lijden er baat bij.

Waarschuwing

1. De tweede fase van Viloma mag door mensen die aan hoge bloeddruk lijden alleen liggend uitgevoerd worden.
2. Degenen die hartklachten hebben mogen Viloma niet beoefenen alvorens ze de Nāḍī Śodhana en Ujjāyi Prāṇāyāma's beheersen.

214. *Anuloma Prāṇāyāma*

1. Ga in een houding zitten, die met gemak uitgevoerd kan worden, zoals Padmāsana (Afb. 104), Siddhāsana (Afb. 84) of Vīrāsana (Afb. 89).
2. Houd de rug stevig gestrekt. Breng het hoofd omlaag naar de romp en laat de kin in het kuiltje tussen de sleutelbeenderen rusten, vlak boven het borstbeen. (Dit is de Jālandhara Bandha).
3. Adem diep in door beide neusgaten zoals bij Ujjāyi, tot de longen geheel gevuld zijn.
4. Houd de adem vast na inademing (antara kumbhaka) en doe dit gedurende 5 tot 10 sekonden al naar gelang de mogelijkheden; beoefen hierbij Mūla Bandha (zie blz. 356).
5. Breng de rechterhand naar de neus zoals beschreven is bij Sūrya Bhedana Prāṇāyāma, laat de Mūla Bandha los en adem langzaam uit door het gedeeltelijk geopende rechter neusgat; het linker neusgat blijft hierbij volledig afgesloten. Maak de longen helemaal leeg en breng vervolgens de hand omlaag.
6. Adem in door beide neusgaten, tot de longen gevuld zijn (zoals in paragraaf 3).
7. Houd de adem vast na inademing (antara kumbhaka), en doe dit gedurende 5 tot 10 sekonden, al naar gelang de vaardigheid; beoefen hierbij Mūla Bandha.
8. Breng de rechterhand weer naar de neus. Laat de Mūla Bandha los en sluit het rechter neusgat volledig af. Houd nu het linker neusgat gedeeltelijk open en adem langzaam en diep uit om de longen geheel leeg te maken.
9. Hiermee wordt één cyklus van Anuloma Prāṇāyāma beëindigd.
10. Voer 5 tot 8 cykli achtereen uit.
11. Ga vervolgens in Śavāsana (Afb. 592) liggen.

Uitwerking

De uitwerking is hetzelfde als bij Ujjāyi, Nāḍī Śodhana en Sūrya Bhedana.

Waarschuwing

1. Bij Anuloma Prāṇāyāma duurt de uitademing langer dan de inademing. Dit leidt tot een variatie in het ritme van de ademhaling. Dit is moeilijk en mag daarom alleen door gevorderde leerlingen worden uitgevoerd.
2. Personen die aan hoge bloeddruk of hartklachten lijden, of problemen met het zenuwstelsel hebben moeten deze Prāṇāyāma niet uitvoeren, omdat de gevolgen dan zeer ernstig kunnen zijn.

215. *Pratiloma Prāṇāyāma*

Prati betekent tegengestelde. Deze vorm van Prāṇāyāma is het omgekeerde van Anuloma. In dit geval wordt beurtelings door beide neusgaten ingeademd en vervolgens door beide neusgaten uitgeademd zoals bij Ujjāyi.

Uitvoering

1. Ga in een houding zitten, die met gemak uitgevoerd kan worden, zoals Padmāsana (Afb. 104), Siddhāsana (Afb. 84) of Vīrāsana (Afb. 89).
2. Houd de rug stevig gestrekt. Breng het hoofd omlaag naar de romp. Laat de kin in het kuiltje tussen de sleutelbeenderen rusten, vlak boven het borstbeen. Dit is de Jālandhara Bandha.
3. Strek de linkerarm uit. Laat de achterkant van de linkerpols op de linkerknie rusten. Voer de Jñāna Mudrā met de linkerhand uit (zie 203, 3).
4. Buig de rechterarm bij de elleboog, en de wijs- en middelvinger naar de handpalm toe; deze vingers moeten in rust zijn. Breng de ringvinger en de pink naar de duim toe (Afb. 598).
5. Plaats de rechterduim op de rechterkant van de neus en plaats de ringvinger en pink op de linkerkant van de neus, vlak onder het neusbeen en vlak boven de bocht van het vetweefsel van de neusgaten.
6. Druk met de ringvinger en de pink om de linkerkant van de neus geheel af te sluiten.
7. Druk met de rechterduim op de rechterkant van het vetweefsel, zodat de buitenrand van het neusgat evenwijdig wordt met de onderrand van het kraakbeen van het neustussenschot.
8. De rechterduim wordt bij het bovenste gewricht gebogen en het topje van de duim wordt in een rechte hoek ten opzichte van het tussenschot geplaatst (Afb. 599).
9. Adem nu langzaam en diep in, en reguleer de opening van het rechter neusgat met het topje van de duim in de buurt van de nagel. Vul de longen zo volledig mogelijk (puraka).
10. Sluit vervolgens het rechter neusgat af, zodat nu beide neusgaten afgesloten zijn.
11. Houd de adem gedurende ongeveer 5 tot 10 sekonden vast (antara kumbhaka), en beoefen hierbij Mūla Bandha (zie blz. 356).
12. Breng de rechterhand omlaag. Laat de Mūla Bandha los. Adem langzaam en diep uit, zoals bij Ujjāyi (Afb. 203) tot de longen helemaal leeg zijn.
13. Breng weer de rechterhand omhoog naar de neus. Adem langzaam en diep in door het gedeeltelijk geopende linker neusgat; houd hierbij het rechter neusgat helemaal afgesloten.
14. Vul de longen helemaal.
15. Houd de adem gedurende 5 tot 10 sekonden vast; beoefen hierbij Mūla Bandha. Het vasthouden van de adem na inademing (antara kumbhaka) moet voor beide neusgaten even lang duren.
16. Breng de rechterhand omlaag, laat de Mūla Bandha los, adem langzaam en diep uit, en zorg dat alle lucht uit de longen verwijderd wordt zoals bij Ujjāyi.
17. Hiermee wordt één cyklus van Pratiloma Prāṇāyāma beëindigd.
18. Voer 5 tot 8 cykli achter elkaar uit.
19. Ga in Śavāsana (Afb. 592) liggen.

Uitwerking

De uitwerking is hetzelfde als bij Ujjāyi, Nāḍī Śodhana en Sūrya Bhedana Prāṇāyāma.

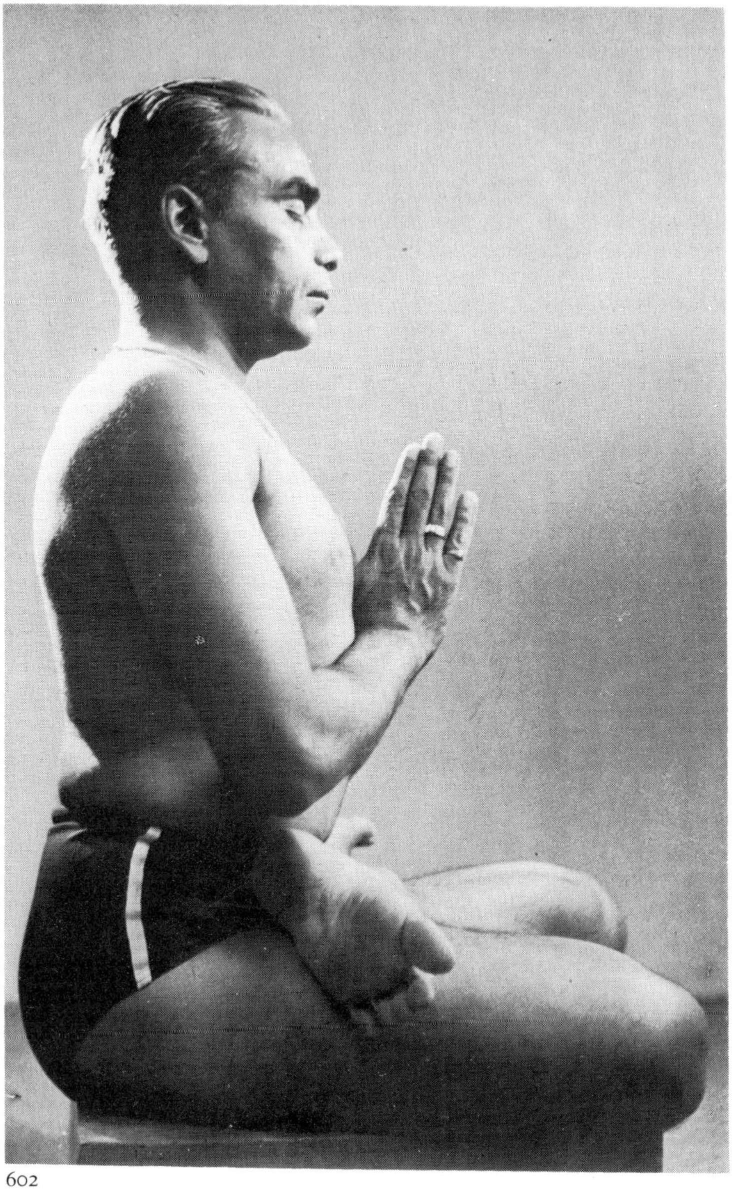

602

Waarschuwing

1. Bij Pratiloma, evenals bij Anuloma, is er variatie in het ademritme, omdat de inademing langer duurt dan de uitademing. Deze moeilijke vorm van prāṇāyāma mag daarom alleen door gevorderde leerlingen beoefend worden.
2. Personen die moeilijkheden met de bloeddruk, hartklachten of zenuwkwalen hebben moeten deze prāṇāyāma niet beoefenen; de gevolgen kunnen zeer ernstig zijn.

216. *Sahita en Kevala Kumbhaka Prāṇāyāma*

Sahita betekent vergezeld door, samen met of verbonden met. Als prāṇāyāma-oefeningen opzettelijk ondersteund en begeleid worden door bāhya en antara kumbhaka, staan ze bekend als Sahita Kumbhaka Prāṇāyāma's.

Kevala betekent afgezonderd, zuiver, absoluut en volmaakt. Als de uitvoering van de kumbhaka's *instinktief* wordt, iets natuurlijks, is er sprake van Kevala Kumbhaka.

Als de leerling Kevala Kumbhaka beheerst, heeft hij zichzelf van de wereld afgezonderd en is hij in harmonie met het Oneindige. Hij heeft een bepaalde mate van beheersing verworven over één van de subtielste en machtigste elementen, dat kan doordringen in het smalste spleetje, maar ook de wijde hemel kan vullen. Zijn geest is helemaal vervuld van Prāṇa en wordt even vrij als Prāṇa zelf. Zoals de wind rook en onzuiverheden uit de atmosfeer verwijdert, verwijdert prāṇāyāma de onzuiverheden van lichaam en geest. Dan, zegt Patañjāli, laait het GODDELIJK VUUR binnenin in volle glorie op en de geest is rijp voor koncentratie (dhāraṇā) en meditatie (dhyāna). (*Yoga Sutra's*, hoofdstuk II, 52 en 53). Dit neemt lange tijd in beslag. Geleidelijkaan wordt de duisternis verdreven door de dageraad.

Appendix I

Āsana Kursussen

De āsana's zijn in drie groepen verdeeld; beginners-, middelbare- en gevorderde kursussen. De āsana's zijn weergegeven in opeenvolging van beoefening met de tijdsduur erbij, waarin het mogelijk is om de āsana's, van elk van deze drie kursussen, te gaan beheersen.
(De getallen tussen haakjes achter de āsana's zijn de nummers van de afbeeldingen).

EERSTE KURSUS

1e en 2e week
Tāḍāsana (1); Vṛkṣāsana (2); Utthita Trikoṇāsana (4 en 5); Utthita Pārśvakoṇāsana (8 en 9); Vīrabhadrāsana I & II (14 en 15); Pārśvottānāsana (26); Sālamba Sarvāngāsana I (223); Halāsana (244); Śavāsana (592).

3e en 4e week
Utthita Trikoṇāsana (4 en 5); Utthita Pārśvakoṇāsana (8 en 9); Vīrabhadrāsana I & II (14 en 15); Parivṛtta Trikoṇāsana (6 en 7); Pārśvottānāsana (26); Prasārita Pādottānāsana I (33 en 34); Sālamba Sarvāngāsana I (223); Halāsana (244); Śavāsana (592).

5e en 6e week
Utthita Trikoṇāsana (4 en 5); Utthita Pārśvakoṇāsana (8 en 9); Vīrabhadrāsana I & II (14 en 15); Parivṛtta Trikoṇāsana (6 en 7); Pārśvottānāsana (26); Prasārita Pādottānāsana I (33 en 34); Ūrdhava Prasārita Pādāsana (276 t/m 279); Paripoorṇa Nāvāsana (78); Ardha Nāvāsana (79); Sālamba Sarvāngāsana I (223); Halāsana (244); Ujjāyī Prāṇāyāma (Sektie 203) gedurende vijf minuten in Śavāsana (592).

7e week
Blijf deze āsana's oefenen zodat ze krachtiger worden en verleng de duur van de uitvoering van allemaal.

8e week
Utthita Trikoṇāsana (4 en 5); Utthita Pārśvakoṇāsana (8 en 9); Vīrabhadrāsana I, II & III (14, 15 en 17); Ardha Chandrāsana (19); Parivṛtta Trikoṇāsana (6 en 7); Pārśvottānāsana (26); Prasārita Pādottānāsana I & II (33 en 34, 35 en 36); Ūrdhva Prasārita Pādāsana (276 t/m 279); Paripoorṇa Nāvāsana (78); Ardha Nāvāsana (79); Sālamba Sarvāngāsana (223); Halāsana (244); Ujjāyī Prāṇāyāma (Sektie 203) gedurende vijf minuten in Śavāsana (592).

9e en 10e week
Utthita Trikoṇāsana (4 en 5); Utthita Pārśvakoṇāsana (8 en 9); Vīrabhadrāsana I, II en III (14, 15 en 17); Ardha Chandrāsana (19); Parivṛtta Trikoṇāsana (6 en 7); Parivṛtta Parśvakoṇāsana (10 en 11); Pārśvottānāsana (26); Prasārita Pādottānāsana I & II (33 en 34, 35 en 36); Parighāsana (39); Ūrdhva Prasārita Pādāsana (276 t/m

279); Paripoorṇa Nāvāsana (78); Ardha Nāvāsana (79); Sālamba Sarvangāsana I (223); Halāsana (244); Karṇapīdāsana (246); Ekapāda Sarvāngāsana (250); Jaṭara Parivartanāsana (274 en 275); Ujjāyī Prāṇāyāma met vasthouding van de inademing (Sektie 203) gedurende vijf minuten in Śavāsana (592).

11 en 12 week
Utthita Trikoṇāsana (4 en 5); Parivṛtta Trikoṇāsana (6 en 7); Utthita Pārśvakoṇāsana (8 en 9); Parivṛtta Pārśvakoṇāsana (10 en 11); Vīrabhadrāsana I, II & III (14, 15 en 17); Ardha Chandrāsana (19); Pārśvottānāsana (26); Prasārita Pādottānāsana I & II (33 en 34, 35 en 36); Pādānguṣṭhāsana (44); Pādahastāsana (46); Uttānāsana (48); Parighāsana (39); Ūrdhva Prasārita Pādāsana (276 t/m 279); Paripoorṇa Nāvāsana (78); Ardha Nāvāsana (79); Sālamba Sarvāngāsana I (223); Halāsana (244); Karṇapīdāsana (246); Ekapāda Sarvāngāsana (250); Jaṭara Parivartanāsana (274 en 275); Ujjāyī Prāṇāyāma met vasthouding van de inademing (Sektie 203) in Śavāsana (592).

13ᵉ week
Herhaal de āsana's en breng meer regelmaat in het dagelijks oefenen. Zij die het moeilijk vinden om al deze āsana's binnen deze periode te beheersen, kunnen nog een aantal weken hiermee doorgaan.

14ᵉ en 15ᵉ week
Sālamba Śīrṣāsana I (184); Utthita en Parivṛtta Trikoṇāsana (4 en 5, 6 en 7); Utthita en Parivṛtta Pārśvakoṇāsana (8 en 9, 10 en 11); Vīrabhadrāsana I, II & III (14, 15 en 17); Ardha Chandrāsana (19); Pārśvottānāsana (26); Prasārita Pādottānāsana I & II (33, 34, 35 en 36); Pādānguṣṭhāsana (44); Pādahastāsana (46); Uttānāsana (48); Parighāsana (39); Śalabhāsana of Makarāsana (60 of 62); Dhanurāsana (63); Bhujangāsana I (73); Ūrdhva Prasārita Pādāsana (276 t/m 279); Paripoorṇa Nāvāsana (78); Ardha Nāvāsana (79); Sālamba Sarvāngāsana I (223); Halāsana (244); Karṇapīdāsana (246); Supta Koṇāsana (247); Pārśva Halāsana (249); Ekapāda Sarvāngāsana (250); Jaṭara Parivartanāsana (274 en 275); Mahāmudra (125); Januśīrṣāsana (127); Daṇḍāsana (77); Paschimottānāsana (160); Ujjāyī Prāṇāyāma met vasthouding van de inademing (Sektie 203) in Śavāsana (592).

16ᵉ en 17ᵉ week (Let op de gewijzigde volgorde van de āsana's)
Sālamba Śīrṣāsana I (184); Utthita en Parivṛtta Trikoṇāsana (4, 5, 6 en 7); Utthita en Parivṛtta Pārśvakoṇāsana (8, 9, 10 en 11); Vīrabhadrāsana I, II & III (14, 15 en 17); Ardha Chandrāsana (19); Pārśvottānāsana (26); Prasārita Pādottānāsana I & II (33, 34, 35 en 36); Pādānguṣṭhāsana (44); Pādahastāsana (46); Uttānāsana (48); Ūrdhva Prasārita Ekapādāsana (49); Utkaṭāsana (42); Parighāsana (39); Uṣṭrāsana (41); Śalabhāsana of Makarāsana (60 of 62); Dhanurāsana (63); Chaturanga Daṇḍāsana (67); Bhujangāsana I (73); Ūrdhva Mukha Śvānāsana (74); Adho Mukha Śvānāsana (75); Vīrāsana (89); Sālamba Sarvāngāsana I (223); Halāsana (244); Karṇapīdāsana (246); Supta Koṇāsana (247); Pārśva Halāsana (249); Ekapāda Sarvāngāsana (250); Pārśvaikapāda Sarvāngāsana (251); Jaṭara Parivartanāsana (274 en 275); Ūrdhva Prasārita Pādāsana (276 t/m 279); Paripoorṇa Nāvāsana (78); Ardha Nāvāsana (79); Mahāmudrā (125); Jānuśīrṣāsana (127); Paschimottānāsana (160); Poorvottānāsana (171); Śavāsana (592); Siddhāsana (84). Doe Ujjāyī Prāṇāyāma (zonder vasthouding van de inademing) (Sektie 203) in Siddhāsana.

18ᵉ week
Herhaal.
Als je merkt dat alle staande houdingen nu wat gemakkelijker gaan, kun je ze om de andere dag of 2 keer per week doen.

19e t/m 21e week
Sālamba Śīrṣāsana I (184); Pārśva Śīrṣāsana (202 en 203); Ekapāda Śīrṣāsana (208 en 209); Sālamba Sarvāngāsana I (223); Sālamba Sarvāngāsana II (235); Nirālamba Sarvāngāsana I (236); Nirālamba Sarvāngāsana II (237); Halāsana (244); Karṇapīdāsana (246); Supta Koṇāsana (247); Pārśva Halāsana (249); Ekapāda Sarvāngāsana (250); Pārśvaikapāda Sarvāngāsana (251); Ūrdhva Prasārita Pādāsana (276 t/m 279); Jaṭara Parivartanāsana (275); Chakrāsana (280 t/m 283); Paripoorṇa Nāvāsana (78); Ardha Nāvāsana (79); Utkaṭāsana (42); Uṣṭtrāsana (41); Vīrāsana (89); Śalabhāsana (60); Dhanurāsana (63); Chaturanga Daṇḍāsana (67); Bhujangāsana I (73); Ūrdhva Mukha Śvānāsana (74); Adho Mukha Śvānāsana (75); Mahāmudra (125); Jānuśīrṣāsana (127); Triangmukhaikapāda Paschimottānāsana (139); Ardha Baddha Padma Paschimottānāsana (135); Marīchyāsana I & II (144, 146 en 147); Ubhaya Pādānguṣṭhāsana (167); Ūrdhva Mukha Paschimottānāsana I (168); Paschimottānāsana (160); Poorvottānāsana (171); Bharadwājāsana I & II (297, 298, 299 en 300); Mālāsana II (322); Baddha Koṇāsana (102); Śavāsana (592); Ujjāyī Prāṇāyāma zonder Kumbaka of vasthouding van de adem (Sektie 203) in Siddhāsana (84);

22e t/m 25e week
Volg de āsana's van de 19e week t/m Chakrāsana (280 t/m 283) Daarna: Salabhāsana (60); Dhanurāsana (63); Chaturanga Daṇḍāsana (67); Bhujangāsana I (73); Ūrdhva Mukha Śvānāsana (74); Adho Mukha Śvānāsana (75); Jānuśīrṣāsana (127); Ardha Baddha Padma Paschimottānāsana (135); Triangmukhaikapāda Paschimottānāsana (139); Marīchyāsana I & II (144, 146 en 147); Paschimottānāsana (160); Ubhaya Pādānguṣṭhāsana (167); Ūrdhva Mukha Paschimottānāsana I (168); Lolasāna (83); Gomukhāsana (80); Simhāsana I (109); Padmāsana (104); Parvatāsana (107); Tolāsana (108); Vīrāsana (89); Supta Vīrāsana (96); Paryankāsana (97); Uṣṭrāsana (41); Utkaṭāsana (42); Uttānāsana (48); Bharadwājāsana I & II (297, 298, 299 en 300); Marīchyāsana III (303 en 304); Ardha Matsyendrāsana I (311 en 312); Mālāsana II (322); Baddha Koṇāsana (102); Śavāsana (592); Ujjāyī Prāṇāyāma zonder het vasthouden van de adem (Sektie 203) in Siddhāsana (84).

26e t/m 30e week
Sālamba Śīrṣāsana I (184); Pārśva Śīrṣāsana (202 en 203); Ekapāda Śīrṣāsana (208 en 209); Ūrdhva Padmāsana (211); Piṇḍāsana in Śīrṣāsana (218); Sālamba Sarvāngāsana I & II (223 en 235); Nirālamba Sarvāngāsana I & II (236 en 237); Halāsana (244); Karṇapīdāsana (246); Supta Koṇāsana (247); Pārśva Halāsana (249); Ekapāda Sarvāngāsana (250); Pārśvaikapāda Sarvāngāsana (251); Ūrdhva Padmāsana (261); Piṇḍāsana in Sarvāngāsana (269); Jaṭara Parivartanāsana (275); Paripoorṇa Nāvāsana (78); Ardha Nāvāsana (79); Jānuśīrṣāsana (127); Ardha Baddha Padma Paschimottānāsana (135); Triangmukhaikapāda Paschimottānāsana (139); Marīchyāsana I (144); Paschimottānāsana (160); Ūrdhva Mukha Paschimottānāsana I (168); Gomukhāsana (80); Lolāsana (83); Simhāsana I (109); Padmāsana (104); Parvatāsana (107); Tolāsana (108); Matsyāsana (113); Vīrāsana (89); Supta Vīrāsana (96); Paryankāsana (97); Marīchyāsana III (303 en 304); Ardha Matsyendrāsana I (311 en 312); Baddha Koṇāsana (102); Adho Mukha Śvānāsana (75); Ūrdhva Mukha Śvānāsana (74); Chaturanga Daṇḍāsana (67); Śalabhāsana (60); Dhanurāsana (63); Uṣtrāsana (41); Utkaṭāsana (42); Uttānāsana (48); Garuḍāsana (56); Śavāsana (592); Ujjāyī Prāṇāyāma met Antar Kumbhaka (het vasthouden van de inademing (Sektie 203) in Siddhāsana (84); of in Vīrāsana (89) of in Padmāsana (104).
Als je staande houdingen oefent, laat dan de variaties van Śrśāsana en Sarvāngāsana rusten en doe de overige houdingen.
Als Padmāsana nog niet beheerst wordt, ga dan nog een aantal weken door met deze āsana's. Meer van deze āsana's kunnen toegevoegd worden aan het programma mits ze zonder spanning uitgevoerd kunnen worden.

Voor hen die tevreden zijn over deze eerste kursus, volgt nu een korte drie-daagse kursus die het lichaam goed doet en het denken en voelen harmonieus doet verlopen.

Eerste dag van de week
Sālamba Śīrṣāsana I (184) 10 minuten; Sālamba Sarvāngāsana I (223) 10 minuten; Halāsana (244) 5 minuten; Jaṭara Parivartanāsana (275) een halve minuut aan elke kant; Paripoorṇa Nāvāsana (78) een minuut; Ardha Nāvāsana (79) 20 tot 30 sekonden; Paschimottānāsana (160) 3 tot 5 minuten; Marīchyāsana III (303 en 304) 30 sekonden aan elke kant; Ardha Matsyendrāsana I (311 en 312) 30 sekonden aan elke kant. Als Marīchyāsana III of Ardha Matsyendrāsana I te moeilijk zijn, doe dan Bharadwajāsana I en II (297, 298, 299 en 300). Parvatāsana (107) een minuut; Matsyāsana (113) 20 tot 30 sekonden; Śalabhāsana (60) 20 tot 30 sekonden; Dhanurāsana (63) 30 sekonden; Ūrdhva Mukha Śvānāsana (74) 20 tot 30 sekonden; Adho Mukha Śvānāsana (75) een minuut; Uttānāsana (48) 1 tot 2 minuten; Śavāsana (592) 5 minuten; Nāḍī Śodhana Prāṇāyāma in Padmāsana (104) of in Vīrāsana (89) of in Siddhāsana (84) met vasthouding van de inademing gedurende 10 minuten en 6 Uḍḍīyānas (Sektie 201) en tenslotte Śavāsana (592).

Tweede dag van de week
Sālamba Śīrṣāsana I (184) 10 minuten; Pārṣva Śīrṣāsana (202 en 203) 20 sekonden aan elke kant; Ekapāda Śīrṣāsana (208 en 209) 10 tot 15 sekonden aan elke kant; Ūrdhva Padmāsana (211) 20 sekonden; Piṇḍāsana in Śīrṣāsana (218) 30 sekonden; (Doe deze allemaal achter elkaar). Sālamba Sarvāngāsana I (223) 8 tot 10 minuten; Sālamba Sarvāngāsana II (235) 30 sekonden; Nirālamba Sarvāngāsana I & II (236 en 237) elk 30 sekonden; Halāsana (244) 5 minuten; Karṇapīdāsana (246) 30 sekonden; Supta Koṇāsana (247) 20 sekonden; Pārśva Halāsana (249) 20 sekonden aan elke kant; Ekapāda Sarvāngāsana (250) 15 sekonden aan elke kant; Pārsvaikapāda Sarvāngāsana (251) 15 sekonden aan elke kant; Ūrdhva Padmāsana (261) 20 sekonden; Piṇḍāsana in Sarvāngāsana (269) 20 sekonden; (Deze moeten allemaal achter elkaar gedaan worden). Jaṭara Parivartanāsana (275) 15 sekonden aan elke kant; Ūrdhva Prasārita Pādāsana (276 t/m 279) 15 sekonden in elke positie; Mahāmudra (125) 20 tot 30 sekonden aan elke kant; Jānuśīrṣāsana (127), Ardha Baddha Padma Paschimottānāsana (135), Triangmukhaikapāda Paschimottānāsana (139), Marīchvāsana I & II (144, 146 en 147) al deze houdingen gedurende 20 sekonden aan elke kant; Paschimottānāsana (16) 3 minuten; Ūrdhva Mukha Paschimottānāsana I (168) een minuut; Marīchyāsana III (303 en 304) een halve minuut aan elke kant; Ardha Matsyendrāsana I (311 en 312) een halve minuut aan elke kant; Baddha Koṇāsana (102) een minuut; Uttānāsana (48) 2 minuten; Śavāsana (592) 5 minuten, Ujjāyī Prāṇāyāma (Sektie 203) of Nāḍī Śodhana Prāṇāyāma (Sektie 205) gedurende 8 minuten in elke āsana, waarin met gemak gezeten wordt en besluit met Śavāsana (592).

Derde dag van de week
Sālamba Śīrṣāsana I (184) 10 minuten; Utthita Trikoṇāsana (4 en 5) een halve minuut aan elke kant; Parivṛtta Trikoṇāsana (6 en 7) een halve minuut aan elke kant; Utthita Pārśvakoṇāsana en Parivṛtta Pārśvakoṇāsana (8, 9, 10 en 11) 20 sekonden aan elke kant; Vīrabhadrāsana I, II & III (14, 15 en 17) 15 sekonden, aan elke kant; Ardhachandrāsana (19) 20 sekonden aan elke kant; Pārśvottānāsana (26) 30 sekonden aan elke kant; Prasārita Pādottānāsana I (33 en 34). Padānguṣṭhāsana (44) 30 sekonden; Pādahastāsana (46) 30 sekonden; Uttānāsana (48) een minuut; Ūrdhva Prasārita Ekapādāsana (49) 15 sekonden aan elke kant; Garuḍāsana (56) 10 sekonden aan elke kant; Utkaṭāsana (42) 15 sekonden; Parighāsana (39) 15 sekonden aan elke kant; Uṣṭrāsana (41) 20 sekonden; Bhujangāsana I (73) 20 tot 30 sekonden; Vīrāsana (89), Supta Vīrāsana (96) en Paryankāsana (97) 30 tot 40 sekonden in elke āsana; Padmāsana (104), Parvatāsana (107), Tolāsana (108), Matsyāsana (113) 30 sekonden in elke āsana; Gomukhāsana (80) 15 sekonden aan elke kant; Lolāsana

(83) 15 sekonden; Simhāsana I (109) 20 sekonden; Paschimottānāsana (160) 5 minuten; Ujjāyī Prāṇāyāma (Sektie 203) of Nāḍī Śodhana Prāṇāyāma (Sektie 205) zonder Kumbhaka of het vasthouden van de adem gedurende 10 minuten; Śavāsana (592) 5 minuten. Dit kan weer herhaald worden in dezelfde volgorde op de volgende dagen met zondag als rustdag of doe dan alleen Śīrṣāsana I (184) 10 minuten; Sālamba Sarvāngāsana I (223) 10 minuten; Halāsana (244) 5 minuten; Paschimottānāsana (160) 5 minuten; Nāḍī Śodhana Prāṇāyāma (Sektie 205) gedurende 15 minuten met vasthouding van de inademing en Śavāsana (592) 5 minuten.
Als je merkt dat het aantal āsana's of de tijdsduur ervan groter wordt kan dit aangepast worden aan de mogelijkheden en de tijd die beschikbaar is..
Doe Śavāsana (592) na Prāṇāyāma.
Doe alleen Antarkumbhaka (het vasthouden van de inademing) als je de kunst van het diepe inademen en het diepe uitademen zonder een enkele hort of stoot meester bent.
Doe geen āsana's en Prāṇāyāma tegelijk. Het is zeer goed mogelijk dat dit spanning en vermoeidheid veroorzaakt.
Als Prāṇāyāma 's morgens beoefend wordt, kunnen de āsana's 's avonds gedaan worden of een half uur na Prāṇāyāma.
Doe nooit onmiddellijk āsana's na Prāṇāyāma maar Prāṇāyāma kan wel beoefend worden na āsana's, mits men nog fris is. Zij die de Zonnegroet (Sūryanamaskar) willen doen en daarmee hun armen verstevigen en hun borst verruimen, kunnen de volgende serie āsana's uitvoeren.
Om te beginnen worden ze in deze volgorde zes keer gedaan om dan overeenkomstig de mogelijkheden het aantal op te voeren.

Āsana	*Wijze van ademen*
1. Tāḍāsana (1)	Inademen
2. Uttānāsana (47 en 48) en spring in	Uitademen, inademen (Afb. 47)
3. Chaturanga Daṇḍāsana (66 en 67)	Uitademen
4. Ūrdhva Mukha Śvānāsana (74) en terug naar,	Inademen
5. Chaturanga Daṇḍāsana (67)	Uitademen, inademen
6. Adho Mukha Śvānāsana (75) en spring dan in	Uitademen
7. Uttānāsana (46 en 48) en dan terug in	Inademen
8. Tāḍāsana (1)	Uitademen

Belangrijke āsana's van de eerste kursus
Utthita Trikoṇāsana (4 en 5); Parivṛtta Trikoṇāsana (6 en 7); Utthita Pārśvakoṇāsana (8 en 9); Parivṛtta Pārśvakoṇāsana (10 en 11); Vīrabhadrāsana I & III (14 en 17); Ardhachandrāsana (19); Pārśvottānāsana (26); Prasārita Pādottānāsana I (33 en 34); Uṣṭrāsana (41); Uttanāsana (48); Śalabhāsana (60); Dhanurāsana (63); Adho Mukha Śvānāsana (75); Paripoorṇa Nāvāsana (78); Ardha Nāvāsana (79); Siddhāsana (84); Vīrāsana (89); Baddha Koṇāsana (102); Padmāsana (104); Matsyāsana (113); Jānuśirṣāsana (127); Paschimottānāsana (160); Sālamba Śīrṣāsana I (184); Sālamba Sarvāngāsana I (223); Halāsana (244); Marīchyāsana III (303 en 304); Ardha Matsyendrāsana I (311 en 312); en Śavāsana (592).
Als deze āsana's beheerst worden, zullen de anderen die in deze kursus voorkomen ook uitgevoerd kunnen worden, zelfs zonder regelmatige beoefening.

TWEEDE KURSUS

31e t/m 35e week
Sālamba Śīrṣāsana I (184); Ūrdhva Daṇḍāsana (188); Pārśva Śīrṣāsana (202 en 203); Parivṛttaika Pāda Śīrṣāsana (206 en 207); Ekapāda Śīrṣāsana (208 en 209); Pārśvai-

kapāda Śīrṣāsana (210); Ūrdhva Padmāsana (211); Pārśva Ūrdhva Padmāsana (215 en 216); Piṇḍāsana in Śīrṣāsana (218); Sālamba Sarvāṅgāsana I & II (223 en 235); Nirālamba Sarvāṅgāsana I & II (236 en 237); Halāsana (244); Karṇapīdāsana (246); Supta Koṇāsana (247); Pārśva Halāsana (249); Ekapāda Sarvāṅgāsana (250); Pārśvaikapāda Sarvāṅgāsana (251); Ūrdhva Padmāsana (261); Piṇḍāsana in Sarvāṅgāsana (269); Pārśva Piṇḍāsana (270 en 271); Setubandha Sarvāṅgāsana (259); Ekapāda Setubandha Sarvāṅgāsana (260); Jaṭara Parivartanāsana (275); Supta Pādāṅguṣṭhāsana (285 t/m 287); Chakrāsana (280 t/m 283); Paripoorṇa Nāvāsana (78); Ardha Nāvāsana (79); Uṣṭrāsana (41); Vīrāsana (89); Supta Vīrāsana (96); Paryankāsana (97); Jānu Śīrṣāsana (127); Ardha-Baddha Padma Paschimottānāsana (135); Triang Mukhaikapāda Paschimottānāsana (139); Krouchāsana (141 en 142); Marīchyāsana I (144); Paschimottānāsana (160); Baddha Padmāsana (118); Yoga Mudrāsana (120); Parvatāsana (107); Kukkuṭāsana (115); Garbha Piṇḍāsana (116); (de hele Padmāsana cyclus kan achter elkaar gedaan worden). Upaviṣṭa Koṇāsana (151); Ākarṇa Dhanurāsana (173 en 175); Baddha Koṇāsana (102); Marīchyāsana III (303 en 304); Ardha Matsyendrāsana I (311 en 312); Śalabhāsana (60); Dhanurāsana (63); Pārśva Dhanurāsana (64 en 65); Uttānāsana (48); Nāḍī Śodhana Prāṇāyāma (Sektie 205) zonder vasthouding van de inademing gedurende 10 minuten en Ujjāyī Prāṇāyāma (Sektie 203) in Śavāsana (592).

36ᵉ t/m 40ᵉ week

Volg de hierboven aangegeven volgorde in Sālamba Śīrṣāsana en cyklus en Sālamba Sarvāṅgāsana en cyklus tot Supta Pādāṅguṣṭhāsana (285 t/m 287); Utthita en Parivṛtta Trikoṇāsana (4 en 5, 6 en 7); Utthita en Parivṛtta Pārsvakoṇāsana (8 en 9, 10 en 11); Vīrabhadrāsana I & III (14 en 17); Ardha Chandrāsana (19); Pārśvottānāsana (26); Pādāṅguṣṭhāsana (44); Pāda Hastāsana (46); Uttānāsana (48); Utthita Hasta Pādāṅguṣṭhāsana (23); Ardha Baddha Padmottānāsana (52); Vātāyanāsana (58); Jānu-Śīrṣāsana (127); Parivṛtta Jānu-Śīrṣāsana (132); Ardha Baddha Padma Paschimottānāsana (135); Krounchāsana (141 en 142); Marīchyāsana I (144); Paschimottānāsana (160); Ūrdhvamukha Paschimottānāsana I (168); Ūrdhvamukha Paschimottānāsana II (170); Baddha Padmāsana (118); Yoga Mudrāsana (120); Kukkuṭāsana (115); Garbha Piṇḍāsana (116); Simhāsana II (110); Matsyāsana (113); Baddha-koṇāsana (102); Upaviṣṭa Koṇāsana (151); Ākarṇa Dhanurāsana (173 en 175); Marīchyāsana III (303 en 304); Ardha Matsyendrasana I (311 en 312); Uttānapādāsana (292); Śalabhāsana (60); Dhanurāsana (63); Pārśva Dhanurāsana (64 en 65); Ūrdhva Dhanurāsana I (482); Śavāsana (592); Nāḍī Śodhana Prāṇāyāma (Sektie 205) 5 minuten; Sūryabhedana Prāṇāyāma (Sektie 204) 5 minuten met het vasthouden van de inademing; Uḍḍīyāna (Sektie 201) 8 keer.

40ᵉ t/m 44ᵉ week

Blijf al deze houdingen beoefenen, zodat ze krachtiger worden, waarbij vooral de aandacht gericht is op de āsana's, die niet in de eerste kursus voorkomen.

45ᵉ t/m 50ᵉ week

Sālamba Śīrṣāsana I (184); Sālamba Śīrṣāsana II (192); Sālamba Śīrṣāsana III (194 en 195); Baddha Hasta Śīrṣāsana (198); Mukta Hasta Śīrṣāsana (200 en 201); Pārśva Śīrṣāsana (202 en 203); Parivṛttaikapāda Śīrṣāsana (206 en 207); Ekapāda Śīrṣāsana (208 en 209); Pārśvaikapāda Śīrṣāsana (210); Ūrdhva Padmāsana (211); Pārśva Ūrdhva Padmāsana (215 en 216); Piṇḍāsana in Śīrṣāsana (218); Sālamba Sarvāṅgāsana I & II (223 en 235); Nirālamba Sarvāṅgāsana I & II (236 en 237); Halāsana (244); Karṇapīdāsana (246); Supta Koṇāsana (247); Pārśva Halāsana (249); Ekapāda Sarvāṅgāsana (250); Pārśvaikapāda Sarvāṅgāsana (251); Pārśva Sarvāṅgāsana (254); Setubandha Sarvāṅgāsana (259); Ekapāda Setubandha Sarvāṅgāsana (260); Ūrdhva Padmāsana (261); Pārśva Ūrdhva Padmāsana (264 en 265); Piṇḍāsana in Sarvāṅgāsana (269); Pārśva Piṇḍāsana (270 en 271); Supta Pādāṅguṣṭhāsana (285 t/m 287); Anantāsana (290); Paschimottānāsana (160); Parivṛtta Paschimottānāsa-

na (165); Jānu-Śīrṣāsana (127); Parivṛtta Jānu-Śīrṣāsana (132); Krounchāsana (141 en 142); Ākarṇa Dhanurāsana (173 en 175); Baddha Padmāsana (118); Yoga Mudrāsana (120); Kukuṭāsana (115); Garbha Piṇḍāsana (116); Gorakṣāsana (117); Simhāsana II (110); Matsyāsana (113); Supta Vīrāsana (96); Bhekāsana (100); Baddha Koṇāsana (102); Ardha Matsyendrāsana I (311 en 312); Marīchyāsana III (303 en 304); Marīchyāsana IV (305); Mālāsana I (321); Uttānapādāsana (292); Ūrdhva Dhanurāsana I (482) 6 keer en Śavāsana (592).
De hele Śīrṣāsana cyklus wordt achter elkaar uitgevoerd, waarbij elke variatie 10 tot 15 sekonden aan elke kant gedaan wordt, behalve Śīrṣāsana I (184) waarin je 5 minuten moet blijven staan. Sta ook gedurende 5 minuten in Sālamba Sarvāngāsana I (234), en Halāsana (244) eveneens 5 minuten. De overige variaties gedurende 15 sekonden aan elke kant. Doe Paschimottānāsana (160) van 3 tot 5 minuten en de overige āsanās van 15 tot 20 sekonden.
Doe Nāḍī Sodhana (Sektie 205) met Antara Kumbhaka of het vasthouden van de inademing gedurende 10 minuten, Bhastrika (Sektie 206) 3 minuten en Uḍḍiyāna (Afb. 593, 594) 8 keer.

51ᵉ t/m 54ᵉ week
Doe de belangrijke āsana's van de eerste kursus en perfectioneer de houdingen van de tweede kursus. Sommigen zijn snel geleerd, maar anderen zullen veel langer duren. Pas daarom de situatie aan, zoals het 't best uitkomt.

55ᵉ t/m 60ᵉ week
Śīrṣāsana en cyklus (184 t/m 218); Sarvāngāsana en cyklus (234 t/m 271); behalve 267); Jaṭara Parivartanāsana (275); Supta Pādānguṣṭhāsana (285 t/m 287); Anantāsana (290); Ūrdhva Prasārita Pādāsana (276 t/m 279); Paschimottānāsana (160); Parivṛtta Paschimottānāsana (165); Ūrdhva Mukha Paschimottānāsana I (168); Ākarṇa Dhanurāsana (173 en 175); Bhujapīdāsana (348); Kūrmāsana (363 en 364); Supta Kūrmāsana (368); Ekapāda Śrṣāsana (371); Padmāsana Cyklus (104 t/m 120); en Supta Vajrāsana (124); Bhekāsana (100); Baddha Koṇāsana (102); Marīchyāsana III (303 en 304); Ardha Matsyendrasana I (311 en 312); Mālāsana I (321); Pāśāsana (328 en 329); Uttānapādāsana (292); Setubandhāsana (296); Ūrdhva Dhanurāsana II (486) twaalf keer, waarbij uitvoering II uit het deel van de āsana's gevolgd wordt; Uttānāsana (48); Śavāsana (592); Prāṇāyāma uitgevoerd als hierboven en begin met meditatie in Siddhāsana (84), Vīrāsana (89), Baddha Koṇāsana (103) of Padmāsana (104).

61ᵉ t/m 65ᵉ week
Śīrṣāsana en cyklus (184 t/m 218). Als Sālamba Śīrṣāsana II & III (192, 194 en 195), Baddha Hasta Śīrṣāsana (198) en Mukta Hasta Śīrṣāsana (200 en 201) beheerst worden, kunnen ze uit het dagelijkse oefenprogramma verdwijnen, maar ze moeten wel af en toe terugkomen zodat de balans niet verloren gaat. Sarvāngāsana en cyklus (234 t/m 271 behalve 267); Jaṭara Parivartanāsana (275); Supta Pādanguṣṭhāsana (285 t/m 287); Anantāsana (290); Paschimottānāsana (160); Parivṛtta Paschimottānāsana (165); Ākarṇa Dhanurāsana (173 en 175); Kūrmāsana (363 en 364); Supta Kūrmāsana (368); Ekapada Śīrṣāsana (371); Skandāsana (372); Bhujapīdāsana (348); Aṣṭāvakrāsana (342 en343); Ekahasta Bhujāsana (344); Dwihasta Bhujāsana (345); Adhomukha Vṛkṣāsana (359 tegen de muur); Padmāsana cyklus (104 t/m 124); Marīchyāsana III (303 en 304); Ardha Matsyendrāsana I (311 en 312); Pāśāsana (328 en 329); Uttānāpādāsana (292); Setubandhāsana (296); Ūrdhva Dhanurāsana 12 tot 15 keer zoals in de 55ᵉ week is vermeld; Uttānāsana (48); Śavāsana (592) Ga door met de Prāṇāyāma zoals eerder vermeld is en verhoog de lengte van de inademing, het vasthouden van de inademing, de uitademing en het aantal cykli. Besluit met meditatie in één van de āsana's hierboven vermeld.

66e t/m 70e week
Śīrṣāsana I en cyklus (184 t/m 218 behalve 192, 194, 195, 198 en 200-201); Adhomukha Vṛkṣāsana (359); Mayūrāsana (354); Padma Mayūrāsana (355); Nakrāsana (68 t/m 71); Sālamba Sarvāngāsana en cyklus (234 t/m 271 behalve 267); Jaṭara Parivartanāsana (275); Supta Padanguṣṭhāsana (285 t/m 287); Anantāsana (290); Uttānapādāsana (292); Setubandhāsana (296); Ūrdhva Dhanurāsana (486); vanuit Vṛkṣāsana (359) 12 keer en kom daarna omhoog in Tāḍāsana (1); Marīchyāsana III (303 en 304); Ardha Matsyendrāsana I (311 en 312); Pāśāsana (328 en 329); Bhujapīdāsana (348); Aṣṭavakrāsana (342 en 343); Bakāsana (406); Paschimottānāsana (160); Parivṛtta Paschimottānāsana (165); Upaviṣṭa Koṇāsana (151); Ākarṇa Dhanurāsana (173 en 175); Padmāsana cyklus (104 t/m 124); Kūrmāsana (363 en 364); Supta Kūrmāsana (368); Ekapāda Śīrṣāsana (371); Skandāsana (372); Baddha Koṇāsana (102); Bhekāsana (100); Supta Vīrāsana (96); Śavāsana (592).

71e t/m 73e week
Doe zoals beschreven voor de 66e week maar voeg bij het uitvoeren van Ūrdhva Dhanurāsana (486) Ekapada Ūrdhva Dhanurāsana (501 en 502) toe en ga dan door met Marīchyāsana III (303 en 304) en doe de overige houdingen. Doe Prāṇāyāma zoals hierboven vermeld is en na Uḍḍīyāna, wordt Nauli (Sektie 202) 6 tot 8 keer toegevoegd. Besluit met meditatie.

74e t/m 78e week
Herhaal alle āsana's van de eerste en de tweede kursus.

Belangrijke āsana's van de tweede kursus
Utthita Hasta Pādānguṣṭhāsana (23); Vātāyanāsana (58); Nakrāsana (68 t/m 71); Bhekāsana (100); Simhāsana II (110); Garbha Piṇḍāsana (116); Yoga Mudrāsana (120); Supta Vajrāsana (124); Parivṛtta Jānu-Śīrṣāsana (132); Krounchāsana (141 en 142); Upaviṣṭa Koṇāsana (151); Parivṛtta Paschimottānāsana (165); Ākarṇa Dhanurāsana (173 en 175); Ūrdhva Daṇḍāsana (188); Śīrśāsana en Sarvāngāsana cykli; Supta Pādānguṣṭhāsana (285 t/m 287); Anantāsana (290); Setubandhāsana (296); Pāśāsana (328 en 329); Aṣṭāvakrāsana (342 en 343); Bhujapīdāsana (348); Mayūrāsana (354); Adhomukha Vṛkṣāsana (359); Kūrmāsana (363 en 364); Supta Kūrmāsana (368); Ekapāda Śīrṣāsana (371); Skandāsana (372); Bakāsana (406); en Ūrdhva Dhanurāsana (486).

Hier volgt een oefenschema in een kursus van een week voor hen die de āsana's van de eerste en de tweede kursus willen doen.

Eerste dag van de week
Śīrṣāsana en cyklus (184 t/m 218 behalve 192, 194-5, 198, 200-1); Sarvāngāsana en cyklus (234 t/m 271 behalve 267); Supta Pādānguṣṭhāsana (285 t/m 287); Anantāsana (290); Paschimottānāsana (160); Utthita en Parivṛtta Trikoṇāsana (4 en 5, 6 en 7); Utthita en Parivṛtta Pārśva Koṇāsana (8 en 9, 10 en 11); Virabhadrāsana I, II & III (14, 15 en 17); Ardha Chandrāsana (19); Utthita Hasta Pādānguṣṭhāsana (23); Pārśvottānāsana (26); Prasārita Pādottānāsana I en II (33 en 34, 35 en 36); Ardha Baddha Padmottānāsana (52); Pādānguṣṭhāsana (44); Pādahastāsana (46); Uttānāsana (48); Marīchyāsana II, III en IV (144-6, 303-4, 305); Ardha Matsyendrāsana I (311 en 312); Mālāsana I & II (321 en 322); Pāśāsana (328 en 329); Ūrdhva Dhanurāsana (486) 12 keer, Śavāsana (592). Nāḍī Śodhana Prāṇāyāma (Sektie 205) 15 minuten en meditatie gedurende 5 minuten.

Tweede dag van de week
Śīrṣāsana en cyklus (184 t/m 218); Adhomukha Vṛkṣāsana (359); Mayūrāsana (354); Padma Mayūrāsana (355); Nakrāsana (68 t/m 71); Śalabhāsana of Makarāsana (60 of 62); Dhanurāsana (63); Pārśva Dhanurāsana (64 en 65); Chaturanga Daṇḍāsana

(67); Bhujangāsana I (74); Ūrdhva Mukha Śvānāsana (74); Adhomukha Śvānāsana (75); Sālamba Sarvāngāsana cyklus (234 t/m 271 behalve 267); Jaṭara Parivartanāsana (275); Supta Pādānguṣṭhāsana (285 t/m 287); Ūrdhva Prasārita Pādottānāsana (276 t/m 279); Chakrāsana (280 t/m 283); Paripoorṇa Navāsana (78); Ardha Navāsana (79); Utkaṭāsana (42); Uṣṭrāsana (41); Parighāsana (39); Garuḍāsana (56); Vātāyanāsana (58); Marīchyāsana III (303 en 304); Ardha Matsyendrāsana I (311 en 312); Pāśāsana (328 en 329); Paschimottānāsana (160); Kūrmāsana en Supta Kūrmāsana (363-4 en 368); Ekapāda Śrṣāsana en Skandāsana (371 en 372); Ūrdhva Dhanurāsana (486) 15 keer en Śavāsana (592); Uḍḍīyāna (Sektie 201) en Nauli (Sektie 202) elk 8 keer. Ujjāyi Prāṇāyāma (Sektie 203) met vasthouding van de inademing gedurende 10 minuten en meditatie gedurende 5 minuten.

Derde dag van de week
Sālamba Śīrṣāsana (184); 10 minuten; Sarvāngāsana I (234) 10 minuten; Halāsana (244); 5 minuten; Supta Pādānguṣṭhāsana (285 t/m 287); Ūrdhva Prasārita Pādāsana (276 t/m 279); Paripoorṇa Nāvāsana (78); Ardha Nāvāsana (79); Jānu-Śrṣāsana (127); Parivṛtta Jānu-Śīrṣāsana (132); Ardha-Baddha Padma Paschimottānāsana (135); Triang Mukhaikapāda Paschimottānāsana (139); Krounchāsana (141 en 142); Marīchyāsana I (144); Paschimottānāsana (160); Ūrdhva Mukha Paschimottānāsana I & II (168 en 170); Parivṛtta Paschimottānāsana (165); Ākarṇa Dhanurāsana (173 en 175); Kūrmāsana en Supta Kūrmāsana (363 en 368); Ekapāda Śīrṣāsana en Skandāsana (371 en 372); Ūrdhva Dhanurāsana (486); 15 keer en Ekapāda Ūrdhva Dhanurāsana één keer (501 en 502); Uttānāsana (48) en Śavāsana (592). Sūryabhedana Prāṇāyāma (Sektie 204) 10 minuten Ujjāyi (Sektie 203) 5 minuten; Bhastrika (Sektie 206) 3 minuten en meditatie gedurende 5 minuten.

Vierde dag van de week
Sālamba Śīrṣāsana en cyklus (184 t/m 218 behalve 192, 194-5, 198, 200 en 201); Sālamba Sarvāngāsana en cyklus (234 t/m 271 behalve 267); Jaṭara Parivartanāsana (275); Supta Pādānguṣṭhāsana (185 t/m 287); Paschimottānāsana (160) 5 minuten; Padmāsana en cyklus (104 t/m 124); Vīrāsana (89); Supta Vīrāsana (96); Paryankāsana (97); Upaviṣṭa Koṇāsana (151); Baddha Koṇāsana (102); Kūrmāsana (363 en 364) een minuut; Supta Kūrmāsana (368) drie minuten; Ekapāda Śīrṣāsana (371) een minuut aan elke kant; Skandāsana (372) 30 sekonden aan elke kant; Marīchyāsana III (303 en 304); Ardha Matsyendrāsana I (311 en 312); Pāśāsana (328 en 329); Uttānapādāsana (292); Setubandhāsana (296); Ūrdhva Dhanurāsana (486) 12 keer gedurende 20 sekonden elk; Śavāsana (592). Nāḍī Śodhana Prāṇāyāma (met vasthouding van de inademing) (Sektie 205) 15 minuten en mediteer zo lang als mogelijk is in een van de eerder genoemde āsana's.

Vijfde dag van de week
Sālamba Śīrṣāsana en cyklus (184 t/m 218); Sālamba Sarvāngāsana en cyklus (234 t/m 271 behalve 267); Supta Pādānguṣṭhāsana (285 t/m 287); Paschimottānāsana (160); Parivṛtta Paschimottānāsana (165); Kūrmāsana (363 en 364); Supta Kūrmāsana (368); Bhujapīdāsana (348); Aṣṭāvakrāsana (342 en 343); Mayūrāsana en Padma Mayūrāsana (354 en 355); Ūrdhva Mukha Svānāsana (74); Bakāsana 406); Lolāsāna (83); Adho Mukha Vṛkṣāsana (359); Adho Mukha Śvānāsana (75); Chaturanga Daṇḍāsana (67); Nakrāsana (68 t/m 71); Ūrdhva Dhanurāsana 15 tot 20 keer (486); Śavāsana (592). Prāṇāyāma en meditatie zoals op de derde dag.

Zesde dag van de week
Sālamba Śīrṣāsana I (184) 15 minuten; Ūrdhva Daṇḍāsana (188) een minuut; Sālamba Sarvāngāsana I (234) 10 minuten; Halāsana (244) 5 minuten; Paschimottānāsana (160) 5 minuten; Ūrdhva Mukha Paschimottānāsana I (168) een minuut; Paripoorṇa Nāvāsana (78) een minuut; Ardha Nāvāsana (79) 30 sekonden; Supta Vīrāsana (96) 3 tot 5 minuten; Krounchāsana (141 en 142) 20 sekonden aan elke

kant; Kūrmāsana en Supta Kūrmāsana (363-4, en 368) een minuut; Ardha Matsyendrāsana I (311 en 312) 30 sekonden aan elke kant; Pāśāsana (328 en 329) een minuut; Adhomukha Vṛkṣāsana (359) een minuut; Mayūrāsana (354) een minuut; Ūrdhva Dhanurāsana (486) 6 keer, gedurende 20 tot 30 sekonden elk; Śavāsana (592) 10 tot 15 minuten.
Wanneer er geen tijdsduur is aangegeven, moet gewerkt worden overeenkomstig de mogelijkheden en de beschikbare tijd.

Zevende dag van de week
Er kan gerust worden of doe alleen alle Prāṇāyāma's. Uḍḍīyāna (Sektie 201) en Nauli (Sektie 202) elk 8 keer.

DERDE KURSUS

Deze kursus is voornamelijk voor de doorzetters, die beschikken over genoeg liefde en toewijding voor de Wetenschap van de Yoga.

79e t/m 84e week
Śīrṣāsana en cyklus (184 t/m 218 behalve, 192, 194-5, 198, 200-1); Sarvāngāsana en cyklus (234 t/m 271 behalve 267); Paschimottānāsana (160); Kūrmāsana en Supta Kūrmāsana (363-4 en 368); Ekapāda Śrṣāsana (371); Skandāsana (372); Bhairavāsana (375); Yoganidrāsana (391); Bhujapīdāsana (348); Bakāsana (406); Aṣṭāvakrāsana (342 en 343); Adhomukha Vṛkṣāsana (359); Pincha Mayūrāsana (357); Mayūrāsana (354); Marīchyāsana III (303 en 304); Ardha Matsyendrāsana I (311 en 312); Pāśāsana (328 en 329); Ardha Matsyendrāsana II (330 en 331); Setubandhāsana (296); Ūrdhva Dhanurāsana (486) 8 keer; Dwipāda Viparīta Daṇḍāsana (516); Ekapāda Ūrdhva Dhanurāsana (501 en 502); Uttanāsana (48); Śavāsana (592). Nāḍī Śodhana Prāṇāyāma (Sektie 205) 10 minuten en meditatie gedurende 5 minuten in Siddhāsana (84) of Vīrāsana (89) of Padmāsana (104 of Baddha Koṇāsana (102).

85e t/m 90e week
Śīrṣāsana en cyklus (184 t/m 218); Sarvāngāsana en cyklus (234 t/m 271 behalve 267); Jaṭara Parivartanāsana (275); Ūrdhva Prasārita Pādāsana (276 t/m 279); Supta Pādānguṣṭhāsana (285 t/m 287); Anantāsana (290); Jānu-Śīrṣāsana (127); Parivṛtta Jānu-Śīrṣāsana (132); Ardha-Baddha Padma Paschimottānāsana (135); Triang Mukhaikapāda Paschimottānāsana (139); Krounchāsana (141 en 142); Marīchyāsana I (144); Paschimottānāsana (160); Parivṛtta Paschimottānāsana (165); Upaviṣṭa Koṇāsana (151); Baddha Koṇāsana (102); Baddha Padmāsana (118); Yoga Mudrāsana (120); Kukkuṭāsana (115); Garbha Piṇḍāsana (116); Siṃhāsana II (110); Gorakṣāsana (117); Matsyāsana of Supta Vajrāsana (113 od 124); Vīrāsana (89); Supta Vīrāsana (96); Paryankāsana (97); Bhekāsana (100); Kūrmāsana en Supta Kūrmāsana (363-4 en 368); Yoganidrāsana (391); Ekapāda Śīrṣāsana (371); Bhairavāsana (375); Skandāsana (372); Chakorāsana (379 en 380); Bhujapīdāsana (348); Bakāsana (406); Pincha Mayūrāsana (357); Adhomukha Vṛkṣāsana (359); Mayūrāsana (354); Ardha Matsyendrāsana I & II (311-12 en 330-1); Mālāsana I & II (321 en 322); Pāśāsana (328 en 329); Dwipada Viparīta Daṇḍāsana (516); Ūrdhva Dhanurāsana (486) 8 keer en Śāvāsana (592). Volg de Prāṇāyāma zoals in de 79e week.

91e t/m 94e week
Doe alle belangrijke houdingen van de eerste en de tweede kursus en ook de āsana's die tot nu toe in de derde kursus zijn toegevoegd. Hierbij horen ook de Śīrṣāsana en Sarvāngāsana cykli.

95ᵉ t/m 100ᵉ week
Śīrṣāsana en cyklus (184 t/m 218); Sarvāngāsana en cyklus (234 t/m 271 behalve 267); Supta Pādānguṣṭhāsana (285 t/m 287); Paschimottānāsana (160); Kūrmāsana en Supta Kūrmāsana (363-4 en 368); Yoganidrāsana (391); Ekapāda Śīrṣāsana (371); Bhairavāsana (375); Skandāsana (372); Chakorāsana (379 en 380); Pincha Mayūrāsana (357); Śayanāsana (358); Mayūrāsana (354); Haṃsāsana (356); Bhujapīdāsana (348); Bakāsana (406); Adhomukha Vṛkṣāsana (359); Vasiṣṭhāsana (398); Viśvāmitrāsana (403); Ūrdhva Dhanurāsana (486) 8 keer, waarbij de benen en armen elke keer helemaal recht uitgestrekt worden (487) om stijfheid in de rug te laten verdwijnen; Dwipāda Viparīta Daṇḍāsana (516) 1 minuut; Kapotāsana (507); Ardha Matsyendrāsana I & II (311-12 en 330-1); Pāśāsana (328 en 329); Uttānāsana (48); Śavāsana (592). Prāṇāyāma als hiervoor.

101ᵉ t/m 108ᵉ week
Als de 95ᵉ week maar doe Viparīta Daṇḍāsana (516) vanuit Sālamba Śīrṣāsana I (184) en spring weer omhoog in Śīrṣāsana I. Voor velen is deze periode te kort om Viparīta Daṇḍāsana te leren beheersen. Richt in dat geval je aandacht hier op en besteed minder tijd aan de andere āsana's.

109ᵉ t/m 125ᵉ week
Volg de kursus van de 95ᵉ week en voeg Viparīta Daṇḍāsana (516) zoals hierboven beschreven toe en leer Viparīta Chakrāsana (488 t/m 499) door het per dag 15 keer achter elkaar te doen. Het is een moeilijke āsana en er is doorzettingsvermogen voor nodig om het juist uit te voeren. Als dat niet lukt binnen deze tijd, verlies dan niet de moed, maar ga er nog een aantal weken mee door.

126ᵉ t/m 130ᵉ week
Śīrṣāsana en cyklus (184 t/m 218); Ūrdhva Kukkuṭāsana (419); Bakāsana (410) vanuit Śīrṣāsana II (192); Adhomukha Vṛkṣāsana (359); Pincha Mayūrāsana (357) deze vier āsana's worden gevolgd door Ūrdhva Dhanurāsana (486); en Viparīta Chakrāsana (488 t/m 499); Bhuja Pīdāsana (348); Aṣṭāvakrāsana (342-3); Mayurāsana (354); Hamsāsana (356); Vasiṣṭhāsana (398); Kaśyapāsana (399-400); Visvāmitrāsana (403); Sālamba Sarvāngāsana en cyklus (234 t/m 271 behalve 267); Supta Pādānguṣṭhāsana (285 t/m 287); Paschimottānāsana (160); Kūrmāsana (363-4); Supta Kūrmāsana (368); Yoganidrāsana (391); Ekapāda Śīrṣāsana (371); Skandāsana (372); Bhairavāsana (375); Kālabhairavāsana (378); Chakorāsana (379-80); Dwipāda Viparīta Daṇḍāsana (516) vanuit Śīrṣāsana (184); Kapotāsana (507); Viparīta Chakrāsana (488 t/m 499) 6 keer; Ardha Matsyendrāsana I & II (311-12, 330-1); Pāśāsana (328-9); Uttānāsana (48); Śavāsana (592). Prāṇāyāma als hiervoor en meditatie.

131ᵉ t/m 136ᵉ week
Ga terug naar de āsana's van de eerste en tweede kursussen, doe Ūrdhva Kukkuṭāsana (419); Yoganidrāsana (391); Viparīta Chakrāsana (488 t/m 499) 15 keer; Dwipāda Viparīta Daṇḍāsana (516) en Kapotāsana (507).
Opmerking: Viparīta Chakrāsana (488 t/m 499) is een zeer inspannende āsana en het is mogelijk dat daardoor niet dagelijks Prāṇāyāma gedaan kan worden. Doe in dat geval Prāṇāyāma om de andere dag en de Sīrṣāsana en Sarvāngāsana cyklus op de daar tussen liggende dagen.
Als je de tabel hierboven niet bij kan houden, omdat het lichaam te stijf is, verspreidt dan de āsana's over een groter aantal weken, zodat 't beter uitkomt. Alleen als deze achteroverbuigingen goed gaan, kan doorgegaan worden met de andere, moeilijkere āsana's.
Ook kan het zijn dat iemand die ouder is dan 35 het moeilijk vindt om Viparitā Chakrāsana in korte tijd te leren. Ik heb les gegeven aan mensen van allerlei leeftijden en de één leert sneller dan de ander. Er is echter geen leeftijdsgrens voor

deze āsana's.

137e t/m 142e week
Śīrṣāsana en cyklus (184 t/m 218); Ūrdhva Kukkuṭāsana (419); Bakāsana (410) vanuit Śīrṣāsana II (192); Pārśva Bakāsana (412); Gālavāsana (427 en 428); Adhomukha Vṛkṣāsana (359); Pincha Mayūrāsana (357); Mayūrāsana (354); Vasiṣṭhāsana (398); Kaśyapāsana (399 en 400); Viśvāmitrāsana (403); Sālamba Sarvāṅgāsana en cyklus (234 t/m 271 behalve 267); Supta Pādānguṣṭhāsana (285 t/m 287); Paschimottānāsana (160); Kūrmāsana en Supta Kūrmāsana (363-4 en 368); Yoganidrāsana (391); Ekapāda Śīrṣāsana (371); Skandāsana (372); Bhairavāsana (375); Kālabhairavāsana (378); Dūrvāsāsana (383); Ruchikāsana (384); Dwipāda Viparīta Daṇḍāsana (516) vanuit Śīrṣāsana I (184) en terug, 3 keer; Maṇḍalāsana (525 t/m 535); Kapotāsana (507); Viparīta Chakrāsana (488 t/m 499) 12 keer; Ardha Matsyendrāsana I & II (311-12 en 331-1); Pāśāsana (328 en 329); Uttānāsana (48); Śavāsana (592); Prāṇāyāma zoals hierboven en meditatie.

143e t/m 145e week
Herhaal de kursus van de 137e week tot aan Ruchikāsana (384) en voeg Viranchyasana I & II (386-7 en 388) toe en ga door met Dwipāda Viparīta Daṇḍāsana (516) en de overige houdingen van die kursus. Voeg indien het mogelijk is ook de verschillende methoden van Prāṇāyāma, die in deel III beschreven worden, toe.
Doe Prāṇāyāma dan in de vroege morgen en na een pauze de moeilijke āsana's. 's Avonds worden dan alleen Śīrṣāsana en Sarvāṅgāsana en hun cykli uitgevoerd. Als je niet genoeg tijd hebt, doe dan 's morgens Prāṇāyāma en 's avonds āsana's.

146e t/m 155e week
Śīrṣāsana en cyklus (184 t/m 218); Ūrdhva Kukkuṭāsana (419); Bakāsana (410); Pārśva Bakāsana (412); Gālavāsana (427 en 428); Ekapāda Gālavāsana (432 en 433); Adhomukha Vṛkṣāsana (359); Pincha Mayūrāsana (357); beëindig deze āsana's met Viparīta Chakrāsana (488 t/m 499); Vasiṣṭhāsana (398); Kaśyapāsana (399 en 400); Viśvamitrāsana (403); Sālamba Sarvāṅgāsana en cyklus (234 t/m 271); Supta Pādānguṣṭhāsana (285 t/m 287); Paschimottānāsana (160); Kūrmāsana en Supta Kūrmāsana (363-4 en 368); Ekapāda Śrṣāsana (371); Skandāsana (372); Buddhāsana (373); Kapilāsana (374); Bhairavāsana (375); Kālabhairavāsana (378); Chakorāsana (379 en 380); Dūrvāsāsana (383); Ruchikāsana (384); Viranchyāsana I & II (386 en 388); Dwipāda Śīrṣāsana (393); Tittibhāsana (395); Ardha Matsyendrāsana I & II (311-12 en 330-1); Pāśāsana (328); Ardha Matsyendrāsana III (332 en 333); Dwipāda Viparīta Daṇḍāsana (516); Maṇḍalāsana (525 t/m 535); Kapotāsana (512); Ekapāda Viparīta Daṇḍāsana (521); Chakrabandhāsana (524); Śavāsana (592). Prāṇāyāma Ujjāyī (Sektie 203) of Sūryabhedana (Sektie 204) of Nādī Śodhana (Sektie 205) met vasthouding van de inademing (Antarkumbhaka); Uḍḍīyāna (Sektie 201) 8 keer; Nauli (Sektie 202) 8 keer en meditatie gedurende 5 tot 10 minuten.

156e t/m 160e week
Herhaal de belangrijke āsana's van de eerste en tweede kursus en doe daarna de āsana's van de derde kursus totzover ze geleerd zijn.

161e t/m 165e week
Śīrṣāsana en cyklus (184 t/m 218); Ūrdhva Kukkuṭāsana (419); Bakāsana (410); Pārśva Bakāsana (412); Gālavāsana (427 en 428); Ekapāda Gālavāsana (432 en 433); Dwipāda Kouṇḍinyāsana (438); Ekapāda Kouṇḍinyāsana I (441); Adhomukha Vṛkṣāsana (359); Pincha Mayūrāsana (357) beëindig elke āsana met Viparīta Chakrāsana (488 t/m 499); Aṣṭāvakrāsana (342 en 343); Bhujapīḍāsana (348); Vaśiṣṭhāsana (398); Viśvāmitrāsana (403); Sarvāṅgāsana en cyklus (234 t/m 271); Paschimottānāsana (160); Kūrmāsana en Supta Kūrmāsana (363-4 en 368); Ekapāda Śīrṣāsana en cyklus (371 t/m 384); Dwipāda Śīrṣāsana en Tittibhāsana (393 en 395); Yoga-

nidrāsana (391); Ardha Matsyendrāsana I, II & III (311-12, 330-1, 332-3); Pāśāsana (328); Yogadaṇḍāsana (456); Supta Bhekāsana (458).

166ᵉ t/m 175ᵉ week
Sālamba Śīrṣāsana I (184) 10 minuten; Sālamba Sarvāngāsana I (234) 10 minuten; Halāsana (244) 5 minuten; Jaṭara Parivartanāsana (275); Supta Pādānguṣṭhāsana (285 t/m 287); Ūrdhva Kukkuṭāsana (419); Bakāsana (410); Pārśva Bakāsana (412); Gālavāsana (427); Ekapāda Gālavāsana (432); Dwipāda Koundinyāsana (438); Ekapāda Koundinyāsana I & II (441 en 442); Ekapāda Bakāsana I & II (446 en 451); beëindig elke āsana met Viparīta Chakrāsana (488 t/m 499); Paschimottānāsana (160); Kūrmāsana en Supta Kūrmāsana (363-4 en 368); Ekapāda Śīrṣāsana en cyklus (371 t/m 384); Dwipāda Śīrṣāsana (393); Yoganidrāsana (391); Yogadaṇḍāsana (456); Supta Bhekāsana (458); Mūlabandhāsana (462 en 463); Vāmadevāsana I & II (465 en 466); Dwipāda Viparīta Daṇḍāsana (516); Maṇḍalāsana (525 t/m 535); Ekapāda Viparīta Daṇḍāsana I & II (521 en 522); Chakrabandhāsana (524); Kapotāsana (512); Laghuvajrāsana (513); Ardha Matsyendrāsana I, II & III (311, 330 en 332); Pāśāsana (328); Śavāsana (592). Prāṇāyāma zoals hiervoor.

176ᵉ t/m 180ᵉ week
Herhaal de kursus van de 166ᵉ week en voeg Pārśva Kukkuṭāsana (424 en 425) toe na Ūrdhva Kukkuṭāsana (419) en Paripoorṇa Matsyendrāsana (336 en 339) na Pāśāsana (328). Het kan langer duren voordat Paripoorṇa Matsyendrāsana (336 en 339) beheerst wordt dan ik in mijn tabel aangeef. Desalniettemin moet deze āsana dagelijks geprobeerd worden, ook als het niet lukt. Als de āsana's die tot nu toe in de derde kursus zijn aangegeven nog niet beheerst worden, binnen de hiervoor vastgestelde periode, spreid ze dan uit over een aantal extra weken.

Naar beste weten heb ik een resumé van zes oefendagen gemaakt dat is samengesteld uit al deze āsana's daar de nog overige āsana's meestal jaren in beslag nemen, voordat ze beheerst worden.

Eerste dag van de week
Sālamba Śīrṣāsana I (184) 8 tot 10 minuten; Sālamba Sarvangāsana I (234) 10 minuten; Halāsana (244) 5 minuten; Jaṭara Parivartanāsana (274); Supta Pādānguṣṭhāsana (285 t/m 287); Bhujapīdāsana (348); Aṣṭāvakrāsana (342 en 343); Adhomukha Vṛkṣāsana (359); Pincha Mayūrāsana (357); Mayūrāsana (354); Haṃsāsana (356); Ūrdhva Kukkuṭāsana (419); Pārśva Kukkuṭāsana (424 en 425); Bakāsana (410); Pārśva Bakāsana (412); Dwipāda Kounḍinyāsana (438); Ekapāda Kounḍinyāsana I & II (441 en 442); Ekapāda Bakāsana I & II (446 en 451); Gālavāsana (427); Ekapāda Gālavāsana (432) en beëindig elk van deze āsana's met Viparīta Chakrāsana (488 t/m 499); Uttānāsana (48); Śavāsana (592). Nāḍī Śodhana Prāṇāyāma (Sektie 205) 10 minuten, Uḍḍīyāna (Sektie 201) 8 keer en Nauli 8 keer (Sektie 202).

Tweede dag van de week
Śīrṣāsana en cyklus (184 t/m 218); Sarvāngāsana en cyklus (234 t/m 271); Jaṭara Parivartanāsana (274); Supta Pādānguṣṭhāsana (285 t/m 287); Jānu-Śīrṣāsana (127); Parivṛtta Jānu-Śīrṣāsana (132); Ardha Baddha Padma Paschimottānāsana (135); Triang Mukhaikapāda Paschimottānāsana (139); Krounchāsana (141); Marichyāsana I & II (144 en 146); Upaviṣṭa Koṇāsana (151); Paschimottānāsana (160); Padmāsana en cyklus (104 t/m 124); Baddha Koṇāsana (102); Vīrāsana (89); Vātāyanāsana (58); Paripoorṇa Nāvāsana (78); Ardha Nāvāsana (79); Gomukhāsana (80); Ūrdhva Mukha Paschimottānāsana I (168); Yoganidrāsana (391); Śavāsana (592). Prāṇāyāma als hiervoor met Bhastrikā (Sektie 206) en Śītali (Sektie 209).

Derde dag van de week
Śīrṣāsana en cyklus (184 t/m 218); Sarvāngāsana en cyklus (234 t/m 271); alle staan-

de houdingen (4 t/m 36); Dhanurāsana (63); Salabhāsana (60); Chaturanga Daṇḍāsana (67); Ūrdhva Mukha Śvānāsana (74); Adho Mukha Śvānāsana (75); Paschimottānāsana (160); Parivṛtta Paschimottānāsana (165); Ākarṇa Dhanurāsana (173 en 175); Uttānapādāsana (292); Setubandhāsana (296); Marīchyāsana III & IV (303 en 305); Ardha Matsyendrāsana I (311); Pāśāsana (328); Mayūrāsana (354); Yoganidrāsana (391); Dwipāda Śīrṣāsana (393); Dwipāda Viparīta Daṇḍāsana (516); Maṇḍalāsana (525 t/m 535); Kapotāsana (512); Viparīta Chakrāsana (488 t/m 499) 8 keer achter elkaar; Uttānāsana (48); Śavāsana (592). Prāṇāyāma al naar gelang de mogelijkheden, zonder inspanning.

Vierde dag van de week
Śīrṣāsana en cyklus (184 t/m 218); Sarvāngāsana en cyklus (234 t/m 271); Adhomukha Vṛkṣāsana (359); Pincha Mayūrāsana (357); Śayanāsana (358); Mayūrāsana (354); Haṃsāsana (356); Paschimottānāsana (160); Kūrmāsana en Supta Kūrmāsana (363-4, 368); Ekapāda Śīrṣāsana en cyklus (371 t/m 384); Virinchyāsana I & II (386 en 388); Yoganidrāsana (391); Dwipāda Viparīta Daṇḍāsana (516); Maṇḍalāsana (525 t/m 535); Ekapāda Viparīta Daṇḍāsana I & II (521 en 523); Chakrabandhāsana (524); Laghuvajrāsana (513); Kapotāsana (512); Uttānāsana (48); Śavāsana (592). Nāḍī Śodhana Prāṇāyāma zonder vasthouding van de adem gedurende 15 minuten en meditatie in Siddhāsana (84) of in Padmāsana (104).

Vijfde dag van de week
Sālamba Śīrṣāsana I (184) 10 minuten; Sālamba Sarvāngāsana I (234) 10 minuten; Halāsana (244) 5 minuten; Paschimottānāsana (160) 5 minuten; Vasiṣṭhāsana (398); Kaśyapāsana (399); Viśvāmitrāsana (403); Ūrdhva Kukkuṭāsana (429); Pārśva Kukkuṭāsana (424 en 425); Bakāsana (410); Pārśva Bakāsana (412); Dwipāda Kouṇḍinyāsana (438); Ekapāda Kouṇḍinyāsana I & II (441 en 442); Ekapāda Bakāsana I & II (446 en 451); (al deze balans-houdingen worden achter elkaar gedaan); Yogadaṇḍāsana (456); Mulabandhāsana (462); Vāmadevāsana I & II (465 en 466); Dwipāda Viparīta Daṇḍāsana (516); Maṇḍalāsana (525 t/m 535); Kapotāsana (512); Paschimottānāsana (160) 5 minuten; Uttānāsana (48) 3 minuten; Śavāsana (592) 5 minuten; Ujjāyī Prāṇāyāma 10 minuten.

Zesde dag van de week
Śīrṣāsana en cyklus (184 t/m 218); Sarvāngāsana en cyklus (234 t/m 271); Paschimottānāsana (160) 5 minuten; Yoganidrāsana (391) 1 minuut en met de benen andersom nog 1 minuut; Dwipāda Śīrṣāsana (393) een halve minuut en met de benen andersom nog een halve minuut; Marichyāsana III (303); Ardha Matsyendrāsana I, II & III (311, 330 en 332); Mālāsana I & II (321 en 322); Pāśāsana (328); Paripoorṇa Matsyendrāsana (336 en 339); Dwipāda Viparīta Daṇḍāsana (516); Maṇḍalāsana (525 t/m 535); Ekapāda Viparīta Daṇḍāsana I & II (521 en 523); Kapotāsana (512); en 6 keer; Viparīta Chakrāsana (488 t/m 499); Śavāsana (592).

Zevende dag van de week
Rust of doe alleen Prāṇāyāma.

181e t/m 190e week
Śīrṣāsana en cyklus (184 t/m 218); Sarvangāsana en cyklus (234 t/m 271); Ūrdhva Kukkuṭāsana (419); Pārśva Kukkuṭāsana (424); Bakāsana (410); Pārśva Bakāsana (412); Dwipāda Kouṇḍinyāsana (438); Ekapāda Kouṇḍinyāsana I & II (441 en 442); Ekapāda Bakāsana I & II (446 en 451); Vasiṣṭhāsana (398); Viśvāmitrāsana (403); Paschimottānāsana (160); Kūrmāsana en Supta Kūrmāsana (363-4 en 368); Ekapāda Śīrsāna en cyklus (371 t/m 384); Yoganidrāsana (391); Dwipāda Śīrṣāsana en Tittibhāsana (393 en 395); Yogadaṇḍāsana (456); Mulabandhāsana (462); Ardha Matsyendrāsana I (311); Pāśāsana (328); Paripoorṇa Matsyendrāsana (326); Dwipāda Viparīta Daṇḍāsana (516); Maṇḍalāsana (525 t/m 535); Ekapāda Viparīta

Daṇḍāsana I & II (521 en 523); Kapotāsana (512); Laghuvajrāsana (513); Ekapāda Rājakapotāsana I (542); Hanumānāsana (475 en 476); Uttānāsana (48); Śavāsana (592). Nāḍī Śodhana Prāṇāyāma (Sektie 205) 20 minuten.

191e t/m 200e week
Śīrṣāsana (184); Sarvāngāsana (234); Halāsana (244); Ūrdhva Kukkuṭāsana (419); Pārśva Kukkuṭāsana (424); Bakāsana (410); Pārśva Bakāsana (412); Dwipāda Kouṇḍinyāsana (438); Ekapāda Kouṇḍinyāsana I & II (441 en 442); Ekapāda Bakāsana I & II (446 en 451) beëindig elke āsana met Viparīta Chakrāsana (488 t/m 499); Dwipāda Viparīta Daṇḍāsana (516); Maṇḍdalāsana (525 t/m 535); Ekapāda Viparīta Daṇḍāsana I & II (521 en 523); Chakrabandhāsana (524); Kapotāsana (512); Ekapāda Rājakapotāsana I (542); Hanumānāsana (475); Samakoṇāsana (477); Yogadaṇḍāsana (456); Mulabandhāsana (462); Vasiṣṭhāsana (398); Viśvāmitrāsana (403); Paschimottānāsana (160); Kūrmāsana en Supta Kūrmāsana (363-4 en 368); Dwipāda Śīrṣāsana (393); Ardha Matsyendrāsana I (311); Pāśāsana (328); Paripoorṇa Matsyendrāsana (336); Kandāsana (470); Śavāsana (592). Prāṇāyāma als hiervoor.

201e t/m 225e week
Volg de kursus van de 191e week t/m Ekapāda Rājakapotāsana I (542) en daarna Ekapāda Rājakapotāsana II (545); Pādānguṣṭha Dhanurāsana (555); Bhujangāsana II (550); Rājakapotāsana (551); Hanumānāsana (475); Samakoṇāsana (477); Supta Trivikramāsana (478); Yogadaṇḍāsana (456); Mūlabandhāsana (462); Kandāsana (470); Ardha Matsyendrāsana I (311); Pāśāsana (328); Paripoorṇa Matsyendrāsana (336); Yoganidrāsana (391); Dwipāda Śīrṣāsana (393); Paschimottānāsana (160); Śavāsana (592). Prāṇāyāma als hiervoor.

226e t/m 250e week
Volg de kursus van de 201e week t/m Rājakapotāsana (551); daarna Vṛschikāsana I & II (537 en 538); Gheruṇḍāsana I & II (561 en 564); Kapinjalāsana (567) en volg weer vanaf Hanumānāsana (475) de kursus van de 201e week.

251e t/m 275e week
Śīrṣāsana en cyklus (184 t/m 218); Sarvāngāsana en cyklus (234 t/m 271); Ūrdhva Kukkuṭāsana (419); Pārśva Kukkuṭāsana (424); Bakāsana (410); Pārśva Bakāsana (412); Dwipāda Kouṇḍinyāsana (438); Ekapāda Kouṇḍinyāsana I (441); Ekapāda Bakāsana I en Ekapāda Bakāsana II met Ekapāda Kouṇḍinyāsana II (446, 451 en 442) beëindig elke āsana met Viparīta Chakrāsana (488 t/m 499); Dwipāda Viparīta Daṇḍāsana, Maṇḍalāsana, Ekapāda Viparīta Daṇḍāsana I & II achter elkaar (516, 525 t/m 535, 521 en 523); Kapotāsana (512); Vṛschikāsana I (537); Bhujangāsana II (550); Rājakapotāsana (551); Pādānguṣṭha Dhanurāsana (555); Gheruṇḍāsana I & II (561 en 564); Ekapāda Rājakapotāsana I, II, II & IV (542, 545, 546 en 547); Gaṇḍa-Bheruṇḍāsana (580); Naṭarājāsana (590 en 591) en volg dan verder de kursus van de 201e week vanaf Hanumānāsana (475).

276e t/m 300e week
Volg de kursus van de 251e week t/m Ekapāda Rājakapotāsana I (542); doe dan Vālakhilyāsana (544); Ekapāda Rājakapotāsana II, II en IV (545, 546 en 547); Śīrṣapādāsana (570); Gaṇḍa-Bheruṇḍāsana en Viparīta Śalabhāsana (580, 581 en 584) achter elkaar en kom in Urdhva Dhanurāsana (486) om dan Tiriang-Mukhottānāsana (586) te doen; Naṭarājāsana (590 en 591). Volg daarna de kursus van de 201e week vanaf Hanumānāsana (475) en Prāṇāyāma als hiervoor.

De meesten komen eigenlijk niet verder dan de oefeningen van de 166e week, maar met vasthoudendheid en voortdurende oefening kan elke āsana en pranayama die dit boek biedt, geleerd worden. Toen ik begon, heeft het me vier jaar hard werken

gekost, waarin optimisme en pessimisme elkaar in evenwicht hielden. Als je de āsana's van de kursus van de 166e week beheerst, vraag ik je in alle oprechtheid door te gaan met het werk waaraan je begonnen bent, gelukkig te zijn met dat wat bereikt is en nooit te wanhopen over een tijdelijk falen.
De meeste mensen doen er echter veel langer over om al deze āsana's met gemak uit te kunnen voeren dan ik uitgestippeld heb. Als alle āsana's die beschreven zijn in de derde kursus vervolmaakt zijn, kunnen ze over een week verdeeld worden zoals in de kursus die hieronder volgt. Zorg ervoor, door dagelijkse oefening, dat de beheersing van alle āsana's blijft.

Eerste dag van de week
Śīrṣāsana en cyklus (184 t/m 218); Sarvāngāsana en cyklus (234 t/m 271); Bhujapīḍāsana (348); Aṣṭāvakrāsana (342 en 343); Bakāsana (410); Pārśva Bakāsana (412); Ūrdhva Kukkuṭāsana (419); Pārśva Kukkuṭāsana (424); Dwipāda Kouṇḍinyāsana (438); Ekapāda Kouṇḍinyāsana I (441); Ekapāda Bakāsana I (446); Ekapāda Bakāsana II met Ekapāda Kouṇḍinyāsana II (451 met 442); Gālavāsana (427); Ekapāda Gālavāsana (432); beëindig elke āsana met Viparīta Chakrāsana (488 t/m 499); Adhomukha Vṛkṣāsana (359); Pincha Mayūrāsana (357); Mayūrāsana (354); Paschimottānāsana (160) 5 minuten; Śavāsana (592). Nāḍī Śodhana Prāṇāyāma 15 minuten; Ujjāyī Prāṇāyāma met Antarkumbhaka (het vasthouden van de inademing) 8 keer; meditatie in Padmāsana (104) of Siddhāsana (84) 5 minuten.

Tweede dag van de week
Śīrṣāsana en cyklus (184 t/m 218); Sarvāngāsana en cyklus (234 t/m 271); Supta Pādānguṣṭhāsana (285 t/m 287); Jaṭara Parivartanāsana (274); Paschimottānāsana (160); Ākarṇa Dhanurāsana (173 en 175); Kūrmāsana en Supta Kūrmāsana (363, 364 en 368); Ekapāda Śīrṣāsana en cyklus (371 t/m 384); Viranchyāsana I & II (386 en 388); Dwipāda Śīrṣāsana (393); Yoganidrāsana (391); Yogadaṇḍāsana (456); Mulabandhāsana (462); Vāmadevāsana I & II (465 en 466); Kandāsana (470); Hanumānāsana (475); Uttānāsana (48); Śavāsana (592. Prāṇāyāma als hiervoor met 8 keer Uddīyāṇa en 8 keer Nauli.

Derde dag van de week
Śīrṣāsana en cyklus (184 t/m 218); Sarvāngāsana en cyklus (234 t/m 271); Dwipāda Viparīta Daṇḍāsana (516); Maṇḍalāsana (525 t/m 535); Ekapāda Viparīta Daṇḍāsana I & II (521 en 523); Chakrabandhāsana (524); Kapotāsana (512); Lagha Vajrāsana (513); Vṛśchikāsana I (537); Bhujangāsana II (550); Rājakapotāsana (551); Pādānguṣṭha Dhanurāsana (555); Gheraṇḍāsana I & II (561 en 564); Ekapāda Rājakapotāsana I & II (542 en 545); Vālakhilyāsana (544); Śīrṣapādāsana (570) en Gaṇḍa-Bheruṇḍāsana, Viparīta Śalabhāsana en Tiriangmukhottānāsana (580, 581, 584 en 586) achter elkaar; Paschimottānāsana (160); Marichyāsana III (303); Ardha Matsyendrāsana I (311); Pāśāsana (328); Paripoorṇa Matsyendrāsana (336); Śavāsana (592). Nāḍī Śodhana Prāṇāyāma zonder het vasthouden van de adem gedurende 10 tot 15 minuten.

Vierde dag van de week
Śīrṣāsana en cyklus (184 t/m 218); Sarvāngāsana en cyklus (234 t/m 271); Paschimottānāsana (160); Yoganidrāsana (391); Marichyāsana III (303); Ardha Matsyendrāsana I (311); Pāśāsana (328); Paripoorṇa Matsyendrāsana (336); Yogadaṇḍāsana (456); Mūlabandhāsana (462); Kandāsana (470); Hanumanāsana (475); Samakoṇāsana (477); Supta Trivikramāsana (478); Ūrdhva Mukha Paschimottānāsana I & II (168 en 170); Śavāsana (592). Prāṇāyāma als op de eerste dag van de week.

Vijfde dag van de week
Śīrṣāsana en cyklus (184 t/m 218); Sarvāngāsana en cyklus (234 t/m 271); Ūrdhva Kukkuṭāsana (419); Pārśva Kukkuṭāsana (424); Bakāsana (410); Pārśva Bakāsana

(412); Dwipāda Kouṇḍinyāsana (438); Ekapāda Kouṇḍinyāsana I (441); Ekapāda Bakāsana I & II (446 en 451); Ekapāda Kouṇḍinyāsana II (442); Gālavāsana (427); Ekapāda Gālavāsana (432); al deze āsana's achter elkaar zonder Ūrdhva Dhanurāsana (486) te doen; Vasiṣṭhāsana (398); Kaśyapāsana (399); Visvamitrāsana (403); Maṇḍalāsana (525) t/m 535); Kapotāsana (512); Vṛṣchikāsana I (537); Rājakapotāsana (551); Pādānguṣṭha Dhanurāsana (555); Śīrṣapādāsana (570); Gaṇḍa-Bheruṇḍāsana (580 en 581); Uttānāsana (48); Śavāsana (592). Nāḍī Śodhana Prāṇāyāma zonder vasthouding van de adem gedurende 15 minuten.

Zesde dag van de week
Śīrṣāsana en cyklus (184 t/m 218); Sarvāngāsana en cyklus (234 t/m 271); Paschimottānāsana (160); Yoganidrāsana (391); Marichyāsana III (303); Ardha Matsyendrāsana I (311); Pāśāsana (328); Paripoorṇa Matsyendrāsana (336); Hanumānāsana (475); Samakoṇāsana (477); Supta Trivikramāsana (478); Mūlabandhāsana (462); Kandāsana (470); Maṇḍalāsana (525 t/m 535); Kapotāsana (512); Vṛśchikāsana I (537); Rājakapotāsana (551); Ekapāda Rājakapotāsana I (542); Vālakhilyā sana (544); Śīrṣapādāsana (570); Gaṇḍa-Bheruṇḍāsana (580 en 581); Uttānāsana (48); Śavāsana (592). Nāḍī Śodhana Prāṇāyāma, Ujjāyī Prāṇāyāma met vasthouding van de adem en 8 keer Uḍḍīyāna.

Zevende dag van de week
Volledige rust of alleen Śīrṣāsana I (184); Sālamba Sarvāngāsana I (234); Halāsana (244); Paschimottānāsana (160) en Nāḍ Śodhana Prāṇāyāma zonder vasthouding van de adem gedurende 30 minuten.

Appendix II

Āsanas die een helende uitwerking hebben op verschillende kwalen.

Al naar gelang de verschillende organische en anorganische kwalen en ziekten, heb ik de āsana's gegroepeerd gebaseerd op ervaringen die ik de afgelopen 25 jaar met mijn leerlingen heb opgedaan. (Eerste uitgave *'light on Yoga'* in 1966). Na elke klacht volgt er een lijstje van āsana's. Het is aan te bevelen om er onder leiding van een ervaren leraar aan te werken en ze overeenkomstig de mogelijkheden, de soepelheid van het lichaam en de konstitutie aan te passen. Bij het beoefenen van de āsana's is het belangrijk het gezonde verstand te gebruiken en te letten op de reakties van het lichaam om dan te zien hoe lang je in een houding kan blijven.

Aambeien
Śīrṣāsana en cyklus (184 t/m 218); Sarvāngāsana en cyklus (234 t/m 271); Jaṭara Parivartanāsana (275); Supta Pādānguṣṭhāsana (285 t/m 287); Matsyāsana (114); Simhāsana II (110); Śalabhāsana (60); Dhanurāsana (63); Ūrdhva Dhanurāsana (486); Dwipāda Viparīta Daṇḍāsana (516); Ujjāyi (Sektie 203) en Nāḍi Śodhana Prāṇāyāma (Sektie 205) met vasthouding van de adem en Śavāsana (592).

Achterbeenspieren
Alle staande houdingen (4 t/m 36); Sālamba Śirṣāsana en wat mogelijk is in de cyklus (184 t/m 218); Sālamba Sarvāngāsana en wat mogelijk is in de cyklus (234 t/m 271); Jaṭara Parivartanāsana (275); Supta Pādānguṣṭhāsana (284 t/m 287); Anantāsana (290); Paschimottānāsana (160); Poorvottānāsana (171); Baddha Koṇāsana (101); Upaviṣṭha Koṇāsana (151); Ākarṇa Dhanurāsana (173 t/m 175); Kūrmāsana (363 t/m 364); Ustrāsana (41); Śalabhāsana (60); Dhanurāsana (63); Ūrdhva Dhanurāsana (486 t/m 487); Dwipāda Viparīta Daṇḍāsana (516); Maṇḍalāsana (525 t/m 535); Ardha Matsyendrāsana I (311); Mālāsana II (322); Pāśāsana (328); Hanumānāsana (475); Samakoṇāsana (477); Supta Trivikramāsana (478).

Ademnood
Sālamba Śirṣāsana I (184); Sālamba Sarvāngāsana I (234); Halāsana (244); Paschimottānāsana (160); Uttānāsana (48); Adhomukha Svānāsana (75); Parvatāsana (107); Ūrdhva Dhanurāsana (486); Ujjayi Prāṇāyāma Nāḍi Śodhana Prāṇāyāma; Uḍḍiyāna; Śavāsana (592).

Angina
Śirṣāsana en wat verder mogelijk is in de cuklus (184 t/m 218); Sarvāngāsana en andere mogelijke āsana's in de cyklus (234 t/m 271); Virāsana (89); Paryankāsana (97); Padmāsana en cyklus (104 t/m 124); Staande houdingen (1 t/m 36); Uṣṭrāsana (41); Dhanurāsana (63); Ūrdhva Mukha Śvānāsana (74); Marīchyāsana III (303); Ardha Matsyendrāsana I (311); Pāśāsana (328); Paripoorṇa Matsyendrāsana (336); Paschimottānāsana (160); Yoganidrāsana (391); Ūrdhva Dhanurāsana (486); Dwipāda Viparīta Daṇḍāsana (516); Ujjāyi (Sektie 203) en Nāḍdi Śodhana Prāṇāyāma (Sektie 205); Bhastrikā (Sektie 206) en Uḍḍyāna (Sektie 201).

Armen en buikorganen
Chaturanga Daṇḍāsana (67); Nakrāsana (68 t/m 71); Ūrdhva Mukha Śvānāsana

(74); Adhomukha Śvānāsana (75); Lolāsana (83); Tolāsana (108); Simhāsana II (110); Mayūrāsana (354); Padma Mayūrāsana (355); Haṃsāsana (356); Aṣṭāvakrāsana (342); Bhujapīdāsana (348); Pincha Mayūrāsana (357); Adhomukha Vṛkṣāsana (359); Bakāsana (410); Pārśva Bakāsana (412); Ekahasta Bhujāsana (344); Dwihasta Bhujāsana (345); Chakorāsana (379); Vasiṣṭhāsana (398); Viśvāmitrāsana (403); Tittibhāsana (395); Ūrdhva Kukkuṭāsana (419); Parśva Kukkuṭāsana (424); Dwipāda Kouṇḍinyāsana (438); Ekapāda Kouṇḍinyāsana I & II (441 en 442); Ekapāda Bakāsana I & II (446 en 451); Gālavāsana (427); Ekapāda Gālavāsana (432); Viparīta Chakrāsana (488 t/m 499).

Armen, misvormingen aan de
Alle staande houdingen (1 t/m 48); Parvatāsana (107); Halāsana (244); Ūrdhva Mukha Śvānāsana (74); Adhomukha Śvānāsana (75); Adhomukha Vṛkṣāsana (359); Gomukhāsana (80); Marīchyāsana I & III (144 en 303); Ardha Matsyendrāsana I (311); Baddha Padmāsana (118); Mālāsana I (321); Pāśāsana (328).

Astma
Śīrṣāsana and cyklus (184 t/m 218); Sarvāngāsana en cyklus (234 t/m 271); Mahāmudra (125); Jānu-Śīrṣāsana (127); Uttanāsana (48); Paschimottānāsana (160); Bhujangāsana I & II (73 en 550); Śalabhāsana (60); Dhanurāsana (63); Ūrdhva Mukha Śvānāsana (74); Adhomukha Śvānāsana (75); Vīrāsana (89); Supta Vīrāsana (96); Paryankāsana (97); Padmāsana en cyklus (104 t/m 124); Uttānapādasana (292); Setubandhāsana (296); Poorvottānāsana (171); Ardha Matseyendrāsana I & II (311 en 330); Pāśāsana (328); Uṣṭrāsana (41); Ūrdhva Dhanurāsana (486); Dwipāda Viparīta Daṇḍāsana (516); Ujjāyī Prāṇāyāma (Sektie 203) en Nāḍī Śodhana Prāṇāyāma (Sektie 205) zonder vasthouding van de adem als er een aanval is en anders met vasthouding van de inademing en Uḍḍiyāna (Sektie 201).

Verzakking of kanteling van de baarmoeder
Śirṣāsana en cyklus (184 t/m 218); Sarvāngāsana en cyklus (234 t/m 271); Uttānāsana (48); Pādānguṣṭhāsana (44); Pāda-Hastāsana (46); Adhomukha Śvānāsana (75); Daṇḍāsana (77); Parvatāsana (107); Matsyāsana (114); Baddha Koṇāsana (101); Upaviṣṭha Konāsana (151); Ujjāyi (Sektie 203) en Nāḍi Śodhana Prāṇāyāma (Sektie 205); Uḍḍīyāna (Sektie 201).

Barensweeën
Vīrāsana (89); Baddha Koṇāsana (101 en 103); Upaviṣṭa Koṇāsana (148) met of zonder vastpakken van de tenen; Ujjāyi Prāṇāyāma (Sektie 201) met vasthouding van de inademing en Nāḍi Śodhana Prāṇāyāma (Sektie 203) zonder vasthouding; Śavāsana (592).

Benen
Alle staande houdingen (1 t/m 58); Śalabhāsana (60); Dhanurāsana (63); Bhujangāsana I & II (73 en 550); Chaturanga Daṇḍāsana (67); Urdhvamukha Śvānāsana (74); Adhomukha Śvānāsana (75); Paripoorṇa Nāvāsana (78); Ardha Nāvāsana (79); Paschimottānāsana (160); Ūrdhva Mukha Paschimottānāsana I & II (168 en 170); Ākarṇa Dhanurāsana (173 en 175); Upaviṣṭa Koṇāsana (151); Jaṭara Parivartanāsana (275); Supta Pādānguṣṭhāsana (285 t/m 287); Krounchāsana (141); Sālamba Śirṣāsana I (184); Sālamba Sarvāngāsana (234); Halāsana (244); Pincha Mayūrāsana (357); Adhomukha Vṛkṣāsana (359); Anantāsana (290); Ekapada Śirṣāsana en cyklus (371 t/m 384); Vasiṣṭhāsana (398); Viśvāmitrāsana (403); Hanumānāsana (475); Samakoṇāsana (477); Supta Trivikramāsana (478).

Benen, misvormingen aan de
Alle staande houdingen (4 t/m 48); Jānu-Śirṣāsana (127); Ardha Baddha Padma Paschimottānāsana (135); Triangmukhaikapāda Paschimottānāsana (139); Kroun-

chāsana (141); Upavishṭa Koṇāsana (151); Ubhaya Pādānguṣṭhāsana (167); Ūrdhva Mukha Paschimottānāsana I & II (168 en 170); Halāsana (244); Jaṭara Parivartanāsana (275); Supta Pādānguṣṭhāsana (284 t/m 287); Anantāsana (290); Adhomukha Śvānāsana (75); Salabhāsana (60); Hanumānāsana (475); Samakoṇāsana (477); Supta Trivikramāsana (478).

Benen, trombose in de
Sālamba Sarvāngāsana I, indien mogelijk (234); Halāsana (244); Vīrāsana (89); Siddhāsana (84); Baddha Koṇāsana (102); en elke andere zittende āsanā, die geen spanning geeft; Ujjāyi (Sektie 203) en Nāḍi Śodhana Prāṇāyāma (Sektie 205) en Śavāsana (592).

Blindedarmontsteking
Śirṣāsana en cyklus (184 t/m 218); Sarvāngāsana en cyklus (234 t/m 271); Paschimottānāsana (160); Ūrdhvamukha Paschimottānāsana I & II (168 en 170); Poorvottānāsana (171); Mahā Mudra (125); Jānu-Śirṣāsana (127); Ardha Matsyendrāsana I (311); Pāśāsana (328); Ūrdhva Dhanurāsana (468); Dwipāda Viparīta Daṇḍāsana (516); Uttānāsana (48); Nāḍi Śodhana Prāṇāyāma (Sektie 205) zonder vasthouding van de adem gedurende 2 maanden, daarna met vasthouding na de inademing.

Bloedarmoede
Śirṣāsana en cyklus (184 t/m 218); Sarvāngāsana en cyklus (234 t/m 271); Paschimottānāsana (160); Uttānāsana (48); Ujjāyī Prāṇāyāma; Nāḍī Śodhana Prāṇāyāma zonder Kumbhaka (vasthouding van de adem) gedurende 2 à 3 maanden. Doe daarna Antarkumbhaka (met vasthouding van de inademing) Śavāsana (592) zo vaak als mogelijk van 10 tot 15 minuten achter elkaar.

Bloeddruk, hoge
Halāsana (244); Jānu-Śīrṣāsana (127); Ardha Baddha Padma Paschimottānāsana (135); Triang Mukhaikapāda Paschimottānāsana (139); Paschimottānāsana (160); Vīrāsana (89); Siddhāsana (84); Padmāsana (104); Śavāsana (592); Nāḍi Śodhana Prāṇāyāma (Sektie 205) zonder vasthouding van de adem. Meditatie met gesloten ogen. (Als de bloeddruk erg hoog is, dan is het beter om Ujjāȳ Prāṇāyāma (Sektie 203) te doen in liggende houding, zonder kussens gedurende vijf minuten en dan Nāḍī Prāṇāyāma (Sektie 205) en meteen daarna Śavāsana (592) 15 minuten.

Bloeddruk, lage
Sālamba Śirṣāsana I (184); Sālamba Sarvāngāsana I (234); Halāsana (244); Karṇapīdāsana (246); Paschimottānāsana (160); Vīrāsana (89); Siddhāsana (84); Padmāsana (104); Baddhakoṇāsana (102); Nāḍi Śodhana Prāṇāyāma (Sektie 205) in het begin zonder vasthouding van de adem en Śavāsana (592).

Borst
Alle staande houdingen (1 t/m 48); Śīrṣāsana en cyklus (184 t/m 218); Sarvāngāsana en cyklus (234 t/m 271); Dhanurāsana (63); Chaturanga Daṇḍāsana (67); Bhujangāsana I & II (73 en 550); Urdhvamukha Śvānāsana (74); Adhomukha Śvānāsana (75); Padmāsana en cyklus (104 t/m 124); Paschimottānāsana (160); Ākarna Dhanurāsana (173 en 175); Ubhaya Pādānguṣṭhāsana (167); Ūrdhva Mukha Paschimottānāsana I & II (168 en 170); Baddha Koṇāsana (101); Bhujapḍāsana (348); Marīchyāsana III (303); Ardha Matsyendrāsana I, II & III (311, 330 en 332); Pāśāsana (328); Pincha Mayūrāsana (357); Adhomukha Vṛkṣāsana (359); Bakāsana (410); Pārśva Bakāsana (412); Dwipāda Kouṇḍinyāsana (348); Ekapāda Kouṇḍinyāsana I & II (441 en 442); Ekapāda Bakāsana I & II (446 en 451); Ūrdhva Kukkuṭāsana (419); Pārśva Kukkuṭāsana (424); Vāmadevāsana I & II (465 en 466); Ūrdhva Dhanurāsana (486); Viparīta Chakrāsana (488 t/m 499); Kapotāsana (512); Laghuvajrāsana (513); Dwipāda Viparīta Daṇḍāsana (516); Ekapāda Viparīta Daṇḍāsana I & II (521

en 523); Chakrabandhāsana (524); Maṇḍalāsana (525 t/m 535); Vṛiśchikāsana I (537); Rājakapotāsana (551); Ekapāda Rājakapotāsana I, II, III en IV (542, 545, 546 en 547); Vālakhilyāsana (544); Pādānguṣṭha Dhanurāsana (555); Ganda-Bheruṇḍāsana (580 en 581); Viparīta Śalabhāsana (584); Tiriangmukhottānāsana (586); Naṭarājāsana (590); Ujjāyi (Sektie 203) en Nāḍi Śodhana Prāṇāyāma (Sektie 205) met vasthouding van de inademing.

Bronchitis
Alle staande houdingen (4 t/m 39); Śirṣāsana en indien mogelijk de cyklus (184 t/m 218); Sarvāngāsana en cyklus (234 t/m 271 behalve 267); Paschimottānāsana (160); Jaṭara Parivartanāsana (275); Ūrdhva Mukha Paschimottānāsana I & II (168 en 170); Jānu-Śirṣāsana (127); Mahāmudra (125); Bhujangāsana I (73); Adhomukha Śvānāsana (75); Gomukhāsana (80); Marīchyāsana I & III (144 en 3030); Ardha Matsyendrāsana I (311); Mālāsana I & II (321 en 322); Pāśāsana (328); Vīrāsana (89); Supta Vīrāsana (96); Paryankāsana (97); Padmāsana en wat verder mogelijk is in de cyklus (104 t/m 124); Baddha Koṇāsana (102); Upaviṣṭha Koṇāsana (151); Ekapāda Śirṣāsana en cyklus (371 t/m 384); Yoganidrāsana (391); Dwipāda Śīrṣāsana (393); Kūrmāsana en Supta Kūrmāsana (363, 364 en 368); Śalabhāsana (60); Dhanurāsana (63); Uṣṭrāsana (41); Ūrdhva Dhanurāsana (486); Kapotāsana (512); Dwipāda Viparīta Daṇḍāsana (516); Ujjāyi (Sektie 203); Nāḍi Śodhana (Sektie 205) en Sūrya Bhedana Prāṇāyāmas (Sektie 204) met vasthouding van de inademing.

Bronchopneumonie
Sālamba Śirṣāsana I (184); Sālamba Sarvāngasana I (234); Halāsana (244); Paschimottānāsana (160); Uttānāsana (48); Mahā Mudra (125); Adhomukha Śvānāsana (75); Vīrāsana (89); Siddhāsana (84); Padmāsana (104); Baddha Padmāsana (118); Baddha Koṇāsana (102); Ujjāyi, Nāḍi Śodhana en Suryabhedana Prāṇāyāma's; Śavāsana (592).

Darm, zweer aan de twaalfvingerige-
Śīrṣāsana en cyklus (184 t/m 218); Sarvāngāsana en cyklus (234 t/m 271); Mahāmudra (125); Jānu-Śīrṣāsana (127); Paschimottānāsana (160); Kūrmāsana en Supta Kūrmāsana (363, 364 en 368); Yoganidrāsana (391); Marīchyāsana III (303); Ardha. Matsyendrāsana I (311); Pāśāsana (328); Dwipāda Viparīta Daṇḍāsana (516); Uḍḍīyāna (Sektie 201); Ujjāyi (Sektie 203) en Nāḍi Śodhana Prāṇāyāma (Sektie 205) met vasthouding van de inademing.

Darm; dikke darmontsteking
Śīrṣāsana en cyklus (184 t/m 218); Sarvāngāsana en cyklus (234 t/m 271); Uttānāsana (48); Paschimottānāsana (160); Virāsana (89); Supta Virāsana (96); Jaṭara Parivartanāsana (275); Paripoorṇa Nāvāsana (78); Ardha Nāvāsana (79); Marīchyāsana III (303); Ardha Matsyendrāsana I (311); Pāśāsana (328); Mahāmudra (125); Adhomukha Śvānāsana (75); Jānu-Śrṣāsana (127); Yoganidrāsana (391); Śalabhāsana (60); Dhanurāsana (63); Ūrdhva Dhanurāsana (486); Ujjāyi (Sektie 203) en Nāḍi Śodhana Prāṇāyāma (Sektie 205).

Diarree
Sālamba Śīrṣāsana I (184); Sālamba Sarvāngāsana I (234); Nāḍī Śodhana Prāṇāyāma (Sektie 205) zonder vasthouding van de adem.

Duizeligheid
Sālamba Śīrṣāsana I (184); Sālamba Sarvāngāsana I (234); Halāsana (244); Paschimottānāsana (160); Ṣanmukhi Mudra (106); Nāḍī Śodhana Prāṇāyāma (Sektie 205) zonder vasthouding; Śavāsana (592).

Dysenterie
Śīrṣāsana en andere mogelijke āsana's in de cyklus (184 t/m 218); Sarvāngāsana en andere mogelijke āsana's in de cyklus (234 t/m 271); Mahāmudra (125); Jānu-Sīrṣāsana (127); Nāḍī Śodhana Prāṇāyāma (Sektie 205) zonder vasthouding van de adem.

Dyspepsie (slechte spijsvertering)
Volg de āsana's, die onder *Maagzuur* zijn aangegeven.

Eierstokken
Śīrṣāsana en cyklus (184 t/m 218); Sarvāngāsana en cyklus (234 t/m 271); Paschimottānāsana (160); Uttanāsana (48); Adhomukha Śvānāsana (75); Baddha Padmāsana (118); Yogamudrāsana (120); Parvatāsana (107); Matsyāsana (113); Kūrmāsana en Supta Kūrmāsana (363, 364 en 368); Vīrāsana (89); Supta Vīrāsana (96); Paryankāsana (97); Baddha Koṇāsana (102); Upaviṣṭa Koṇāsana (151); Urdhva Mukha Paschimottānāsana I & II (168 en 170); Yoganidrāsana (391); Marīchyāsana III (303); Ardha Matsyendrāsana I (311); Pāśāsana (328); Ūrdhva Dhanurāsana (486); Dwipāda Viparīta Daṇḍāsana (516); Śavāsana (592); Nāḍī Śodhana Prāṇāyāma met vasthouding van de inademing en Uḍḍyāna (201).

Enkels
Utthita en Parivṛtta Trikoṇāsana (4, 5, 6 en 7); Utthita en Parivṛtta Pārśvakoṇāsana (8, 9, 10 en 11); Vīrabhadrāsana I, II en III (14, 15 en 17); Pārśvottānāsana (26); Prasārita Pādottānāsana (33); Adhomukha Śvānāsana (75); Gomukhāsana (80); Vīrāsana (89); Supta Vīrāsana (96); Bhekāsana (100); Baddha Padmāsana en cyklus (104 t/m 124); Baddha-koṇāsana (102); Supta Pādāngusthāsana (285 en 287); Triang Mukhaikapāda Paschimottānāsana (139); Krounchāsana (141); Bharadwājāsana I & II (297 en 299); Ākarṇa Dhanurāsana (173 en 175); Śalabhāsana (60); Dhanurāsana (63); Uṣṭrāsana (41); Vātāyanāsana (58); Garuḍāsana (56); Supta Bhekāsana (458); Mālāsana I en II (321 en 322).

Epilepsie
Sālamba Śīrṣāsana I (184); Sālamba Sarvāngāsana I (234); Halāsana (244); Mahāmudra (125); Paschimottānāsana (160); Ujjāyi Prāṇāyāma met vasthouding van de inademing en Nāḍī Śodhana Prāṇāyāma zonder vasthouding; Ṣanmukhi Mudra (106); 5 minuten, Śavāsana (592) zolang als er tijd beschikbaar is; Śītali Prāṇāyāma (601); Dhyāna of meditatie.

Galblaas en lever oefeningen
Volg de āsana's onder de kop *Maagzuur* en *Opgeblazenheid.*

Geheugenverlies
Śīrṣāsana en cyklus (184 t/m 218); Sarvāngāsana en cyklus (234 t/m 271); Uttānāsana (48); Paschimottānāsana (160); Ūrdhva Mukha Paschimottānāsana I & II (168 en 170); Trāṭaka (het kijken naar de plek tussen de wenkbrauwen of naar het puntje van de neus); Nāḍī Śodhana Prāṇāyāma (Sektie 205) met vasthouding van de inademing en Bhastrikā Prāṇāyāma (Sektie 206).

Halitosis (onwelriekende adem)
Śīrṣāsana en cyklus (184 t/m 218); Sarvāngāsana en cyklus (234 t/m 271); Uttānāsana (48); Jaṭara Parivartanāsana (275); Paschimottānāsana (160); Simhāsana I & II (109 en 110); Ujjāyi (Sektie 203); Nāḍī Śodhana (Sektie 205) en Śītali Prāṇāyāma (601); Uddīyāṇa (Sektie 201). (Open, tijdens de beoefening van āsana's en Prāṇāyāma, de mond, rek de tong uit en krul hem omhoog zodat gedurende de hele beoefening de punt dicht in de richting van de stemspleet gebracht wordt. Dit doet niet alleen de slechte reuk verdwijnen maar lest ook de dorst. Dit wordt in Yoga Kāka

Mudrā genoemd, Kāka betekent kraai en mudrā symbool.

Hartklachten
Ujjāyī (Sektie 203) of Nāḍī Śodhana Prāṇāyāma (Sektie 205) zonder vasthouding en zonder spanning. Meditatie, Śavāsana (592).

Hartkloppingen
Sālamba Śīrṣāsana I (184); Sālamba Sarvāngāsana I (234); Halāsana (244); Paschimottānāsana (160); Uttānāsana (48); Adhomukha Śvānāsana (75); Dwipada Viparīta Daṇḍāsana (516); Vīrāsana (89); Supta Vīrāsana (96); Ujjāyī (Sektie 203) en Nāḍī Śodhana Prāṇāyāma (Sektie 205) zonder vasthouding van de adem om mee te beginnen. Na 2 of 3 maanden kan met 5 sekonden vasthouding van de inademing begonnen worden en doe dit geleidelijk aan steeds langer. Śavāsana (592).

Hartvergroting
Nāḍī Śodhana Prāṇāyāma (Sektie 205) zonder vasthouding van de adem.

Hersenen
Śīrṣāsana en cyklus (184 t/m 218); Sarvāngāsana en cyklus (234 t/m 271); Adhomukha Śvānāsana (75); Paschimottānāsana (160); Uttānāsana (48); Kūrmāsana en Supta Kūrmāsana (363, 364 en 368); Yoganidrāsana (391); Ūrdhva Dhanurāsana (486); Viparīta Chakrāsana (488 en 499); Dwipāda Viparīta Daṇḍāsana (516); Ekapāda Viparīta Daṇḍāsana I & II (521 en 523); Vṛiśchikāsana I & II (537 en 538); Śīrṣapādāsana (570); Gaṇḍa-Bheruṇḍāsana (580 en 581); Viparīta Śalabhāsana (584); Nāḍī Śodhana (Sektie 205), Sūryabhedana (Sektie 204); Bhastrikā (Sektie 206) en Śītali Prāṇāyāmās (601); Śavāsana (592).

Hielen (pijn of knobbels)
Śīrṣāsana en cyklus (184 t/m 218); Sarvāngāsana en cyklus (234 t/m 271); Adhomukha Śvānāsana (75); Vīrāsana (89); Supta Vīrāsana (96); Paryankāsana (97); Bhekāsana (100); Supta Bhekāsana (458); Baddha Koṇāsana (101); Mulabandhāsana (462); Ardha Matsyendrāsana I (311); Mālāsana I & II (321 en 322); Pāśāsana (328); Paripoorṇa Matsyendrāsana (336); Ūrdhva Mukha Paschimottānāsana I & II (168 en 170); Gomukhāsana (80); Pincha Mayūrāsana (357); Adhomukha Vṛkṣāsana (359); Vāmadevāsana I & II (465 en 466); Yogadaṇḍāsana (456); Kandāsana (470).

Hoesten
Śīrṣāsana en cyklus (184 t/m 218); Sarvāngāsana en cyklus (234 t/m 271); Uttānāsana (48); Paschimottānāsana (160); Ardha Matsyendrāsana I (311); Pāśāsana (328); Ūrdhva Dhanurāsana (486); Ujjāyi Prānāyāma (Sektie 203) met vasthouding van de inademing.

Hoofdpijn
Sālamba Śīrṣāsana I (184) 10 minuten; Sālamba Sarvāngāsana I (234) 10 minuten; Halāsana (244) 5 minuten en andere mogelijke āsanā's in de Sarvāngāsana cyklus; Paschimottānāsana (160) 5 minuten; Uttānāsana (48) 3 minuten; Nāḍī Śodhana Prāṇāyāma (Sektie 205) zonder vasthouding van de adem gedurende 10 tot 15 minuten; Śavāsana (592) 10 minuten.

Hydrocele (waterzucht)
Śīrṣāsana en cyklus (184 t/m 218); Sarvāngāsana en cyklus (234 t/m 271); Padmāsana en cyklus (104 t/m 124); Adhomukha Vṛkṣāsana (359); Pincha Mayūrāsana (357); Adhomukha Śvānāsana (75); Jaṭara Parivartanāsana (275); Supta Pādānguṣṭhāsana (185 t/m 287); Baddha Koṇāsana (101); Upaviṣṭa Koṇāsana (151); Paschimottānāsana (160); Yoganidrāsana (391); Yogadaṇḍāsana (456); Mulaband-

hāsana (462); Vāmadevāsana I & II (465 en 466); Kandāsana (470); Hanumānāsana (475); Samakoṇāsana (477); Uḍḍīyāna (Sektie 201) en Nauli (Sektie 202).

Impotentie
Śīrṣāsana en cyklus (184 t/m 218); Sarvāngāsana en cyklus (234 t/m 271); Paschimottānāsana (160); Uttānāsana (48); Mạhāmudra (125); Baddha Koṇāsana (101); Ardha Matsyendrāsana I (311); Pāśāsana (328); Mūlabandhāsana (462); Kandāsana (470); Hanumānāsana (475); Yoganidrāsana (391); Ūrdhva Dhanurāsana (486); Dwipāda Viparīta Daṇḍāsana (516); Uḍḍiyāna; Nāḍī Śodhana Prāṇāyāma (Sektie 205) met vasthouding van de inademing.

Indigestie
Alle staande houdingen (4 t/m 48); Śīrṣāsana en cyklus (184 t/m 218); Sarvāngāsana en cyklus (234 t/m 271); Jaṭara Parivartanāsana (275); Ūrdhva Prasarīta Pādāsana (276 t/m 279); Paripoorṇa Nāvāsana (78); Ardha Nāvāsana (79); Mahāmudra (125); Śalabhāsana (60); Dhanurāsana (63); Paschimottānāsana (160); Yoganidrāsana (391); Marīchyāsana III (303); Ardha Matsyendrāsana I (311); Pāśāsana (328); Paripoorṇa Matsyendrāsana (336); Supta Vīrāsana (96); Uḍḍiyāna (Sektie 201) en Nauli (Sektie 202), Bhastrika Prāṇāyāma (Sektie 206), Nāḍī Prāṇāyāma (Sektie 205) met vasthouding van de inademing.

Ischias
Alle staande houdingen (1 t/m 36); Śīrṣāsana en doe alles wat verder mogelijk is in de cyklus (184 t/m 218); Sarvāngāsana en alle mogelijke āsana's in de cyklus (234 t/m 271); Jaṭara Parivartanāsana (275); Supta Pādānguṣṭhāsana (284 t/m 287); Anantāsana (290); Uttānapādāsana (292); Setubandhāsana (296); Paschimottānāsana (160); Śalabhāsana (60); Dhanurāsana (63); Bhujangāsana I (73); Ūrdhva Mukha Śvānāsana (74); Adhomukha Śvānāsana (75); Ūrdhva Mukha Paschimottānāsana I & II (168 en 170); Poorvottānāsana (171); Kūrmāsana (363 en 364); Mūlabandhāsana (462); Bharadwājāsana I & II (297 en 299); Marīchyāsana III (303); Ardha Matsyendrāsana I (311); Mālāsana I & II (321 en 322); Pāśāsana (328); Hanumānāsana (475); Supta Trivikramāsana (478); Uṣṭrāsana (41); Dwipāda Viparīta Daṇḍāsana (516). Indien mogelijk, Paripoorṇa Matsyendrāsana (336).

Jicht
Śīrṣāsana en wat mogelijk is in de cyklus (184 t/m 218); Sarvāngāsana en wat mogelijk is in de cyklus (234 t/m 271); Staande houdingen (4 t/m 36); Indien mogelijk Padmāsana en cyklus (104 t/m 124); Vīrāsana (89); Supta Vīrāsana (96); Paryankāsana (97); Parighāsana (39); Garuḍāsana (56); Gomukhāsana (80); Uttānāsana (48); Paschimottānāsana (160); Ubhaya Pādānguṣṭhāsana (167); Ākarṇa Dhanurāsana (173 en 175); Krounchāsana (142); Marīchyāsana III (303); Ardha Matsyendrāsana I (311); Mālāsana I & II (321 en 322); Pāśāsana (328); Yogadaṇḍāsana (456); Bhekāsana (100); Supta Bhekāsana (458); Mūlabandhāsana (462); Vāmadevāsana I & II (465 en 466); Kandāsana (470); Hanumānāsana (475).

Knieën
Alle staande houdingen (1 t/m 48); Jānu-Śīrṣāsana (127); Parivṛtta Jānu-Śrṣāsana (132); Ardha Baddha Padma Paschimottānāsana (135); Triangmukhaikapāda Paschimottānāsana (139); Krounchāsana (141); Marīchyāsana I, II, III & IV (144, 146, 303 en 305); Ākarṇa Dhanurāsana (173 en 175); Padmāsana en cyklus (104 t/m 124); Vīrāsana (89); Supta Vīrāsana (96); Paryankāsana (97); Gomukhāsana (80); Siddhāsana (84); Baddha Koṇāsana (101); Bharadwājāsana I & II (297 en 299); Ardha Matsyendrāsana I (311); Mālāsana I & II (321 en 322); Pāśāsana (328); Kūrmāsana en Supta Kūrmāsana (363, 364 en 368); Yoganidrāsana (391); Yogadaṇḍāsana (456); Bhekāsana (100); Supta Bhekāsana (458); Mulabandhāsana (462); Vāmadevāsana I & II (465 en 466); Kandāsana (470); Hanumānāsana (475);

Gheraṇḍāsana I & II (561 en 564).

Koliek
Śīrṣāsana en cyklus (184 t/m 218); Sarvāṅgāsana en cyklus (234 t/m 271); Uttānāsana (48); Jaṭara Parivartanāsana (275); Paripoorṇa Nāvāsana (78); Ardha Nāvāsana (79); Vīrāsana (89); Supta Vīrāsana (96); Mahāmudra (125); Uddīvāna 6 tot 8 keer (Sektie 201).

Konstipatie
Śīrṣāsana en cyklus (184 t/m 218); Sarvāṅgāsana en cyklus (234 t/m 271); alle staande houdingen (4 t/m 36); Uttānāsana (48); Paschimottānāsana (160); Jaṭara Parivartanāsana (275); Nāḍī Śodhana Prāṇāyāma (Sektie 205).

Kou, een
Śīrṣāsana en cyklus (184 t/m 218); Sarvāṅgāsana en cyklus (234 t/m 271); Uttānāsana (48); Paschimottānāsana (160); Ardha Matsyendrāsana I (311); Pāśāsana (328); Ūrdhva Dhanurāsana (486); Ujjāyi (Sektie 203); Bhastrikā (Sektie 206), Nāḍī Śodhana (Sektie 205) en Sūryabhedana (Sektie 204) Prāṇāyāma's.

Lever, milt, pancreas en ingewanden
Volg de āsana's die gegeven worden onder *Armen* en *Nieren.*

Liesbreuk
Śīrṣāsana en cyklus (184 t/m 218); Sarvāṅgāsana en cyklus (234 t/m 271); Ubhaya Pādāṅguṣṭhāsana (167); Ūrdhva Mukha Paschimottānāsana I & II (168 en 170); Krounchāsana (141); Ākarṇa Dhanurāsana (173 en 175); Supta Pādāṅguṣṭhāsana (284 t/m 287); Upaviṣṭa Koṇāsana (151); Baddha-Koṇāsana (102); Hanumānāsana (475); Samakoṇāsana (477); Supta Trivikramāsana (478); Yogadaṇḍāsana (456); Mūlabandhāsana (462); Yoganidrāsana (391); Uḍḍīyāna (Sektie (201). (Tijdens het rusten is het aan te raden om dit liggend in Baddha Konāsana (101) te doen. Sta echter niet onmiddellijk op of begin niet meteen rond te lopen, nadat deze āsana is uitgevoerd. Doe na deze āsana, Śavāsana.)

Longen
Śīrṣāsana en cyklus (184 t/m 218); Sarvāṅgāsana en cyklus (234 t/m 271); Padmāsana en cyklus (104 t/m 124); Vīrāsana (89); Supta Vīrāsana (96); Paryankāsana (97); alle staande houdingen en (4 t/m 36); Ūrdhva Dhanurāsana (486); Dwipāda Viparīta Daṇḍāsana (516); alle verschillende soorten Prāṇāyāma's met vasthouding van de inademing.

Longontsteking en borstvliesontsteking
(Na medische behandeling en rust, kan de patiënt in overeenstemming met de mogelijkheden yoga beoefenen om op krachten te komen en weer sneller het normale leven te hervatten). Sālamba Śīrṣāsana I (184); Sālamba Sarvāṅgāṣana I (234); Halāsana (244); Paschimottānāsana (160); Uttānāsana (48); Vīrāsana (89); Parvatāsana (107); Matsyāsana (114); Ujjāyi (Sektie 203) en Nāḍī Śodhana Prāṇāyāma (Sektie 205) zonder vasthouding van de adem, meditatie en Śavāsana (592).

Maagkatarre (ontsteking)
Hetzelfde als voor *Opgeblazenheid.*

Maag, tumor aan de
(Alleen als de ziekte in een beginstadium is) Sālamba Śīrṣāsana I en andere mogelijke āsana's in de cyklus (184 t/m 218); Sālamba Sarvāṅgāsana I en andere mogelijke āsana's in de cyklus (234 t/m 271); staande houdingen (1 t/m 36); Uttānāsana (48); Mahāmudra (125); Jānu-Śīrṣāsana (127); Supta Vīrāsana (96); Matsyāsana (114);

Parvatāsana (107); Paschimottānāsana (160); Uḍḍīyāna (Sektie 201) en Ujjāyī (Sektie 203) of Nāḍī Śodhana Prāṇāyāma (Sektie 205).

Maagzuur
Utthita Trikoṇāsana (4 en 5); Parivṛtta Trikoṇāsana (6 en 7); Utthita Pārśvakoṇāsana (8 en 9); Parivṛtta Pārśvakoṇāsana (10 en 11); Vīrabhadrāsana I, II & III (14, 15 en 17); Ardha Chandrāsana (19); Pārśvottānāsana (26); Pādānguṣṭhāsāna (44); Pāda Hastāsana (46); Uttānāsana (48); Sālamba Śīrṣāsana en cyklus (184 t/m 218); Sālamba Sarvāngāsana en cyklus (234 t/m 271); Jaṭara Parivartanāsana (275); Paripoorṇa Nāvāsana (78); Ardha Nāvāsana (79); Ūrdhva Prasārita Pādāsana (276 en 279); Jānu-Śīrṣāsana (127); Parivṛtta Jānu-Śīrṣāsana (132); Paschimottānāsana (160); Marīchyāsana I, II & III (144, 146 en 303); Ardha Matsyendrāsana I, II & III (311, 330 en 332); Pāśāsana (328); Paripoorṇa Matsyendrāsana (336); Yoganidrāsana (391); Śalabhāsana (60); Dhanurāsana (63); Bhujangāsana I (73); Mayūrāsana (354); Ūrdhva Dhanurāsana (486) en Uḍḍīyāna (Sektie 201).

Maagzweer
Volg de āsana's onder *Maagzuur* en *Opgeblazenheid.*

Menstruatiestoornissen
Volg de āsana's onder *Eierstokken.*

Migraine
Sālamba Śīrṣāsana (184); indien mogelijk de cyklus van Śīrṣāsana; Sarvāngāsana (en wat mogelijk is in de cyklus) (234 t/m 271); Paschimottānāsana (160); Uttānāsana (48); Nāḍī Śodhana Prāṇāyāma zonder vasthouding van de adem; Śtali Prāṇāyāma; Śanmukhi Mudra (106); Meditatie in Vīrāsana (89) of Siddhāsana (84) of Baddha Koṇāsana (103) of Padmāsana (104); Śavāsana (592).

Navelbreuk
Śīrṣāsana en cyklus (184 t/m 218); Sarvāngāsana en cyklus (234 t/m 271); Baddhakoṇāsana (103); Upavista Koṇāsana (151); Paschimottānāsana (160); Ūrdhva Mukha Paschimottānāsana I & II (168 en 170); Ākarna Dhanurāsana (173 en 175); Supta Pādānguṣṭhāsana (284 t/m 287); Mahāmudra (125); Adhomukha Śvānāsana (75); Pādānguṣṭhāsana (43); Pāda Hastāsana (45); Uttānāsana (47); Ūrdhva Dhanurāsana (486); Dwipāda Viparīta Daṇḍāsana (516); Kūrmāsana en Supta Kūrmāsana (363, 364 en 368); Ekapāda Śīrṣāsana en cyklus (371 t/m 384); Yoganidrāsana (391); Dwipāda Śīrṣāsana (393); Paripoorṇa Nāvāsana (78); Ardha Nāvāsana (79); Uḍḍīyāna.

Neuskatarre
Śīrṣāsana en cyklus (184 t/m 218); Sarvāngāsana en cyklus (234 t/m 271); Paschimottānāsana (160); Uttānāsana (48); Adhomukha Śvānāsana (75); Ujjāyī (Sektie 203), Bhastrikā (Sektie 206), Sūryabhedana (Sektie 204) en Nāḍī Śodhana Prāṇāyāma (Sektie 205).

Nieren
Śīrṣāsana en cyklus (184 t/m 218); Sarvāngāsana en cyklus (234 t/m 271); alle staande houdingen (4 t/m 48); Ūrdhva Mukha Śvānāsana (74); Adhomukha Svānāsana (75); Salabhāsana (60); Dhanurāsana (63); Jānu-Śīrṣāsana (127); Parivṛtta Jānu-Śīrṣāsana (132); Paschimottānāsana (160); Parivṛtta Paschimottānāsana (165); Baddha Koṇāsana (103); Upaviṣṭa Koṇāsana (151); Jaṭara Parivartanāsana (275); Adrha Nāvāsana (79); Marīchyāsana III (303); Ardha Matsyendrāsana, I, II en III (311, 330 en 332); Pasāśāna (328); Paripoorṇa Matsyendrāsana (336); Bhujangāsana I en II (73 en 550); Mulabandhāsana (462); Kandāsana (470); Hanumānāsana (475); Yoganidrāsana (391); Ūrdhva Dhanurāsana (486 en 487); Dwipāda Viparīta

Daṇḍāsana (516); Maṇḍalāsana (525 t/m 535); Kapotāsana (512); Rājakapotāsana (551); Vṛiśchikāsana I of II (537 of 538); Pādānguṣṭha Dhanurāsana (555); Śīrṣāpādāsana (570); Gaṇḍa Bheruṇḍāsana (580 en 581); Viparīta Śalabhāsana (584); Ṭiriangmukhottānāsana (586); Naṭarājāsana (590); Uḍḍīyāna (Sektie 201) en Nāḍī Śodhana Prāṇāyāma (Sektie 205).

Ogen
Śīrṣāsana en cyklus (184 t/m 218); Sarvāngāsana en cyklus (234 t/m 271); Uttānāsana (48); Paschimottānāsana (160); Trāṭaka (kijk met gesloten ogen enige tijd naar het puntje van de neus en enige tijd naar de plek tussen de wenkbrauwen). Ṣanmukhi Mudra (106); Śītali (601) en Nāḍī Śodhana Prāṇāyāma (Sektie 205); Śavāsana (592).

Opgeblazenheid (lucht in de maag)
Śīrṣāsana en cyklus (184 t/m 218); Sarvāngāsana en cyklus (234 t/m 271); alle staande houdingen (1 t/m 36); Pādānguṣṭhāsana (44); Pāda Hastāsana (46); Uttānāsana (48); Mahāmudra (125); Jānu-Śīrṣāsana (127); Ardha Baddha Padma Paschimottānāsana (135); Triang Mukhaikapāda Paschimottānāsana (139); Krounchāsana (142); Marīchyāsana I (144); Paripoorṇa Nāvāsana (78); Ardha Nāvāsana (79); Marīchyāsana III (303); Ardha Matsyendrāsana I & III (311 en 332); Mālāsana II (322); Pāśāsana (328); Paripoorṇa Matsyendrāsana (336); Paschimottānāsana (160); Ūrdhva Mukha Paschimottānāsana I & II (168 en 170); Jaṭara Parivartanāsana (275); Ūrdhva Prasārita Pādāsana (276 t/m 279); Chakrāsana (280 t/m 283); Supta Vīrāsana (96); Yoga Mudrāsana (120); Ekapāda Śīrṣāsana en cyklus (371 t/m 384); Kūrmāsana en Supta Kūrmāsana (363, 364 en 368); Yoganidrāsana (391); Dwipāda Śīrṣāsana (393); Śalabhāsana (60); Dhanurāsana (63); Mayūrāsana (354); Ūrdhva Dhanurāsana (486); Dwipāda Viparīta Daṇḍāsana (516); Maṇḍalāsana (525 t/m 535); Uḍḍīyāna (Sektie 201) en Nauli (Sektie 202).

Platvoeten
Alle staande houdingen (1 t/m 48); Śīrṣāsana I (184); Sarvāngāsana I (234); Vīrāsana (89); Supta Vīrāsana (96); Paryankāsana (97); Bhekāsana (100); Supta Bhekāsana (458); Tiriang Mukhaikapāda Paschimottānāsana (139); Krounchāsana (141); Baddha Padmāsana (118); Baddha Koṇāsana (102); Mūlabandhāsana (462); Supta Pādānguṣṭhāsana (284 t/m 287); Gomukhāsana (80); Yogadaṇḍāsana (456); Vāmadevāsana I & II (465 en 466); Gheraṇḍāsana I (561).

Polio
Alle staande houdingen (1 t/m 36). Śalabhāsana (60); Dhanurāsana (63); enzovoort. In mijn ervaring met polio is persoonlijke begeleiding onontbeerlijk, dus werk niet alleen uit het boek. De āsana's moeten namelijk aangepast worden aan de individuele behoeften en mogelijkheden van de patiënt.

Prostaat
Śīrṣāsana en cyklus (184 t/m 218); Sarvāngāsana en cyklus (234 t/m 271); Jaṭara Parivartanāsana (275); Uttānāsana (48); Śalabhāsana (60); Dhanurāsana (63); Adhomukha Śvānāsana (75); Paripoorṇa Nāvāsana (78); Ardha Nāvāsana (79); Jānu-Śīrṣāsana (127); Vīrāsana (89); Supta Vīrāsana (96); Baddha Koṇāsana (102); Padmāsana en cyklus (104 t/m 124); Kūrmāsana en Supta Kūrmāsana (363, 364 en 368); Ekapāda Śīrṣāsana en cyklus (371 t/m 384); Yoganidrāsana (391); Ardha Matsyendrāsana I & II (311 en 320); Pāśāsana (328); Paripoorṇa Matsyendrāsana (336); Mūlabandhāsana (462); Kandāsana (470); Hanumānāsana (475); Samakonāsana (477); Ūrdhva Dhanurāsana (486); Viparīta Chakrāsana (488 t/m 499); Dwipāda Viparīta Daṇḍāsana (516); Maṇḍalāsana (525 t/m 535); Uḍḍīyāna (Sektie 201), Nāḍī Śodhana (Sektie 205) en Ujjāyi Prāṇāyāma (Sektie 203) met vasthouding van de adem.

Reumatische pijnen
Volg de āsana's onder *Arthritis* (zie rug) en *Spit.*

Rug, Arthritis in de bovenrug
Padmāsana en cyklus (104 t/m 124); Vīrāsana (91); Paryankāsana (97); Gomukhāsana (80); alle staande houdingen (4 t/m 36); Parighāsana (39); Paschimottānāsana (160); Ūrdhva Mukha Paschimottānāsana I & II (168 en 170); Bhujangāsana I (73); Ūrdhva Mukha Śvānāsana (74); Adhomukha Śvānāsana (75); Pincha Mayūrāsana (357); Adhomukha Vṛkṣāsana (359); Śrṣāsana en cyklus (184 t/m 218); Sarvāngāsana en cyklus (234 t/m 271); Bharadwājāsana I & II (297 en 299); Marīchyāsana I & III (143 en 303); Ardha Matsyendrāsana I & II (311 en 330); Pāśāsana (328); Uṣṭrāsana (41); Dhanurāsana (63); Ūrdhva Dhanurāsana (486 en 487); Ekapāda Ūrdhva Dhanurāsana (501); Dwipāda Viparīta Daṇḍāsana (516); Ekapāda Viparīta Daṇḍāsana I (521); Kapotāsana (512); Laghuvajrāsana (513).

Rug, Arthritis in de onderrug
Utthita en Parivṛtta Trikoṇāsana (4, 5, 6 en 7); Utthita en Parivṛtta Pārśvakoṇāsana (8, 9, 10 en 11); Vīrabhadrāsana I, II & III (14, 15 en 17); Ardhachandrāsana (19); Pādānguṣṭhāsana (44); Pāda Hastāsana (46); Uttānāsana (48); Śrṣāsana en cyklus (184 t/m 218); Sarvāngāsana en cyklus (234 t/m 271); Marichyāsana I, II, III & IV (143, 145, 303 en 305); Bharadwājāsana I & II (297 en 299); Ardha Matsyendrāsana I (311); Pāśāsana (328); Parighāsana (39); Śalabhāsana (60); Dhanurāsana (63); Pārśva Dhanurāsana (64 en 65); Uttānapādāsana (292); Uṣṭrāsana (41); Setubandhāsana (296); Ūrdhva Dhanurāsana (486); Dwipāda Viparīta Daṇḍāsana (516); Adhomukha Vṛkṣāsana (359); Pincha Mayūrāsana (357).

Rug, hoge
Alle staande houdingen (1 t/m 36); Chaturanga Daṇḍāsana (67); Śalabhāsana (60); Makarāsana (62); Dhanurāsana (63); Uṣṭrāsana (41); Pādānguṣṭhāsana (43); Pāda Hastāsana (45); Uttānāsana (47); Bhujangāsana I (73); Ūrdhva Mukha Śvānasana (74); Adhomukha Śvānāsana (75); Mahāmudra (125); Jānu-Śīrṣāsana (127); Upaviṣṭa Koṇāsana (151); Gomukhāsana (80); Parvatāsana (107); Bharadwājāsana I & II (297 en 299); Marīchyāsana I, II, III en IV (144, 146, 303 en 305); Baddha Padmāsana (118); Paryankāsana (97); Ardha Matsyendrāsana I & II (311 en 330); Jaṭara Parivartanāsana (275); Supta Pādānguṣṭhāsana (185 t/m 287); Urdhva Dhanurāsana (486); Pincha Mayurāsana (357); Adhomukha Vṛkṣāsana (359); Dwipāda Viparīta Daṇḍāsana (516).

Rug, pijn in de
Śīrṣāsana en cyklus (184 t/m 218); Sarvāngāsana en cyklus (234 t/m 271); alle staande houdingen (4 t/m 36); Jaṭara Parivartanāsana (275); Supta Pādānguṣṭhāsana (285 t/m 287); Mahāmudra (125); Jānu-Śīrṣāsana (127); Parivṛtta Jānu-Śrṣāsana (132); Paschimottānāsana (160); Ūrdhva Mukha Paschimottānāsana I en II (168 en 170); Parivṛtta Paschimottānāsana (165); Marichyāsana I & III (144 en 303); Ardha Matsyendrāsana I & II (311 en 330); Pāśāsana (328); Paripoorṇa Matsyendrāsana (336); Mālāsana I & II (321 en 322); Adhomukha Śvānāsana (75); Uṣṭrāsana (41); Śalabhāsana (60); Dhanurāsana (63); Pārśva Dhanurāsana (64 en 65); Ūrdhva Dhanurāsana (486); Viparīta Chakrāsana (488 t/m 499); Dwipāda Viparīta Daṇḍāsana (516); Maṇḍalāsana (525 t/m 535).

Schoudergewrichten, arthritis in de
Utthita en Parivṛtta Trikoṇāsana (4, 5, 6 en 7); Utthia en Parivṛtta Pārśvakoṇāsana (8, 9, 10 en 11); Vīrabhadrāsana I, II & III (14, 15 en 17); Ardhachandrāsana (19); Pārśvottānāsana (26); Sālamba Śīrṣāsana (184); Sālamba Sarvāngāsana I & II (234 en 235); Halāsana (244); Dhanurāsana (63); Ūrdhva Mukha Śvānāsana (74); Adhomukha Śvānāsana (75); Vīrāsana (91); Parvatāsana (107); Adrha Baddha Padmot-

tānāsana (52); Ardha Baddha Padma Paschimottānāsana (135); Paschimottānāsana (160); Gomukhāsana (80); Baddha Padmāsana (118); Yogamudrāsana (120); Pincha Mayūrāsana (357); Adhomukha Vṛksāsana (359); Vasiṣṭhāsana (398); Kaśyapāsana (399); Viśvamitrāsana (403); Bhujapidāsana (348); Bakāsana (410); Marichyāsana I, II & III (144, 146 en 303); Ardha Matsyendrāsana I & II (311 en 330); Bharadwājāsana I & II (297 en 299); Pāśāsana (328); Paripoorṇa Matsyendrāsana (336); Uṣṭrāsana (41); Yogadaṇḍāsana (456); Ūrdhva Dhanurāsana (486); Kapotāsana (512); Maṇḍalāsana (525 t/m 535); Pādānguṣṭha Dhanurāsana (555).

Slapeloosheid
Śīrṣāsana en cyklus (184 t/m 218); Sarvāngāsana en cyklus (234 t/m 271); Paschimottānāsana (160); Uttānāsana (48); Bjastrika, Nāḍī Śodhana en Sūryabhedana Prāṇāyāma zonder vasthouding, Śanmukhi Mudra (106) en Śavāsana (592).

Spataderen
Śīrṣāsana en cyklus (184 t/m 218); Sarvāngāsana en cyklus (234 t/m 271); Vīrāsana (89); Supta Vīrāsana (96); Paryankāsana (97); Bhekāsana (100).

Spit
Alle staande houdingen (4 t/m 48); Śalabhāsana (60); Dhanurāsana (63); Bhujangāsana I (73); Poorvottānāsana (171); Mālāsana I & II (321 en 322); Bharadwājāsana I & II (297 en 299); Marīchyāsana III (303); Ardha Matsyendrāsana I (311); Pāśāsana (328); Ūrdhva Mukha Paschimottānāsana II (170); Jaṭara·Parivartanāsana (275); Parvatāsana (107); Śīrṣāsana en cyklus (184 t/m 218); Sarvāngāsana en cyklus (234 t/m 271); Ūrdhva Dhanurāsana (486 en 487); Viparīta Chakrāsana (488 t/m 499); Dwipāda Viparīta Daṇḍāsana (516); Maṇḍalāsana (525 t/m 535).

Staartbeen (pijn en dislokatie)
Vīrāsana (89); Supta Vīrāsana (96); Padmāsana en cyklus (104 t/m 124); Śīrṣāsana I (184); Sarvāngāsana I (234); Setubandha Sarvāngāsana en Ekapāda Setubandha Sarvāngāsana (259 en 260); Śalabhāsana (60); Dhanurāsana (63); Pārśva Dhanurāsana (64 en 65); Bhujangāsana I & II (73 en 550); Adhomukha-Vṛkṣāsana (359); Pincha-Mayūrāsana (357); Ūrdhva Mukha Śvānāsana (74); Vātāyanāsana (58); Uṣṭrāsana (41); Ūrdhva Dhanurāsana (486 en 487); Dwipāda Viparīta Daṇḍāsana (516); Kapotāsana (512); Laghuvajrāsana (513); Vṛiśchikāsana I (537); Rājakapotāsana (551); Ekapāda Rājakapotāsana I, II, III & IV (542, 545, 546 en 547); Vālakhilyāsana (544); Gaṇḍa-Bheruṇḍāsana (580 en 581); Viparīta Salabhāsana (584); Pādānguṣṭha Dhanurāsana (550); Tiriangmukhottānāsana (586); Hanumānāsana (475); Mulabandhāsana (462).

Spermaturie
Śīrṣāsana en cyklus (184 t/m 218); Sarvāngāsana en cyklus (234 t/m 271); Paschimottānāsana (160); Baddha Koṇāsana (103); Mūlabandhāsana (462); Kandāsana (470); Ujjāyi (Sektie 203) en Nāḍī Śodhana Prāṇāyāma (Sektie 205) zonder vasthouding van de adem gedurende 2-3 maanden. Doe ze daarna met vasthouding van de inademing.

Steriliteit
Volg de āsana's onder *Spermaturie*.

Suikerziekte
Śīrṣāsana en cyklus (184 t/m 218); Sarvāngāsana en cyklus (234 t/m 271); Mahāmudra (125); Jānu-Śīrṣāsana (127); Paschimottānāsana (160); Vīrāsana (89); Supta Vīrāsana (96); Ākarṇa Dhanurāsana (173 en 175); Śalabhāsana (60); Dhanurāsana (63); Paripoorṇa Nāvāsana (78); Ardha Nāvāsana (79); Jatara Parivartanāsana (275); Uttānāsana (48); Marīchyāsana I, II, III en IV (146, 303 en 305); Ardha Mat-

syendrāsana I, II en III (311, 330 en 332); Pāśāsana (328); Paripoorṇa Matsyendrāsana (336); Ūrdhva Dhanurāsana (486); Dwipāda Viparīta Daṇḍāsana (516); Mayūrāsana (354); Hamṣāsana (356); Bhujangāsana I en II (73 en 550); Uḍḍīyāna (Sektie 201), Nauli (Sektie 202), Nāḍī Śodhana Prāṇāyāma (Sektie 205) met vasthouding van de inademing, Śavāsana (592).

Trombose van de kransslagader
Ujjāyī Prāṇāyāma (Sektie 203), liggend en zonder vasthouding van de adem. Ook 'het diepe ademen', alhoewel dit zonder spanning gedaan moet worden en bij voorkeur onder leiding van een bekwaam leraar. Śavāsana (592) gedurende 15 minuten, 2 keer per dag.

Tuberculose
Na medische behandeling is het aan te raden onder begeleiding van een ervaren leraar te werken.

Tussenwervelschijven, verschuiving van de
Alle staande houdingen (4 t/m 19); Pādānguṣṭhāsana (43); Pāda Hastāsana (45); Uttānāsana (47); Paschimottānāsana (160); Śalabhāsana (60 en 61); Makarāsana (62); Dhanurāsana (63); Uṣṭrāsana (41); Bhujangāsana I (73); Urdhva Mukha Svānāsana (74); Uttānapādāsana (292); Setubandhāsana (296); Sarvāngāsana I (234); Setubandha Sarvāngāsana (259); Pincha Mayūrāsana (357); Adhomukha Vṛkṣāsana (359); Parvatāsana (107); Matsyāsana (113); Supta Virāsana (96); Paryankāsana (97); Parighāsana (39); Ūrdhva Dhanurāsana (486 en 487); Dwipāda Viparīta Daṇḍasāna (516); Ujjāyi (Sektie 203) en Nāḍī Śodhana Prāṇāyāma (Sektie 205).

Urine, inkontinentie of te veel
Śīrṣāsana en wat mogelijk is in de cyklus (184 t/m 218); Sarvāngāsana en wat mogelijk is in de cyklus (234 t/m 271); Supta Vīrāsana (96); Matsyāsana (114); Siṃhāsana II (110); Mahāmudra (125); Baddha Koṇāsana (101); Uḍḍiyāna (594); Nāḍī Śodhana Prāṇāyāma (Sektie 205) met Antara Kumbhaka en Bāhya Kumbhaka.

Verkoudheid
Śīrṣāsana en cyklus (184 t/m 218); Sarvāngāsana en cyklus (234 t/m 271); Uttānāsana (48); Paschimottānāsana (160); Kūrmāsana en Supta Kūrmāsana (363, 364 en 368); Yoganidrāsana (391); Ujjāyi Prāṇāyāma (Sektie 203) met vasthouding van de inademing.

Verlamming
Begeleiding van een ervaren leraar is noodzakelijk. Alle staande houdingen (1 t/m 36); Pādānguṣṭhāsana (44); Pāda Hastāsana (46); Uttānāsana (48); Śalabhāsana (60 en 61); Makarāsana (62); Dhanurāsana (63); Bhujangāsana I (73); Sālamba Śīrṣāsana I (184); Sālamba Sarvāngāsana I (234); Halāsana (244); Ekapāda Sarvāngāsana (250); Pārśvaikapada Sarvāngāsana (251); Pārśva Halāsana (249); Supta Koṇāsana (247); Supta Pādānguṣṭhāsana (284, 285 en 287); Ūrdhva Prasārita Pādāsana (276 t/m 279); Śavāsana (592); Ujjāyi (Sektie 203) en Nāḍī Śodhana Prāṇāyāma (Sektie 205).

Vermoeidheid
Sālamba Śīrṣāna I (184); Sālamba Sarvāngāsana I (234); Halāsana (244); Paschimottānāsana (160); Ūrdhva Mukha Paschimottānāsana II (170); Adhomukha Śvānāsana (75); Uttānāsana (48); Ardha Matsyendrāsana I (311); Pāśāsana (328); Mālāsana II (322); Dwipāda Viparīta Daṇḍāsana (516); Nāḍī Śodhana Prāṇāyāma (Sektie 205) zonder vasthouding van de adem; Śavāsana (592).

Zenuwzwakte
Śīrṣāsana en cyklus (184 t/m 218); Sarvāṅgāsana en cyklus (234 t/m 271); Uttānāsana (48); Paschimottānāsana (160); Nāḍ Śodhana Prāṇāyāma zonder vasthouding; Śanmukhi Mudra (106); Meditatie en Śavāsana (592).

Zwaarlijvigheid
Volg de āsana's onder *Maagzuur* en *Maag*.

Tabel van de Āsana's

met de bijbehorende afbeeldingen

	Naam van de āsana	*Tussenhouding afbeelding nr.*	*Eindhouding afbeelding nr.*
1.	Tāḍāsana	—	1
2.	Vṛkṣāsana	—	2
3.	Utthita Trikoṇāsana	3	4 en 5
4.	Parivṛtta Trikoṇāsana	—	6 en 7
5.	Utthita Pārśvakoṇāsana	—	8 en 9
6.	Parivṛtta Pārśvakoṇāsana	—	10 en 11
7.	Vîrabhadrāsana I	12 en 13	14
8.	Vîrabhadrāsana II	—	15
9.	Vîrabhadrāsana III	16	17
10.	Ardha Chandrāsana	18	19
11.	Utthita Hasta Pādānguṣṭhāsana	20 tot en met 22	23
12.	Pārśvōttānāsana	24 en 25	26, 27 en 28
13.	Prasārita Pādottānāsana I	29 tot en met 32	33 en 34
14.	Prasārita Pādottānāsana II	—	35 en 36
15.	Parighāsana	37 en 38	39
16.	Uṣṭrāsana	40	41
17.	Utkaṭāsana	—	42
18.	Pādāguṣṭhāsana	43	44
19.	Pāda Hastāsana	45	46
20.	Uttānāsana	47	48
21.	Ūrdhva Prasārita Ekapādāsana	—	49
22.	Ardha Baddha Padmottānāsana	50 en 51	52, 53, 54 en 55
23.	Garuḍāsana	—	56
24.	Vātāyanāsana	47	58 en 59
25.	Śalabhāsana	61	60
26.	Makarāsana	—	62
27.	Dhanurāsana	—	63
28.	Pārśva Dhanurāsana	—	64 en 65
29.	Chaturanga Daṇḍāsana	66	67
30.	Nakrāsana	—	68 tot en met 71
31.	Bhujaṅgāsana I	72	73
32.	Ūrdhva Mukha Śvānāsana	—	74
33.	Adho Mukha Śvānāsana	—	75 en 76
34.	Daṇḍāsana	—	77
35.	Paripūrṇa Nāvāsana	—	78
36.	Ardha Nāvāsana	—	79
37.	Gomukhāsana	—	80 en 81
38.	Lolāsana	82	83
39.	Siddhāsana	—	84
40.	Vîrāsana	85 tot en met 92	89
41.	Supta Vîrāsana	93 tot en met 95	96

	Naam van de āsana	*Tussenhouding afbeelding nr.*	*Eindhouding afbeelding nr.*
42.	Paryankāsana	—	97
43.	Bhekāsana	98 en 99	100
44.	Baddha Koṇāsana	101	102 en 103
45.	Padmāsana	—	104 en 105
46.	Ṣanmukhī Mudrā	—	106
47.	Ṗarvatāsana	—	107
48.	Tolāsana	—	108
49.	Siṃhāsana I	—	109
50.	Siṃhāsana II	—	110 en 111
51.	Matsyāsana	112 en 114	113
52.	Kukkuṭāsana	—	115
53.	Garbha Piṇḍāsana	—	116
54.	Gorakṣāsana	—	117
55.	Baddha Padmāsana	—	118 en 119
46.	Yoga Mudrāsana	—	120, 121 en 122
57.	Supta Vajrāsana	123	124
58.	Mahā Mudrā	—	125
59.	Jānu Śīrṣāsana	126	127, 128 en 129
60.	Parivṛtta Jānu Śīrṣāsana	130 en 131	132
61.	Ardha Baddha Padma Paschimottānāsana	133 en 134	135, 136 en 137
62.	Triang Mukhaikapāda Paschimottānāsana	138	139
63.	Krounchāsana	140	141 en 142
64.	Marīchyāsana I	143	144
65.	Marīchyāsana II	145	146 en 147
66.	Upaviṣṭha Koṇāsana	148 t/m 150	151 en 152
67.	Paschimottānāsana (of Ugrāsana of Brahmacharyāsana)	153 t/m 160	161 en 162
68.	Parivṛtta Paschimottānāsana	163 en 164	165 en 166
69.	Ubhaya Pādānguṣṭhāsana	—	167
70.	Ūrdva Mukha Paschimottānāsana I	—	168
71.	Ūrdva Mukha Paschimottānāsana II	169	170
72.	Pūrvottānāsana	—	171
73.	Ākarṇa Dhanurāsana	172 en 174	173 en 175
74.	Sālamba Śīrṣāsana I	176 t/m 183 186 t/m 189, 191	184, 185 en 190
75.	Ūrdhva Daṇḍāsana	—	188
76.	Sālamba Śīrṣāsana II	—	192
77.	Sālamba Śīrṣāsana III	193, 196 en 197	194 en 195
78.	Baddha Hasta Śīrṣāsana	—	198
79.	Mukta Hasta Śīrṣāsana	199	200 en 201
80.	Pārśva Śīrṣāsana	—	202 en 203
81.	Parivṛttaikapāda Śīrṣāsana	204	205, 206 en 207
82.	Eka Pāda Śīrṣāsana	—	208 en 209
83.	Pārśvaika Pāda Śīrṣāsana	—	210
84.	Ūrdhva Padmāsana in Śīrṣāsana	—	211 en 212
85.	Pārśva Ūrdhva Padmāsana in Śīrṣāsana	—	213 t/m 216
86.	Piṇḍāsana in Śīrṣāsana	217	218
87.	Sālamba Sarvāngāsana I	219 t/m 222 en 226 t/m 235	223 en 224, 225 en 234

	Naam van de āsana	*Tussenhouding afbeelding nr.*	*Eindhouding afbeelding nr.*
88.	Sālamba Sarvāngāsana II	—	235
89.	Nirālamba Sarvāngāsana I	—	236
90.	Nirālamba Sarvāngāsana II	—	237
91.	Halāsana	238 t/m 243	244
92.	Karṇapīdāsana	245	246
93.	Supta Koṇāsana	—	247 en 248
94.	Pārśva Halāsana	—	249
95.	Eka Pāda Sarvāngāsana	—	250
96.	Pārśvaika Pāda Sarvāngāsana	—	251
97.	Pārśva Sarvāngāsana	252 en 523	254 en 255
98.	Setu Bandha Sarvāngāsana (of Uttana Mayūrāsana)	256 t/m 258	259
99.	Eka Pāda Setu Bandha Sarvāngāsana (of Eka Pāda Uttāna Mayūrāsana)	—	260
100.	Úrdhva Padmāsana in Sarvāngāsana	—	261
101.	Pārśva Úrdhva Padmāsana in Sarvāngāsana	—	262 t/m 265
102.	Uttāna Padma Mayūrāsana	266	267
103.	Pindāsana in Sarvāngāsana	268	269
104.	Pārśva Piṇḍāsana in Sarvāngāsana	—	270 en 271
105.	Jaṭhara Parivartanāsana	272 en 273	274 en 275
106.	Ūrdhva Prasārita Pādāsana	--	276 t/m 279
107.	Chakrāsana	—	280 t/m 283
108.	Supta Pādānguṣṭhāsana	284	285 t/m 287
109.	Anantāsana	288 en 289	290
110.	Uttāna Pādāsana	291	292
111.	Setu Bandhāsana	293 t/m 295	296
112.	Bhradvājāsana I	—	297 en 298
113.	Bharadvājāsana II	—	299 en 300
114.	Marīchyāsana III	301 en 302	303 en 304
115.	Marīchyāsana IV	—	305 en 306
116.	Ardha Matsyendrāsana I	307 t/m 310 en 313 t/m 316	311 en 312
117.	Mālāsana I	317 t/m 320	321
118.	Mālāsana II	—	322
119.	Pāśāsana	323 t/m 327	238 en 239
120.	Ardha Matsyendrāsana II	—	330 en 331
121.	Ardha Matsyendrāsana III	—	332 en 333
122.	Paripūrṇa Matsyendrāsana	334 en 335, 337 en 338	336 en 339
123.	Aṣṭāvakrāsana	340 en 341	342 en 343
124.	Eka Hasta Bhujāsana	—	344
125.	Dwi Hasta Bhujāsana	—	345
126.	Bhujapidāsana	346 en 347, 349 en 350	348
127.	Mayūrāsana	351 en 353	354
128.	Padma Mayūrāsana	—	355
129.	Haṃsāsana	—	356
130.	Pīncha Mayūrāsana	—	357
131.	Śayanāsana	—	358
132.	Adho Mukha Vṛkṣāsana	—	359
133.	Kūrmāsana	360 t/m 362	363 en 364
134.	Supta Kūrmāsana	365 t/m 367	368

	Naam van de āsana	*Tussenhouding afbeelding nr.*	*Eindhouding afbeelding nr.*
135.	Eka Pāda Śirṣāsana	369 en 370	371
136.	Skandāsana	—	372
137.	Buddhāsana	—	373
138.	Kapilāsana	—	374
139.	Bhairavāsana	—	375
140.	Kāla Bhairavāsana	376 en 377	378
141.	Chakorāsana	—	379 en 380
142.	Dūrvāsāsana	381 en 382	383
143.	Ruchikāsana	—	384 en 385
144.	Viranchyāsana I	—	386 en 387
145.	Viranchyāsana II	—	388
146.	Yoganidrāsana	389 en 390	391
147.	Dwi Pāda Śirṣāsana	392	393 en 394
148.	Tittibhāsana	—	395
149.	Vasiṣṭhāsana	396 en 397	398
150.	Kaśyapāsana	—	399 en 400
151.	Viśvāmitrāsana	401 en 402	403
152.	Bakāsana	404 en 405, 407 t/m 409	406 en 410
153.	Pārśva Bakāsana	411	412
154.	Ūrdhva Kukkutāsana	413 t/m 416	417 t/m 419
155.	Pārśva Kukkuṭāsana	420 t/m 423	424 en 424a, 425 en 425a
156.	Gālavāsana	426	247 en 428
157.	Eka Pāda Gālavāsana	429, 430 en 432	431 en 433
158.	Dwi Pāda Kouṇḍinyāsana	437 t/m 437	438
159.	Eka Pāda Kouṇḍinyāsana I	439 en 440	441
160.	Eka Pāda Kouṇḍinyāsana II	444	442 en 443
161.	Eka Pāda Bakāsana I	445	446 en 447
162.	Eka Pāda Bakāsana II	448 t/m 450	451 en 452
163.	Yogadaṇḍāsana	453 t/m 455	456
164.	Supta Bhekāsana	457	458
165.	Mūlabhandāsana	459 t/m 461	462 en 463
166.	Vāmadevāsana I	464	465
167.	Vāmadevāsana II	—	466
168.	Kandāsana	467 t/m 469	470 t/m 471b
169.	Hanumānāsana	472 t/m 474	475 t/m 476a
170.	Samakonāsana	—	477
171.	Supta Trivikramāsana	—	478
172.	Ūrdhva Dhanurāsana I	479 t/m 481	482
172a.	Ūrdhva Dhanurāsana II	483 t/m 485	486 en 487
173.	Viparīta Chakrāsana in Ū. Dh.	—	488 t/m 499
174.	Eka Pāda Ūrdhva Dhanurāsana	500	501 en 502.
175.	Kapotāsana	503 t/m 506 en 508 t/m 511	507 en 512
176.	Laghuvajrāsana	—	513
177.	Dwi Pāda Viparīta Daṇḍāsana	514 en 515, 517 t/m 520	516
178.	Eka Pāda Viparīta Daṇḍāsana I	—	521
179.	Eka Pāda Viparīta Daṇḍāsana II	522	523
180.	Chakra Bandhāsana	—	524
181.	Maṇḍalāsana	—	525 t/m 535
182.	Vṛśchikāsana I	—	536 en 537

	Naam van de āsana	*Tussenhouding afbeelding nr.*	*Eindhouding afbeelding nr.*
183.	Vṛśchikāsana II	—	538
184.	Eka Pāda Rājakapotāsana I	539 t/m 541	542
185.	Vālakhilyāsana	543	544
186.	Eka Pāda Rājakapotāsana II	—	545
187.	Eka Pāda Rājakapotāsana III	—	546
188.	Eka Pāda Rājakapotāsana IV	—	547
189.	Bhujaṅgāsana II	548 en 549	550
190.	Rājakapotāsana	552	551
191.	Pādāṅguṣṭha Dhanurāsana	553 en 554, 556 en 557	555
192.	Gheraṇḍāsana I	558 t/m 560	561 t/m 563
193.	Gheraṇḍāsana II	—	564 t/m 566
194.	Kapiñjalāsana	—	567
195.	Śîrṣa Pādāsana	568 en 569	570
196.	Gaṇḍa Bheruṇḍāsana	571 t/m 579, 582 en 583	580 en 581
197.	Viparîta Śalabhāsana	—	584
198.	Tiriang Mukhottānāsana	585	586
199.	Naṭarājāsana	587 t/m 589	590, 591 en 591a
200.	Śavāsana (of Mṛtāsana)	—	592
201.	Uḍḍîyāna Bandha	—	593 en 594
202.	Nauli	—	595 en 596
	Prāṇāyāma		
203.	Ujjāyi	—	597
204.	Sūrya Bhedana	598	599
—	Bāhya Kumbhaka	—	600
205.	Nāḍî Śodhana	—	—
206.	Bhastrikā	—	—
207.	Kapālabhāti	—	—
208.	Bhamarî	—	—
209.	Śitalî	—	601
210.	Śitakārî	—	—
211.	Sama Vṛtti	—	—
212.	Viṣama Vṛtti	—	—
213.	Viloma	—	—
214.	Anuloma	—	—
215.	Pratiloma	—	—
216.	Sahita en Kevala	—	—
—	Dhyāna	—	602

Verklarende Woordenlijst

A Negatief percentage dat 'niet' betekent, zoals in 'niet-roker'.

Abhaya Vrij zijn van angst.

Abhiniveśa Instinktieve gehechtheid aan het leven en de angst dat men misschien van alles afgesneden wordt door de dood.

Abhyāsa Konstante en doelgerichte studie of oefening.

Adhaḥ Benedenwaarts, lager.

Ādhāra Een ondersteuning.

Adhimātra Aan alle maat ontheven, superieur.

Adhimātratama De opperste, de hoogste.

Adho-mukha Met het gezicht naar beneden gericht.

Ādīśvara De oorspronkelijke Heer; een bijnaam van Śiva.

Aditi De moeder van de goden, die bekend staan als Āditiya's.

Āditya Zoon van Aditi of god.

Advaita Geen dualiteit van de Universele Geest met betrekking tot de individuele ziel.

Āgama Getuigenis of bewijs van een aanvaardbare autoriteit, zodra de bron van kennis gekontroleerd is en betrouwbaar bevonden.

Ahaṁkāra Ego of zelfverheerlijking; letterlijk 'de ik-maker', de toestand waarin vastgesteld wordt 'ik weet'.

Ahiṁsā Niet-gewelddadigheid. Het woord heeft niet louter de negatieve en beperkende betekenis van 'niet-doden of niet-gewelddadigheid', maar de positieve en veelomvattende betekenis van 'heb de gehele schepping lief'.

Ajapa-mantra Onbewust steeds weer herhaald gebed. Elk levend schepsel uit onbewust tijdens de ademhaling het gebed 'So'ham' (Sah = Hij (de Universele Geest), aham = ben ik) bij elke inademing, en bidt bij elke uitademing 'Hamsa-Haṁsah' (Aham = Ik ben, Saḥ = Hij (de Universele Geest)).

Ājñā-chakra De zenuwvlecht die tussen de wenkbrauwen ligt, het kommandocentrum.

Ākarṇa Dicht bij het oor, in de richting van het oor.

Akrodha Vrij zijn van boosheid.

Alabhdha-bhūmikatva Niet in staat zijn om vaste grond of kontinuïteit bij de oefening te bereiken, het gevoel dat het niet mogelijk is om de werkelijkheid te zien.

Ālamba Ondersteuning.

Ālasya Leegloperij, luiheid, apathie.

Amanaska De geest die vrij is van gedachten en begeerten.

Amṛta Nektar van onsterfelijkheid.

Anāhata-chakra De zenuwvlecht die in de hartstreek ligt.

Ananta Oneindig; een naam van Viṣṇu, en ook van het rustbed van Viṣṇu, de slang Śeṣa.

Ananta-padmanābha Een naam van Viṣṇu.

Anavasthitattva Onvastheid bij het vervolgen met de oefeningen; de leerling heeft het gevoel dat het niet nodig is om door te gaan omdat hij denkt dat hij de hoogste staat van Samādhi heeft bereikt.

Aṅga Het lichaam; een lid of gedeelte van het lichaam; een konstituerend deel.

Aṅgamejayatva Instabiliteit of beving van het lichaam.

Aṅgula Een vinger; de duim.

Aṅghuṣṭha De grote teen.

Añjanā Naam van de moeder van Hanumān, een machtige leider van apen.

Antara Binnen; inwendig.

Antara Kumbkaka Opschorten van de ademhaling na volledige inademing.

Antaranga Sādhanā Het naar binnen gekeerde streven van de ziel door middel van Prāṇāyāma en Pratyāhāra, waarbij het denken onder kontrole wordt gebracht en de zintuigen worden bevrijd van de slavernij van de voorwerpen van begeerte.

Antarātmā De Hoogste Ziel die in het hart van de mens verblijft.

Antarātmā Sādhanā Het meest innerlijke streven van de ziel door middel van Dharanā (koncentratie), Dhyāna (meditatie) en Samādhi.

Anuloma Niet tegen de haren instrijken, niet tegen de draad in, regelmatig. In overeenstemming met de natuurlijke orde van de dingen.

Anumāna Een gevolgtrekking.

Apāna Een van de essentiële vormen van lucht; deze beweegt in het gebied van de onderbuik en beheerst de funktie van het afscheiden van urine en faeces.

Aparigraha Vrij zijn van oppotten of verzamelen.

Apuṇya Ondeugd of blaam.

Ardha Half.

Arjuna Een Pāṇḍava-vorst, de machtige boogschutter en held van het epos Mahābhārata.

Āsana Houding. Het derde lid of stadium van yoga.

Asmitā Zelfverheerlijking.

Aṣṭa Acht.

Aṣṭāṅga Yoga De acht leden van Yoga die door Patañjāli beschreven zijn.

Aṣṭāvakra Iemand wiens lichaam op acht plaatsen misvormd is. Naam van een wijze die, hoewel hij lichamelijk misvormd geboren was, de geestelijke leidsman werd van Koning Janaka van Mithilā.

Asteya Niet-stelen.

Aśva Een paard.

Aśvinī-mudrā Het samennemen van de anale sluitspieren. Dit wordt zo genoemd omdat het doet denken aan een paard dat aan het wateren is.

Ātmā of *Ātman* De Hoogste Ziel of Brahman.

Ātma Ṣaṭkam Een groep van zes verzen waarin Śankarāchārya de ziel beschrijft die zich in een toestand van Samādhi bevindt.

Ātmīyatā Het gevoel van eenheid, zoals het gevoel van een moeder voor haar kinderen.

Auṁ Evenals het Latijnse woord 'Omne' betekent het Sanskriet-woord 'auṁ' 'alles' en omvat het ideeën als 'Alwetendheid', 'Alomtegenwoordigheid' en 'Almacht'.

Avasthā Toestand of konditie van de geest.

Avatāra Afdaling, komst of inkarnatie van God. Er zijn tien avatāra's van Viṣṇu: Matsya (de Vis); Kūrma (de Schildpad); Varāha (het Wilde Zwijn); Narasiṁha (de Mens-Leeuw); Vāmana (de Dwerg); Paraśurāma; Rāma (held van het epos Rāmayaṇa); Krishna (held van het epos Mahābhārata die de Bhagavad Gītā vertelde); Balarāma en Kalki.

Avidyā Onwetendheid.

Avirati Sensualiteit.

Āyāma Lengte, uitbreiding, uitstrekking. Het omvat ook het idee van beperking, beheersing en stoppen.

Baddha Gebonden, gevangen, belemmerd, stevig.

Bahiraṇga Sādhanā De naar buiten gerichte speurtocht van de ziel naar zijn Schepper. De eerste drie stadia van Yoga, namelijk Yama, Niyama en Āsana, vormen het naar buiten gerichte streven en zorgen dat de zoeker in harmonie blijft met zijn medemensen en de natuur.

Bāhya Kumbhaka Opschorten van de ademhaling na volledige uitademing als de longen geheel leeg zijn.

Baka Een kraanvogel, een waadvogel.

Bali Naam van een koning van de demonen.

Bandha Slavernij of boei. Het duidt op een houding waarin bepaalde gedeelten van het lichaam samengenomen en beheerst worden.

Bhagavad Gītā Het Goddelijk Lied, de gewijde dialogen tussen Krishna en Arjuna. Het is een van de bronnenboeken uit de Hindoe-filosofie, en bevat de essentie van de Upanishads.

Bhagavān Heer; eerbiedwaardig, heilig.

Bhairava Verschrikkelijk, formidabel; een van de vormen van Śiva.

Bhakti Eredienst, aanbidding.

Bhakti-mārga De weg of het pad tot verwerkelijking door middel van aanbidding van een persoonlijke god.

Bharadvāja Een wijze.

Bhastrikā Een blaasbalg die in een oven wordt gebruikt. Bhastrikā is een vorm van prāṇāyāma waarbij lucht met kracht in- en uitgedreven wordt, zoals bij de blaasbalg van een smid.

Bhaya Angst.

Bhedana Doordringen, doorbreken, gaan door.

Bheka Een kikvors.

Bheruṇḍa Verschrikkelijk, angstaanjagend. Het is ook een soort vogel.

Bhoga Genieting; een voorwerp van genot.

Bhoktṛ Iemand die geniet of ervaringen opdoet.

Bhramara Een grote zwarte bij.

Bhramarī Een vorm van prāṇāyāma waarbij tijdens de uitademing een zacht zoemend geluid als het brommen van een bij wordt de uitademing een zacht zoemend geluid als het brommen van een bij wordtgemaakt.

Bhrānti-darśana Verkeerde (bhrānti) visie of kennis (darśana).

Bhu Land.

Bhūdāna De schenking van land.

Bhuja De arm of de schouder.

Bhuja-pīḍā Druk op de arm of schouder.

Bhujaṅga Een slang.

Bhūmikatva Vaste grond.

Bīja Zaad of kiem.

Bīja-mantra Een mystieke lettergreep met een gewijd gebed dat tijdens prāṇāyama innerlijk herhaald wordt; het aldus in de geest geplante zaad kiemt uit tot doelgerichte koncentratie.

Brahmā Het Hoogste Wezen, de Schepper. De eerste godheid van de Hindoe-Triniteit (drieëenheid), aan wie het werk van de schepping van de wereld is toevertrouwd.

Brahma-randhra Een opening in de hoofdkruin; men zegt dat hierdoor de ziel het lichaam verlaat bij het sterven.

Brhama-vidyā De kennis van de Hoogste Geest.

Brahmachāri Een student in religie die heeft beloofd celibatair te blijven en zich van wereldse genietingen te onthouden. Iemand die zich voortdurend binnen Brahman (de Hoogste Geest) beweegt (chārin); iemand die in alles het goddelijke ziet.

Brahmacharya Een celibatair bestaan, religieuze studie en zelf-discipline.

Brahman Het Hoogste Wezen, de oorzaak van het heelal, de alles doordringende geest van het universum.

Brahmāṇḍa-prāṇa De kosmische ademhaling.

Brahmarṣī Een Brahmin-wijze.

Buddhi Intellekt, rede, onderscheidingsvermogen, oordeelsvorming.

Chakra Letterlijk een wiel of cirkel. Men zegt dat energie (prāṇa) in het menselijk lichaam door drie hoofdkanalen stroomt, te weten Suṣumṇā, Piṅgalā en Iḍā. Suṣumṇā ligt binnen de wervelkolom. Piṅgalā en Iḍā beginnen respektievelijk in het rechter en het linker neusgat, bewegen naar boven tot de hoofdkruin en lopen naar beneden naar de basis van de wervelkolom. Deze twee nāḍī's kruisen elkaar en ook Suṣumṇā. Deze kruisingen van de nādi's staan bekend als chakra's ofwel de vliegwielen die het lichaamsmechanisme reguleren. De belangrijkste chakra's zijn:(a) Mūlādhāra (mūla = wortel, bron; ādhāra = ondersteuning, edel deel), dat zich in het bekken boven de anus bevindt; (b) Svādhiṣṭhāna (sva = levenskracht, ziel; adhiṣṭhāna = zetel of verblijf), dat zich boven de voortplantingsorganen bevindt;(c) Maṇipūraka (maṇipūra = navel), dat zich in de navel bevindt;(d) Manas (verstand) en (e) Sūrya (de Zon), die zich in het gebied tussen de navel en het hart bevinden; (f) Anāhata (= ongebaand), dat zich in de hartstreek bevindt;(g) Viśuddha (= zuiver), dat zich in het gebied van het strottenhoofdbevindt; (h) Ājñā (= bevel), dat zich tussen de wenkbrauwen bevindt;(i) Sahasrāra (= duizend), dat de duizendbladige lotus wordt genoemd, in de hersenholte; en (j) Lalāta (= voorhoofd), dat zich bovenaan het voorhoofd bevindt.

Chakra-bandha De bindende of verzegelde houding waarin alle chakra's geoefend worden.

Chandra De maan.

Chatur Het getal vier.

Chidambaram Een bedevaartsplaats in Zuid-India. (Chit = bewustzijn, ambara = atmosfeer of kleding). Een naam van God, Degene die alles omvat met Zijn bewustzijn.

Chitta De geest als totaal, die drie kategorieën omvat: (a) Verstand, met de vermogens van aandacht, verkiezing en verwerping; (b) Rede, de toestand waarin tot onderscheidingen tussen dingen wordt beslist; (c) Het Ego, de 'ik-maker'.

Chitta-vikṣepa Verstrooiing, verwarring, verbijstering.

Chitta-vṛtti Schommelingen of wervelingen van de geest. Een gedragswijze, wijze van bestaan, konditie of mentale gesteldheid.

Dadhīcha Een beroemde wijze, die zijn beenderen aan de goden schonk. Uit deze beenderen werd de bliksem vervaardigd, waarmee Indra, de koning van de goden, de demon Vṛtra doodde.

Daitya Een zoon van Diti. Een demon.

Dakṣa Een beroemde prajāpati, een heer van geschapen wezens.
Dakṣiṇa De rechterkant.
Damanī Een laag binnen een nāḍī of kanaal waardoor energie passeert.
Dānava Een demon.
Daṇḍa Een stok of staf.
Daṇḍakā Het woudgebied in de Deccan tussen de rivieren Narmāda en Godāvarī.
Daurmanasya Wanhoop, ontmoediging.
Deva Een god.
Devadatta Een van de essentiële vormen van lucht; deze zorgt ervoor dat een vermoeid lichaam extra zuurstof toegevoerd krijgt door een geeuw te veroorzaken.
Dhanu Een boog.
Dhāraṇā Koncentratie of volledige aandacht. Het zesde stadium van yoga dat door Patañjali beschreven is.
Dhasañjaya Een van de essentiële vormen van lucht; deze blijft zelfs na de dood in het lichaam, en doet een lijk soms opzwellen.
Dhenu Een koe.
Dhṛ Vasthouden, ondersteunen, in stand houden.
Dhyāna Meditatie. Het zevende stadium van Yoga dat door Patañjali beschreven is.
Diti De moeder van de demonen (Daitya's).
Droṇa De leidsman van Pāṇḍava- en Kaurava-vorsten met betrekking tot de krijgskunsten, vooral het boogschieten. Hij was de zoon van de wijze Bharadvāja.
Duḥkha Pijn, leed, verdriet.
Durvāsā Een zeer opvliegende wijze.
Dveṣa Haat, afkeer, weerzin.
Dwi Twee, beide.
Dwi-hasta Twee handen.
Dwi-pāda Twee voeten of benen.
Eka Een, op zichzelf staan, alleen, enig.
Eka-pāda Eén been.
Eka-tattvābhyāsa De studie van het op zichzelf staande element, de Hoogste Geest die het meest innerlijke zelf van alle wezens doordringt.
Ekāgra (Eka = één;agra = eerste). Op slechts één voorwerp of punt gefixeerd; uiterst oplettend, met alle mentale vermogens op één enkel objekt gericht.
Ekāgratā Op één punt gekoncentreerd zijn.
Gālava Een wijze.
Gaṇa Een menigte halfgoden, die Śiva begeleidden.
Gaṇḍa De wang, de hele zijkant van het gezicht met inbegrip van de slaap.
Gaṇḍa-bheruṇḍa Een soort vogel.
Gaṅgā De rivier Ganges, de heiligste rivier van India.
Garbha-piṇḍa Embryo in de baarmoeder.
Garuḍa Een egel. Naam van de koning der vogels. Garuda wordt voorgesteld als een voertuig van Viṣṇu met een wit gezicht, een haviksneus, rode vleugels en een gouden lichaam.
Gheraṇḍa Een wijze, de schrijver van Gheraṇdda-Saṁhitā, een klassiek werk over Haṭha-yoga.
Gheraṇḍa-Saṁhitā Zie boven.
Go Een koe.
Gomukha Gezicht dat op de kop van een koe lijkt. Ook een soort muziekinstrument, smal aan de ene kant en breed aan de andere kant, als de kop van een koe.
Gorakṣa Een koeherder. Naam van een beroemde Yogi.
Gotra Een familie, ras, geslacht.
Gu Eerste lettergreep van het woord 'Guru'; de betekenis is 'duisternis'.
Gulma De milt.
Guṇa Een kwaliteit, een vormend bestanddeel van de natuur.
Guṇātīta Iemand die bevrijd is van de drie guṇa's van Sattva, Rajas en Tamas; iemand die aan de guṇa's voorbij is gegaan.
Guru Geestelijk leidsman, iemand die de duisternis van de geestelijke twijfel verlicht.
Ha Eerste lettergreep van het woord 'Haṭha', dat samengesteld is uit de lettergrepen 'ha', dat de zon betekent, en 'ṭha', dat de maan betekent. Het doel van Haṭha-yoga is het in balans brengen van de stromen van zonne- en maanenergie in het menselijk organisme.
Hala Een ploeg.
Haṁsa Een zwaan.
'Haṁsaḥ' 'Ik ben Hij, de Universele Geest', het onbewust herhaalde gebed tijdens elke uitademing van elk levend wezen, het gehele leven door.
Hanumān Een machtige leider van apen, buitengewoon sterk en dapper, wiens daden in het epos Rāmāyaṇa verheerlijkt worden. Hij was de zoon van Añjana en Vāyu, de god van de wind.
Hasta De hand.
Haṭha Kracht. Het woord 'haṭha' wordt bijwoordelijk gebruikt in de zin van 'gewelddadig' of 'tegen iemands wil'. Haṭha-

yoga wordt zo genoemd, omdat het een strenge discipline voorschrijft om tot vereniging met het Hoogste te komen.

Haṭha-vidyā De wetenschap van Haṭha-yoga.

Haṭha-yoga De weg tot realisatie door middel van strenge discipline.

Haṭha-yoga-pradīpikā Een beroemd leerboek over Haṭha-yoga, geschreven door Svātmārāma.

Himālaya Het verblijf van ijs en sneeuw. Naam van de bergketens aan de noordgrenzen van India.

Hiṁsā Geweld, moorden.

Hiraṇya-kaśipu Een beroemde koning van demonen, die door Viṣṇu gedood is om zijn aanbidder Prahlāda te redden.

Iḍā Een nāḍī, een energiekanaal dat bij het linker neusgat begint, vandaar opstijgt naar de hoofdkruin en dan afdaalt naar de basis van de wervelkolom. Door dit kanaal wordt maanenergie vervoerd, vandaar de naam 'chandra nāḍī (kanaal voor maanenergie).

Indra Leider van de goden. De god van donder, bliksem en regen.

Indriya Een zintuigelijk orgaan.

Indriya-jaya Overwinning, beteugeling of beheersing van de zintuigen door het in bedwang brengen van de begeerten.

Īśvara Het Hoogste Wezen, God.

Īśvara-praṇidhāna Het opdragen van iemands aktiviteiten en wil aan de Heer.

Jāgrata-avasthā Volledig bewustzijn van de mentale gesteldheid.

Jālandhara-bandha Jālandhara is een houding waarin de nek en de keel samengenomen worden en de kin in de inkeping rust tussen de sleutelbeenderen, bovenaan het borstbeen.

Jamunā Een zijrivier van de Ganges.

Janaka Een befaamde filosoof-koning van Videha of Mithilā.

Jānu De knie.

Japa Een herhaald gebed.

Jaṭhara De buik, maagmaag.

Jaṭhara-parivartana Een āsana waarin de buik heen en weer wordt bewogen.

Jaya Verovering, overwinning. Het betekent ook beheersing, heerschappij.

Jīva Een levend wezen, een schepsel.

Jīvana Leven.

Jīvana-mukta Een persoon die tijdens zijn leven bevrijd wordt door ware kennis van de Hoogste Geest.

Jīvana-mukti De toestand van bevrijding.

Jīvātmā De individuele of persoonlijke ziel.

Jñāna Gewijde kennis die ontleend wordt aan meditatie over de hogere waarheden van religie en filosofie; deze kennis leert een mens hoe hij zijn eigen aard kan begrijpen.

Jñāna-mārga Het pad van kennis waardoor een mens tot realisatie komt.

Jñāna-mudrā Het handgebaar waarbij het topje van de wijsvinger in aanraking wordt gebracht met het topje van de duim, terwijl de overblijvende drie vingers uitgestrekt blijven. Het gebaar is een symbool van kennis (jñāna). De wijsvinger is het symbool van de individuele ziel, de duim duidt op de Hoogste Universele Ziel, en de vereniging van deze twee symboliseert ware kennis.

Jñānendriya Horen, tastgevoel, gezichtsvermogen, smaak en reuk.

Kagola of *Kahola* De vader van de wijze Aṣṭāvakra.

Kailāsa Een bergpiek in de Himālaya's, die beschouwd wordt als de verblijfplaats van Śiva.

Kaivalya Uiteindelijke bevrijding.

Kaivalya-pāda Het vierde en laatste deel van de Yoga Sūtra van Patañjali, dat handelt over Vrijheid.

Kāla-Bhairava Een naam van Śiva.

Kālidāsa De befaamdste toneelschrijver en dichter in de Sanskriet-literatuur, wiens werk 'Śakuntalā' algemeen gewaardeerd wordt.

Kāma Begeerte, lust. Naam van de god van de Hartstocht.

Kāma-dhenu De hemelse koe die alle begeerten voortbrengt.

Kāma-rūpa De zetel van de geslachtsorganen, genoemd naar Kāma, de god van de hartstocht.

Kaṅda Een bolvormige wortel, een knoop. De kaṅda heeft een ronde vorm met een omtrek van ongeveer 5 centimeter, en ligt 30 centimeter boven de anus en vlakbij de navel; hier komen de drie belangrijkste nāḍī's - Suṣumṇā, Iḍā en Piṅgalā - samen en scheiden ze zich weer. Het is bedekt met iets wat op een zacht wit stuk doek lijkt.

Kanyākubje Een stad en land uit de oudheid bij een zijrivier van de Ganges, die tegenwoordig Kanoja heet.

Kapālabhāti Kapāla = schedel; bhāti =

licht, straling. Een proces waarbij de voorhoofdsholten gereinigd worden.

Kapila Een wijze, de grondlegger van het Sānkhya-systeem, een van de zes orthodoxe stelsels uit de Hindoe-filosofie.

Kapiṅjala De chātaka-vogel, waarvan gezegd wordt dat hij alleen regendruppels drinkt.

Kapota Een duif.

Karma Handeling.

Karma-mārga De weg van een aktief mens tot realisatie door middel van handeling.

Karma-yoga Het door ons handelen bereiken van de eenheid met de Allerhoogste Universele Ziel.

Karmendriya Uitscheidingsorganen, voortplantingsorganen, de handen, de voeten en de spraak.

Karṇa Het oor, en ook een van de helden uit de Mahābhārata.

Karṇa-pīdā Druk rondom het oor.

Kārtikeya De oorlogsgod, ook bekend als Kumāra, Ṣanmukha en Skanda. Hij is een zoon van Śiva en wordt zo genoemd omdat hij groot gebracht werd door de Kṛttikā's, de Pleiaden; alle zes Pleiaden voedden hem aan haar borst (San = zes; muka = mond of gezicht). Het verhaal van zijn geboorte wordt door Kalidasa verteld in zijn epos 'Kumāra-saṁbhava'.

Karuṇā Mededogen, medelijden, tederheid. Het houdt ook in toegewijde aktiviteit om tet lijden van gekwelde wezens te verlichten.

Kaśyapa Een wijze, echtgenoot van Aditi en Diti. Hij is een van de heren of voorvaders van levende wezens.

Kaṭhopaniṣad Een van de belangrijkste Upanishads in dichtvorm en in de vorm van een dialoog tussen de zoeker Nachiketā en Yama, de god van de Dood.

Kauṇḍinya Een wijze.

Kaurava's Afstammelingen van Kuru, die de broederstrijd uit de Mahābhārata uitvochten met hun neven, de Pāṇḍava's.

Kāyā Het lichaam

Kāyika Met betrekking tot het lichaam.

Kevala Heel, geheel, absoluut, volmaakt, zuiver.

Kevala Kumbhaka Als de Kumbhaka-oefeningen (ademhalingsprocessen) zo volmaakt worden dat ze zich instinktief voltrekken, staan ze bekend als Kevala Kumbhaka.

Kleśa Pijn, angst, lijden.

Koṇa Een hoek.

Krauncha Een vogel als een blauwe reiger, de naam van een berg.

Krishṇa De meest verheerlijkte held uit de Hindoe-mythologie. De achtste inkarnatie van Viṣṇu.

Kriyā Een zoenoffer, een reinigingsproces.

Kṛkara Naam van een van de ondergeschikte vormen van lucht; de funktie hiervan is te voorkomen dat stoffen naar de neusholten en de keel opstijgen en daar tot niezen en hoesten leiden.

Kṛta Naam van de eerste van de vier tijdperken van de mensenwereld.

Kṣatriya Een lid van de klasse van strijders.

Kṣipta Verward, verwaarloosd.

Kukkuṭa Een haan.

Kumāra-saṁbhava Zie Kārtikeya.

Kumbha Een waterkan, een kruik, een kelk.

Kumbhaka Kumbhaka is het interval in tijd of het vasthouden van de adem na volledige inademing of na volledige uitademing.

Kuṇḍalinī De Kuṇḍalinī (kuṇḍala = de kronkel van een touw, Kuṇḍalinī = een opgerolde vrouwelijke slang) is de goddelijke kosmische energie. Deze kracht of energie wordt gesymboliseerd door een opgerolde en slapende slang, die sluimert in het laagste zenuwcentrum aan de basis van de wervelkolom, de Mūlūdhāra-chakra. Deze latente energie moet opgewekt worden en langs het voornaamste kanaal van de wervelkolom, de Suṣumṇa, opstijgen; deze energie stroomt door alle chakra's, tot aan de Sahasrāra, de duizendbladige lotus in het hoofd. Dan is de Yogi verenigd met de Universele Ziel.

Kūrma Een schildpad. Het is ook de naam van een van de ondergeschikte vormen van lucht, met als funktie het reguleren van de bewegingen van de oogleden om te voorkomen dat vreemde stoffen of te helder licht in de ogen komen.

Lac 100.000.

Laghu Klein, gering. Het betekent ook knap (van uiterlijk).

Lakṣmana Een broer van Rāma, held van het epos Rāmāyaṇa.

Lakṣmī De godin van schoonheid en geluk, gemalin van Viṣṇu.

Lalāta Het voorhoofd. Het is ook de naam van een chakra.

Lankā Het koninkrijk van de demonenkoning Rāvaṇa. Het wordt geïdentificeerd met Ceylon.

Lauliki Hetzelfde als nauli, zie aldaar.
Laya Oplossing; in beslag nemen van de geest, devotie.
Laya-yoga Het bereiken van vereniging met de Hoogste Universele Ziel door middel van aanbidding of devotie.
Lobha Hebzucht.
Lola Bevend, slingerend, heen en weer bewegend als een schommel of een slinger.
Loma Haar.
Madhyama Middelmatig,gemiddeld.
Mahā Groot, machtig, krachtig, verheven, edel.
Mahābhārata Het beroemde epos dat geschreven is door Vyāsa. Het omvat ook de Bhagavad Gītā.
Maharṣi Een grote wijze.
Maitrī Vriendelijkheid verbonden met een gevoel van eenheid.
Makara Een krokodil.
Mālā *Een bloemslinger, een guirlande.*
Man Denken.
Manas Het individuele verstand met de vermogens van aandacht, verkiezing en verwerping. De heerser van de zintuigen.
Manas-chakra Zenuwvlecht die zich tussen de navel en het hart bevindt.
Mānasika Van de psyche, mentaal.
Maṇḍala Een cirkel, Het betekent ook een verzameling, een afdeling van de Ṛgveda.
Mandara Een berg die door de goden en demonen werd gebruikt als karnstok bij het karnen van de kosmische oceaan om nektar te verkijgen.
Maṇḍūka Een kikvors.
Maṇipūraka-chakra De zenuwvlecht die zich in het gebied van de navel bevindt.
Manomanī De toestand van samādhi.
Mantra Een gewijde gedachte of een gebed.
Manu Naam van de vader van het menselijk ras.
Mārga Een weg of pad.
Marīchi Naam van een van de zonen van Brahma Hij was een wijze en de vader van Kaśyapa, zie aldaar.
Matsya Een vis.
Matsyendra Een van de grondleggers van Haṭha-yoga.
Mayūra Een pauw.
Menakā Een nimf, de moeder van Śakuntalā.
Meru-danda De wervelkolom.
Mithilā De hoofdstad van het koninkrijk Videha, geregeerd door Koning Janaka.
Moha Begoocheling, verdwaasdheid.
Mokṣa Bevrijding, uiteindelijke ontsnapping van de ziel uit steeds terugkerende geboorten.
Mṛdu Zacht, vriendelijk, mild.
Mṛta Dood, een lijk.
Mūdha Verbijsterd, verward, dwaas, dom, stupide.
Muditā Vreugde, verrukking.
Mudrā Een zegel; een verzegelde houding.
Mukha Gezicht, mond.
Mukta Bevrijd.
Mukti Losmaking, bevrijding, uiteindelijke bevrijding van de ziel uit de keten van geboorte en dood.
Mūla De wortel, grondslag.
Mūla-bandha Een houding waarin het lichaam van de anus tot de navel wordt samengenomen en omhoog gebracht en tevens in de richting van de wervelkolom wordt gebracht.
Mūladhāra-chakra Zenuwvlecht die zich in het bekken bevindt boven de anus aan de basis of wortel van de wervelkolom; het voornaamste steunpunt van het lichaam.
Muṇḍakopaniṣad Naam van een Upanishad die de mystieke lettergreep Auṁ behandelt.
Nachiketā Naam van een zoeker en een van de belangrijkste figuren uit de Kaṭhopaniṣad. Zijn vader Vājaśravas wilde al zijn bezittingen weggeven om op die manier religieuze verdienste te verwerven. Nachiketā was verbaasd en vroeg zijn vader telkens weer: 'Aan wie geeft u mij?' zijn vader zei: 'Ik geef je aan Jama (God van de Dood)'
Nachiketā daalde af in het rijk van de Dood en kreeg drie giften, waarvan de laatste het geheim van het leven na de dood was. Yama trachtte Nachiketā af te leiden van de vervulling van zijn wens door hem de grootste aardse genietingen aan te bieden, maar Nachiketā liet zijn doel niet los en tenslotte gaf Yama hem de gewenste kennis.
Nāda Innerlijk mystiek geluid.
Nāḍī Een buisvormig orgaan van het subtiele lichaam, waardoor de energie vloeit. Het bestaat uit drie lagen, de ene binnen de andere, zoals bij de isolatie van een elektrische draad. De binnenste laag wordt de 'sirā' genoemd en de middelste laag 'damanī'. Het hele orgaan zowel als de buitenste laag wordt 'nāḍī' genoemd.

Nāḍī-śodhana De zuivering of reiniging van de nāḍī's.
Nāga Een van de ondergeschikte vormen van lucht, die druk op de buik waardoor iemand gaat boeren, verlicht.
Nakra Een krokodil.
Nara Een man.
Narasiṁha De man-leeuw, Viṣṇu in zijn vierde inkarnatie.
Natarāja Een naam van Śiva, de heer van de dansers.
Nauli Een proces waarbij de buikspieren en -organen op golvende wijze vertikaal en zijwaarts worden bewogen.
Nāva Een boot.
'Neti Neti' 'Niet dit! Niet dit!' De ervaring van samādhi is niet zoals andere ervaringen die in woorden beschreven kunnen worden. De wijzen zeggen hierover: 'Het is niet dit! Het is niet dit!', want de taal schiet tekort om het gevoel van vreugde en vrede dat in deze toestand ervaren wordt over te dragen.
Nirālamba Zonder ondersteuning.
Niranjana Onbesmet; vrij van leugens, zuiver.
Nirodha Beteugeling, onderdrukking.
Niruddha Beperkt, beteugeld, beheerst.
Niyama Zelfreiniging door middel van discipline. Het tweede stadium van yoga dat door Patañjali beschreven is.
Pāda De voet of een been; een een gedeelte van een boek.
Pādāṅgusṭha De grote teen.
Padma Een lotus.
Padmanābha Een naam van Viṣṇu van wie wordt gezegd dat een lotus uit zijn navel groeit. Uit deze lotus kwam Brahmā voort.
Pāṇḍava Naam van een van de vijf zonen van Pāṇḍu, de helden uit de Mahābhārata.
Paramapāda De hoogste stap, de opperste staat, uiteindelijke gelukzaligheid.
Paramātmā De Hoogste Geest.
Parāṅgmukhi Met naar binnen gekeerde blik.
Paraśurāma De zesde inkarnatie van Viṣṇu, die de Kṣatriya- of krijgersklasse met zijn oorlogsbijl (paraśu) vernietigde.
Parigha Een balk of slagboom die gebruikt wordt voor het afgrendelen of sluiten van een poort.
Paripūrṇa Geheel, kompleet.
Parivartana Ronddraaien, omwentelen.
Parivṛtta Omgedraaid, omgewenteld.
Parivṛttaika-pāda Met één been omgedraaid.
Pārśva De zijde, flank; zijwaarts.
Parśvaika-pāda Met één been zijwaarts gedraaid.
Parvata Een berg.
Pārvati Een godin, gemaling van Śiva, dochter van Himālaya.
Paryanka Een bed, een rustbed.
Pāśa Een boei, val, strop.
Paśchima Het Westen; de achterzijde van het gehele lichaam van hoofd tot hielen.
Paśchimottana Intensieve strekking van de achterzijde van het lichaam van de nek tot de hielen.
Pātāla De onderwereld.
Patañjali De grondlegger van de Yogafilosofie. Hij was de schrijver van de Yoga Sūtra's, de Mahābhāśya (een klassiek geschrift over grammatika) en een verhandeling over geneeskunde.
Pīḍā Pijn, lijden, spanning.
Pincha De kin, een veer.
Piṇḍa
Piṇḍa-prāṇa De individuele ademhaling, in tegenstelling tot de kosmische of Universele ademhaling.
Piṅgalā Een nāḍī of energiekanaal dat begint bij het rechter neusgat, daarna naar de hoofdkruin loopt en vandaar omlaag naar de basis van de wervelkolom. Omdat de zonneënergie erdoor stroomt, wordt het ook de sūrya-nāḍī genoemd. Piṅgalā betekent taankleurig of roodachtig.
Plīhā De milt.
Prahlāda Een groot toegewijde van Viṣṇu. Hij was de zoon van de demonenkoning Hiraṇya-kaśipu.
Prajāpati De heer van de geschapen wezens.
Prajñā Intelligentie, wijsheid.
Prajñātmā Het intellektuele zelf.
Prakṛti De natuur, de oorspronkelijke bron van de materiële wereld, die uit drie kwaliteiten bestaat: sattva, rajas en tamas.
Pramāda Onverschilligheid, ongevoeligheid.
Pramāṇa Een norm of ideaal; gezag.
Prāṇa Adem, ademhaling, leven, vitaliteit, wind, energie, sterkte. Het duidt ook op de ziel.
Prāṇa-vāyu De essentiële vorm van lucht die het hele menselijk lichaam doortrekt. Deze lucht beweegt zich in de borst-

streek.
Praṇava Een ander woord voor de heilige lettergreep Auṁ.
Prāṇāyāma Ritmische beheersing van de ademhaling. Het vierde stadium van yoga.
Praṇidhāna Toewijding.
Prasārita Uitgespreid, uitgestrekt.
Praśvāsa Uitademing.
Pratiloma Tegen de haren instrijken, tegen de draad in.
Pratyāhāra Losmaking van de geest van de beheersing door de zintuigen en zintuigelijke voorwerpen. Het vijfde stadium van yoga.
Pratyakṣa Rechtstreeks bewijs.
Puṇya
Puraka Inademing.
Pūrṇatā Volheid, volmaaktheid.
Pūrva Het Oosten. De voorzijde van het lichaam.
Pūrvottana De intensieve strekking van de voorzijde van het lichaam.
Rāga Liefde, hartstocht, boosheid.
Rāja Een koning, een heerser.
Rāja-kapota Koningsduif.
Rāja-mārga Koninklijke weg tot zelfverwerkelijking door middel van de beheersing van de geest.
Rāja-yoga Het bereiken van vereniging met de Hoogste Universele Geest door de eigen geest te beheersen. Hierbij worden de vijanden van de geest verslagen. De voornaamste vijanden zijn: Kāma (hartstocht of lust), krodha (kwaadheid of toorn), lobha (hebzucht), moha (begoocheling), mada (trots) en matsara (jaloezie of afgunst). De achtvoudige yoga van Patañjali geeft de koninklijke weg (rājamārga) aan om dit doel te bereiken.
Rāja-yogī Iemand die volledige beheersing over zijn geest en zelf heeft. Iemand die zichzelf overwonnen heeft.
Rājarṣi Een koninklijke wijze, een filosoof-koning.
Rajas Beweeglijkheid of aktiviteit; een van de drie hoedanigheden of vormende bestanddelen van alles in de natuur.
Rajo-guṇa De kwaliteit van beweeglijkheid of aktiviteit.
Rāma De held van het epos Rāmāyaṇa. De zevende inkarnatie van Viṣṇu.
Rāmāyaṇa Naam van het beroemde epos over de daden van Rāma. Het is het werk van de wijze Vālmīki.
Rāvaṇa Naam van de demonenkoning van Lankā die Sītā, de vrouw van Rāma, ontvoerde.
Rechaka Uitademing, ledigen van de longen.
Retus Zaad.
Ṛṣi Een geïnspireerde wijze.
Ṙu De tweede lettergreep van het woord 'guru', dat 'licht betekent.
Ruchika Een wijze.
Sādhaka Een zoeker, een leerling.
Sādhanā Oefening, streven.
Sādhanā-pāda Het tweede deel van de Yoga-Sūtra's van Patañjali, dat over de middelen gaat.
Sahajāvasthā De natuurlijke toestand van de ziel in samādhi.
Sahasrāra-chakra De duizendbladige lotus in de hersenholte.
Sahita Kumbhaka 'Sahita' betekent 'begeleid' of 'vergezeld door' of 'samen met'. Opzettelijk opschorten van de ademhaling.
Śakuṅtalā De dochter van de wijze Viśvamitra en de nimf Menakā. Zij is de heldin van het toneelstuk van Kālidāsa dat haar naam draagt.
Śalabha Een sprinkhaan.
Sālamba Met ondersteuning.
Sama Zelfde, gelijk, gelijkmatig, rechtop.
Sama-sthiti Stil en rechtop staan.
Sama-vṛtti Met gelijke beweging bij inademing, uitademing en vasthouden van de adem tijdens Prāṇāyama.
Samādhi Een toestand waarin de leerling één is met het doel van zijn meditatie, de Hoogste Geest die het heelal doordringt; dit geeft een gevoel van onuitsprekelijke vreugde en vrede.
Samādhi-pāda Het eerste deel van de Yoga Sūtra's van Patañjali, dat over de toestand van samādhi handelt.
Samāna Een van de essentiële vormen van lucht met als funktie het bevorderen van de spijsvertering.
Sambhava Geboorte.
Śāmbhava of *Śāmbhavī* Behorend tot Śambhu of Śiva.
Śambhu Een naam van Śiva.
Saṁśaya Twijfel.
Saṁskāra Mentale indruk uit het verleden.
Ṣaṇ Zes.
Sanjīvani Een soort elixer of geneeskrachtige plant, waarvan gezegd wordt dat hij doden tot leven kan brengen.
Śankarāchārya Een beroemde leraar van

het Advaita-systeem.

Ṣaṇmukha Letterlijk met zes monden. Een andere naam van Kārtikeya, de oorlogsgod.

Ṣaṇmukhī-mudrā Een verzegelde houding waarbij de openingen in het hoofd afgesloten worden en de geest naar binnen wordt gekeerd om hem te oefenen voor meditatie.

Santoṣa Tevredenheid.

Saraswatī Een zijrivier van de Ganges. Ook de naam van de godin van spraak en geleerdheid, de gemalin van Brahmā.

Sarva Alles, geheel.

Sarvāṅga Het gehele lichaam.

Satī De dochter van Dakṣa Prajāpati. Zij offerde zichzelf in verband met de belediging die haar vader haar echtgenoot Śiva aandeed, en werd herboren als de dochter van Himālaya, en kreeg Śiva weer tot echtgenoot. Zij was de moeder van Kārtikeya (de oorlogsgod) en van Ganapati (de god van geleerdheid, wijsheid en geluk).

Sattva De verlichtende, zuivere en goede kwaliteit van alles in de natuur.

Sattva-guṇa De kwaliteit van goedheid en zuiverheid.

Śaucha Zuiverheid, reinheid.

Śava Een lijk, een dood lichaam.

Śayana Een bed, een rustbank.

Śeṣa Een beroemde slang, die volgens het verhaal duizend koppen had. Śeṣa wordt voorgesteld als de rustbank van Viṣṇu, zwevend op de kosmische oceaan, of hij ondersteunt de werd met zijn koppen. Andere namen van Śeṣa zijn Ananta en Vāsuki.

Setu Een brug.

Setu-bandha De bouw van een brug. Naam van een āsana waarbij het lichaam gewelfd wordt.

Siddha Een wijze, ziener of profeet; ook een half-goddelijk wezen van grote zuiverheid en heiligheid.

Siṁha Een leeuw.

Sirā Een buisvormig orgaan in het lichaam. Zie nāḍī.

Śirṣa Het hoofd.

Śiṣya Een leerling, een discipel.

Sītā Naam van de vrouw van Rāma, de heldin van het epos Rāmāyaṇa.

Śita Koel, koud.

Sitakārī en *Śitalī* Vormen van prāṇāyama die voor verkoeling van het lichaam zorgen.

Śiva Naam van de derde god van de Hindoe-Triniteit, aan wie de taak van vernietiging is toevertrouwd.

Śiva-saṁhitā Een klassiek leerboek over Haṭha-yoga.

Skanda Een naam van Kārtikeya, de oorlogsgod.

Smṛti Geheugen, een wetsvoorschrift.

Śodhana Zuivering, reiniging.

'Soham' 'Hij ben ik': het onbewust herhaalde gebed tijdens elke inademing gedurende het gehele leven van elk levend schepsel.

Śoka Angst, smart, verdriet, leed.

Śraddhā Geloof, vertrouwen.

Steya Diefstal, roof.

Sthita-prajñā Iemand wiens wijsheid een stevige grondslag heeft en die niet weifelt; iemand die onbewogen blijft onder de dualiteit van pijn en plezier, winst en verlies, vreugde en leed, overwinning en nederlaag.

Sthiti Stabiliteit.

Styāna Slapheid, luiheid.

Sugrīva Een leider van apen die Rāma hielp bij zijn speurtocht naar en het terugkrijgen van Sītā, die ontvoerd was door de demonenkoning Rāvaṇa.

Sukha Geluk, genoegen, vreugde, plezier, gemak.

Sumanasya Welwillendheid.

Śunyāśūnya De geest bevindt zich in een toestand van leegte (Śūnya) en toch in een toestand die geen leegte (aśūnya) is.

Supta Slapend.

Sūrya De zon.

Sūrya-bhedana Doordringen van of gaan door (bhedana) de zon. In dit geval wordt ingeademd door het rechter neusgat, vanwaar de Pingalā-nādi of Sūrya-nādi ontspringt. De uitademing voltrekt zich door het linker neusgat, waar de Idā-nādi of Chandra-nādi begint.

Sūrya-chakra Zenuwvlecht die zich tussen de navel en het hart bevindt.

Sūrya-nāḍī De nādi van de zon. Een andere naam voor Pingalā-nādi.

Suṣumṇā Het voornaamste kanaal dat zich binnen de wervelkolom bevindt.

Suṣupti-avasthā De toestand van de geest in droomloze slaap.

Sva Iemands eigen, aangeboren levenskracht, ziel, zelf.

Svādhiṣṭhāna-chakra De zenuwvlecht die zich boven de voortplantingsorganen bevindt.

Svādhyāa Opvoeding van het zelf door de

studie van godsdienstige literatuur.

Śvāna Een hond.

Svapnāvasthā De toestand van de geest in een droom.

Śvāsa Inademing, in-spiratie.

Śvāsa-praśvāsa Hijgend en zuchtend.

Svātmārāma De schrijver van de Haṭha-yoga-pradīpikā, een klassiek leerboek over Haṭha-yoga.

Tāḍa Een berg.

Tamas Duisternis of onwetendheid, een van de drie hoedanigheden of vormende bestanddelen van alles in de natuur.

Tamo-guṇa De kwaliteit van duisternis of onwetendheid.

Tan of *Tān* Strekken, uitbreiden, uitrekken.

Tāṇḍava De heftige dans van Śiva, die de vernietiging van het heelal symboliseert.

Tap Branden, schitteren, schijnen, pijn lijden, verteerd worden door hitte.

Tapas Een vurige inspanning die zuivering, zelf-discipline en soberheid ten gevolge heeft.

Tāraka Een demon die gedood is door Kārtikeya, de oorlogsgod.

'Tat twam asi' 'Dat zijt gij'. Het besef van de ware aard van de mens als deel van het goddelijke, en van de goddelijkheid binnen hemzelf; dit besef bevrijdt de menselijke geest van de beperkingen van zijn lichaam, verstand, rede en ego.

Tattva Het ware of eerste beginsel, een element of oorspronkelijke substantie. De ware aard van de menselijke ziel of de materiële wereld en de Hoogste Universele Geest die het heelal doordringt.

Tattva-jñāna De kennis van het ware beginsel.

Tejas Luister, schittering, heerlijkheid.

Ṭha De tweede lettergreep van het woord 'haṭha'. De eerste lettergreep 'ha' staat voor de zon, terwijl de tweede lettergreep 'ṭha' voor de maan staat. De vereniging van deze twee is Haṭha-yoga.

Tiriang Horizontaal, schuin, dwars, omgekeerd en ondersteboven.

Tittibha Een vuurvlieg.

Tola Een weegschaal.

Tri Drie.

Triaṅga Drie ledematen.

Trikoṇa Een driehoek.

Trivikrama Viṣṇu in zijn vijfde inkarnatie, die met zijn drie stappen (krama) de aarde, de hemel en de hel omvatte.

Tṛṣṇā Dorst, verlangen, begeerte.

Turīyāvasthā De vierde toestand van de ziel, die de andere drie toestanden, waken, dromen en slapen, in zich kombineert maar tegelijk overstijgt - de toestand van samādhi.

Ubhaya Beide.

Udāna Een van de essentiële vormen van lucht die het hele lichaam doortrekt en het vult met levensenergie. De eigenlijke verblijfplaats van deze lucht is de borstholte; deze lucht beheerst het opnemen van lucht en voedsel.

Uḍḍīyāna Een boei, slavernij. Het middenrif wordt hier omhoog gebracht in de richting van de borstkas en de buikorganen worden naar achteren gebracht in de richting van de wervelkolom. Door middel van de Uḍḍīyāna-bandha wordt de grote vogel Prāṇa (leven) gedwongen om door de Suṣumṇā-nāḍī omhoog te vliegen.

Ugra Geweldig, krachtig, edel.

Ujjāyi Een vorm van prāṇāyāma waarbij de longen volledig worden uitgezet en de borst wordt opgeblazen.

Ullola Een grote golf of een stortzee.

Umā Een andere naam van de godin Pārvati, gemalin van Śiva.

Unmanī De toestand van samādhi.

Upaniṣad Het woord is afgeleid van de voorvoegsels 'upa' (nabij) en 'ni' (neer), die zijn toegevoegd aan de wortel 'sad' (zitten). Het betekent zich neerzetten, gaan zitten nabij een Guru om geestelijke instrukties te ontvangen. De Upanishads vormen het filosofisch gedeelte van de Veda's, de oudste gewijde literatuur van de Hindoe's; ze gaan over de aard van de mens en het heelal en de vereniging van de individuele ziel of het individuele zelf met de Universele Ziel.

Upaviṣṭha Gezeteld.

Upekṣā Geringschatting. Upekṣā is niet alleen een gevoel van verachting ten opzichte van een persoon die in fouten is vervallen of een gevoel van onverschilligheid of verhevenheid jegens hem. Het is ook een zelfonderzoek om erachter te komen hoe men zichzelf onder gelijke omstandigheden gedragen zou hebben en ook in hoeverre men zelf verantwoordelijk is voor de toestand van de gevallene en hem op het rechte pad kan helpen.

Ūrdhva Opgeheven, verhoogd, naar omhoog strevend.

Ūrdhva-mukha Met het gelaat omhoog gericht.

Ūrdhva-retus (Ūrdhva = omhoog gericht, retus = zaad). Iemand die voortdurend celibatair is en zich onthoudt van geslachtsgemeenschap. Iemand die de seksuele begeerte gesublimeerd heeft.
Uṣṭra Een kameel.
Ut Een rededeel dat op intensiteit wijst.
Utkaṭa Machtig, hevig.
Uttāna Een intensieve strekking.
Utthita Opgericht, uitgespreid, gestrekt.
Vāchā Spraak of taal.
Vāchika In verband met spraak, oraal.
Vaikuṇṭha Een bijnaam van Visnu.
Vairāgya Afwezigheid van wereldse verlangens.
Vajra Een bliksemstraal, het wapen van Indra.
Vakra Krom.
Vālakhilya Een klasse van goddelijke personen die zo groot zijn als een duim, die uit het lichaam van de Schepper zijn voortgebracht; volgens het verhaal bewegen ze zich voor de triomfwagen van de zon uit.
Valli Een hoofdstuk uit de Upanishads.
Vāma De linkerkant.
Vāmadeva Een wijze.
Vāmana Viṣṇu in zijn vijfde inkarnatie, toen hij geboren werd als een dwerg om de demonenkoning Bali te vernederen.
Vanḍi Een geleerde aan het hof van koning Janaka.
Vāsanā Begeerte, neiging, verlangen.
Vasanta Het lenteseizoen, gepersonifiseerd als een godheid. Een metgezel van Kāma, de god van liefde en hartstocht.
Vasiṣṭha Een beroemde wijze, schrijver van verschillen de Vedische hymnen.
Vāsuki Een andere naam van Śesa, zie aldaar.
Vātāyana Een paard.
Vāyu De wind, de essentiële vormen van lucht.
Veda De heilige schriften van de Hindoe's, die geopenbaard zijn door het Hoogste Wezen.
Vibhūti Macht, kracht, grootheid.
Vibhūti-pāda Het derde deel van de Yoga Sūtra's van Patañjali, dat over de krachten gaat die een yogi tijdens het begaan van de weg toevallen.
Vidyā Kennis, geleerdheid, overlevering, wetenschap.
Vikalpa Fantasie die louter op verbale expressie berust, zonder enige grondslag in de feiten.
Vikṣepa Afleiding, verwarring, verbijstering.
Vikṣipta Opgewonden geestestoestand.
Viloma Tegen de haren instrijken, tegen de orde van de dingen. Het rededeel 'vi' duidt op negatie of gebrek.
Viparīta Omgekeerd, tegengesteld.
Viparyaya Een verkeerde opvatting, die na studie als zodanig herkend wordt.
Vīra Een held, moedig.
Vīrabhadra Een machtige held die uit het gevlochten haar van Śiva geschapen is.
Virancha of *Viranchi* Een naam van Brahma.
Virochana Een demonenvorst die de zoon was van Pralāda en de vader van Bali.
Vīrya Kracht, sterkte, viriliteit, enthousiasme.
Viṣama-vṛtti Ongelijkmatige of onstuimige beweging tijdens het ademen.
Viṣṇu De tweede godheid van de Hindoetriniteit, aan wie het onderhouden van de wereld toevertrouwd is.
Viśuddha-chakra De zenuwvlecht in het gebied van het strottenhoofd.
Viśvāmitra Een beroemde wijze.
Vitasti Een lengtemaat.
Vṛkṣa Een boom.
Vṛśchika Een schorpioen.
Vṛt Draaien, omwentelen, voortrollen.
Vṛtti Een gedragswijze, gedrag, zijnswijze, gesteldheid of mentale toestand.
Vyādhi Ziekte, kwaal.
Vyāna Een van de essentiële vormen van lucht, die het hele lichaam doordringt; deze lucht doet de energie die uit voedsel en adem wordt gehaald door het hele lichaam cirkuleren.
Yama De god van de dood. Yama is ook de eerste van de acht leden, stadia of middelen om yoga te bereiken. Yama's zijn universeel geldige geboden of ethische disciplines, die los staan van geloof, tijd of plaats. De vijf door Patañjali genoemde Yama's zijn: niet-gewelddadigheid, waarheidslievendheid, niet-stelen, onthouding en niet-begeren.
Yoga Vereniging, gemeenschap. Het woord 'yoga' is afgeleid van de wortel 'yuj' die betekent: samenvoegen, onder het juk brengen, de aandacht op iets koncentreren. Het is de vereniging van onze wil met de wil van God, een evenwichtige gesteldheid van de ziel waardoor men in staat is alle aspekten van het bestaan op gelijkmoedige wijze onder ogen te zien. Het voornaamste doel van yoga is de middelen

over te dragen waardoor de menselijke ziel tot komplete vereniging kan komen met de Hoogste Geest die het heelal omvat en doordringt; daarmee wordt bevrijding bereikt.

Yoga-mudrā Een houding.

Yoga-nidrā De slaap van yoga, waarbij het lichaam in rust is alsof het slaapt, terwijl de geest volledig bewust blijft, hoewel in onbeweeglijke toestand. Yoga-nidrā is ook de naam van een āsana.

Yoga Sūtra Het klassieke werk over yoga door Patañjali. Het bestaat uit 185 korte aforismen over yoga en bevat vier delen, die respektievelijk handelen over samādhi, de middelen waarmee yoga bereikt wordt, de krachten die de zoeker toevallen tijdens zijn tocht en de toestand van bevrijding.

Yogi of *Yogin* Iemand die het pad van yoga volgt.

Yoni-mudrā Yoni betekent de schoot of bron en mudrā is een zegel. Yoni-mudrā is een verzegelde houding waarin de openingen van het hoofd worden afgesloten en de zintuigen van de leerling naar binnen worden gericht, zodat hij in staat is om de bron van zijn wezen te vinden.

Yuga Een tijdperk.

Yuj Samenvoegen, onder het juk brengen, gebruiken, de aandacht op iets koncentreren.

Yukta Iemand die gemeenschap heeft bereikt met de Hoogste Geest die het heelal doordringt.

Index van de Āsana's

Anantāsana 207
Anuloma Prāṇāyāma 374
Aṣṭāvakrāsana 230

Bakāsana 262
  Eka Pāda I 279
  Eka Pāda II 281
  Pārśva 264
bandha 355
  jālandhara 356
  mūla 356
  uḍḍiyāna 346, 356
Bandhāsana
  chakra 312
  mūla 285
  setu 210
Bhairavāsana 248
  Kala 248
Bhamarī Prāṇāyāma 368
Bharadvājāsana I 211
Bharadvājāsana II 212
Bhastrikā Prāṇāyāma 367
Bhekāsana 110
  Supta 284
Bheruṇḍāsana
  Gaṇḍa 335
Bhujaṅgāsana I 94
Bhujaṅgāsana II 324
Bhujapīḍāsana 233
Bhujāsana
  Dwi Hasta 233
  Eka Hasta 232
Buddhāsana 246

Chakrāsana 203
Chakorāsana 249
Chandrāsana
  Ardha 68

Daṇḍāsana 112
  Chaturanga 91
  Dwi Pāda Viparīta 307
  Eka Pāda Viparīta I 310
  Eka Pāda Viparīta II 311
  Ūrdhva 158
Dhanurāsana 89
  Akarṇa 153
  Eka Pāda Ūrdhva 302
  Pādāṅguṣṭha 327
  Pārśva 90
  Ūrdhva I 296
  Ūrdhva II 297
  Viparīta Chakrāsana in Urdhva 299
Dūrvāsāsana 249

Ekapādāsana
  Ūrdhva Prasārita 83

Gālavāsana 270
  Eka Pāda 271
Garuḍāsana 85
Gheraṇḍāsana I 329
Gheraṇḍāsana II 331
Gomukhāsana 100
Gorakṣāsana 123

Halāsana 183
  Pārśva 188
Haṃsāsana 237
Hanumānāsana 291
Hastāsana
  Pāda 80

Kandāsana 289
Kapālabhāti Prāṇāyāma 368
Kapilāsana 246
Kapinjalāsana 333
Kapotāsana 303
Karṇapīḍāsana 186
Kaśyapāsana 259
Kevala Kumbhaka Prāṇāyama 379
Koṇāsana
  Baddha 111
  Supta 187

Upaviṣṭha 141
Kouṇḍinyāsana
Dwi Pāda 274
Eka Pāda I 276
Eka Pāda II 278
Krounchāsana 136
Kukkuṭāsana 121
Pārśva 267
Ūrdhva 265
Kūrmāsana 240
Supta 243

Lolāsana 101

Makarāsana 100
Mālāsana I 221
Mālāsana II 223
Maṇḍalāsana 313
Marīchyāsana I 138
Marīchyāsana II 139
Marīchyāsana III 214
Marīchyāsana IV 216
Matsyāsana 120
Matsyendrāsana
Ardha I 218
Ardha II 226
Ardha III 227
Paripūrṇa 228
Mayūrāsana 235
Eka Pāda Uttāna 193
Padma 236
Pīncha 238
Uttāna 192
Uttāna Padma 196
Mudrā
mahā 127
Sanmukhī 115
Mudrāsana
Yoga 125
Mukhottānāsana
Tiriang 340
Mūlabandhāsana 285

Nāḍī Śodhana Prāṇāyāma 364
Nakrāsana 92
Naṭarājāsana 342
nauli 347
Nāvāsana
Ardha 99
Paripūrna 98

Pādahastāsana 80
Pādānguṣṭhāsana 79
Supta 204
Ubhaya 149
Utthita Hasta 69
Pāḍāsana
Śīrṣa 334
Ūrdhva Prasārita 201
Uttāna 208
Padmāsana 113
Baddha 124
Padmottānāsana
Ardha Baddha 84
Pādottānāsana
Prasārita I 73
Prasārita II 75
Parighāsana 76
Parivartanāsana
Jaṭhara 199
Pārśvakoṇāsana
Parivṛtta 63
Utthita 61
Parvatāsana 116
Pārśvottānāsana 71
Paryankāsana 109
Pāśāsana 224
Paschimottānāsana 143
Ardha Baddha Padma 132
Parivṛtta 147
Triang Mukhaikapāda 134
Urdhva Mukha I 149
Ūrdhva Mukha II 150
Uttānāsana 59
Pinḍāsana
Garbha 122
Pratiloma Prāṇāyāma 374
Pūrvottānāsana 151

Rājakapotāsana 326
Eka Pāda I 318
Eka Pāda II 321
Eka Pāda III 322
Eka Pāda IV 323
Ruchikāsana 251

Sahita Prāṇāyāma 379
Śalabhāsana 87
Viparīta 339
Samakoṇāsana 294
Sarvāngāsana
Eka Pāda 189
Eka Pāda Setu Bandha 193
Nirālamba I 182
Nirālamba II 182
Pārśva 191
Pārśva Pindāsana in 197
Pārśva Ūrdhva Padmāsana in 195
Pārśvaika Pāda 190
Pindāsana in 197

Sālamba I 175
Sālamba II 181
Setu Bandha 192
Ūrdhva Padmāsana in 194
Śavāsana 343
Śayanāsana 239
Siddhāsana 102
Siṃhāsana I 117
Siṃhāsana II 119
Śīrṣāsana 154-174
Baddha Hasta 165
Dwi Pāda 256
Eka Pāda 170, 244
Jānu 128
Mukta Hasta 166
Parivṛtta Jānu 130
Parivṛttaikapāda 169
Pārśva 168
Pārśva Ūrdhva Padmāsana in 173
Pārśvaika Pāda 171
Piṇḍāsana in 174
Sālamba I 154
Sālamba II 163
Sālamba III 164
Ūrdhva Padmāsana in 172
Śitakārī Prāṇāyāma 370
Śītalī Prāṇāyāma 368
Skandāsana 245
Sūrya Bhedana Prāṇāyāma 361
Śvānāsana
Adho Mukha 96
Ūrdhva Mukha 95

Tāḍāsana 57
Tittibhāsana 257
Tolāsana 117
Trikoṇāsana
Parivṛtta 60
Utthita 59
Trivikramāsana
Supta 295

Ujjāyi Prāṇāyāma 360
Uṣṭrāsana 77
Utkaṭāsana 78
Uttānāsana 82

Vajrāsana
Supta 126
Laghu 306
Vālakhilyāsana 320
Vāmadevāsana I 287
Vāmadevāsana II 288
Vasiṣṭhāsana 257
Vātāyanāsana 86
Viloma Prāṇāyāma 372
Vīrabhadrāsana I 64
Vīrabhadrāsana II 66
Vīrabhadrāsana III 67
Viranchyāsana I 252
Viranchyāsana II 253
Vīrāsana 105
Supta 108
Viśvāmitrāsana 260
Vṛkṣāsana 58
Adho Mukha 239
Vṛśchikāsana I 316
Vṛśchikāsana II 317
Vṛtti Prāṇāyāma
Sama 370
Viṣama 371

Yogadaṇḍāsana 282
Yoganidrāsana 253

eveneens verschenen

Charlotte Joko Beck, ***Niets bijzonders***
In haar eenvoudige maar messcherpe lezingen en gesprekken onthult de 70-jarige zenlerares Joko Beck feilloos onze frustraties en het vastklampen aan ons ego. Door tijdens meditatie oprecht naar onze beperkingen te kijken, kunnen we leren om mee te drijven met de stroom van het leven, en onszelf uit onze zelfgeschapen kooi te bevrijden. Van dezelfde schrijfster verscheen ***Alle dagen zen***.

Ken Wilber, ***Zonder Grenzen***
In dit boek geeft Ken Wilber duidelijk de lijn aan van de persoonlijke transformatie die door de verschillende methoden van therapie en meditatie worden nagestreefd. Hij laat zien hoe deze methoden elkaar aanvullen en ons kunnen helpen onze grenzen te doorbreken.

Ken Wilber, ***Overgave en strijd***
Direkt na het huwelijk tussen Ken Wilber – beroemd auteur op het gebied van transpersoonlijke psychologie – blijkt dat zijn grote liefde Treya – medeoprichtster van Findhorn – borstkanker heeft. Dan begint hun vijf jaar durende strijd voor haar leven. Treya's ontroerende dagboeken over haar diepste ervaringen worden afgewisseld met Ken's persoonlijke strijd om als 'helper' zichzelf volledig weg te moeten cijferen. Wat voor zin hebben therapie en meditatie als je oog in oog staat met de dood? Een aangrijpend en onthutsend eerlijk boek.

Nico Tydeman, ***Zitten, de praktijk van zen***
Het zitten op een kussentje is de basis van bijna elke vorm van meditatie. Vanuit zijn eigen ervaring schrijft de auteur over alle problemen die de praktische beoefening van zen in de weg staan, en over de relatie tussen zen-meditatie en het dagelijks leven.

Lama Anagarika Govinda, ***De mystiek van het Tibetaans boeddhisme***
Anagarika Govinda trok jarenlang door Tibet en studeerde bij veel belangrijke leraren. Vanuit deze kennis en zijn eigen ervaringen geeft hij een duidelijke uitleg van de betekenis van mantra's, de psychologie van het levenswiel, de werking van de chakra's en de betekenis van de mandala.

De Dalai Lama, ***Vrijheid in ballingschap***
Een openhartige en ontroerende autobiografie van de Dalai Lama over zijn jeugd, zijn opvoeding als Dalai Lama, het Tibetaans boeddhisme, de inval van de Chinezen, de politieke strijd en zijn ontmoetingen met vele politieke en religieuze leiders.

Peter Matthiessen, ***De sneeuwluipaard***
Peter Matthiessen, een leerling van zen-meester Soen Roshi, geeft een adembenemende beschrijving van zijn voettocht door de Himalaya, op zoek naar de 'onzichtbare' sneeuwluipaard, waarbij hij op onontkoombare wijze gekonfronteerd wordt met zichzelf en met zijn eigen leven. Een boek dat in Amerika twee literaire prijzen won en waarvan men schreef: Het is een meesterwerk, het boek zal de auteur overleven.